Female and Male Fertility Preservation

生育力保护与保存

[法] Michael Grynberg　　原著

[美] Pasquale Patrizio

于浩天　管静芝　郭一帆　温　娜　主译

中国科学技术出版社

·北 京·

图书在版编目（CIP）数据

生育力保护与保存 / （法）迈克尔·格林贝格 (Michael Grynberg)，（美）帕斯夸尔·帕特里齐奥 (Pasquale Patrizio) 原著；于浩天等主译 . — 北京：中国科学技术出版社，2024.9

书名原文：Female and Male Fertility Preservation

ISBN 978-7-5236-0686-5

Ⅰ. ①生… Ⅱ. ①迈… ②帕… ③于… Ⅲ. ①生育力—保护—研究 Ⅳ. ① R339.2

中国国家版本馆 CIP 数据核字 (2024) 第 088319 号

著作权合同登记号：01-2024-1784

First published in English under the title
Female and Male Fertility Preservation
edited by Michael Grynberg, Pasquale Patrizio

策划编辑	靳 婷 延 锦
责任编辑	靳 婷
文字编辑	方金林
装帧设计	佳木水轩
责任印制	徐 飞

出　　版	中国科学技术出版社
发　　行	中国科学技术出版社有限公司
地　　址	北京市海淀区中关村南大街 16 号
邮　　编	100081
发行电话	010-62173865
传　　真	010-62179148
网　　址	http://www.cspbooks.com.cn

开　　本	889mm × 1194mm　1/16
字　　数	624 千字
印　　张	25
版　　次	2024 年 9 月第 1 版
印　　次	2024 年 9 月第 1 次印刷
印　　刷	北京盛通印刷股份有限公司
书　　号	ISBN 978-7-5236-0686-5/R·3255
定　　价	298.00 元

（凡购买本社图书，如有缺页、倒页、脱页者，本社销售中心负责调换）

译校者名单

主　　译　于浩天　管静芝　郭一帆　温　娜
副 主 译　安慧茹　药　晨　郭新宇　张巧玉　马　宁　李　卓　张冰松
译 校 者　（以姓氏笔画为序）

于浩天	中国人民解放军总医院第八医学中心	万广志	山东省立医院菏泽医院
万帮贝	海南省妇女儿童医学中心	马　宁	海南省妇女儿童医学中心
王铭仪	中国人民解放军总医院第一医学中心	王瑛琪	中国人民解放军总医院海南医院
艾　觅	中国人民解放军南部战区总医院	白娇娇	河北北方学院
吕思睿	中国人民解放军总医院第八医学中心	安慧茹	中国人民解放军总医院第八医学中心
纪海云	中国人民解放军总医院海南医院	李　卓	中国人民解放军总医院第八医学中心
李　微	中国人民解放军总医院第八医学中心	李佳璐	中国人民解放军总医院海南医院
李娇生	中国人民解放军总医院海南医院	吴亚妹	海南省妇女儿童医学中心
吴香仪	中国人民解放军总医院海南医院	何姝葶	安徽医科大学
沈　兰	中国人民解放军总医院第八医学中心	宋艳琴	海南省妇女儿童医学中心
张　浩	中国人民解放军总医院第八医学中心	张巧玉	中国人民解放军总医院第八医学中心
张冰松	中国人民解放军总医院第八医学中心	张秀芬	中国人民解放军总医院海南医院
陈　婕	河北北方学院	陈小燕	中国人民解放军南部战区总医院
陈世钦	中国人民解放军南部战区总医院	邵　艳	中国人民解放军总医院第五医学中心
林德伟	中国人民解放军南部战区总医院	欧　莹	中国人民解放军南部战区总医院
冼业星	中国人民解放军南部战区总医院	赵瑞瑞	中国人民解放军总医院第八医学中心
药　晨	中国人民解放军总医院第八医学中心	相轩璇	中国人民解放军总医院海南医院
柳　禹	中国人民解放军总医院海南医院	祝建清	河北北方学院
监小荣	中国人民解放军总医院海南医院	徐小惠	海南省妇女儿童医学中心
徐爱琳	中国人民解放军总医院第八医学中心	郭一帆	中国人民解放军总医院海南医院
郭新宇	中国人民解放军南部战区总医院	黄　丹	河北北方学院
韩彦博	中国人民解放军总医院第八医学中心	程　怡	中国人民解放军南部战区总医院
温　娜	中国人民解放军总医院第七医学中心	管静芝	中国人民解放军总医院第五医学中心

学术秘书　白娇娇

内容提要

　　本书引进自 Springer 出版社，全面探讨了男女生育力保护与保存的各个方面，涵盖了基础知识和前沿技术，特别关注了不同疾病情况下的生育力保护方法。对于女性生育力，书中详细探讨了女性卵巢的正常衰退过程，癌症治疗对卵巢的影响，年轻癌症患者如何保护卵巢功能和生育力，辅助生殖技术的应用，还介绍了卵巢肿瘤治疗和卵巢移位术等主题，以及激素抑制和卵巢组织移植的相关内容。对于男性生育力，书中研究了癌症治疗对睾丸功能的影响，讨论了精子和附睾精子的冷冻保存方法，并关注了性腺功能减退男性的生育力保存及睾丸组织移植技术。此外，书中还探讨了心理和伦理层面，提供了关于生育力保护与保存的综合指南。本书可帮助生殖专业医生及所有对生殖医学感兴趣的医生更好地理解和应用生育力保护与保存相关知识，并在日常实践中提供重要参考。

补充说明

　　书中参考文献条目众多，为方便读者查阅，已将本书参考文献更新至网络，读者可扫描右侧二维码，关注出版社医学官方微信"焦点医学"，后台回复"9787523606865"，即可获取。

主译简介

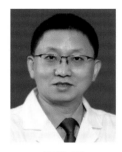

于浩天

医学博士，主任医师，教授，博士研究生导师，中国人民解放军总医院第八医学中心妇产科主任医师，中国人民解放军总医院海南医院生殖医学中心主任。享受军队优秀专业技术人才岗位津贴，入选首批海南省"百个"人才团队工程计划。中华医学会海南省生殖医学分会副主任委员，海南省医师协会生殖医学医师分会副会长，中国研究型医院学会妇产科专业委员会常务委员、孕产期母儿专业委员会副主任委员。长期从事妇产科学和生殖医学临床、教学与科研工作，擅长生殖内分泌疾病诊治、宫腹腔镜生殖外科微创手术和不孕不育辅助生殖技术的应用。目前作为第一负责人主持在研国家自然科学基金、省部级重点科技计划项目6项，已结题14项。荣立三等功2次，获海南省科技进步奖一等奖2项，军队科技进步奖二等奖3项和三等奖2项。获发明专利2项、实用新型专利4项、计算机软件著作权1项。副主编和参编论著3部；以第一作者或通讯作者身份发表SCI收录论文10篇，发表统计源期刊论文17篇。

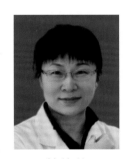

管静芝

医学博士，博士后，教授，硕士研究生导师，中国人民解放军总医院第五医学中心肿瘤内科主任医师。国家自然科学基金和北京市自然科学基金评审专家。北京癌症防治学会消化道肿瘤精准治疗专业委员会副主任委员，中国研究型医院学会肿瘤学专业委员会常务委员，中国人民解放军第十届医学科学技术委员会肿瘤专业委员会委员，中国抗癌协会骨肿瘤和骨转移瘤专业委员会委员。擅长消化道肿瘤、肺癌、乳腺癌、肾癌、泌尿生殖系统及头颈部肿瘤的综合诊治，对肿瘤放化疗、靶向治疗、免疫治疗有较深造诣。承担国家自然科学基金面上项目3项、省部级及军队重点课题等6项。获华夏科技进步奖二等奖1项。以第一作者或通讯作者身份发表论著55篇，其中SCI收录论文27篇。

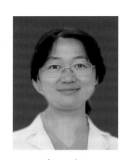

郭一帆

医学博士，中国人民解放军总医院海南医院妇产科副主任医师，中国人民解放军总医院海南医院辅助生殖医学中心临床负责人。中华医学会海南省生殖医学分会青委会副主任委员，海南省医学会遗传学专业委员会委员。专业方向为辅助生殖医学，主要从事生殖内分泌疾病、生殖外科、不孕不育和辅助生殖技术方面的临床与基础研究，擅长宫、腹腔镜生殖外科微创手术治疗。参与国家自然科学基金面上项目 1 项、军队课题 1 项，获省部级成果奖励 1 项。副主编专著 1 部，发表论文 10 余篇。

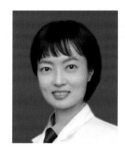

温 娜

医学博士，中国人民解放军总医院第七医学中心妇产医学部副主任医师。长期致力于妇产科临床工作，熟练掌握妇产科良恶性肿瘤治疗原则，独立完成腹式、阴式、腹腔镜子宫肌瘤、卵巢良性肿瘤和子宫切除术及妇科恶性肿瘤手术。擅长宫颈疾病的筛查诊治，对宫颈癌前病变的治疗积累了丰富经验。所在课题组获中国人民解放军总医院科技进步一等奖 1 项，参与省部课题 2 项，作为负责人主持总后勤部课题 1 项、解放军总医院课题 1 项，获个人嘉奖多次。主编及参编专著 4 部，以第一作者身份发表 SCI 收录论文 3 篇，发表统计源期刊论文 20 余篇。

副主译简介

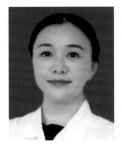

安慧茹

医学博士，主任医师，中国人民解放军总医院结核病医学部兼结核病科主任。中华医学会结核病学分会潜伏感染专业委员会副主任委员、临床试验专业委员会委员，中国防痨协会理事、多学科诊疗专业委员会委员、临床专业委员会委员，北京医学会结核病学分会常务委员，北京防痨协会副理事长、临床学组副主任委员。主持省部级课题4项，以主要完成人参加国家级及省部级课题10余项。曾获省部级科技进步奖三等奖1项，省部级医疗成果二等奖1项。主编专著1部，参编专著多部，以第一作者发表论文40余篇，其中SCI收录论文13篇。

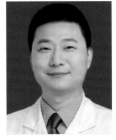

药　晨

德国汉堡大学医学博士，中国人民解放军总医院呼吸与危重症学部副主任医师。国家肺移植质控中心专家委员，中国研究型医院学会器官移植分会委员，中华医学会器官移植分会器官获取与评估学组专家委员。主持军队课题4项，参与国家及北京市自然科学基金各1项。获军队医疗成功三等奖1项、国家实用新型专利3项。参编专著8部，以第一作者身份发表论文10篇，其中SCI收录论文5篇。

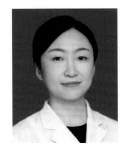

郭新宇

医学博士，副主任医师，中国人民解放军南部战区总医院生殖医学中心负责人。全国辅助生殖技术管理专家库成员，广东省医学会生殖医学管理分会副主任委员、遗传学分会委员，广东省医疗行业协会生殖医学分会常务委员。从事辅助生殖技术20余年，曾负责国家自然科学基金青年基金、广东省自然科学基金面上项目等课题5项。参编、参译专著3部，在国内外期刊发表学术论文20余篇。

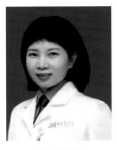

张巧玉

副主任医师，中国人民解放军总医院妇产医学部派驻第八医学中心妇产科主任。中国医药教育协会委员，北京医学会妇科内镜分会委员，中国人民解放军妇产科学专业委员会妇科内镜学组委员及肿瘤学组委员，中国研究型医院学会机器人与腹腔镜专业委员会委员。承担和参与多项省部级以上课题。获重庆市科技进步二等奖1项，获军队医疗成果二等奖1项。主编和参编专著各1部，发表专业论文30余篇，其中SCI收录论文3篇。

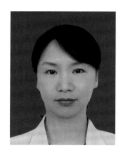

马宁

主任医师，硕士研究生导师，海南省妇女儿童医学中心生殖医学中心临床负责人，海南省高层次人才、海南省科普专家库专家。中华医学会计划生育分会青委会委员，中国中西医结合学会第三届生殖医学专业委员会青年委员，中国妇幼保健协会生育力保存专委会委员，中国妇幼健康研究会生殖免疫专委会委员，中国优生优育协会生育力保护与修复专委会委员，海南省医师协会生殖医学医师分会副主任委员，海南省医学会生殖医学分会青委会副主任委员、计划生育专委会青委会副主任委员，海南省妇幼保健协会生育力保存专委会副主任委员。主持省级课题 3 项，参与生殖与遗传相关重大科研课题多项。获发明专利 3 项。参编论著 4 部，发表专业论文 20 余篇。

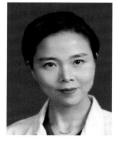

李卓

医学博士，副主任医师，中国人民解放军总医院第八医学中心超声科主任。北京医学会超声专业委员会委员，中国超声医学工程学会妇产科超声专业委员会委员，海峡两岸医药卫生交流协会超声医学专家委员会委员，北京市超声医学质量控制和改进中心专家委员会委员，中华医学会结核病学分会超声专业委员会委员，联勤保障部队医疗卫生专家委员会超声专业委员会委员，北京女医师协会超声医学专业委员会委员，北京市海淀区妇幼保健专家委员（超声专业）。

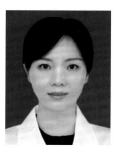

张冰松

医学博士，副主任医师，中国人民解放军总医院第八医学中心超声诊断科副主任。中国超声医学工程学会妇产科超声专业青年委员会副主任委员，北京女医师协会超声医学专业委员会委员，海峡两岸医药卫生交流协会超声医学专家委员会青年委员。擅长妇产科疾病超声诊断及鉴别诊断、胎儿畸形产前超声筛查、子宫输卵管声学造影、盆腔肿物经静脉超声造影、盆腔囊性肿物超声引导介入治疗及盆腔实性肿物超声引导穿刺活检等。获中国人民解放军医疗成果奖二等奖 1 项、北京市科技奖三等奖 1 项、中华医学科技奖三等奖 1 项、华夏医学科技奖三等奖 1 项。参编专著 2 部，以第一作者身份发表论文 10 余篇，其中 SCI 收录论文 2 篇。

译者前言

"时间如梭，生命如花。"这句诗意的话语深刻地传达了生育力的变迁与生命的流转，将人类的使命与生育的美好联系在一起。然而，当今社会的多样性和结构演进已经改变了我们对生育的看法，不再将生育单纯视为育龄夫妇的责任，而是认识到存在生育力减弱的问题，进而引发了对生育力保护与保存的深刻关注。

本书囊括了女性和男性生育力保护与保存的方方面面，包含了最新的学科协会（ASCO、ASRM、ESHRE）发布的建议，由该领域的学术权威专家编撰，深入探讨了生殖相关内容，为生育力保护与保存提供了新的思路和建议。

本书提供了广泛且全面的生育力保护与保存知识，覆盖了不同性别和不同情况下的多种保护与保存策略。随着社会观念和医学技术的不断发展，生育力保护与保存已成为备受瞩目的领域，为患者提供了更多选择，以保护他们的生育梦想。本书详细解析了女性卵巢的正常衰退过程，以及癌症治疗可能对女性卵巢的影响。这一领域的研究强调了在年轻癌症患者中保护卵巢功能和生育力的紧迫性。此外，书中还介绍了辅助生殖技术在帮助女性保护与保存生育力方面的创新应用。对于面临卵巢肿瘤治疗的女性，本书提供了相关生育力保存策略的详细讨论，包括卵巢移位术和激素抑制等，以期通过对卵巢组织移植和冷冻保存技术的深入研究，来满足女性生育力保护与保存的需求。

与此同时，本书同样强调了男性生育力保护与保存的紧迫性，对癌症治疗可能对男性睾丸功能造成的潜在影响进行了深刻分析，并讨论了精子和附睾精子的冷冻保存方法。同时，本书也引发了对性腺功能减退男性的生育力保护与保存问题的关注，包括睾丸组织移植等领域的前沿研究，还深入探讨了与生育力保存相关的心理和伦理问题。

本书于 2022 年问世，由 Michael Grynberg 和 Pasquale Patrizio 博士主编，由于两位原著者具有深厚的专业知识和崇高的学术地位，本书备受业界关注。我们有幸成为本书译者，将其中的最新知识分享给国内各位同行。我们联合妇产科与肿瘤科等多个领域的医生共同合作，以期将原著的精彩内容完美地呈现给国内读者。希望本书能够提升国内生育力保护领域的技术水平，帮助国内同行更新理念、提高对生育挑战的认识。

最后，再次感谢所有译校者的辛勤付出和辛苦努力，以及共同为推动生育力保护与保存的发展、进步做出的努力。

于浩天　管静芝　郭一帆　温　娜

原书前言

　　生殖医学领域已完全接受了生育力保护这一新的学科分支，现在已经准备好为未来有失去生殖潜力风险的男性和女性患者提供全方位的选择。在过去的 10 年里，生育力保护与保存领域取得了许多进展，还有更多的进展正在进行中。为了给生殖医学从业者提供指导，帮助他们克服各个阶段的挑战，我们与该领域的领军人物合作编写了这部全面的专著，讨论了最先进的技术，旨在阐明和改善适当的治疗策略，不仅针对患有癌症的患者，还针对由于医学因素和非肿瘤性疾病而使未来生育力存在风险的患者。本书的共同主题是探讨需要生育力保护的所有医学问题，强调综合思考、与肿瘤学专家合作，并最终提高卫生保健专业人员的技能。

　　我们坚信，本书可为培训护理人员、医学生、住院医师和研究人员个人的持续专业发展提供有用的优秀资源。

Michael Grynberg

Clamart, France

Pasquale Patrizio

New Haven, CT, USA

目　录

第一篇　女性生育力保存

第 1 章　正常卵巢的衰退 ······························· 002

第 2 章　化疗对卵巢临床及病理生理学影响的研究进展 ··········· 009

第 3 章　年轻癌症患者卵巢功能和生育力的保护 ··············· 020

第 4 章　辅助生殖技术在癌症幸存者中的应用 ················· 028

第 5 章　卵巢肿瘤的生育力保存策略 ······················· 041

第 6 章　卵巢移位术 ································· 046

第 7 章　激素抑制以保护卵巢 ·························· 052

第 8 章　卵母细胞和胚胎冷冻保存：研究方法和临床结局 ········· 057

第 9 章　刺激卵巢保存生育力的不同方案 ··················· 074

第 10 章　卵母细胞体外成熟 ····························· 082

第 11 章　卵巢组织冷冻保存和移植：科学和临床意义 ··········· 089

第 12 章　卵巢组织移植技术 ····························· 102

第 13 章　评估卵巢组织移植的安全性 ···················· 110

第 14 章　乳腺癌患者的生育力保存 ······················· 116

第 15 章　子宫内膜异位症不孕患者的管理 ·················· 125

第 16 章　严重自身免疫病 ······························ 136

第 17 章　良恶性血液病女性患者生育力的保存 ··············· 140

第 18 章　Turner 综合征和其他性腺发育不良患者的生育力保存 ····· 148

第 19 章　物理方法激活卵泡及临床应用 ··················· 157

第 20 章　儿童和青少年的生育力保护 ···················· 167

第 21 章　选择性卵子冷冻 ······························ 176

第 22 章　通过建立卵巢组织库推迟更年期 ·················· 181

第 23 章　难治性 Asherman 综合征的干细胞治疗 ·············· 188

第 24 章　在保存生育力条件下进行子宫移植 ················ 194

第 25 章　保护卵巢的药物治疗 ························· 200

第 26 章　移植离体卵泡和人工卵巢 ······················ 207

第 27 章　完整卵巢的体外灌注 ························· 217

第 28 章　人类卵巢卵泡从原始阶段到成熟期的培养 ············ 220

第 29 章　卵母细胞和卵巢组织的自动化玻璃化冷冻 ············ 227

第 30 章　来自干细胞的配子生产 ·· 233

第 31 章　卵巢移植技术 ·· 240

第二篇　男性生育力保存

第 32 章　癌症治疗对睾丸功能的影响 ··· 246

第 33 章　男性癌症患者的辅助生殖技术（包括捐献精子）································· 260

第 34 章　精液冷冻保存 ··· 267

第 35 章　附睾或睾丸精子冷冻保存的适应证和方法 ··· 278

第 36 章　睾丸保留手术 ··· 290

第 37 章　性腺功能减退男性的生育力保存 ··· 297

第 38 章　出生时被指定为男性患者的性别重置手术 ··· 309

第 39 章　睾丸组织移植 ··· 318

第 40 章　自体移植精原干细胞前恶性细胞的去除 ··· 334

第 41 章　男性不育症的移植治疗 ··· 345

第 42 章　体外精子发生 ··· 353

第三篇　生育力保存的注意事项

第 43 章　生育力保存的心理学方面 ··· 368

第 44 章　生育力保存的伦理考虑 ··· 379

第一篇

女性生育力保存
Female Fertility Preservation

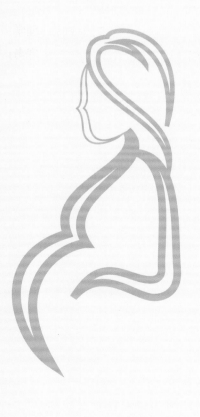

第1章　正常卵巢的衰退
Normal Ovarian Ageing

Frank J. Broekmans　Annelien C. de Kat　著

张巧玉　白娇娇　译　陈婕　李卓　校

临床病例

- 患者女性，37 岁，经历了一次自然流产。你能告诉她自然流产发生的可能原因是什么吗？
- 患者女性，45 岁，既往平均月经周期为 28 天，过去 3 个月的周期分别为 20 天、15 天和 26 天。哪种原因可以导致这种情况？
- 患者女性，30 岁，经检验科测定了她的抗米勒管激素（AMH）水平，其值为 0.1ng/ml。这对她近期的生育力意味着什么？

一、背景

长期以来，我们在自然种群研究和辅助生殖研究中得知，随着女性年龄的增长，生育力（即产生子代的能力）会逐渐降低[1, 2]。这种与年龄相关的女性生育力下降，对西方社会目前推迟生育的趋势，以及对保持生育力和遗传性疾病植入前基因检测方面的近期发展有着明显的影响。

推迟生育后越来越多的备孕女性无法在 12 个月内实现妊娠这个目标，这种情况被称为女性不孕症[3]。因此，患者将依赖于辅助生殖技术（assisted reproduction technology，ART）来实现妊娠，然而，ART 只能有限地弥补自然生育力的下降情况[4, 5]。许多夫妇可能经过长期的不孕症治疗也无法孕育下一代。

女性生育力保存越来越多地被用于良性和恶性疾病适应证以及非医学适应证，非医学适应证主要与大多数人选择晚婚晚育的趋势密切相关。生育力衰退可能会使保存下来的配子、胚胎或生殖组织的未来成功率下降。因此，了解女性的衰老过程非常重要。

今天，ART 越来越频繁地应用于胚胎检测，目的是检测基因，以检测遗传性疾病的存在等，如 Huntington 病、囊性纤维化或肌强直性营养不良、复发性流产夫妇中的染色体易位，以及易感基因如（乳腺癌）基因 *BRCA-1* 和 *BRCA-2* 突变。在这些患者组中，从生殖衰退研究中获得的信息有助于评估夫妇获得足够数量胚胎的能力，以及胚胎足够的着床能力，可在排除所有关注疾病状态下实现健康儿童出生的可靠预后结果。

女性生殖衰退以卵巢功能状态的年龄相关变化为基础，重点是卵泡数量和卵母细胞质量的变化。在女性个体之间，与年龄相关的数量和质量下降可能有很大的差异，因此，年龄本身可能不能正确地反映这个衰老过程的实际状态。卵泡数量的减少和卵母细胞质量水平的降低，表现为月经周期规律性和每月生育力的逐渐变化。导致卵泡储备数量逐渐减少和卵母细胞质量逐渐下降的机制目前尚不清楚。本章将总结关于生殖衰退的现状，并讨论、评估女性个人生殖年龄情况的方法。

二、卵巢功能减退的临床特征

在生殖衰老过程中，最明显的临床特征是月

经周期缩短，而规律性仍不受影响[6, 7]。月经周期缩短是由于窦状卵泡数量减少，卵巢 – 垂体反馈减少，黄体晚期促进卵泡刺激素（follicle-stimulating hormone，FSH）分泌的能力增加，导致下个周期中优势卵泡过早出现和早发排卵[8, 9]。只有当周期变得明显不规则，缩短的周期与间隔周期交替出现时女性才会注意到卵泡数量减少的现象。这一周期明显不规则的时期称为绝经过渡期，平均发生于 46 岁，比平均绝经时间的发生早 5 年[7, 10]。最后一个月经期（绝经期）是一个只有在回顾时才能意识的事件，最终代表了一个几乎耗尽的卵泡储备的情况[11, 12]，发生在平均年龄51 岁[13]。

　　在许多年里，月经周期总保持着规律性，但从平均 31 岁开始，每月生育力也在显著下降[14]，自然生育结束发生在平均 41 岁[15, 16]。卵泡 / 卵母细胞和胚胎质量受损是导致妊娠时间增加、流产率增加和随着女性年龄增长而导致不孕症率增加的主要原因。虽然染色体非整倍体可能构成了这种质量损失的主要原因，但其他早期胚胎功能障碍也可能发挥作用[17]。最终，子宫内膜水平的潜在作用得到了越来越多的关注与研究，今天的研究可能在很大程度上推动了子宫内膜类器官的发展，从而开始深入研究胚胎 – 子宫内膜相互作用和衰老的影响[18, 19]。

　　各种生殖事件存在一个固定的时间关系，如生育力下降、自然生育力丧失、周期不规则开始和绝经期发生[20]。这方面的证据主要来自横断面观察，而建立个体这种关系的纵向数据仍缺乏[21]。自然生育力丧失年龄和绝经年龄在个体间的变异分布往往非常相似[20]（图 1–1）。周期不规则开始时的年龄与随后绝经年龄之间的关系进一步证实了"固定间隔"假说。尽管如此，最近对过早绝经的女性研究表明，活产的妊娠也能出现在非常接近生育周期最后停止的时刻，这表明生育力丧失和绝经期之间的时间间隔可能没有假说那么固定[22, 23]。

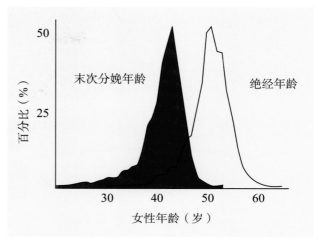

▲ 图 1–1　绝经年龄和末次分娩年龄的分布表现出高度平行性。数据基于对既往回顾人群[68]和近期人群[69]的研究

三、卵巢功能减退机制：数量

　　卵巢原始卵泡池在女性子宫内发育过程中建立，并在妊娠早期和妊娠中期达到高峰[24]。卵泡由被颗粒细胞和膜细胞包围的卵母细胞组成。女性出生时卵泡池已经处于一生中的高峰状态。由于不断招募和随后的卵泡凋亡，以及较小程度上的周期性卵泡招募导致排卵，随着年龄的增长，原始卵泡池会逐渐减小。

　　原始卵泡保持静止状态，等待从静息期进入窦前卵泡和窦状卵泡的生长卵泡池。这个过程被称为初始或连续募集[25]，将导致部分卵泡在这个成熟过程的某个阶段进入闭锁[26, 27]（图 1–2）。

　　随着青春期后月经周期的到来，窦状卵泡的循环补充开始。下丘脑中的促性腺激素释放激素（gonadotropin-releasing hormone，GnRH）脉冲发生器被启动，以刺激垂体释放促性腺激素 FSH 和黄体生成素（luteinizing hormone，LH）。在 FSH 的影响情况下，机体选择一部分窦状卵泡进一步发展。可能是由于不同程度的 FSH 受体表达或注入局部生长因子的作用，其中一个卵泡能够比队列中的其他卵泡生长得更快。这一优势卵泡的颗粒细胞产生的雌激素和抑制剂水平的增加抑制了循环 FSH 水平，阻碍了更小、更不敏感的卵泡进

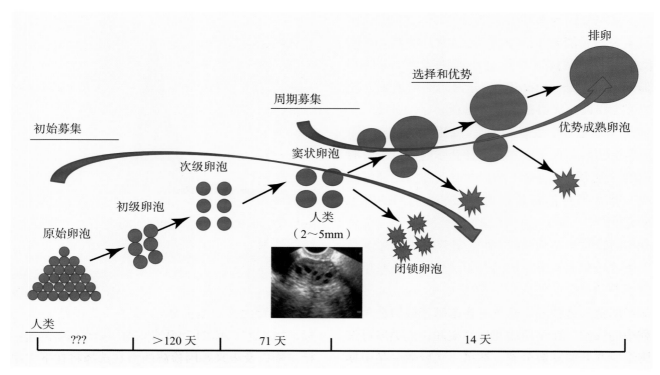

▲ 图 1-2 卵巢卵泡发生示意
显示原始卵泡和窦状卵泡初始连续性、周期性、间歇性的募集

一步生长，然后进入闭锁状态。优势卵泡从此能够单独达到排卵前期，随后释放一个卵母细胞用于排卵[26]。

因此，在胎儿生命期间，卵巢内的大多数卵泡都注定要被丢弃，而只有极少数卵泡可能有助于生殖。由于卵泡闭锁的持续发生，卵巢中的卵泡总数随着年龄的增长而减少。在胎儿发育的第 4 个月，卵巢包含 600 万～700 万个卵母细胞，卵母细胞周围被扁平颗粒细胞包围，形成原始卵泡[24]。由于在胎儿生长后半段时期，通过细胞凋亡迅速丢失卵母细胞，出生时只存在 1 万～200 万个原始卵泡[28]。出生后，这种卵泡损失率减慢，在初潮时有 30 万～40 万卵泡存在[20]。在生殖年龄期间，原始卵泡数量的进一步下降仍然稳定在每月约 1000 个，并在 37 岁后加速。在绝经时，剩余卵泡的数量已经明显下降到 1000 以下[12, 29]。在这种平均下降模式内的变化是女性之间绝经时间变化的基础。这方面的证据来自对剩余卵泡池标志物的多年跟踪及其与月经期相关性研究。

四、卵巢功能减退机制：质量

与其他哺乳动物相比，人类物种是相对低生育力的。平均每月 20% 的繁殖能力（在特定时间内妊娠的概率），意味着在备孕的人类夫妇中，可能需要几个月的性生活才能达到他们的目标[3]。女性生育力在 31 岁后下降，37 岁后加速下降，导致平均 41 岁时不孕（生育力为零）[15]。人类生育力和生育力下降速度在同龄女性之间可能有很大的差异。19 世纪的一项自然生育人口研究显示，婚姻早期（20—30 岁）出生率下降与最后分娩的年龄（约 35 岁）相关。这表明，自然生育力的早期丧失是在 30 岁之前生育力已经降低的情况下发生的[30]。35 岁女性的生育力可能存在差异，介于接近自然不育和生育程度相当于 25 岁之间。如上文所述，女性生育力水平和降低表现出与绝经发生时相同的变化范围[20]。基于绝经年龄和丧失自然生育力（不育）年龄之间 10 年的假定固定时间段，认为对个体女性绝经的正确预测可能提供有关其生育机会时间的有价值信息（图 1-1）。

在卵母细胞水平上，卵泡数量与质量之间的假定关系可能要复杂得多。在女性年龄组内，生育力变化是明显的[20,31]，而在数量组内，根据窦卵泡计数（antral follicle count，AFC）或抗米勒管激素（anti-Müllerian hormone，AMH）水平等标志物的定义，女性生育力水平受年龄高度影响。因为目前尚不存在定性卵巢储备（即卵母细胞和胚胎质量）的简单检测，所以缺乏根据年龄和定量卵巢储备状态阐述女性生育力变化的研究[32,33]。

生育力随着年龄的增长而下降，但在女性年龄组中，生育力差异的原因主要是卵母细胞产生可存活胚胎的能力丧失或变化，着床和随后的活产降低。这种能力低下主要是基于减数分裂过程中的失败。在早期胎儿发育期间，人类卵母细胞形成并开始减数分裂，在第一次减数分裂中期（M I）停止[34]。卵母细胞的第二次减数分裂期中期（M II）只有在排卵前才完成，由周期中 LH 峰诱导发生。

减数分裂包括 2 次细胞分裂，而没有 DNA 复制，导致染色体含量减半。这 2 个连续的复制和分离步骤是如何被控制的，目前尚未明确[35]。细胞周期检查点涉及 DNA 复制、纺锤体形成和染色单体分离[34,36]（图 1-3）。特别是在卵母细胞分裂过程中极易出错，人类卵母细胞在减数分裂时非常容易受到"微妙的影响"，人类体内非整倍体卵母细胞的比率高（高达 25%），在受精时会产生非整倍体胚胎。在人类中，大多数非整倍体是致命的，并导致自然流产。由于非整倍体错误率随着女性年龄的增长而上升，流产率和唐氏综合征儿童出生率也迅速升高，特别是 40 岁以上女性[36,37]。

随着女性年龄的增长，卵母细胞减数分裂的异常变化呈指数增长。年龄如何影响卵母细胞成熟仍只是一个高度推测[38]。然而，接受体外受精（in vitro fertilization，IVF）的女性年龄与卵母细胞[39]和胚胎非整倍体之间的密切关系已得到证实[40,41]。涉及人类卵母细胞的研究确实可解释纺锤体形成和染色体排列的年龄相关变化[42]。其他与年龄相关的卵母细胞非整倍体增加机制包括完成卵母细胞减数分裂的不同胎儿发育阶段、终生卵泡池耗竭、原始卵泡停滞的年数、FSH 浓度随年龄增长的直接影响，可能还有很多其他原因。

五、卵巢功能减退的数量和质量标志物

对于各种临床情况，如不孕症治疗、卵巢手术和卵巢保存，以及排卵功能障碍诊断，确定剩余卵泡池（或"卵巢储备"）的大小尤为重要的。理想情况下，这将构成对所有卵泡的测量，包括休眠的原始卵泡，其值占整个卵泡池的 99%。然而，原始卵泡只能通过显微镜和组织学分析才能区分。因此，卵巢储备的定量需要使用替代指标，如 AFC、AMH 和血清 FSH。卵巢储备的这些标志物以及未来基因检测的潜在选择将在下文中讨论。

当卵泡从原始卵泡池中被招募成初级卵泡时，它们的体积增加，然后一小部分卵泡被选择进一步发育成窦状卵泡。窦前卵泡的大小可能在 0.05～2mm，因为体积太小，所以临床成像无法检测到[26,43]。窦状卵泡的大小可为 2～10mm，随着卵泡成熟，其内液体体积逐渐增加，使它们可通过经阴道超声测量。AFC 评估的观察者间和观察者内可重复性较高[44]。大的卵泡和排卵前卵泡的存在在定义上依赖于月经周期的时机。对于窦状卵泡来说，AFC 的周期内变化可能不太明显，在一项前瞻性分析中，<6.0mm 的卵泡数量在整个月经周期内保持稳定[45]。在临床实践中，AFC 目前最常用于生育治疗中，作为预测卵巢对促性腺激素反应或 IVF 时卵母细胞产量的指标。AFC 与卵母细胞产量之间存在线性（尽管不精确）关系[46]，与卵巢刺激低反应、正常反应和高反应的预测高度相关[47]。

AMH 是由窦前卵泡和小窦状卵泡的颗粒细胞产生的[48,49]。在卵巢中，AMH 作为一种局部旁分泌抑制剂参与卵泡招募的调节过程，也可用于选择优势卵泡[50,51]。当卵泡达到 FSH 敏感期（大小

为 2～6mm）时，AMH 的产生停止。在卵巢外，外周血流中可检测到循环 AMH 水平。在卵巢过度刺激中，优势卵泡的发育伴随着 AMH 水平的短暂下降。在正常周期中循环 AMH 水平保持相对稳定，这与月经周期的时间无关，并且似乎随着窦状卵泡队列组成的变化而略有变化[52]。动物研究表明循环 AMH 的浓度与原始卵泡池的大小相关[53]。在人群中也发现了两者之间存在正相关，尽管组织学分析显示 AMH 水平的变化性较高，但无法通过卵巢储备功能进行解释[54]。众所周知，

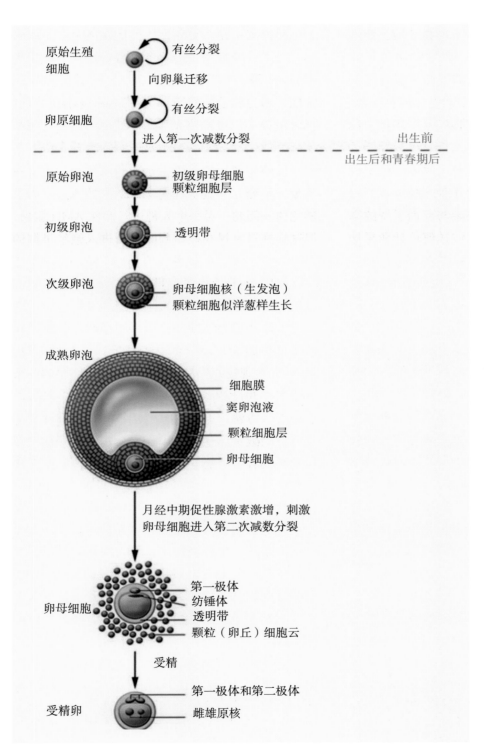

◀ 图 1-3 卵泡 / 卵母细胞成熟流程，显示形态发育与减数分裂之间的相互关系[70]

在吸烟或使用口服避孕药时，AMH 水平存在显著差异[55]。考虑到这些潜在的变化，在 ART 中，AMH 被临床用作代表当前卵巢储备或对卵巢刺激预期反应的标志物。

在整个月经周期中，下丘脑 – 垂体与卵巢之间的神经内分泌维持着平衡。垂体通过来自下丘脑的脉冲性 GnRH 刺激来分泌 LH 和 FSH。卵泡发育产生的雌激素和抑制素调节垂体产生的 LH 和 FSH。随着年龄的增长，卵巢储备减少，抑制素和雌激素的总体浓度下降会减少对垂体的负反馈。因此，FSH 水平随着时间的推移而逐渐增加。黄体 – 卵泡过渡过程中 FSH 水平的升高可导致优势卵泡选择和排卵加速，造成月经周期缩短或不规则[56]。因此，基础（在自发性月经出血的第 2～3 天评估）FSH 水平将大致反映参与反馈系统的窦状卵泡数量。大型研究证明，FSH 值估计卵巢储备状态的精确度不如 AFC 和 AMH[47]。

如上所述，除卵泡剩余数量外，卵母细胞质量在卵巢功能减退（即对生殖能力的影响）方面起着重要的作用。绝经期年龄时间是有遗传的[57]。全基因组关联分析（genome nide association study，GWAS）已经致力于识别相关的基因位点。它们大多是参与 DNA 修复和免疫维持的基因[58]。然而，这些位点内的变异只能解释约 25% 的更年期年龄的变化。因此，从理论上讲，善于保养的女性的更年期会比平均年龄更晚一些[59]。有一些证据表明，长寿女性能够生育的年龄要比平均生育年龄更大一些，从而表明长期生存基因也能够创造最佳生育力和延长生育力[60]。

六、卵巢功能减退重要阶段的预测

由于女性进入更年期的年龄差异很大，有大量研究集中在对更年期年龄的预测上。一些研究开发了绝经发生年龄的多变量预测模型并且确定 AMH 是一个重要的预测因素[61]。这是重要的发现，因为测量当前卵巢储备的替代标志物可能会对考虑推迟妊娠者的生育剩余时间有所了解。AMH 下降的前瞻性分析显示，AMH 下降速度不同，且随年龄的增长而变化[62]。对 AMH 的单一测量并不能充分表明预期寿命下降的轨迹。为了避免这一问题，对每个人都进行多次 AMH 测量，但这样并没有提高模型判断谁将进入绝经早期的能力[63]（表 1-1）。因此，绝经期年龄的变化不能仅仅用 AMH 所表达的卵巢储备变化来解释或其下降的速度来解释。

当作为持续妊娠或活产的预测因子时，这些条件在很大程度上依赖于卵子和胚胎的质量，AMH 的表现较差[64-66]。尽管卵巢储备数量和质量之间存在假设关系，但由于目前没有直接测量卵子质量的方法，这一关系仍然具有不确定性。与具有相同数量卵巢储备水平的年长女性相比，年轻女性具有更好的妊娠前景[67]，这强调了女性年

表 1–1 基于年龄 AMH 水平情况的早期或晚期绝经风险估计的系统回顾

年龄特异性 AMH 百分位数类别	绝经 < 45 岁（9.6）（%）	绝经 > 55 岁（11.1）（%）
P5	28.1	3.8
P25	17.7	6.5
P50	8.0	14.2
P75	2.7	30.9
P95	0.9	51.1

数据来源于 Weibull 预测的绝经年龄（AMP）分布
左列显示年龄特异性抗米勒管激素（AMH）百分位数类别；最上面一行显示了 AMP 类别及其在整个队列中各自的发病率；下方 5 行显示每个 AMH 百分位数的 AMP 类别的分布[71]

龄作为生育力指标的作用。因此，可以理所当然地认为，调控体细胞衰老的相同过程还会影响女性生殖细胞的质量。迄今为止，仍然没有确凿的证据表明体细胞老化的替代标志物，如端粒长度，可能有助于预测生育期的持续时间。

七、总结

卵巢功能减退过程可以很好地被描述为出生前就开始的卵泡和卵母细胞持续消耗，并导致女性 50 岁时卵巢没有卵泡。这种自主的、旁分泌调控的招募维持了一组直径为 1～8mm 的窦状卵泡的存在，这为下丘脑 - 垂体水平的周期性神经内分泌控制调节提供了机会。在月经周期中，这个过程允许单个卵泡排卵和可受精卵母细胞排卵。这个卵母细胞在很多年前也就是卵巢发育成熟时就开始了减数分裂。在排卵时，这个卵母细胞减数分裂已完成，从而可受精和后续发育成胚胎。每个月排卵卵母细胞的质量可能是人类平均受精能力呈低水平和变化的关键因素。

目前基于对卵巢功能减退过程的了解，可使用 AMH 和 AFC 等工具来估计定量的卵泡储备状态，但对个体平均排卵卵母细胞质量的评估仍很不准确。对个体平均排卵卵母细胞质量的评估研究非常重要，因为卵母细胞的质量可能会彻底改变不孕症预防策略、不孕症治疗和生育力保存策略。

实用临床技巧

- 在申请生育力保存治疗的病例中，使用 AFC 或 AMH 评估卵巢储备状态可用于监测性腺毒性治疗引起的卵巢损伤，以预测卵巢反应，从而避免早期卵巢过度刺激综合征，也可用于研究定量卵巢储备功能在生育力保存管理和随访中的作用。
- 在患者咨询中，必须明确强调的是，生殖力主要由平均卵子质量决定，而不是由卵巢中某个时间存在的窦状卵泡数量决定。

归纳总结

- AMH、AFC 和基础 FSH 是卵巢定量储备的标志物。对于预测自然妊娠，这些标志物没有价值。在辅助生殖中，这些检查可能会在年龄组内改善活产的前景，因为卵泡和卵母细胞数量较多将影响获得正常质量胚胎的机会。
- 人类的生育力水平中等，在女性个体中可能有所不同。30 岁后生育力会下降得更快，那些在 20 多岁时生育力低于平均水平的女性在 30 岁时患不孕症的风险最高。
- AMH 和 AFC 在预测"绝经年龄"方面的能力非常有限。

主要阅读材料

[1] Te Velde ER, Pearson PL. The variability of female reproductive ageing. Hum Reprod Update. 2002;8(2):141–154.

[2] Broer SL, van Disseldorp J, Broeze KA, et al. Added value of ovarian reserve testing on patient characteristics in the prediction of ovarian response and ongoing pregnancy: An individual patient data approach. Hum Reprod Update. 2013;19(1):26–36.

[3] Habbema JD, Eijkemans MJ, Leridon H, te Velde ER. Realizing a desired family size: When should couples start? Hum Reprod. 2015;30(9):2215–2221.

[4] Hawkins Bressler L, Steiner A. Anti-mullerian hormone as a predictor of reproductive potential. Curr Opin Endocrinol Diabetes Obes.

[5] Webster A, Schuh M. Mechanisms of aneuploidy in human eggs. Trends Cell Biol. 2017;27(1):55–68.

[6] Broekmans FJ, Soules MR, Fauser BC. Ovarian aging: mechanisms and clinical consequences. Endocr Rev. 2009 Aug;30(5):465–93.

第 2 章 化疗对卵巢临床及病理生理学影响的研究进展
The Effect of Chemotherapy on the Ovary Clinical and Pathophysiological Review

Noam Domniz　Dror Meirow　Hila Raanani　Hadassa Roness　著
马　宁　白娇娇　译　　陈　婕　李　卓　校

肿瘤治疗的进步使越来越多的年轻癌症者幸存，她们必须应对化疗损伤后续生育力这一不良反应。

无论是癌症还是其他疾病的化疗，都会对卵巢储备产生不利影响，在某些情况下会导致卵巢功能不全、促性腺激素水平升高、月经过少或闭经和不孕等。

卵巢损伤的程度取决于几个因素，包括化疗方案和患者年龄，35 岁以上女性化疗后闭经率几乎是同年龄女性的 2 倍。最有害的化疗药物是烷化剂和铂衍生物。基于癌症类型有不同的治疗方案和化疗机制，也会影响相关性腺毒性的程度。

在为年轻癌症患者规划药物方案时考虑保存生育力是一个重要的问题。理解其作用的机制和方式对于评估患者风险和确定生育力保护的最佳方法至关重要。本章的目的是总结目前关于化疗对女性生殖影响的知识。

一、化疗后的临床显著特征

在绝经前和围绝经期女性中最常见的癌症是乳腺癌（超过 40% 的病例）、甲状腺癌、黑色素瘤、子宫和宫颈肿瘤，以及中枢神经系统肿瘤[1]。

据报道，与普通人群相比，癌症诊断和治疗可使妊娠率下降 38%～50%[2-4]。生育力降低最常见的情况是化疗后卵巢卵泡储备损失。化疗对患有癌症、自身免疫病或血液疾病（如地中海贫血）的年轻患者的生育力产生负面影响。不孕症的发生率为百分之几至百分之百，这取决于化疗药物的类型和患者的年龄[5]，然而，在化疗的数年后妊娠则被认为是安全的。

在 20 世纪 70 年代首次描述了化疗对卵巢的有害影响，发现环磷酰胺（Cyclophosphamide，Cy）会导致闭经、卵泡池减少和早发性卵巢功能不全（premature ovarian insufficiency，POI）[6-8]。其他化疗药物（如铂类[9]、蒽环类[10] 和紫杉烷类[11]）也对卵巢具有毒性。目前大多数化疗方案涉及药物联合使用，因此，为了减少卵巢损害，应考虑不同药物的影响，并尽可能选择危害最小的方案。如果患者有治疗后 POI 或卵巢卵泡储备严重损失的风险，应在化疗前计划适当的生育力保存方案。

化疗诱导卵巢损伤的机制已通过多种方法进行了研究，包括化疗后人类卵巢的组织学分析（即卵巢组织采集和冷冻保存生育力之后）、动物研究、异种移植模型和体外暴露于化疗药物的人卵巢皮质片段的组织培养物。然而，化疗药物导致卵巢卵泡储备损失的确切机制尚未完全了解，仍在积极研究中[12, 13]。

二、化疗后卵巢损伤评估

POI 的最佳指标尚未确定。闭经是 POI 的标志，但闭经代表的是 POI 的终末期（图 2-1），需要一个更早的标志物来表示闭经前卵巢卵泡损失的程度[14]。AMH 和 AFC 是卵巢储备的黄金标准，也被用作化疗开始前的基线，以便与化疗后两者

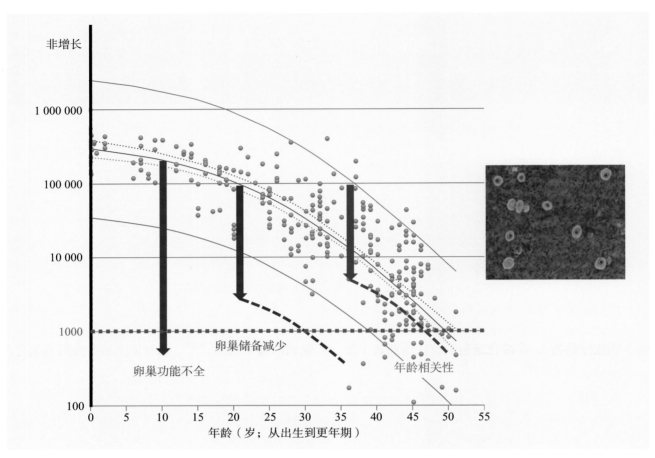

▲ 图 2-1 代表卵巢储备的人类卵泡计数

当卵泡数量低于 1000 个时，就会发生绝经。与年龄相关的绝经是一个自然的过程而卵巢储备减少和随后的卵巢功能不全则是病理过程（改编自 Wallace 和 Kelsey[14].)

的值进行比较[15, 16]。其他可能使用的指标是在月经第 2～4 天的雌二醇（E_2）和 FSH 水平。

在年轻淋巴瘤患者中，使用了含有烷化剂的 BEACOPP 方案，AMH 水平迅速下降，并且在治疗 1 年后几乎没有恢复(中位水平为 0.11pmol/L)[10]（图 2-2）。AMH 水平与其他化疗方案和癌症之间也存在类似的相关性[17]。因此，目前 AMH 是评估卵泡储备和测量性腺毒性的最可靠标志物。

三、治疗时年龄差异的影响

患者的年龄是预测化疗对生育力影响的最重要因素之一，随后发生 POI 的风险随着年龄的增长而增加[19-21]。Petrek[22] 报道，35 岁以下乳腺癌患者约 85% 在治疗后恢复了月经，但在 35—40 岁女性中，比例下降至 45%～61%，40 岁以上的恢复率甚至更低，其中许多女性仍然保持闭经。这种治疗时年龄的显著影响在霍奇金淋巴瘤中尤其明显，患者往往比其他类型的癌症患者更年轻。在年龄＜25 岁的霍奇金淋巴瘤患者中，化疗诱导的性腺毒性显著较低[23]。

年轻女性生育结果的显著差异是由于年轻女性的卵巢储备量更大，有许多未生长的原始卵泡[14]。因此，卵泡损失的影响对初始卵巢储备较低的老年患者更为显著。

四、化疗药物的类型

化疗药物根据作用机制主要分为 6 类。然而，根据卵巢毒性影响，化疗药物通常分为 2 类，即具有高度卵巢毒性的烷化剂（环磷酰胺、白消安等），以及卵巢毒性通常较低的非烷化剂（包括其

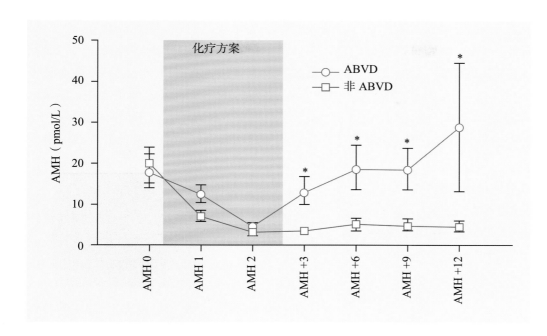

◀ 图 2-2　低风险与高风险化疗方案 ABVD 与非 ABVD 方案之间的 AMH 水平差异，AMH 水平在高风险化疗方案后仍然下降，而在低风险化疗方案后 1 年内缓慢而稳定地恢复

ABVD. 多柔比星、博来霉素、长春碱和达卡巴嗪；AMH. 抗米勒管激素（改编自 Decanter 2010[18].）

他 5 类化疗药物）。非烷化剂包括抗代谢药物（如甲氨蝶呤、氟尿嘧啶）、铂类药物（顺铂和卡铂）、拓扑异构酶抑制药（如依托泊苷）、抗生素［如蒽环类药物包括多柔比星（Doxorubicin，Dox）］、植物生物碱［长春花生物碱（长春新碱等）］和紫杉烷类药物（多西他赛、紫杉醇等）。每类药物通过不同的机制发挥作用，因此每类药物对卵巢和卵泡储备的影响都是不同的，而且发生 POI 的风险水平也有所不同[24]。

（一）烷化剂

环磷酰胺（Cy）：Cy 是最常用的烷化剂[25]。此外，它还被用于治疗自身免疫病，如系统性红斑狼疮和类风湿关节炎。

Cy 通过诱导 DNA 与烷基的共价结合起作用，从而阻止 DNA 复制，导致细胞死亡。Cy 是最具性腺毒性的化疗药物之一[26, 27]，并可诱导原始卵泡损失[28-30]。存活下来的原始卵泡能够正常妊娠，但暴露于 Cy 的生长卵泡会导致胎儿异常[31]、高比例流产和畸形数量风险升高 10 倍[32]。此外，孕前暴露也会影响胎儿发育[33]。

对胎儿发育的后续影响是直接损伤的结果，如细胞凋亡[34, 35]，还是由加速卵泡激活（"耗竭"）[28, 36, 37] 间接介导的结果，或者是一种炎症和缺血的基质效应[38, 39]，或者以上所有因素的组合，这还存在争议[40]。

白消安：白消安与妊娠率显著降低相关，并一直与对生殖结果的有害影响相关。就对生育力的损害性影响而言，只有最高剂量四分位数的 Cy 才相当于白消安[41]。

此外，作为造血细胞移植的一部分，白消安和环磷酰胺联合给药是 POI 和妊娠率降低的公认危险因素[42]。

（二）铂衍生物

铂类化疗药物常被用于各种类型癌症、肿瘤的儿童治疗方案中[43]。铂衍生物主要有两代药物，即顺铂（第一代）和卡铂（第二代）[44]。铂衍生物的毒性主要归因于 DNA 损伤，其活性代谢物与嘌呤碱基结合，导致 DNA 分子交联[43]，并产生 DNA 加合物[45]。然而，其他分子机制也与这些药物的临床活性相关，包括氧化应激的诱导、钙信号通路的调节和细胞通路的激活[43]。

顺铂：顺铂（Cisplatin，Cis）已被证明对儿童患者具有性腺毒性[41]。

Cis 干扰 DNA 修复机制，阻断细胞分裂，导致 DNA 损伤，并触发凋亡细胞死亡[43]。Cis 顺式结合腺嘌呤和鸟嘌呤的 N-7 位置，并产生链间和链内的 DNA 加合物[46]。这些 DNA 加合物触发多种信号转导通路，如 AKT、c-ABL、ATR 和 MAPK/JNK/ERK[47,48]，从而导致细胞周期阻滞[47]。

与 Cy 相比，Cis 具有中度损伤潜力，但在对培养的人卵巢皮质片或颗粒细胞进行的研究中，暴露于 Cis 会导致卵泡数量和类固醇生成活性下降[49-51]。

大多数关于 Cis 诱导的卵巢损伤的数据都来自动物研究，主要是小鼠模型和大鼠模型，显示卵泡储备减少，闭锁加速[34,51-55]。最敏感的细胞似乎是未成熟卵母细胞[53,55]。此外，Cis 被证明可降低 AMH 和抑制素 A 水平，反映了分泌 AMH 的卵泡减少[56-58]。

Cis 也被用作传统的放射增敏药和放射增强因子，从而减少局部放疗的放射剂量和对生育力的影响。

卡铂：卡铂是新一代铂衍生物之一，具有较低毒性，已作为 Cis 的替代品广泛成功地用于特定癌症（如乳腺癌和妇科癌症）中[44,59]。在药理学上，卡铂的效力比 Cis 低 8～45 倍，而且更稳定，可能是由于减少了 DNA 损伤作用[60,61]。

因此，卡铂需要更高的剂量才能达到与 Cis 相同的治疗效果[43]（在儿童患者中可能需要比 Cis 高 5～15 倍的剂量）[62,63]。

然而，尽管卡铂的毒性较低，但根据目前的分类系统[64]，它的性腺毒性作用与 Cis 相同。Allen 等[65]比较了卡铂和 Cis 在小鼠模型体外研究中的性腺毒性作用。治疗剂量的卡铂已被证明与 Cis 具有同样的性腺毒性，并同时导致卵泡数量的减少[65]。

（三）蒽环类抗生素

多柔比星（Dox）：Dox 也被称为阿霉素或亚德里亚霉素，用于治疗各种类型的癌症，如血液系统恶性肿瘤[66-68]，是这类疾病化疗药物中最常用的药物。Dox 的作用机制包括抑制拓扑异构酶Ⅱ导致 DNA 片段积累并最终导致细胞死亡，增加氧自由基和其他活性氧[69]，诱导线粒体功能障碍[70]

及 DNA 复制、RNA 和蛋白质合成损伤[71-74]。对人类卵巢的研究表明，Dox 的直接损伤优先导致颗粒细胞及血管和间质损伤[53]，特别是微血管损伤[56,75]。在年轻的霍奇金淋巴瘤患者中，Dox 治疗似乎不会损害生育力[23]。由于在大多数情况下，它是与其他药物联合使用的，单独分析 Dox 对生育力的影响具有一定难度。

（四）紫杉烷

多西他赛是第二代紫杉烷，是治疗局部或转移性乳腺癌、非小细胞肺癌和卵巢癌的最有效的化疗药物之一。它在诱导放射性增敏活性方面非常有用[76]。

紫杉烷类药物主要是通过磷酸化 Bcl-2 而导致细胞凋亡[77]。紫杉烷通常与其他药物和佐剂联合使用，因此评估紫杉烷的单一作用具有难度[78,79]。在动物模型中，紫杉醇（紫杉烷家族的一员）与治疗后原始卵泡的损失相关[80]。将紫杉醇添加到 AC（多柔比星、环磷酰胺）常规治疗方案中，显著增加了卵巢毒性[22]。

随后的研究表明，与 Cy、MTX 和 5-FU 相比，紫杉烷类药物治疗后的月经恢复更为常见[81,82]。然而，大多数研究使用闭经作为 POI 的标志，不能检测到部分卵巢损伤。

（五）抗代谢药物

抗代谢化疗药物包括甲氨蝶呤（Methotrexate，MTX）和氟尿嘧啶（5-Fluorouracil，5-FU）。

抗代谢药物通过抑制核苷酸合成，并将 MTX 或 5-FU 的代谢产物结合到 RNA 和 DNA 中，对增殖中的 S 期细胞有细胞毒性[83]。

除肿瘤外，MTX 还被用于治疗异位妊娠[84]。在使用剂量范围内，MTX 似乎没有影响卵巢储备，也没有对人工生殖技术中促性腺激素刺激的反应、临床妊娠率或活产率产生影响[85]。

氟尿嘧啶可能的卵细胞毒性作用最近才被评估。然而，最近的小鼠模型体内研究发现，暴露于 5-FU 可导致次级卵泡和窦状卵泡闭锁，但不会诱导原始卵泡和初级卵泡的凋亡，因此不会损害卵巢储备[86]。

（六）免疫治疗方案

免疫治疗试图调节宿主的免疫系统来攻击和破坏癌细胞。免疫治疗的主要靶点是检查点抑制剂程序性细胞死亡 –1（PD-1）及其配体 PD-L1[87] 和 CTLA-4，这些配体在癌性肿瘤激活的 T 细胞中上调[88]。抑制 PD-1 及其配体和 CTLA-4 的目的是降低其对细胞毒性细胞的抑制活性并诱导癌细胞凋亡。

然而，免疫调节的一个不良反应是新发自身免疫病和产生自身抗体，这已经在多个器官系统中得到证实，包括胃肠道、中枢神经系统、呼吸系统和心血管系统[89]。其引起的内分泌疾病包括 CTLA4 抑制药引起垂体炎，以及 PD-（L）1 阻滞药引起甲状腺功能障碍[90, 91]、1 型糖尿病（Robert 2016）和原发性肾上腺功能不全[92]。

这些免疫调节药对生育力的影响可能是由于产生了抗卵巢抗体（antiovarian antibodies，AOA）。此外，关于免疫治疗药物对人类生殖系统影响的数据极其有限和稀少。对 PD-1 抑制药的主要建议是在免疫调节期间使用避孕措施，至少在治疗后再使用 4～5 个月[92]。

尽管如此，多腺苷二磷酸核糖聚合酶（poly ADP-ribose polymerase，PARP）抑制药如帕博利珠单抗（可瑞达），被发现通过减少原始卵泡（primordial follicle，PMF）数量来减少小鼠的卵巢储备，但不影响 AMH 水平[93]，并减少在 IVF 周期中回收的卵母细胞数量[94]。不过，IVF 结果可在暴露 3 周后恢复[94]。

五、引起卵泡损失的化疗机制

烷化剂和铂衍生物是化疗药物中卵细胞毒性最高的，因此大多数研究试图阐明卵巢储备损失的机制，以及其使许多癌症幸存者 POI 和生育率降低的原因。主要使用动物模型的研究提出了几种机制，包括直接细胞凋亡、间接诱导卵泡激活后的卵泡损失（"耗尽"机制），以及周围基质损伤和（或）血液供应中断导致的间接损失（图 2-3）[12]。

凋亡通路在化疗的治疗作用和卵细胞毒性中起着重要的作用。化疗诱导的非休眠卵泡凋亡已经得到了充分的证实，大量研究表明生长中的卵泡颗粒细胞存在明显的凋亡[49, 51-53, 68, 95-97]。生长中的卵泡死亡导致患者在化疗后和化疗期间出现月经暂时性减少[2]。然而，目前尚不清楚细胞凋亡是否在构成卵巢储备功能的休眠 PMF 损失中起直接作用。在异种移植模型中[98, 99]，环磷酰胺可诱导 DNA 双链断裂，激活 DNA 损伤反应，并诱导人 PMF 卵母细胞凋亡。许多研究使用了体内环磷酰胺治疗的小鼠模型，一些研究报道了细胞凋亡[34, 35, 52, 100, 101]，而另一些研究没有显示 PMF 群的凋亡[36, 40, 102-109]。细胞凋亡在 PMF 损失中的作用得到了一些研究的支持。证明了阻断凋亡通路的药物可以减轻化疗期间 PMF 储备的损失（图 2-3 和表 2-1）[52, 56, 75, 110]。

另一种被提出的卵泡损失机制表明，卵泡毒性化疗药物触发休眠的 PMF 激活和生长，导致 PMF 储备"耗尽"。在动物模型体内研究中，卵细胞毒性化疗药物可增加 PMF 募集到活跃生长的卵泡池中，随后发生闭锁或凋亡[66, 102, 108, 111]。这是通过 PI3K 信号通路上调来介导的，从而诱导关键蛋白 AKT、mTOR 和 FOXO3A 的磷酸化水平升高[36, 37, 102]。在体外暴露于卵巢毒性化疗药物的人卵巢组织中也观察到了 PMF 的激活和损失[112]。然而，与之相反的是，一项使用类似小鼠化疗模型的研究并没有发现卵泡激活的证据[100]。动物研究支持卵泡激活在化疗导致的卵泡损失中的作用，因为使用 PI3K 信号通路抑制药[36, 37, 109] 或卵泡抑制物抗米勒管激素（AMH）[108, 111, 113] 进行治疗，在减轻化疗引起的卵泡激活和丧失方面显示出了前景，保护了生育力（图 2-3 和表 2-1）。

在化疗暴露后的人卵巢组织中观察到血液供应损失导致的间质损伤和局灶性梗死，这些可能间接导致 PMF 损失和卵泡闭锁增加[114, 115]。然而，这些数据大多收集于卵巢皮质切除和评估前数月

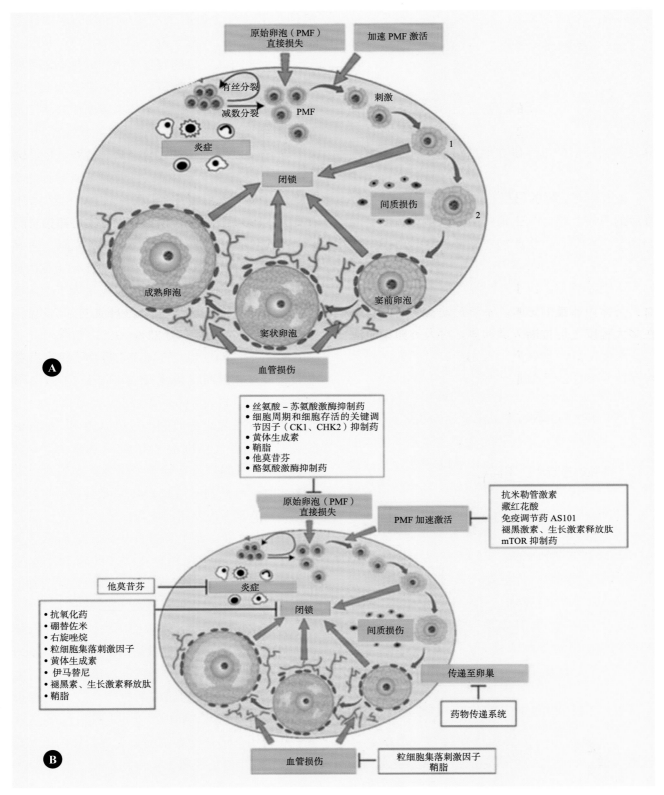

▲ 图 2-3　化疗诱导卵泡损失机制的综述

A. 提出的化疗诱导卵泡损失机制包括原始卵泡直接凋亡损失、原始卵泡加速激活、卵泡闭锁，以及对基质组织和血管系统的损伤或炎症；B. 经检测的保护药已被证明可通过特定的卵巢损伤通路保护化疗诱导的卵泡损失或干扰药物向卵巢的输送（改编自 Spears et al. Hum Rep Update，2019[12].）

或数年接受化疗的患者，仅反映了终点损伤，而不是急性机制。迄今为止，还没有证据表明预防间质损伤可保护卵巢免受卵泡损失。

除抗凋亡和抗活化药物外，许多其他靶向化疗诱导卵巢损伤机制的药物已被测试用于保护卵巢储备（表 2-1 和图 2-4）。这些药物中的大多数只在动物模型的单一研究中进行了测试，因此是非常初步的结论。

现有研究数据的累积并未明确指出 PMF 损失背后的单一机制，PMF 群的破坏在多大程度上可归因于直接凋亡损伤或加速激活或者基质损伤导致的间接损失尚未明确[12]。几乎所有现有的数据均来自动物研究，很少有研究能够直接检查化疗对人类体内卵巢的影响。不清楚动物研究的结果在多大程度上可推断人类卵巢。对人类卵巢卵泡损失机制的进一步研究是为癌症患者提供生育力保存新方法的必要基础。

六、诊疗方案对生育力的影响

（一）乳腺癌

在乳腺癌患者中，不同的治疗方案对卵巢功能有不同的影响。BRCA-1（而不是 BRCA-2）携带者的 AMH 基线水平较低。BRCA-1 和 BRCA-2 基因负责编码参与 DNA 损伤修复通路的蛋白质，该通路在卵母细胞中起着重要作用[116]。尽管如此，最近的研究表明，BRCA 携带者与非携带者具有相似的生殖潜力，在 IVF 周期中具有正常反应[117, 118]。

含 Cy 的方案中，如 CAF（环磷酰胺、多柔比星和氟尿嘧啶），可诱导 POI 发生率增高（即治疗后 1 个月 52% 的患者闭经）[22]。然而，替代治疗方案 AC（多柔比星和环磷酰胺）方案对卵巢功能的损害显著减少[20]。约 50% 暴露于含或不含紫杉醇（AC-T 方案）的 AC 方案的患者最初出现月经过少，随后恢复缓慢，最终恢复正常月经出血[22]。然而，虽然月经恢复，但化疗后卵巢储备仍较低，化疗诱导的 POI 发生率为 22%～38%[117-119]。

与标准化疗相比，对 HER-2 阳性乳腺癌患者添加抗 HER-2 阻滞药（赫塞汀 - 曲妥珠单抗）和拉帕替尼（双酪氨酸激酶抑制药）似乎不会增加 POI 的发生率，因此可认为这些药物无性腺毒性[120]。

卡铂是乳腺癌化疗的一个相对较新的化疗药

作用机制	保护药	参考文献
	表 2-1　保护药研究（按作用机制）	
防止卵泡激活	AS101	[37]
	AMH	[107, 110, 112]
	褪黑素	[10]
	mTOR 抑制药	[38, 108]
抗凋亡	酪氨酸激酶抑制药	[11, 36, 53-55]
	S1P（鞘氨醇 -1- 磷酸） C1P（神经酰胺 -1 磷酸）	[31, 41, 76, 108]
垂体 - 性腺轴抑制药	GnRH 激动药	[119, 165, 166, 168]
血管活化药	粒细胞集落刺激因子（G-CSF）	[169, 170]
输送阻滞药	硼替佐米	[68]
MDR1 上调药	MDR1	[171]

AMH. 抗米勒管激素；mTOR. 哺乳动物雷帕霉素靶点；GnRH. 促性腺激素释放激素；MDR1. 多药耐药性突变 -1

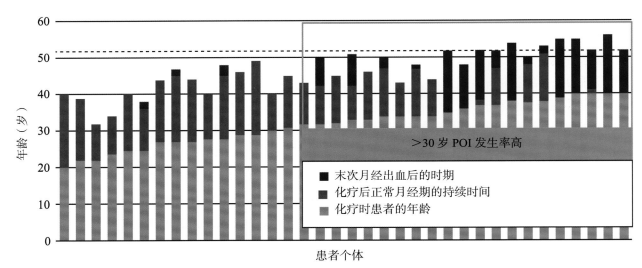

▲ 图 2-4　使用 CHOP（环磷酰胺、多柔比星、长春新碱、泼尼松）或 CHOP+ 依托泊苷治疗侵袭性淋巴瘤女性的长期卵巢功能情况，证明在诊断疾病时年龄＞30 岁患者中早发性卵巢功能不全（POI）发生率显著较高
改编自 Meissner 2015[19].

物。在三阴性 *BRCA* 携带者的新辅助方案中，加入卡铂已证明对无病生存期和总生存期有显著改善[121]。然而，目前还没有研究检测卡铂的性腺毒性作用。

（二）霍奇金淋巴瘤

霍奇金淋巴瘤（Hodgkin's lymphoma，HL）化疗引起的卵巢损害因方案不同差异很大。过去的方案导致了相对较高的 POI 率，高达 57%。然而，ABVD 方案（多柔比星、博来霉素、长春碱和达卡巴嗪）对卵巢功能的危害明显较小[20, 122]，而且没有明显降低妊娠率[123]。对于早期 HL，通常采用 ABVD 方案治疗。对于中期 HL，部分国家采用 ABVD 方案治疗；部分国家采用 2 个周期 BEACOPP 方案［博来霉素、依托泊苷、多柔比星、环磷酰胺、长春新碱（Oncovin）、丙卡巴肼、泼尼松］治疗。对于晚期 HL，逐步递增到 2 个周期 ABVD 和 4～6 个周期 BEACOPP 治疗。

后一种方案与 ABVD 相比，具有显著更高的性腺毒性[124]及显著的年龄依赖效应：在 8 个周期的 BEACOPP 递增（高水平环磷酰胺、依托泊苷和多柔比星）后，＜30 岁女性的闭经率为 51.4%，≥30 岁女性的闭经率为 95.0%[125]。正如预期，

AMH 水平的性腺毒性效应也很明显：ABVD 与 BEACOPP 进行比较，在 18—29 岁时分别为 2.2μg/L 和 0.1μg/L，30—45 岁时分别为 0.7μg/L 和 0.0μg/L[17]。

可预测 90% 暴露于 ABVD 和（或）2 个周期 BEACOPP 后的早期 HL 患者，在化疗后 12 个月内恢复了正常月经。这个数字在 6～8 个周期 BEACOPP 递增后下降到 50%～75%，这取决于患者的年龄[17]。

关于儿科患者治疗方案的另一个问题是补充放疗。目前的方案显著减少了一线治疗中的放疗，在儿童和青少年经典型霍奇金淋巴瘤的第一次国际组间研究试验中，接受了放疗的患者约占 50%，而在目前儿童和青少年经典型霍奇金淋巴瘤的第二次国际组间研究试验中仅占 25%。部分患者仅在 PET/CT 扫描显示有残留肿瘤时才接受放疗[126]，且放疗主要针对患者的胸部和上腹部，排除了对生育力的有害影响。此外，由于额外的副作用，放疗经常被化疗所取代。这些化疗方案包括 Cy 和达卡巴嗪这两种烷化剂。由于这些替代放疗方案相对较新，关于它们对生育力的影响的研究较少。

在淋巴瘤治疗中，生殖毒性最大的治疗方案

是骨髓移植（bone marrow transplantation，BMT）。BMT 后的 POI 率可达到 100%[42, 127]，大多数研究报道的平均 POI 率为 80%[128, 129]，且不低于 70%[130]。因此，使用 BMT 治疗需要一个针对生育年龄患者初步生育力保存的计划。

（三）非霍奇金淋巴瘤

据报道，接受多种药物方案治疗的非霍奇金淋巴瘤（non-Hodgkin's lymphoma，NHL）患者的 POI 率相对较高，在 >35 岁使用 CHOP 方案（环磷酰胺、多柔比星、长春新碱、泼尼松 ± 依托泊苷）的女性中占比为 44%~60%[20, 131-133]。然而，强化 CHOP 方案（Mega-CHOP）的毒性效应研究发现，POI 率仅为 8%[134]。低 POI 率可能是由于不同的使用时间和剂量强度。

最近的一项研究表明，与普通人群相似年龄相比，在 NHL CHOP-like 方案治疗患者中，AMH 水平降低，有显著的更年期较早、中度或重度更年期症状发生率较高情况[135]（图 2-4）。

（四）白血病

白血病的 2 种主要类型分别是急性髓系白血病（acute myeloid leukemia，AML）和急性淋巴细胞白血病（acute lymphoblastic leukemia，ALL）。

近十几年来，白血病常用的标准治疗方案是"7+3"诱导方案（连续 7 天静脉注射阿糖胞苷和每天注射 3 次柔红霉素）。"7+3"方案无性腺毒性，因此无须保存生育力[136]。AML 经化疗后，青春期发育和生育力正常。然而，在 13% 的青春期后患者中，血清 AMH 水平降低[19]，13%~20% 的 AML 患者需要 BMT[137]。BMT 可自体或异体干细胞移植，导致闭经[138, 139]。因此，对生育力的保存应根据疾病的严重程度进行个体化处理。

儿童 ALL 患者接受由泼尼松、长春新碱、柔红霉素、天冬酰胺酶、替尼泊苷和阿糖胞苷组成的缓解诱导方案治疗，然后接受 2 周高剂量甲氨蝶呤（2g/m^2）巩固治疗。该方案是一种高性腺毒性的长期治疗方案，使用 4 对药物（依托泊苷和环磷酰胺、巯基嘌呤和甲氨蝶呤、替尼泊苷和阿

糖胞苷、泼尼松和长春新碱）进行 120 周基于抗代谢药物的治疗。正如预期的那样，POI 的风险取决于方案中烷化剂的总剂量，特别是环磷酰胺。报道的 POI 率为 13%~28%，这取决于环磷酰胺的剂量。此外，对于 ALL 常用的 St. Jude 方案[140]包括 BMT，已知后者会导致 POI[141]。因此，对于接受高剂量烷化剂和（或）BMT 的患者，保存生育力是重要的选择[27]。ALL 的初次治疗期间，BMT 的需求为 5%~10%，复发治疗期间达到 50%[142]。

（五）胃肠道癌症

胃肠道（gastrointestinal，GI）癌症虽然在育龄女性中相对罕见，但近年来出现的数量越来越多。不过，对于 GI 癌症的生育力保存尚没有达成共识。目前的化疗方案是基于紫杉烷类或铂衍生物[143]。由于这 2 种方案都对生育有轻度损害，我们建议在治疗前进行生育力保存咨询。此外，在大多数结直肠癌病例中，抗癌治疗（包括高强度的盆腔照射）也要求考虑保存生育力，以及可能的卵巢固定术。

另一种常用的治疗 GI 癌症和转移性乳腺癌的化疗方案是卡培他滨（希罗达），这是一种抗代谢药物。然而，缺乏关于其对女性生育力的可能影响的数据，一般来说，认为该药物家族是无性腺毒性的。

（六）脑瘤

常用的脑肿瘤化疗药物是替莫唑胺（Temodal）。替莫唑胺是一种烷化剂，通常作为一种单一药物使用。其他方案还包括使用 Cy。Balachandar 发表了一项通过采用颅脊髓放疗和包括烷化剂药物在内的标准 / 高剂量化疗评估髓母细胞瘤儿童 POI 的研究[144]。接受高剂量化疗患者的 POI 率为 60%，而标准剂量组为 22%，单纯放疗组为 6%[144]。任何暴露于下丘脑 – 垂体轴（hypothalamic–pituitary axis，HPA）总剂量为 20Gy 或更高剂量照射的患者都有随后垂体功能低下的风险[145]。60Gy 放疗后经常出现多种激素失调[146]。颅照射后月经过少和雌二醇水平降低的发生率为 50%~70%[147]。

（七）肉瘤

多数尤因肉瘤患者在接受多模式治疗方案后发生 POI。化疗方案为 VIDE 方案［长春新碱、异环磷酰胺（一种烷化剂）、多柔比星和依托泊苷］，随后采用 VAI/VAC 方案（长春新碱、放线菌素 D 和环磷酰胺 / 异环磷酰胺）进行风险和缓解适应性辅助化疗。VIDE 和 VAI 的药物累积剂量分别为异环磷酰胺 $102g/m^2$、多柔比星 $360mg/m^2$、依托泊苷 $2700mg/m^2$，VIDE 和 VAC 的累积剂量分别为异环磷酰胺 $60g/m^2$、多柔比星 $360mg/m^2$、依托泊苷 $2700mg/m^2$ 和环磷酰胺 $10.5g/m^2$。总体而言，平均年龄为 12 岁的女孩暴露在上述高累积剂量烷化剂中的 POI 率为 25%。然而，当进行自体造血干细胞移植时，这一比率上升到 87.5%，任何涉及盆腔放疗的联合方案都会导致 100% 的 POI 率[148]。

尽管缺乏关于骨肉瘤患者 POI 风险的研究，但在异环磷酰胺、甲氨蝶呤、多柔比星和顺铂方案下，这些患者的 POI 发生率为 6.6%[149]。

（八）妇科癌症

妇科癌症常见的化疗方案是联合使用卡铂和紫杉烷。已知这两种药物对生育力有负面影响。

在宫颈癌中，有 2 种治疗方式，即手术治疗和包括放疗的非手术治疗（外部射束 ± 近距离放疗）。由于宫颈癌的发病率增加，应避免多模式治疗[150, 151]。在非手术方法中，通常顺铂替代卡铂作为放射增敏药[152]。在盆腔放疗的情况下，如果不涉及卵巢，则行卵巢固定术。卵巢的损伤因放射来源而异，在接受阴道局部近距离放疗的患者中，90% 保留了卵巢功能，而在接受外束盆腔放疗的患者中为 60%[153]。然而，将卵巢固定在放射区域外并不能防止化疗引起的性腺毒性损伤，并且卵巢固定术本身可能对卵巢储备功能产生负面影响，因为卵巢的血液供应可能受损。据报道，卵巢移位固定术后 POI 的发生率高达 40%[154]。如果卵巢已经被癌细胞污染，卵巢移位固定术是禁忌的。对于造成子宫损伤的放射剂量尚不清楚，但推测整个盆腔的剂量超过 45Gy 是对子宫有害的[155]。

（九）子宫内膜癌

在子宫内膜癌的早期阶段，推荐使用孕激素。孕激素是安全的，且无性腺毒性。然而，在治疗期间妊娠的可能性不大，因为高水平的孕酮会阻止排卵。此外，在许多情况下，孕激素治疗可能不够，可能还需要子宫切除术。

（十）黑色素瘤

黑色素瘤对年轻患者的影响更大，其是在 25—29 岁患者中最常诊断的癌症[156]。约 1/3 的初步诊断为黑色素瘤患者是育龄期患者，黑色素瘤是孕妇中最常见的恶性肿瘤之一[157]。

与更传统的治疗方法相比，新的癌症治疗方法提高了生存率[158]。尽管黑色素瘤的新治疗方案主要基于生物制剂和免疫调节药，但仍存在 POI 发病风险。Walter 在文献综述中报道[159]，在动物研究和人类研究（C 类和 D 类）中，58% 的全身性黑色素瘤治疗方案存在生育风险。在一线治疗中，达拉非尼（BRAF 抑制药）已被证明可以减少大鼠模型中的黄体数量。MEK 抑制药二甲钴胺和曲美替尼在动物研究中被发现与生育毒性相关，而易普利单抗和 PD-1 抑制药的免疫治疗对生育的影响尚不清楚[160, 161]，如本章的"免疫治疗方案"部分所述。然而，截至目前，在这个领域还没有开展人体研究。

（十一）风湿性疾病和自身免疫病

目前对风湿性疾病和自身免疫病的治疗包括使用免疫调节药和化疗药物。如上所述，最具性腺毒性的药物是环磷酰胺。评估系统性红斑狼疮（systemic lupus erythematosus，SLE）对生育力的影响的研究显示，年轻育龄患者中 POI 的发生率很高。在 SLE 肾病中使用 Cy 相对常见。一项研究显示，31% 的患者在 Cy 治疗超过 12 个月后出现闭经[162]。患者的年龄是影响 POI 的最强因素。对 32 岁以上接受治疗女性导致 50% 和 90% 的持续闭经的累积剂量分别为 $8g/m^2$ 和 $12g/m^2$，然而在 31 岁以下的女性中，只有 12% 出现持续闭经，因为

POI 的主要危险因素是疾病持续时间及抗 U1RNP 抗体和抗 Ro 抗体的存在[162, 163]。

卵巢功能和储备可能是由于受自身免疫病本身影响，不是治疗产生的[164, 165]。

七、总结

化疗对卵巢储备有不同程度的损害，这取决于治疗方案、患者年龄和癌症类型等因素。化疗药物的主要损伤机制是非休眠卵泡凋亡、休眠前 PMF 激活和生长（"耗尽"）、间质损伤和局灶性梗死。一些治疗方案和癌症类型对卵巢储备的威胁比其他方案大，如 BMT 治疗白血病和盆腔放疗。因此，有必要识别化疗后 POI 的高危患者，以便采取适当措施来保护卵巢和（或）保存生育力。

感谢：我谨代表所有作者，向 Howard Carp 及其助手表示由衷的感谢。

第3章 年轻癌症患者卵巢功能和生育力的保护

Ovarian Function and Fertility Preservation for Young People Treated for Cancer

S. Caprioli   T. W. Kelsey   W. H. B. Wallace   著

黄丹译   陈婕李卓校

年轻癌症患者治疗的进一步发展使其生存率提高，在2010—2016年，美国0—14岁癌症患者的5年相对生存率为85.6%[17]。然而，儿童时期癌症的成功治疗可导致一些患者不孕和早发性卵巢功能不全（premature ovarian insufficiency，POI）[19,33]。发生POI的风险取决于许多因素，包括基础疾病的性质和计划的治疗。化疗和放疗都可通过消耗原始卵泡池来直接影响卵巢功能或通过影响卵巢功能的激素调节来间接影响卵巢功能。

本章的目的是回顾我们对正常卵巢功能的认识，讨论和回顾应用现代治疗方案后发生POI的风险评估，并描述目前可用于保存生育力的试验性技术和成熟技术。无论医学背景如何，这一章对读者认识癌症治疗的性腺毒性和已开发的保护患者生育力方法十分重要。在临床环境中，本章强调了医生与患者及其家属沟通拟定癌症治疗的性腺毒性风险的价值，并详细解释了目前临床实践中不同的生育力保存技术。

一、卵巢功能

卵巢有2个重要的功能，即产生成熟卵母细胞并使其拥有受精能力及分泌雌激素和孕酮的能力。这两种功能相辅相成，因为类固醇生成调节卵母细胞的释放。

（一）卵母细胞的形成和损伤

卵巢最重要的功能之一是形成成熟卵母细胞。女性出生时具有的完整、未成熟的卵母细胞被称

为原始卵泡（primordial follicle，PF），它们以指数方式下降，当没有足够的数量维持募集至成熟时，出现绝经，约剩余750个PF。原始生殖细胞（被称为卵原细胞）迁移至形成卵巢的性腺嵴。在迁移过程中，卵原细胞持续增殖，到达卵巢后停止分裂，形成生殖细胞囊巢。这些囊巢破裂，单个生殖细胞与该区域中存在的体细胞形成联合体。PF包括被单层颗粒细胞包围的初级卵母细胞。PF群的高峰发生在妊娠20～22周，人类胎儿卵巢中平均约有30万个PF[34]。人群正常PF峰值规模的范围很大（95%在3.5万～250万），这一广泛范围是健康人群绝经年龄（42—58岁）范围很大的原因。

在出生后至青春期前的几年间，由于细胞凋亡，PF数量下降。在青春期开始之前约有50%的卵泡消失。在青春期和青春期后，大量的PF被招募至成熟阶段。少数优势卵泡被选中，其中一些成为成熟的卵子。其余由于闭锁而消失，直到卵巢中存在的PF少于750个。这一PF数量不足以维持成熟卵子的募集，因此发生绝经。

在临床环境中，与一般人群相比，当卵巢储备过早耗尽时，就会发生POI。癌症治疗可造成这种过早衰竭，导致POI和不孕症。在癌症治疗时损失的PF池的比例决定了剩余的生育机会。损害有效地增加了生育年龄，但实际年龄不变。因此，尽量减少卵泡损失对长期生育力至关重要。

卵泡刺激素（follicle-stimulating hormone，FSH）和抗米勒管激素（anti-Müllerian hormone，AMH）

是卵巢储备的生物学标志物。在评估青春期前 POI 时，FSH 的作用有限，因为即使卵巢功能完全缺失，FSH 水平也可在正常的年龄相关范围内。特别是青春期前女孩，其 FSH 水平在整个癌症治疗过程中和完成后并没有显著变化[6]。青春期后，早期卵泡期 FSH 是衡量卵巢功能正常的一个可靠指标，尽管 FSH 在预测未来月经或 POI 时的阳性预测值较低。AMH 由生长中卵泡的颗粒细胞分泌，可抑制原始卵泡的激活，并已被证明是接受癌症治疗的儿童中剩余 PF 池的准确间接标志物[6]。在婴儿期，AMH 水平很高，在成年早期趋于稳定，并最终与年龄的增长呈负相关[20]。因此，由癌症治疗导致卵巢储备耗尽的女性，与年龄相关的 AMH 血清测量值较低，这些数据对未来月经或 POI 具有强大的阳性预测价值[16]。然而，由于青春期 AMH 水平是波动的，尚不确定 AMH 是否是青春期前儿童卵巢储备的可靠指标[20]。

（二）激素分泌

卵巢的内分泌调控由下丘脑控制的垂体前叶分泌的 FSH 和黄体生成素（luteinizing hormone，LH）控制。在 FSH/LH 的刺激下，卵巢分泌性激素，它们局部作用于子宫内膜组织，为妊娠做准备，并系统地影响下丘脑和垂体。生殖轴在青春期之前一直保持相对静止，之后在整个生殖年龄一直保持活跃。卵巢激素的分泌受下丘脑 – 垂体 – 性腺（hypothalamic pituitary gonadal，HPG）轴调控。这种严格调控的周期循环对于选择排卵的优势卵泡和子宫内膜的植入是极其重要的。下丘脑释放促性腺激素释放激素（gonadotropin-releasing hormone，GnRH），作用于垂体前叶，触发 LH 和 FSH 的分泌。卵巢通过负反馈和正反馈回路与垂体和下丘脑进行交流。雌激素和抑制素 B 抑制垂体和下丘脑释放激素，从而调控性腺轴。然而，当雌激素超过一定阈值时，雌激素也可过度激活 HPG 轴，刺激更多的 GnRH 和 LH 释放。这种独特机制只适用于女性，并且发生在月经周期的一个特定时间点。因此，与男性不同，FSH 和 LH 相

互依赖于雌激素的产生。这种女性性类固醇激素是排卵和子宫内膜增生的基础。

（三）微小青春期和青春期

1. 微小青春期

当女孩 3—6 月龄时，HPG 轴被激活，被称为"微小青春期"[23]。与男性相比，对女性微小青春期的作用了解较少。然而，据推测，这种激活刺激了乳腺组织的发育[23]。在此期间，FSH 保持在很高的水平，可能是为了刺激卵泡形成，而 LH 则逐渐降低[23]。虽然其机制尚不清楚，但 HPG 轴随后会关闭并保持静止，直到青春期。

2. 青春期

女孩青春期的开始很大程度上由瘦素控制，瘦素是一种由脂肪细胞分泌的激素[29]。在青春期，HPG 轴被激活并成熟，以脉冲方式释放 GnRH。反过来，FSH/LH 从垂体前叶释放，作用于卵巢产生性类固醇激素，触发月经初潮，雌激素负责第二性征的发育。

（四）成年期

青春期后，月经周期会持续整个成年期直到绝经期。这个复杂的周期从每月为子宫内膜做准备到如果没有妊娠，就会脱落来月经。FSH 和 LH 影响卵泡形成、卵母细胞发育并刺激排卵。

绝经期

随着月经周期的增加，原始卵泡的数量减少；随着女性年龄的增长，生育力下降。在 PF 池耗尽后，女性进入绝经期。美国和欧洲的平均绝经年龄是 50—51 岁。绝经期指闭经超过 12 个月。没有月经是由于 PF 池耗尽，卵母细胞不足以继续正常的卵巢周期。由于没有卵泡生长，雌激素的合成不能发生。绝经期和 POI 的特点是雌激素缺乏，雌激素缺乏影响健康，一般来说影响骨骼健康，易导致骨质疏松症。

二、癌症治疗如何影响女性生殖系统

有大量的证据表明，癌症治疗包括化疗和放疗，这些治疗都可能具有性腺毒性，并导致一些

患者的 POI[24, 33, 35]。

（一）癌症治疗影响下丘脑 – 垂体 – 性腺轴

卵巢功能依赖于 HPG 轴。HPG 轴是青春期的主要触发因素。因此，对 HPG 轴任何部分的照射都可延缓青春期的开始，并通过破坏 FSH 和 LH 的释放引起促性腺激素分泌不足的性腺功能减退[28, 31]。治疗年轻患者的各种脑肿瘤都需要进行颅脑照射，其他垂体激素如生长激素、ACTH 和 TSH 可能受到影响，最终导致全垂体功能减退症[25]，这可能在最初治疗多年后发生。

（二）癌症治疗影响卵巢

化疗也可以直接影响卵巢。卵巢的结构和功能都会受到负面影响，导致卵巢储备早期减少和生育机会减少。虽然不是所有化疗药物都具有性腺毒性，但烷化剂减少了原始卵泡的储备。例如，环磷酰胺是一种烷化剂，通过直接加速卵泡生长来破坏卵巢功能[32]。此外，该药物还诱导更大的卵母细胞的凋亡，因为它快速刺激卵巢中的 DNA 断裂[32]。除卵巢功能外，环磷酰胺还会影响其他结构，特别是损伤血管，进而对卵泡的健康和功能产生负面影响[32]。因此，化疗可能具有极强的性腺毒性，通过加速卵泡形成或增加细胞凋亡对卵巢储备产生直接和间接影响。

与化疗类似，卵巢直接放疗会导致生殖过早老化和 POI。放疗诱导卵母细胞 DNA 断裂，使卵母细胞经历 DNA 修复机制或凋亡[3]。人类卵母细胞放射半数致死剂量<2Gy[35]。人类卵巢的卵母细胞对放射非常敏感。对卵巢的放射也可能影响体细胞，特别是当颗粒细胞在卵泡发生期间成熟和发育时。

综上，癌症治疗可以直接影响原始卵泡，导致卵巢储备减少。治疗可间接损害正在生长的卵泡，从而导致原始卵泡的补充增加，以取代受损的优势卵泡（所谓的耗竭假说[27]）。癌症治疗也可通过诱导 DNA 断裂和周围体细胞来影响不同类型的细胞，特别是卵母细胞本身，这两者都最终导致细胞死亡。

（三）不同类型的癌症治疗会导致性腺毒性

许多癌症治疗方案对卵巢功能都有负面影响。目前缺乏高质量的证据来指导常用化疗方案中 POI 风险的评估[19]。使用的大多数性腺毒性药物对男性和女性风险的评估相似。在这种情况下，女性风险指发生 POI 的概率增大，从而减少了生育机会和出现早绝经表现。表 3-1 强调了治疗暴露后发生 POI 的估计概率。表 3-2 总结了目前最常见儿童癌症治疗方案的性腺毒性。该评估基于英国儿童癌症和白血病小组（Childhood Cancer and Leukaemia Group，CCLG）的专家意见（由于缺乏已发表的证据），并仍在定期审查中。

表 3-1　基于风险的早发性卵巢功能不全发生率

风　险	发生率（%）
低危	<10
中危	10～60
高危	60～80
非常高危	>80

改编自 CCLG Oncofertility Consensus Document[7].

表 3-2 可看出专家们一致认为许多癌症治疗方案容易导致 POI，并减少生育机会。

根据表 3-2 所示，大多数化疗药物在女性中显示出剂量依赖性的性腺毒性风险。在苏格兰最近的一项基于人群的研究中[2]，我们发现在 1981—2012 年年龄<39 岁女性癌症患者中，癌症幸存者比基础人群妊娠率更低，标准化发病率比（standardised incidence ratio，SIR）为 0.62（95%CI 0.60～0.63）。所有癌症类型的 SIR 值均有降低，在癌症确诊 5 年以上的女性中，患有乳腺癌、宫颈癌、脑/中枢神经系统肿瘤和白血病的女性首次妊娠的概率也较低，调整后的风险比为 0.57（95%CI 0.53～0.61）。研究比较了儿童癌症幸存者及其对照组兄弟姐妹的活产率，幸存者活产率较低，但与对照组相差不大。

对包括骨盆的区域进行放疗可能对子宫产生

不良影响。青春期前接受放疗的患者子宫较小，子宫内膜缺失，血流不畅，所有这些都影响了患者的生育力[5]。相反，接受化疗的患者越年轻，她们完全恢复卵巢功能和维持正常生育机会的概率就越高[24]。在 Chow 等[8] 的比较中进一步证明了这一点，因为生育模式与对照组类似，表明化疗损伤与存活的原始卵泡数量之间存在年龄特异性相关。

三、结论

目前，一些儿童癌症治疗的风险可能是性腺毒性，易导致 POI。接受癌症治疗最重要的是咨询，因为癌症治疗通常会带来情感创伤。重要的是在开始治疗之前，他们需要讨论治疗计划，需要讨论对各年龄段卵巢和 HPG 轴的特殊影响，医生需要尊重患者的想法，如果有需要保存生育力的应尽可能保存生育功能。

表 3-2　目前最常见儿童癌症治疗方案的性腺毒性总结

	癌症亚型	性腺毒性药物	女性性腺毒性风险
白血病	急性淋巴细胞白血病（第一次发病）	环磷酰胺或异环磷酰胺	低至中
	急性淋巴细胞白血病（复发）	环磷酰胺	中至高
		全身照射	非常高
	急性髓系白血病	无	低
	急性髓系白血病（复发）	无	低
淋巴瘤	非霍奇金淋巴瘤（低风险）	环磷酰胺	低
	非霍奇金淋巴瘤（正常风险）	环磷酰胺	高
	非霍奇金淋巴瘤（高风险）	环磷酰胺	高
	T 细胞非霍奇金淋巴瘤	环磷酰胺	低至中
	B 细胞非霍奇金淋巴瘤	环磷酰胺	中至高
	高危 B 细胞非霍奇金淋巴瘤	环磷酰胺	中至非常高
	霍奇金淋巴瘤	环磷酰胺 ± 达卡巴嗪	低至中
		环磷酰胺 + 达卡巴嗪 + 丙卡巴肼	非常高
脑肿瘤	脑室膜瘤	环磷酰胺 + 顺铂	高至非常高
	髓母细胞瘤	环磷酰胺 + 顺铂 ± 洛莫司汀	非常高
	松果体母细胞瘤	环磷酰胺	中
	非典型畸胎样 / 横纹肌样肿瘤	环磷酰胺 + 异环磷酰胺	中
		环磷酰胺 + 异环磷酰胺 + 塞替派（无放疗）	非常高
	高级别神经胶质瘤	替莫唑胺	高
	颅内生殖细胞肿瘤	异环磷酰胺	低
		异环磷酰胺 + 顺铂	高至非常高

（续表）

	癌症亚型	性腺毒性药物	女性性腺毒性风险
骨和软组织		异环磷酰胺 ± 环磷酰胺	
	尤因肉瘤	白消安	非常高
		美法仑	
	骨肉瘤	顺铂 ± 异环磷酰胺	高至非常高
	软组织肉瘤（低风险）	无	低
	软组织肉瘤（正常风险）	异环磷酰胺	高至非常高
	软组织肉瘤（高风险）	异环磷酰胺 ± 环磷酰胺	非常高
	恶性间叶肿瘤	异环磷酰胺 ± 环磷酰胺	非常高
	滑膜肉瘤	异环磷酰胺	高至非常高
	成人型软组织肉瘤	异环磷酰胺	非常高
	神经母细胞瘤（低风险）	环磷酰胺 ± 顺铂	中
	神经母细胞瘤（中风险）	环磷酰胺 ± 顺铂	高
	神经母细胞瘤（高风险）	环磷酰胺	非常高
		顺铂	
		白消安	
		美法仑	
Wilms 瘤	Wilms 瘤（低风险）	无	低
	Wilms 瘤（高风险 / 转移）	环磷酰胺 + 盆腔放疗	高至非常高
	Wilms 瘤（复发）	环磷酰胺 ± 美法仑	高至非常高
其他	肝母细胞瘤	无	低
		顺铂 ± 卡铂	高至非常高
	眼癌	无	低
	朗格汉斯细胞组织细胞增生症	无	低
		氟达拉滨 + 美法仑	高
	颅外生殖细胞肿瘤	无	低
		顺铂 ± 异环磷酰胺	高至非常高
		长春碱	
骨髓移植	同种异体骨髓移植	环磷酰胺、白消安 / 美法仑 / 烷化剂	中至高
		全身放疗	非常高
		氟达拉滨	低

改编自 CCLG Oncofertility Consensus Document[7].

（一）生育力保存

生育力保存是一个新兴的研究领域，可使癌症幸存者的生殖潜力最大化。虽然生育力保存的大多数技术针对的是青春期后女性，但最近的方法可能会让青春期前女孩有机会保存她们的生育力。图 3-1 总结了当前可供女孩和年轻女性使用的确定性和试验性选择。

（二）卵巢保护和移位

保护卵巢功能的非药物学方法已经在临床上使用了几十年。然而，这些技术需要特殊的标准，因为其只能用于接受盆腔放疗的女性。如果方法正确可成功地保护卵巢。使用这种技术的能力取决于肿瘤的位置，如果肿瘤与卵巢位置比较近，

那么就不可能进行保护。因此，提高放疗的传递和技术，包括发展质子疗法替代光子放射，可减少对包括卵巢在内的危险器官的放射暴露[3]。

另一个潜在的减少放射暴露的技术是将卵巢移位到放射区域外。这种腹腔镜手术需要在癌症计划放疗之前完成，尤其适用于宫颈癌的治疗。

（三）GnRH 激动药

一种更有效的生育力保存方法是操纵 HPG 轴，用 GnRH 激动药（GnRH analogues，GnRHa）抑制卵巢功能。原理是抑制 GnRH 的释放，并创造一个青春期前的激素环境。GnRHa 已被证明对接受乳腺癌化疗的女性有效[21]。化疗联合使用 GnRHa 时只有 8% 的女性出现卵巢衰竭，而单独

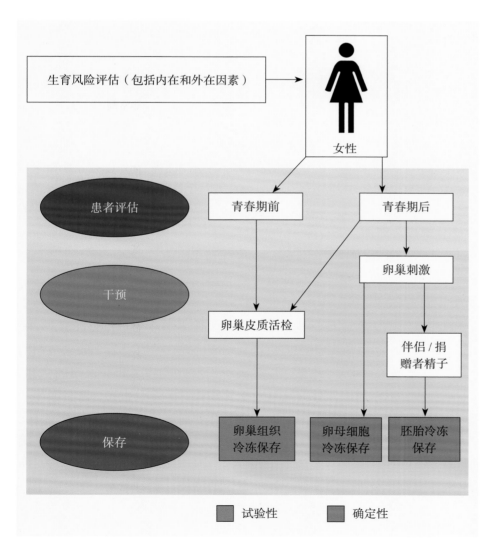

◀ 图 3-1　在更广泛背景下为女孩和女性保存生育力的卵巢组织冷冻保存

改编自 Anderson et al[3, 4].

化疗组的比例为 22%[21]。这些差异突出了 GnRHa 在乳腺癌化疗过程中保护卵巢功能的潜在有效性。关于成功妊娠结局，与单独化疗组相比，使用 GnRHa 组患者的子代更多（21% vs. 11%），生育力水平与治疗前相似，证明卵巢功能受到保护[21]。在最近的系统综述和 Meta 分析中，Lambertini 等为化疗期间使用 GnRHa 暂时抑制卵巢的有效性和安全性提供了证据[22]，这是一种有效的治疗，可降低化疗诱导的 POI，并有可能改善绝经前早期乳腺癌患者的未来生育力[22]。

这种技术的一个关键优点是方便且经济高效。然而，GnRHa 确实会引起类似更年期的症状，这会引起极其不适。

（四）低温保存

低温保存是一种以玻璃化为主要方法冷冻细胞器的过程，快速且经济[18]。低温保存可使细胞长期保存，特别是卵母细胞和胚胎。这种方法只适用于青春期后女性。一种新兴的技术是卵巢组织低温保存，用来保存青春期前女孩的生育力[4]。

1. 胚胎冷冻

最成熟的低温保存技术是胚胎冷冻。刺激卵巢以增加排出成熟卵子的数量，收集这些卵子，并与伴侣或供体的精子受精以产生胚胎。然后对胚胎进行培养，以便在癌症治疗后使用。然而，胚胎冷冻与伦理、宗教和社会问题相关。考虑到需要精子来冷冻胚胎，涉及共同的所有权，亲生父母都需要同意才能使用这个胚胎[3]。因此，这项技术可能对处于夫妻关系或愿意使用捐赠精子的单身女性有用。

2. 卵子冷冻

鉴于胚胎冷冻的局限性和缺点，研究者开展了卵子或卵母细胞冷冻，这为女性提供了保存其生育力和生殖自主权的机会，因为她们对卵子冷冻负有唯一的责任。考虑到对激素刺激和卵母细胞收集的要求，只有青春期后女性才有资格冷冻保存她们的卵母细胞。

卵母细胞低温保存包括每天注射促性腺激素来刺激卵泡生长。这些卵母细胞在癌症治疗前被提取并冷冻。然而，这种方法也有一些局限性。首先，玻璃化会对卵母细胞的生理功能产生负面影响，因为它可能会诱发渗透压力[18]。其次，HPG 轴的过度激活可能会导致患者发展为卵巢过度刺激综合征。这种并发症是由人绒毛膜促性腺激素引起的卵巢炎症产生的。

治疗后，人工生殖技术必须使用冷冻卵子妊娠，这可能不适宜所有女性，因为这些操作昂贵，而且在女性情感和身体上都是非常困难的。关于接受卵母细胞冷冻保存的癌症患者的数据仍然有限。Druckenmiller 等对癌症女性卵母细胞进行玻璃化培养，她们的生育率与非癌症患者相似，结论是长期冷冻或癌症不会损害卵母细胞的质量或功能[14]。成功受精的主要决定因素是卵母细胞的质量。因此，Cobo 和 Diaz 比较了新鲜胚胎和解冻/玻璃体培养胚胎的质量[9]。两组患者在受精、胚胎质量和植入方面没有差异，证明这是一种保存生育力的有效方法，并允许幸存者在治疗后有一个家庭[9]。

3. 组织冷冻

胚胎和卵母细胞冷冻保存仅适用于青春期后女性，青春期前女孩的卵巢组织冷冻保存（ovarian tissue cryopreservation，OTC）仍是试验性的[4, 36]。OTC 包括腹腔镜下卵巢切除术或获得 3～5 条卵巢皮质条，切除约 70% 的卵巢皮质，切成碎片，冷冻保存以备将来使用[4]。这个过程后开始癌症治疗，尽量不要拖延。恢复生育力的 OTC 仍然被广泛认为是一种试验性方案[26, 30]。我们认为，OTC 患者应该接受调研，并在研究背景下收集他们的数据，以提高我们对此成功率和并发症的认知。此方法这对儿童和青少年尤其重要，来自父母和照顾者的代理同意是通常的做法。在患者及其父母和照顾者面临极度压力的时候，避免受益不确定的不必要程序。为了提供一个讨论是否进行卵巢组织冷冻保存的结构，我们在爱丁堡开发了一种风险评估工具，将关键问题分为患者内在因素和外部因素[36]。

移植冷冻 / 解冻卵巢组织可让绝大多数激素分泌正常患者在 20 周内恢复月经周期[1]。Donnez 和 Dolmans 在 *NEJM* 中对卵巢组织冷冻保存进行了最新综述[11]。据报道，在原位解冻冷冻的卵巢组织后，活产超过 130 例。尽管不成功再植入次数的分母仍然未知，但有充分证据表明 OTC 和日后再植入的卵巢组织对成人有效。

Demeestere 等报道了 1 例在 13 岁时因镰状细胞贫血而接受卵巢组织冷冻保存女性的第一次活产[10]。移植后几个月，患者卵巢活动正常，月经周期正常，治疗后 4 年发生自然妊娠[10]。虽然她的诊断不是癌症，但该病例仍然提供了使用青春期前冷冻保存作为一种生育力保存技术的可能性。该病例成功地实现了妊娠和移植卵巢恢复功能。虽然妊娠表明卵巢功能正常，但卵巢也是一个内分泌器官，因此诱导青春期也意味着卵巢的完全恢复。一名被诊断为尤因肉瘤的 9 岁女孩在治疗前接受了卵巢组织冷冻保存[15]。该组织被移植回患者体内，4 个月后女孩的 FSH 水平较低，雌二醇增加了[15]。移植后的第 2 年，患者出现月经初潮，月经周期规律，提示解冻组织恢复了正常卵巢功能[15]。因此，这表明冷冻保存卵巢组织可恢复 2 种卵巢功能。

虽然这种方法有望保留青春期前女孩的生育力，但存在卵巢组织可能含有恶性细胞的风险。因此，有可能在治疗后将肿瘤移植到患者体内[12]。这在血液系统恶性肿瘤和播散性癌症中，特别是白血病中，具有特别高的风险[13]。

总之，卵巢组织冷冻保存越来越多地用于 POI 高危儿童的生育力保存。然而，需要更多的研究来进行最佳的患者选择，降低恶性细胞和体外成熟方案的污染风险。关于卵巢组织冷冻保存的功效有待于新的数据支撑。

（五）总结

保护性腺功能是癌症幸存者长期健康的一个优先的重要事项，无论是男性还是女性，都需要接受治疗。失去生育机会是女性癌症幸存者的主要担忧问题。一些生育力保存技术，如胚胎冷冻保存，已在成人中建立并成功，卵母细胞玻璃化技术的发展极大地提高了冷冻保存未受精卵母细胞的潜力。所有保存生育力的方法在儿童和青少年中都有具体的挑战，包括伦理、实践和科学问题。对于年轻女性来说，卵巢皮质组织的冷冻保存，以及随后移植替换产生了至少 130 例活产[11]，但在大多数国家仍被视为试验性的。这些方法涉及有创性手术，血液系统恶性肿瘤和其他恶性肿瘤中组织污染的风险尚不能确定。所有这些方法的决策都需要评估个人丧失生育力的风险，并在情绪痛苦时做出。该专业的发展需要更好地为患者及其医疗团队提供准确的信息，并改进服务的提供，以适应技术和科学的进步（图 3-1）。

第4章 辅助生殖技术在癌症幸存者中的应用
ART in Cancer Survivors

Elizabeth Ginsburg　Maren Shapiro　著

白娇娇　译　　陈　婕　徐爱琳　校

幸运的是，在过去的 30 年里癌症治疗技术的发展使患者的生存率显著提高。不幸的是，许多癌症治疗可能对生殖功能具有永久性影响。随着生存率的提高，人们对生活质量的关注也有所增加，包括生育力保存方案 [1, 2]。研究一直表明，生育力对癌症幸存者很重要。在一项针对年轻成年癌症患者的在线调查中，65% 的患者在接受治疗之前曾获得或希望获得有关不孕症风险和未来生殖选择的信息 [3]。同样地，在一项对治疗后 3～7 年的癌症幸存者进行的调查中，大多数对无法妊娠有提前心理准备的幸存者在治疗后仍然想要下一代，而无法妊娠使幸存者的心理健康更糟糕，并感到很痛苦 [4]。本章将探讨癌症及其治疗与生育力之间的关系，以及使用辅助生殖技术（assisted reproductive technology，ART）来治疗癌症幸存者这一特殊的群体。

一、癌症与生育力

（一）正常生殖功能

为了了解不孕症的原因和治疗方法，重要的是要回顾一下基础知识，即正常的生殖功能。男性正常生殖功能受下丘脑 - 垂体 - 性腺（hypothalamic pituitary gonadal，HPG）轴调节。脉冲性促性腺激素释放激素（gonadotropin-releasing hormone，GnRH）从大脑中的下丘脑释放，作用于垂体前叶，随后垂体前叶将卵泡刺激素（follicle-stimulating hormone，FSH）释放到血液。FSH 与睾丸支持细胞的特异性受体结合，发出雄激素结合蛋白释放的信号，从而启动精子发生。

在精子发生过程中，源于生精小管外壁的干细胞称为精原细胞，通过有丝分裂来自我再生，其中一部分进行了减数分裂，发育成单倍体精子细胞，进而转化为精子，释放到生精小管中，最后通过精液运输。精子产生开始于青春期，一旦建立起来，在男性成年后持续产生精子，并受 HPG 轴反馈周期的严格调控。

FSH 也能刺激支持细胞释放抑制素 B 到血液中，作为一种负反馈，抑制 GnRH 分泌，从而抑制 FSH 生成。同时脉冲性 GnRH 作用于垂体前叶，刺激黄体生成素（luteinizing hormone，LH）释放到血液中。LH 反过来作用于睾丸间质细胞以产生睾酮，并作用于支持细胞以进一步支持精子发生。成年男性睾丸每天产生数以百万计的精子，与卵母细胞不同，精子是一种可再生资源。HPG 轴的任何干扰或精原生殖细胞的损伤都可导致精子数量和质量下降及生育力损害。

女性生殖功能更复杂，涉及 HPG 轴、卵巢、卵泡和子宫。与男性类似，HPG 轴调节生殖功能和卵子发生过程。下丘脑产生 GnRH，这是垂体释放 FSH 和 LH 的信号。FSH 和 LH 作用于卵巢，特别是颗粒细胞和卵泡膜细胞，刺激卵泡生长（在 FSH 的情况下）和释放雌二醇（在 LH 的情况下）。通过类似的负反馈回路，雌激素会向下丘脑发出信号，以减少 GnRH 释放。

在卵巢中，卵子发生始于胎儿发育，源于卵巢干细胞或卵原细胞，在胎儿发育期间通过有丝分裂进行分裂，但最终在出生前作为初级卵母细胞停止在第一次减数分裂中。通过这种方式，女性出生时卵巢中储存着不可再生的卵泡，这些卵泡在一生中持续下降，婴儿期有约 200 万个，到青春期下降到约 40 万个，最终在绝经时达到约 1000 个。当女孩进入青春期时，HPG 轴的激活会导致每个月触发排卵。垂体前叶 LH 的激增触发了初级卵母细胞减数分裂的恢复，从而形成一个次级卵母细胞，在第二次减数分裂中期再次停止。卵母细胞在排卵期间从卵巢释放到输卵管，最终和精子受精后立即完成减数分裂的最后阶段，形成的受精卵进入子宫并植入内膜。

卵泡是指发育中的卵母细胞及其支持细胞，支持细胞可在卵子发生过程中支持卵母细胞。初级卵母细胞维持在小的原始卵泡中，这些原始卵泡由一小层颗粒细胞组成。青春期后，通常会有一些原始卵泡被招募，发育成初级卵泡。随着初级卵泡周围的颗粒细胞增殖和分裂变成次级卵泡，并获得一层新的外膜细胞，与颗粒细胞一起产生雌激素。这些卵泡继续生长和发育，直到它们成为三级卵泡或窦状卵泡，最终在排卵期间停滞和排出次级卵母细胞。虽然许多三级卵泡可能会发育，但大多数会发生闭锁，通常只有 1 个会发育到排卵期。

在男性和女性中，癌症和癌症治疗方法可通过多种方式破坏正常生殖功能，并对生育力产生影响。颅骨治疗可导致中枢 HPG 轴破坏和激素信号受损，而盆腔和性腺治疗可导致配子供应减少或受损，子宫损伤可导致着床受损和妊娠并发症。

（二）癌症对生育力的影响

癌症本身会对生殖功能和生育力产生负面影响。例如，在患有霍奇金淋巴瘤的男性中，精液参数在治疗前往往也较差，这表明系统性疾病对生育的内在影响[5-8]。这种下降的潜在原因包括应激激素升高、对 HPG 轴的影响，甚至是免疫介导的失衡[9]。

在女性中，癌症对生育力的直接影响尚不清楚。癌症患者在癌症治疗前对体外受精（in vitro fertilization，IVF）刺激方案的反应的研究显示了不同的结果。一些早期研究表明卵巢反应更差[10, 11]，近期的研究报道称与健康女性相比没有差异[12-14]。最近一项研究对 2012 年 7 项回顾性研究进行了 Meta 分析，发现与年龄相似、接受 IVF 的健康女性相比，癌症女性在卵巢刺激后获得的卵母细胞数量明显较低[15]。当涉及卵巢储备参数时，性腺毒性药物治疗前癌症女性的抗米勒管激素（anti-Müllerian hormone，AMH）和窦卵泡计数（antral follicle count，AFC）值低于健康对照组[16, 17]。还需要更多的研究来澄清这些不同的观点。

携带 BRCA 突变的女性代表了一个独特的人群，需关注并检查生育问题。BRCA-1 和 BRCA-2 是参与双链 DNA 修复的基因，携带这些基因突变的女性患乳腺癌和卵巢癌的风险显著升高[18]。最新研究表明，这些相同突变可能使卵母细胞更容易出现 DNA 损伤，使 BRCA-1/BRCA-2 携带者卵巢储备减少，提前绝经[19-21]，原始卵泡损失加速[22]。然而，并不是所有的研究都完全支持这些发现[23]，还需要更多的研究来阐明 BRCA 在生育中的作用。

（三）癌症治疗对生育力的影响

很难预测癌症治疗对单个患者生育力的最终影响，治疗时年龄、遗传背景、癌症类型、病史和基线生育力都是影响因素。

1. 放射治疗

放射治疗（简称放疗）是一种靶向癌症治疗方法，它利用 γ 射线、X 线和其他放射源，通过破坏分子和造成 DNA 损伤来破坏癌细胞。放疗对精子发生、HPG 轴、卵巢和子宫都有影响。一般而言，放疗的目标是积极分裂的细胞，但确切效果取决于剂量、部位、暴露时间、频率，以及治疗时年龄 / 生殖功能[24]。

众所周知，放疗对子宫功能有重要的影响，可能损伤子宫并影响未来妊娠的能力。放疗可降低子宫体积和弹性，损害子宫平滑肌组织和子宫内膜，并减少血管系统。在接受儿童癌症治疗的女孩中，全身放疗会影响子宫血液供应和生长，子宫大小缩小为成年女性的 60% 左右。最终子宫体积似乎与接受放疗的年龄相关，而雌激素替代治疗可部分改善损害[25]。

放疗不仅会对胚胎植入产生负面影响，而且对于妊娠成功的女性，放疗史也与一系列不良妊娠结局相关，包括胎盘异常（增生性谱系障碍）、早产和宫内生长受限。甚至有病例报道称一例患者在儿童期接受了放疗，在其妊娠 17 周时发生了自发性子宫破裂[26]。盆腔放疗可引起阴道破裂和狭窄，从而导致性交困难，并导致性功能障碍[27]。

无论放疗发生在儿童期还是成年期[28]，对脑肿瘤的颅内放疗都会损伤下丘脑 - 垂体轴，并导致内分泌功能障碍。在一项系列研究中，61% 的脑肿瘤接受脑放疗患者显示出性腺功能减退的证据，而 70% 的绝经前女性出现月经减少情况[29]。

由于卵母细胞在第一次减数分裂前期被阻滞，它们比主动分裂的细胞更能抵抗放疗，而放疗对卵巢的影响取决于放疗时年龄和剂量。杀死 50% 的未成熟卵母细胞所需的放射剂量（也称为 LD_{50}）的计算值小于 2Gy[30]，但放疗的有效杀灭剂量（effective sterilizing dose，ESD）似乎随着年龄的增长而减少。这可能是因为青春期前和青春期女孩有更多的原始卵泡，因此有更强大的卵巢储备[27]。在 2005 年的一篇论文中，Wallace 等报道了一个预测不同剂量放疗后卵巢功能衰竭年龄的模型，生殖内分泌学家经常用该模型为患者提供放疗后生殖潜力的建议[31]。基于该模型，出生时 ESD 为 20.3Gy，10 岁为 18.4Gy，20 岁为 16.5Gy，30 岁为 14.3Gy（表 4–1）。

在男性中，盆腔放疗可对间质细胞和生殖细胞精子造成损伤，尽管睾丸间质细胞具有更强的抗性，但仍会出现激素紊乱和精子发生受损[27]。生殖细胞损伤根据剂量不同产生不同影响，剂量 1～3Gy 产生可逆性无精子症，剂量 >3Gy 产生永久性无精子症[32]。与女性性腺不同，男性性腺在青春期前似乎对放射损伤更敏感。青春期前男孩接受 <12Gy 的放疗，睾酮产生可能是正常的，但 LH 水平升高提示亚临床损伤。另外，在性成熟男性中，间质细胞功能在累积放射剂量 30Gy 以下通常可保持不变[33]。盆腔放疗不仅会导致生殖细胞和间质细胞功能障碍，还会引起神经损伤，导致射精和勃起功能障碍[27]。

2. 化疗

与有针对性的放疗和手术切除不同，化疗是

表 4–1 基于治疗时年龄和放疗剂量的卵巢功能衰竭预测年龄

治疗时年龄（岁）	放射剂量（Gy）[预测卵巢功能衰竭的平均年龄（95%CI）]			
	3Gy	6Gy	9Gy	12Gy
1	35.2（31.3—39.1）	22.9（19.0—26.8）	14.3（10.4—18.2）	8.7（4.8—12.6）
5	35.8（31.9—39.7）	24.4（20.5—28.3）	16.6（12.7—20.5）	11.6（7.7—15.5）
10	36.7（32.8—40.6）	26.5（22.6—30.4）	19.7（15.8—23.6）	15.3（11.4—19.2）
15	37.8（33.9—41.7）	28.8（24.9—32.7）	23.0（19.1—26.9）	19.0（15.1—22.9）
20	39.0（35.1—42.9）	31.4（27.5—35.3）	26.4（22.5—30.3）	22.8（20.0—26.7）
25	40.6（36.7—44.5）	34.2（30.2—38.1）	29.8（25.9—33.7）	26.5（25.0—30.4）
30	42.2（38.3—46.1）	37.0（33.1—40.9）	33.2（30.0—37.1）	30.1（30.0—34.0）

改编自 Wallace et al. 2005，Table 1.

一种全身性治疗，影响身体大部分部位。根据癌症类型和扩散程度，它可单独使用或与放疗和手术联合使用。化疗药物根据作用方式通常分为几类，即烷化剂、抗代谢药、植物生物碱和抗肿瘤抗生素[34]。通常，利用各种药物的抗癌作用联合起来使用。

单独化疗似乎不会影响子宫功能，但主要影响性腺，对来自下丘脑和垂体的中枢激素调节有一定的影响[35]。影响损伤程度的因素包括累积剂量、所使用特定药物、治疗时间和治疗时年龄[27]。

烷化剂具有不孕的最高风险，其与剂量相关的生殖毒性风险已得到充分确认。我们试图评估结果的研究通常使用烷化剂剂量（alkylating agent dose，AAD），该剂量基于剂量评分，计算了每种使用烷化剂每平方米的累积剂量，并将暴露分为研究人群的 1/3[27]。因此，ADD 对于特定研究人群中药物剂量的分布是个体化的，不能用于不同人群间的比较。Green 等提出了一种新的系统，称为环磷酰胺等效剂量（cyclophosphamide equivalent dose，CED），并验证了该工具在儿童癌症幸存者研究（Childhood Cancer Survivor Study，CCSS）中的作用。它成为更简单的直接比较不同队列的工具[36]。当使用 AAD 咨询患者个体风险，重点是将他们的治疗累积剂量与特定研究中使用的三分位数联系起来[27, 37-39]。

卵巢具有高度的化学敏感性，某些类型的化疗比其他化疗造成更大的损害。卵巢可在原始卵泡水平和雌激素产生水平受损，原始卵泡受损表明患者的卵巢储备受损[40, 41]。尽管烷化剂和非烷化剂都可损害卵巢产生雌激素的能力[40]，但烷化剂如环磷酰胺和白消安，比基于植物生物碱、抗代谢药、铂类化疗的毒性更大。因为它们在细胞周期的任何阶段都可导致 DNA 损伤，因此更有可能针对原始卵泡并减少卵巢储备。

与放疗一样，治疗时年龄是卵巢功能保留的一个重要预测因素，较年轻女孩更有可能保留卵巢功能[27]。不幸的是，研究表明，即使年轻女孩

接受化疗最初想保留卵巢功能，但她们仍然有急性卵巢功能衰竭（卵巢功能丧失 5 年内诊断）和过早绝经（在 40 岁之前停止月经）的风险。多中心 CCSS 队列的长期随访发现，6.3% 的参与者出现急性卵巢功能衰竭，危险因素是使用丙卡巴肼、环磷酰胺或高剂量放疗（特别是超过 10Gy）治疗[42]。在女性幸存者中，过早绝经的风险总体为 8%，患者的兄弟姐妹对照组中只有 0.8%。烷化剂评分增加、放疗剂量增加和霍奇金淋巴瘤都是危险因素[43]。

在男性中，因为生殖细胞群快速分裂，睾丸对化疗的破坏更敏感[44]。与女性一样，最具破坏性的治疗方案是烷化剂，它可在治疗后的 90～120 天导致永久性少精子症或无精子症。另外，以铂类为基础的治疗通常会影响精原细胞和精母细胞，而不是生殖细胞。因此，大多数男性精液参数会短暂下降，但大多数男性将在 5 年内恢复[44]。类似地，抗代谢药如氟尿嘧啶、甲氨蝶呤、吉西他滨和 6- 巯基嘌呤也往往对精子发生只有短暂的影响。化疗也会导致间质细胞功能的损伤，导致睾酮水平较低[27]。与放疗类似，青春期前男孩似乎出现更大的永久性损伤[45]。

虽然传统上认为在不使用放疗的情况下对中枢 HPG 轴影响不大，但现在的研究表明，单独化疗实际上可能对中枢激素调节有负面影响。在对 31 例单独接受化疗儿童癌症患者的回顾中，81% 有下丘脑 - 垂体功能障碍，包括生长激素缺乏、中枢性甲状腺功能减退、性早熟和（或）促性腺激素缺乏，所有这些都可能导致以后的生育问题[46]。

造血干细胞移植的白血病患者是一类独特的人群，其性腺功能障碍的风险显著增加。通常这些患者需要用全身照射和（或）高剂量烷化剂化疗进行预处理，如前所述，这可能对生殖细胞和性腺间质组织造成极大的损害。大多数患者以前接受过化疗药物或放疗治疗，这增加了他们的累积剂量和升高了永久性损伤的风险[27]，而干细胞移植通常是作为复发性或难治性癌症的二线治疗。

3. 手术治疗和保存生育力的手术选择

对于许多恶性肿瘤，手术切除是治疗的核心部分。当这些恶性肿瘤发生在生殖道时，如睾丸癌、卵巢癌、子宫内膜癌和宫颈癌，进行手术本身就意味着失去生育力。对于那些未来生育力很重要的患者，保存生育力的手术是一种选择。

几乎 50% 的宫颈癌患者是育龄患者，其中许多人尚未完成生育[47]。对于患有癌前病变[宫颈上皮内瘤变（cervical intraepithelial neoplasia，CIN）]女性，治疗的标准是宫颈电热圈环切术（loop electrosurgical excision procedure，LEEP），即切除部分子宫颈和转化区。研究表明女性宫颈发育不良的早产风险略高于无此疾病者[48]，有宫颈发育不良史的女性进行 LEEP 手术，理论上不会影响受精过程[49]或使女性面临更高的早产风险[50, 51]。早期宫颈癌的标准治疗方法是根治性子宫切除术，即切除子宫、子宫颈、输卵管和周围组织，通常不需要辅助化疗或放疗。对于某些低风险组织学的女性，非常早期疾病<2cm（ⅠB₁期或以下），可根据疾病程度，合理选择宫颈锥切术、单纯宫颈切除术（切除宫颈）或根治性宫颈切除术（切除宫颈与子宫旁周围组织）等保存生育力的手术[52, 53]。

宫颈锥切术与早产、早产胎膜早破（preterm premature rupture of membranes，PPROM）的风险显著增高相关，也与剖宫产、低出生体重和分娩时宫颈损伤的风险增高相关。宫颈切除术是一种比宫颈锥切术范围更大的手术，在根治性宫颈切除术的情况下，需要切除更多的子宫颈和周围组织。由于手术范围更大，妊娠并发症也更常见。根治性宫颈切除术最常见的并发症之一是宫颈狭窄，一项小型回顾性研究报道发生率高达 33%，导致受孕困难并需要 ART[53-55]。该研究报道称约有 50% 的女性在根治性子宫切除术后试图妊娠时需要生育治疗，30% 的妊娠女性会在 24 周前流产。在更大规模的 Meta 分析中，活产率为 64%～70%，癌症复发率很低，低于 5%[52, 56]。考虑到与宫颈癌保存生育力手术相关的潜在生育和

妊娠并发症，所有女性特别是那些接受根治性子宫切除术的女性，应考虑向治疗不孕症的专家或妇幼医学专家进行术前咨询，大多数专家建议在手术后等待 6～12 个月再尝试妊娠[57]。

子宫内膜癌是美国最常见的妇科恶性肿瘤，每年有超过 4 万例，这些病例大多数发生于绝经后女性，14% 发生于绝经前想要保存生育力[58]的女性。随着肥胖率的上升，这些数字只会增加[59]。子宫内膜癌的标准治疗是全子宫切除术和双侧输卵管卵巢切除术，但对于子宫内膜癌Ⅰ期 1 级患者，尽管不是标准治疗方案[58]，但孕激素治疗可能是一种选择。医生应把未确诊的晚期扩散风险、仅使用激素治疗方案及需要密切监测的必要性向患者告知。虽然由于样本量非常小，对这一人群生育率的研究有限，但系统综述估计妊娠率为 35%，活产率为 28%～40%[60, 61]。除了癌症，许多女性面临着并发症这一困难，如肥胖、多囊卵巢综合征和排卵障碍，大多数女性需要 ART 治疗来进行妊娠[58]。

影响卵巢的恶性肿瘤种类广泛。交界性肿瘤、早期肿瘤和生殖细胞肿瘤在育龄女性中更常见。其 5 年生存率高于老年癌症女性（诊断时<30 岁患者占 78.8%，60 岁以上患者占 35.5%）[62]。大多数卵巢癌的典型治疗方案是切除子宫、子宫颈、输卵管和双侧卵巢，但根据美国国立综合癌症网络（National Comprehensive Cancer Network，NCCN）指南，对于想要保持生育力并患有早期疾病和（或）低风险肿瘤（早期侵袭性上皮肿瘤、缺乏间质侵袭的交界性肿瘤、恶性生殖细胞肿瘤、黏液性肿瘤或恶性性索间质瘤）的女性而言，单侧输卵管 - 卵巢切除术是一种合理的选择[63]。

在交界性肿瘤情况下，如果在全面分期术后有双侧卵巢受累，但腹部其他部位未受累，卵巢囊肿切除术可能是可接受的治疗方法，但应告知患者，用囊肿切除术治疗的单侧肿瘤复发率估计为 30%，用囊肿切除术治疗的双侧肿瘤复发率估计为 70%[64, 65]。就未来的生育力而言，在一项对

535 例接受保存生育力手术（单侧输卵管卵巢切除术或囊肿切除术）治疗的交界性肿瘤患者进行的研究中，15 年累计妊娠发生率为 84.6%，并且没有因手术类型（囊肿切除术与卵巢切除术）或手术方法不同而异。研究者发现，第一次手术后的每一次手术，无论是复发还是监测，妊娠的可能性都会降低约 40%[65]。在一项涉及 626 例交界性肿瘤患者的 10 项研究的 Meta 分析中，58% 的妊娠女性活产，尽管复发率相对较高（为 18%），但总生存率为 99.8%，这表明保守治疗的死亡率风险很低[56]。

卵巢生殖细胞肿瘤是卵巢恶性肿瘤的一个独特亚群，因为诊断的中位年龄为 19 岁，大多数患者患有 I 期疾病，治疗标准实际上是保存生育力的手术，切除受影响的卵巢，然后进行化疗（通常使用长春新碱、多柔比星和环磷酰胺），治愈率为 90%～95%[56]。在一项多中心研究中，在 105 例卵巢生殖细胞肿瘤患者中，45 例希望生育的患者中有 42 例成功妊娠，其中 40 例最终获得了活产[66]。在一项对 7 项研究中 515 例患者的生育结果进行的 Meta 分析中，合并活产率为 80%，复发率为 10%，死亡率为 4%[56]。

在睾丸癌情况下，治疗通常包括睾丸切除术（切除受影响的睾丸），以及放疗和（或）化疗。切除一个睾丸最初可能影响精子产生，但精子数量通常在 1 年内恢复[67]。除精子数量之外，睾丸切除术以最低程度影响生育力。在一项针对睾丸癌长期幸存者的研究中，患者接受睾丸切除术且没有其他治疗，41% 的男性有 FSH 水平升高，11% 的男性睾酮水平较低。尽管如此，39% 的患者尝试妊娠，其中 85% 的患者在不使用不孕治疗的情况下成功受孕，生育率仍然很高[68]。

在儿童人群中，为了避免激进的手术，采用许多保留器官的手术与全身化疗相结合治疗，这可能对生育有独立影响[68]。手术也可能通过导致自主神经损伤或血管损伤以更为间接的方式影响生育力，特别是在骨盆或脊柱手术后，加剧了雄激素或雌激素不足，导致性功能障碍[27]。

4. 社会心理影响

癌症不仅可直接影响生育力，还可间接影响心理。卵巢早衰女性可能会出现更年期症状，如阴道干燥和性欲下降，这可能会使性交疼痛并导致性功能障碍。此外，乳房切除术和睾丸切除术或化疗后脱发等手术后身体变化，可能会导致自我感觉吸引力不足，产生自卑[68-70]。研究表明，与没有癌症病史不孕症患者相比，合并不孕症的癌症幸存者表现出明显更严重的性功能障碍、抑郁和较低的身体生活质量评分，关于生殖选择的信息需求未得到满足，加剧了这种痛苦[71]。

5. 癌症幸存者的生育率

近年来，更多的研究重点放在儿童癌症幸存者的生存率和生活质量上，包括生育率和早期绝经等长期健康影响。允许进行这些研究的一个关键因素是建立了 CCSS 数据库，该队列包括 26 个加拿大和美国机构的 35 000 多例 5 年期癌症幸存者，他们在诊断时年龄<21 岁（1970 年 1 月 1 日至 1986 年 12 月 31 日），并有 5000 多名兄弟姐妹进行对照[72]。最近的一些研究利用这一队列研究了癌症幸存者的妊娠率和不孕率。一项分析发现，男性比其兄弟姐妹妊娠率更低（HR=0.56，95%CI 0.49～0.63），预后不良因素包括睾丸放射剂量>7.5Gy、烷化剂、累计剂量评分更高，以及用环磷酰胺或普鲁卡因治疗[39]。

在另一项分析中，Green 等发现女性幸存者妊娠的可能性相对低于其姐妹（RR=0.81，95%CI 0.73～0.90）。头部放射剂量>22～30Gy、盆腔放射剂量>5Gy、烷化剂总剂量评分为 3～4 和应用洛莫司汀或环磷酰胺治疗均与妊娠下降相关[38]。在单独分析中，Levine 等发现，对比未进行手术的女性患者，女性癌症幸存者有 10 倍的过早绝经风险[73]。联合治疗似乎具有叠加效应，在同一队列中，使用 2 种烷化剂和腹部 / 盆腔放射，过早绝经显著增加至 30%[43]。

Barton 等检查了 3531 名儿童癌症幸存者及其 1366 名姐妹对照组，发现与其姐妹相比，幸存者自诉临床不孕（>1 年失败的妊娠）风险增加（RR=1.48，P<0.0001）。在早期生殖年龄更明显（<24岁，RR=2.02；25—29岁，RR=1.61；30—40岁，RR=1.37），可表明治疗时间对生育力的影响。与不孕症相关的因素包括子宫放疗和接受烷化剂化疗暴露时间。约70%的幸存者因不孕症就诊，但只有41%的不孕症患者接受了药物治疗来帮助他们妊娠，而对照组近75%（RR=0.57，95%CI 0.46～0.70），这引起了人们对于癌症治疗幸存者的偏见。比较乐观的是尽管幸存者比其健康的姐妹需要更长的备孕时间，但超60%的不孕症患者最终获得了成功[74]。从Barton的研究中可以看出，虽然癌症治疗肯定会增加女性患不孕症的风险，但并不会一定不孕。

二、有癌症病史患者的妊娠结局

（一）妊娠前筛查

所有在被诊断为癌症后试图妊娠的女性都应在孕前进行妇幼医学咨询，由于其妊娠的高风险性质，通常需要在妊娠期间由妇幼医生随访。妇幼医学专家还可确定化疗对妊娠风险的额外影响。例如，一些化疗药物，如多柔比星、曲妥珠单抗（赫赛汀）或贝伐单抗（阿伐斯汀），可能会产生心脏毒性作用，因此女性在妊娠前可能需要接受超声心动图和心电图的评估。同样，放疗会引起血管损伤，导致心血管并发症，因此胸壁放疗治疗乳腺癌的女性可能需要孕前心脏检查。宫颈癌女性进行了宫颈锥切术或宫颈切除术，由于子宫颈功能不全，早产风险更高，应在妊娠早期检查子宫颈长度，甚至可能需要进行环扎术[75]。盆腔放疗或腹部放疗女性可能发生多种妊娠并发症，包括异常胎盘形成、早产、胎儿生长受限，甚至妊娠糖尿病，妊娠期间需要更频繁的监测[76,77]。

（二）妊娠时间

癌症治疗后的妊娠时间尚未明确，取决于许多患者的具体因素，包括癌症类型、治疗和预后。大多数专家通常建议在病情缓解后至少2年再妊娠，因为复发风险在诊断后的前2年最高。一项大型回顾性研究发现，与年龄相似的无癌症女性相比，在任何癌症开始化疗后不到1年妊娠的女性有更高的早产风险。对于单独化疗后至少1年或化疗和放疗后2年的女性，这种风险完全改善。当观察宫颈癌幸存者时，存在早产风险，可能是由于治疗疾病的手术和锥切活检的副作用，但确诊后等待1年多才妊娠者早产风险较低[78]。

（三）他莫昔芬和应用时间

在有早期乳腺癌病史的绝经前女性中，每天使用他莫昔芬进行辅助治疗能显著提高约1/3的生存率。目前，现有的最佳证据表明女性应持续服用他莫昔芬5～10年[79,80]。在一小部分服用他莫昔芬时妊娠的女性中，报道了相对较高的先天性异常率，包括生殖器模糊、眼–耳–脊椎发育不良综合征和腭裂。由于这些潜在的致畸作用，一般建议女性在停用他莫昔芬后等待3个月再尝试妊娠[81]。如果等待辅助内分泌治疗后再妊娠会使许多女性错过了最佳生育年龄，在与肿瘤学家仔细讨论后，一些女性会选择暂时停止他莫昔芬或其他内分泌治疗以便妊娠。在3个月的药物清除期（即受孕所需时间）、妊娠本身和母乳喂养期间，治疗中断的时间约是每个孩子2年。为了减少备孕时间，可考虑不孕治疗，如IVF，可比其他方法更早地让女性服用他莫昔芬继续治疗。关于他莫昔芬中断治疗对长期复发风险有多大的影响，目前的数据有限。内分泌反应性乳腺癌（阳性）女性中断治疗的妊娠结局和安全性试验的研究是一项旨在回答这个问题的临床试验，目前正在进行中（NCT02308085）。该研究正在观察停止内分泌治疗长达2年以考虑妊娠、分娩、哺乳或未能妊娠女性的未复发乳腺癌时间间隔。

（四）不孕症评估

接受过化疗的女性癌症幸存者在妊娠前要接受适当的心脏和肺部检查，这取决于所使用的化疗情况。我们建议在孕前咨询妇幼医学专家，以讨论与患者病史特别相关的潜在妊娠风险。作为致癌基因携带者的患者，如果他们希望避免生育一个携带他们突变基因的孩子，则会进行试管授精和植入前基因检测。我们建议对癌症治疗后 6 个月内无法妊娠的夫妇进行不孕不育评估。月经恢复是 HPA 轴功能恢复的一个有希望征象，由于前面讨论的生殖道其他方面的影响（如子宫、甲状腺、卵子的质量和年龄等），月经恢复不能保证一定会妊娠。然而，女性癌症幸存者评估与一般人群评估没有明显区别。

（五）既往史和现病史

任何不孕症检查都应从全面的病史开始，包括既往产科史、月经史（癌症治疗前后）、家族史（包括已知的不孕史、过早绝经史、出生缺陷史、发育迟缓史、基因突变史或死产史）、社会史，以及根治治疗史和手术史。绝经前女性在癌症治疗之前出现完全闭经、月经周期不规则、潮热、阴道干燥和其他绝经前典型症状可能是卵巢功能衰竭的表现。

（六）卵巢储备检测

评估卵巢储备是女性不孕症检查的基础，特别是那些既往接受过癌症治疗的患者。卵巢储备反映了卵母细胞数量，以及在 IVF 背景下对促排卵药物的反应，从而也反映了生殖潜力[82]。有许多评估卵巢储备的检查，但没有一种是完全准确的，所以经常使用多种检查。AMH 是一种由生长中卵泡颗粒细胞产生的激素，可帮助表明卵巢生长中卵泡的多少，较低水平与较少卵泡相关。AMH 通过血液进行检查，血液检查不会随月经周期的不同而发生显著变化[83]。在不孕症女性中，低 AMH 水平（<1.0ng/ml）是预测卵巢刺激反应不佳或无反应的有用指标，但这并不是未来妊娠的敏感性或特异性预测指标[82]。

AMH 是既往接受过癌症治疗女性中研究最多的标志物，许多研究表明 AMH 可能是癌症幸存者卵巢储备减少的最佳预测因子[84-87]，特别是与 AFC 相关[35, 88]。AFC 是指经阴道超声测量的直径为 2～10mm 的卵泡数量。它是测量卵巢中休眠原始卵泡数量的替代指标，与 AMH 水平有很强的相关性[89, 90]。重要的是，AFC 和 AMH 与卵巢原始卵泡数量相关，而与实际年龄无关，这表明它们对卵巢年龄进行了更具体的评估[91]。

虽然 AFC 和 AMH 可能是卵巢储备的最佳标志物，但其他检查方法也经常用于不孕症评估中，并提供不同的信息。FSH 常被用作绝经期状态的标志物，其水平在绝经期范围内（经实验室定义），结合 40 岁前月经不规则，则提示原发性卵巢功能不全（primary ovarian insufficiency，POI）[92]。交界 FSH 水平通常定义为 10～20U/L，也可作为卵巢储备的标志物，并已被证明对预测卵巢刺激反应不佳具有很高的特异性，但由于周期间和周期内的高度变异性，敏感性非常低，可靠性有限[93]。周期第 3 天雌二醇是卵巢储备的一个不良标志物，结合第 3 天 FSH 情况可用来正确解释 FSH 值。如前所述，雌二醇水平升高会抑制 FSH 的产生。随着卵巢年龄的增长，血清雌二醇在卵泡早期阶段水平上升，这导致 FSH 水平的升高受到抑制，从而将检查误解为"正常"。因此，第 3 天雌二醇升高（>60～80pg/ml，取决于所使用的检查方法）提示卵巢储备减少，即使对月经功能正常女性也是如此[82]。

（七）其他诊断评估

虽然卵巢储备减少是既往接受过癌症治疗女性的常见疾病，但完整的生育评估包括对输卵管通畅程度、宫腔、排卵功能和男性伴侣的评估。

输卵管的通畅程度可以通过多种方式进行评估。首先是子宫输卵管造影（hysterosalpingogram，HSG），包括通过子宫颈注射对比剂，并用 X 线评估双侧输卵管是否存在对比剂。其次是子宫输卵管超声造影（hysterosalpingo contrast sonography，HyCoSy），包括用震荡后生理盐水扩张宫腔，然后使用经阴道超声来评估子宫腔的完整性及输卵管通畅性。最后是如果出于任何原因正在进行腹腔镜检查，输卵管逆行通液，通过子宫颈注射染料（通常为亚甲基蓝），并在腹腔镜检查中检查染料在输卵管中的流动情况来评估输卵管通畅程度。HSG 和 HyCoSy 的好处是它们既可评估输卵管通畅程度，又可评估宫腔的结构异常（如畸形、息肉或粘连），而输卵管逆行通液需要增加宫腔镜来评估宫腔的完整性。

排卵功能评估包括确定患者是否正常排卵。月经周期有规律是排卵功能正常的良好标志。排卵可通过诊断检查证实，特别是对那些月经周期不规则的患者。黄体中期血清孕酮水平＞3ng/ml（约在预期月经前 1 周获得）是近期排卵的证据[94]。如果孕酮没有适当升高，则应进行无排卵检查，包括评估血清催乳素、促甲状腺激素（thyroid stimulating hormone，TSH）、FSH 和雄激素，以评估多囊卵巢综合征（polycystic ovarian syndrome，PCOS）。

1. 子宫内膜评估

对于经历了盆腔照射或全身照射后发生过早卵巢衰竭的女性，确保子宫内膜能对雌激素预处理做出反应至关重要。一些女性和夫妇可能只对捐赠的卵子感兴趣，因此，我们的做法是进行一个"预备周期"。这需要给女性服用生理剂量的雌二醇，可口服、阴道用药或经皮注射。理想情况下，子宫内膜的厚度会增厚到 7mm 或更厚。此时，我们给予孕酮，并进行子宫内膜活检以确保内膜分泌性转化。在一些患者中，即使用不同的雌激素制剂，子宫内膜厚度也不能达到 7mm，但基于 Noyes 标准，分泌转化出现则也视为条件足够[95]。需要更多的数据来确定那些决定使用供者卵子进行治疗患者的妊娠率和活产率是否显著降低。

2. 男性生育力评估

在男性中，对生育力的评估更简单，即以精液分析为中心。精液分析对射精精液样本进行分析，包括射精量和 pH、精子浓度、计数、活力和形态。如果异常，可能是由于精子浓度和精液特征的正常变化，应至少 1 周后重复精液分析。

3. 遗传学评估

一般来说，癌症幸存者的子代患癌症的风险不会增加[96, 97]，除非癌症是遗传性癌症综合征的一部分，如 Li-Fraumeni 综合征、*BRCA1* 或 *BRCA2* 相关基因综合征、Lynch 综合征。在这种情况下，根据遗传模式，将该综合征传给子代的可能性高达 50%，患者应该在妊娠前就这一风险进行咨询。植入前基因检测（preimplantation genetic testing，PGT）可用于检测胚胎中所涉及的特定家族突变，并且只植入那些未受影响的胚胎，从而防止突变传入下一代。然而，PGT 本身并非没有风险，开发特定的探针可能需要数月时间，患者需付出额外的成本。此外，PGT 是一种预防性措施，可减少遗传早期出现的单基因疾病（如囊性纤维化或 Tay-Sachs 病）的风险，但对于该技术是否适合用于成人发病基因（如遗传性癌症综合征）的情况，仍存在争议。2013 年，美国生殖医学会（American Society of Reproductive Medicine，ASRM）发布了一份委员会意见，认为在这种情况下使用 PGT 在道德上是允许的，但由个人来决定[98]。所有已知遗传性癌症综合征携带者都应该向遗传咨询师咨询，以讨论选择并确定胚胎 PGT 是否是他们想要的结果。

三、不孕症治疗

（一）体外受精

对于某些有癌症和不孕症病史的患者，在采用 IVF 之前尝试采用有创性较小的 ART 方法，如用氯米芬、来曲唑或促性腺激素促排卵或宫内人工授精（intrauterine insemination，IUI）。然而，对于大多数人来说，直接进行 IVF 更有效，并缩短受孕时间[99]。IVF 可用于治疗多种原因的不孕症，包括输卵管因素、严重男性因素、卵巢储备减少、排卵功能障碍和不明原因不孕症。

使用外源性 FSH 的控制性卵巢过度刺激可促使多个卵泡同时发育。根据超声和激素监测推断卵泡是否成熟。使用人绒毛膜促性腺激素（human chorionic gonadotropin，hCG）或 GnRH 激动药扳机来启动排卵，并希望产生多个成熟的卵母细胞。这个刺激的过程约需要 2 周时间。刺激方案通常由特定的不孕症中心诊断后给出，而且通常基于卵巢储备标志物、不孕症原因和可能需要特定时机的其他健康并发症来制订。

接下来，在扳机给药后 34～36h，进行卵母细胞提取。通常使用静脉全身麻醉并在经阴道超声引导下进行。对于解剖结构复杂的患者，如那些在癌症治疗前有过卵巢转位的患者，可能需要经腹手术或腹腔镜手术。

卵母细胞与精子可在一个小体积的培养基中结合，并在体外培养以实现受精。对于严重男性因素不孕患者或卵子数量低的女性，直接将精子注射到卵母细胞的过程称为卵胞质内单精子注射（intracytoplasmic sperm injection，ICSI），这将在下文讨论。受精后，胚胎孵化到卵裂阶段（大约 3 天）或囊胚阶段（5 天），这时它们被转移回患者子宫，或被活检并检测遗传病，或被冷冻以备以后使用。

（二）癌症幸存者的排卵诱导

化疗后，女性癌症幸存者的卵巢储备往往减少，即使没有接受化疗，女性在恶性疾病刺激后卵母细胞数量也可能较少[15]。由于这些原因，通常会选择"低反应"方案。"低反应"是一个术语，用来描述那些服用了大剂量药物，尽管使用的标准通常不同，但仍无法升高雌二醇水平，产生卵母细胞的女性人群[100]。在这一人群中，使用了许多策略来增加对刺激的反应，包括用不同剂量 / 时间的 GnRH 激动药（gonadotropin-releasing hormone agonist，GnRHa）或拮抗药改变垂体功能下调，或者用不同剂量或时间的促性腺激素改变卵巢刺激，或者添加口服避孕药或类固醇等辅助治疗。2010 年的一项循证医学发现，没有足够证据支持常规使用任何特定干预措施来治疗所有"低反应"者[101]，因此方案的选择通常取决于患者的情况。

较旧的标准卵巢刺激方案通常称为"GnRHa 长方案"，在黄体中期或卵泡早期开始的时间使用 GnRHa 来抑制垂体功能，允许施用外源性促性腺激素以更可控的方式刺激卵泡生长。然而，一些

人担心 GnRHa 可能通过与卵巢上的 GnRH 受体结合而对"低反应"者有害[102]。GnRHa 也可减少卵巢血流量，这可能会影响促性腺激素在卵巢的分布[103]，并可能导致比其他方案更低的反应。目前已经提出了各种修订方案来减少甚至消除 GnRHa 的使用。

在"停止方案"中，达到垂体功能充分下调后，GnRHa 在卵泡早期停止，从而减少所用 GnRHa 总剂量[104, 105]。在 GnRH 拮抗药方案中，GnRH 拮抗药用于抑制垂体，而不是 GnRHa。GnRH 拮抗药的好处是迅速抑制垂体功能，所以只需几天的治疗就能抑制内源性 LH 激增，而不是数周。在这种方案中，当卵泡大小达到 12～14mm 时，添加 GnRH 拮抗药（即西曲瑞克、加尼瑞克），并持续到诱发排卵[106]。

在 GnRHa 激动方案中，GnRHa（即亮丙瑞林、布舍瑞林、那法瑞林等）在促性腺激素刺激卵巢的同时给予。该方案利用 GnRH 对垂体的初始激动反应，为生长中的卵泡提供额外刺激[107]。研究者还提出了一种"微剂量"方案，即使用较低剂量 GnRHa，通常为亮丙瑞林 40μg，每天 2 次，以尽量减少对 GnRHa 的暴露[108, 109]。

除改变垂体抑制的类型外，改变刺激量的方案对"低反应"者是有益的。研究发现在卵巢储备不足女性中，高剂量的生育药物实际上并不能产生更多的卵母细胞。"小刺激"或"轻度刺激"方案在刺激阶段使用较弱的药物（如氯米芬或来曲唑）或较低剂量的促性腺激素，目的是仅产生少量卵子，且节省成本和降低药物暴露的风险[110]。

黄体雌激素启动是一种克服卵泡异质性这一自然现象的方法，以便在扳机给药时实现更同步的卵泡生长和更高的成熟卵母细胞产量。卵泡异质性是因为卵泡对 FSH 的敏感性不同，一些卵泡对 FSH 刺激更敏感，所以能够在黄体后期（只有低水平的 FSH）开始生长，而不太敏感的卵泡直到下一个周期开始才开始生长[111]。前一个周期黄体期使用的雌激素抑制 FSH 释放，导致下一个周期开始时卵泡池更加同步[112]。

（三）卵巢刺激在雌激素敏感癌症女性中的应用

用促性腺激素控制卵巢刺激通常会导致雌二醇超出生理水平，这对于有雌激素敏感癌症病史的女性而言，如子宫内膜癌或雌激素受体（estrogen receptor，ER）阳性乳腺癌女性，是值得关注的问题。在癌症治疗前，已经提出了许多潜在方案来解决患者生育力这一问题，包括自然周期体外受精、他莫昔芬刺激，以及添加芳香化酶抑制药刺激[113]。然而，对癌症幸存者妊娠的研究并未表明尽管雌二醇和孕酮水平非常高的妊娠与癌症复发或第二次癌症的高风险相关。如前所述，它确实是其肿瘤医生评估患者可妊娠和不孕的诊断因素。我们对计划在 IVF 治疗期间妊娠的癌症幸存者不做任何不同的处理。

（四）体外受精在癌症幸存者中的治疗结果

尽管广泛报道了癌症幸存者患不孕症的风险升高，但很少有研究关注这一人群的体外受精结果。在那些已经进行的研究中，大多数研究表明癌症幸存者对体外受精反应不良且妊娠率较低（表 4-2）[14, 114-119]。

2001 年，Ginsburg 等研究发现，尽管年龄更年轻，在全身化疗后接受 IVF 的女性对促性腺激素的反应比局部治疗癌症的女性更差，分娩率更低[117]。同样，2012 年 Barton 等发现尽管给予更积极的刺激方案，但是与其他不孕症患者相比，接受全身化疗或放疗后接受 IVF 的女性获取的卵母细胞更少，妊娠和活产的概率降低 3 倍以上[118]。此外，由于卵巢反应差，她们丧失规律月经周期的可能性是其他患者的 5 倍。尽管刺激反应较差，但癌症幸存者第 3 天 FSH 水平与不孕对照队列相当，表明 FSH 不能准确提示卵巢损伤，即使 FSH 正常的患者也应被视为潜在反应较差。AMH 并不常规用于卵巢储备检测，但已证明 AMH 是促性腺激素反应的最佳预测因子，因此癌症幸存者 AMH 可能低于对照组。

2016 年，Luke 等进行了迄今为止规模最大的

一项基于人群的分析研究，将伊利诺伊州、得克萨斯州和纽约州的癌症登记处与美国 ART 治疗数据库联系起来（SART）[114]。他们观察了既往被诊断为癌症并接受 ART 治疗的女性，发现使用自体卵母细胞的癌症女性的活产率明显低于未患癌症女性（47.7% vs. 24.7%，$P < 0.0001$）。当使用供体卵母细胞时，活产率没有显著差异（两组均约为 60%）。然而，他们的研究并没有包括关于女性所接受癌症治疗类型及这如何影响她们的 IVF 治疗结果的信息。

现有数据的最大局限性是所进行研究的异质性。大多数研究结合了不同类型的癌症患者、不同数量和类型的治疗方法以及不同的治疗时间，这使得很难将结果推广到任何一种类型的癌症，需要充分咨询患者获得高质量的数据。然而，总的来说，确实存在的数据表明接受不孕症治疗的癌症幸存者的妊娠率和活产率较低。考虑到癌症治疗后的这些不良结果，女性在治疗前应尽可能保存生育力，以尽可能增加她们成功妊娠的机会（表 4-2）。

（五）男性因素不孕

患有严重少精子症的男性可能需要 ICSI，即将精子直接注射到卵母细胞中，从而以更有效的方式受精。一项对癌症幸存者和非癌症患者使用冷冻精子进行 ICSI 后妊娠结局的回顾性研究发现，幸存者队列中的活产率为 62.1%，这至少与非癌症人群相当[100]。

如果男性患有无精子症，并且在治疗前没有储存精子，他们可采取睾丸精子提取术（testicular sperm extraction，TESE），即一种从睾丸活检中提取精子的外科手术。两项针对患有无精子症的男性癌症幸存者的小型研究发现，使用 TESE 在 39%～43% 的患者中成功提取了精子，而成功率没有因年龄、血清 FSH 或化疗后时间而有显著差异。此外，在那些能够获得精子的人中，使用 IVF/ICSI 的妊娠率和活产率都很高（分别为 50%～64% 和 42%～59%）[120, 121]。

表 4-2　关于癌症幸存者体外受精的研究

研　究	人　群	患者数量或周期数	获取的卵母细胞 / 胚胎数量 [平均值（最小值至最大值）]	妊娠率 / 活产率
Ginsburg 等[117]	全身和局部癌症治疗后女性接受体外受精（IVF）/ 配子输卵管内移植（GIFT）	71 个新鲜周期（56 例局部治疗，15 例全身治疗）	14.5 个卵母细胞，7.5 个胚胎（局部治疗） 10.3 个卵母细胞，7.0 个胚胎（全身治疗）	14 例活产儿（活产率 25%）（局部治疗） 2 例活产儿（活产率 13%）（全身治疗）
Barton 等[118]	化疗 / 放疗后女性癌症幸存者	53 例（39 个新鲜周期）	8 个卵母细胞（0～36 个） 4 个胚胎（0～18 个）	5 例活产 /39 个新鲜周期（活产率 12.8%）
Das 等[14]	IVF 前化疗的女性	14 例	4.5 个卵母细胞（2～7 个） 受精率 71.4%	没有报道
Chan 等[115]	有癌症或自身免疫病化疗史女性	35 例（35 个新鲜周期）	10 个卵母细胞（2～27 个） 受精率 58.6%（0.5%～100%）	没有报道
Luke 等[114]	接受辅助生殖技术治疗的有癌症史女性（SART 数据库）	441 例（393 例使用自体卵母细胞）	没有报道	妊娠率 28.8%，活产率 24.7%（每胎活产率 85.8%）
Su 等[116]	靶向治疗后女性肺癌幸存者：克唑替尼（间变性淋巴瘤激酶抑制药）或地舒单抗（RANKL 抗体）	2 例（3 个周期）	10.6 个卵母细胞（7～17 个） 2 个胚胎（0～4 个）	1 对双胞胎活产（每个胚胎移植的活产率为 100%）

（六）捐赠者配子

对于在具有性腺毒性疗法治疗前无法保存配子，且卵巢完全缺乏或严重无精子症的患者，可以使用捐赠者配子，无论是卵母细胞或精子。对于卵巢储备减少的携带显性遗传性癌症综合征女性，如 BRCA 突变，也可选择捐赠卵子 IVF，而不是进行植入前基因检测，因为患者约 50% 的卵母细胞会受到该基因的影响。

一般情况下，这个过程从确定捐赠者开始。在美国，捐赠者通常得到 2500 美元至 1 万美元的补偿。年轻的捐赠者（＜34 岁）具有较高的成功率，需要接受身心健康和传染病风险筛查。捐赠者接受卵巢刺激（如上所述），通常使用使 OHSS 风险最小化的刺激方案。当回收卵母细胞时，用提供的精子使其受精。为了能够将新鲜胚胎植入受者体内，使用雌激素和孕激素将受者的月经周期与捐赠者的刺激周期同步。随着近年来冻存技术的改进，卵子库也是一种选择，可以简化过程无须周期同步。

捐赠者配子的好处是可以让孩子至少部分与夫妇在生物学上相关，只要没有子宫受损，就可让卵巢受损的女性癌症幸存者有妊娠能力。缺点是它们不是完全的亲子关系。在美国一些州，很大一部分供卵费用用于卵巢储备功能显著下降且年龄＜40 岁的女性癌症幸存者[122]。保险公司支付这些捐赠者的卵巢监测和取卵费用，以及受者的子宫准备和胚胎移植费用。筛查捐赠者和补偿捐赠者不包括在内。

即使在卵巢储备功能未降低的女性中，使用捐赠者卵母细胞也有益。在美国 3 个州对接受 ART 治疗、有癌症史女性进行的一项基于大规模人群的队列研究发现，在癌症诊断后 5 年内接受自体卵母细胞 IVF 女性的活产率显著低于无癌症史的 IVF 女性（47.7% vs. 24.7%，$P < 0.0001$）。不同癌症的自体卵母细胞的活产率也存在显著差异，有黑色素瘤病史女性的活产率最高，为 53.5%；乳腺癌患者活产率最低，为 14.3%。有趣的是，当使用捐赠者卵母细胞时，尽管癌症诊断或类型不同，其活产率相当[114]。

收养孩子是一种可考虑的选择，不依赖于患者的自然生育力。不过领养存在竞争，领养机构并不欢迎癌症幸存者。尽管有理论上的法律保护可防止对癌症幸存者的歧视，但美国的定性研究表明，领养机构不愿意将癌症幸存者视为理想的领养父母，并且在整个过程中存在正式和非正式歧视[123, 124]。

四、结论

不孕症是癌症治疗中最常见和最令人痛苦的长期并发症之一[27]。随着辅助生殖技术的进步，如保存生育力，以及我们对癌症治疗如何影响正常生殖功能的进一步理解，形成了一个许多幸存者未来有可能生育的时代。治疗癌症幸存者的不孕症是复杂的，需要跨学科的治疗方法，通过肿瘤学家、外科医生、妇幼内科医生和生殖内分泌学家的密切合作，可以是安全有效的治疗方法。

第 5 章　卵巢肿瘤的生育力保存策略
Fertility-Sparing Strategy in Ovarian Tumors

Sebastien Gouy　Amandine Maulard　Stéphanie Scherrier　Philippe Morice　著

白娇娇　译　　陈婕　徐爱琳　校

保守性和功能性外科手术越来越多地应用于肿瘤外科学。它的目的是保留器官的功能，减少根治性切除。妇科肿瘤外科中新手术操作的发展正是这一进化的完美例子。虽然根治性手术仍然是卵巢癌治疗的金标准，但对于患有早期疾病的患者，可考虑采用保守治疗方法，以保留他们的生育功能。根据组织学亚型和预后因素，这些治疗被用于选定的患者。卵巢癌可分为上皮性癌（包括交界性肿瘤和恶性肿瘤）和非上皮性癌。

一、卵巢交界性肿瘤

Taylor 在 1929 年首次描述了低恶性潜能卵巢肿瘤。这种卵巢疾病在组织学检查中缺乏明显的基质侵袭，特点是其侵袭性行为低于侵袭性上皮性卵巢肿瘤[1]。其主要的 2 个组织学类型是黏液性和浆液性交界性肿瘤，后者在欧洲和北美最常见[2]。与黏液性交界性肿瘤不同，浆液性交界性肿瘤 15%～25% 为双侧，而在 25%～35% 的病例中以"植入物"的形式与卵巢外疾病相关[2, 3]。在 30 年的时间里，腹膜病灶被分为非侵袭性（没有显示出"破坏性基质"入侵的证据）和侵袭性（显示出对底层组织或实质性卵巢侵袭的证据）两类，其形态学特征与低级别浆液性癌（low-grade serous carcinoma，LGSC）患者中观察到的非常相似。2014 年，妇科肿瘤分类被修订，将"既往"浆液性"交界性肿瘤"（或"低恶性潜能"）称为"非典型增殖性浆液性肿瘤"（atypical proliferative serous tumor，APST）[4]。非侵袭性病灶之所以被

如此命名，是因为"病灶"和侵袭性病灶现在被视为卵巢外 LGSC[4]。

既往对这两种病灶的表征被认为是 Ⅱ 期或 Ⅲ 期 APST 中最重要的战略和治疗问题。无论如何，关键的治疗步骤是去除所有腹膜病灶，手术治疗是非侵袭性病灶患者的唯一治疗方法[2, 5]。在过去 30 年中，曾考虑在有侵袭性病灶患者中进行辅助治疗[2]。然而，由于在这种情境下，我们没有 A 级证据证明化疗的有效性，现在认为在有侵袭性病灶（卵巢外 LGSC）患者中，手术切除（不进行辅助治疗）是标准治疗方法[6]。不过，腹膜扩散患者的预后和结局继续引发争议，特别是在腹膜疾病的两个亚组中[5, 7-14]。

（一）保守手术的实施方式及临床结局

卵巢交界性肿瘤（borderline ovarian tumor，BOT）的标准治疗包括经腹全子宫切除和双侧输卵管卵巢切除、腹腔细胞学检查、大网膜切除及多次腹膜活检。这些手术可进行充分的分期，仅在有侵袭性腹膜病灶患者中需要辅助治疗方案。BOT 的预后非常好，但是晚期复发（在 5 年或 10 年后）可能会出现[2, 15]。保守手术被定义为保留子宫和至少一侧卵巢的一部分，以保存生育力。BOT 发生在年轻人群中，生育力是一个重要问题。因此，在这类患者中进行保守治疗的数据分析至关重要。这种类型手术后复发的风险升高。全球复发风险估计为 13%（95%CI 10%～16%）[15]。复发率与所使用的保守治疗类型相关（输卵管卵巢

切除或囊肿切除），在接受囊肿切除的患者中，复发率为 10%～42%[15]。然而，仅进行囊肿切除（而不是输卵管卵巢切除）对复发率的真正影响是一个有争议的问题，一些作者报道两种治疗方案的复发率相似。在唯一的关于 BOT 的随机试验中，Palomba 等报道了 32 例双侧 BOT 患者被随机分为双侧囊肿切除和单侧输卵管卵巢切除（在最大病变部位）及对侧囊肿切除组[16, 17]。在 81 个月的随访期后，这些手术在累计复发率方面没有差异。一方面，与单侧输卵管卵巢切除和对侧囊肿切除相比，接受双侧囊肿切除治疗患者具有更高的累计妊娠率和第一次妊娠的累计率[16, 17]。另一方面，接受双侧囊肿切除治疗患者具有更短的首次复发时间和更高的复发率[16, 17]。这项研究表明，在双侧浆液性 BOT 的情况下，如果技术上可行，应该进行双侧囊肿切除以提高妊娠率。

高复发率意味着术中诊断为 BOT 的患者的最佳治疗是单侧附件切除，以降低复发风险。仅在双侧肿瘤病例和（或）仅有一侧卵巢的患者（既往有附件切除史）中应行囊肿切除术。如果残存卵巢在交界性形态下复发，可对这些患者提出另一种保守治疗（囊肿切除术），以保存生育力。在这种情况下，术前必须进行完整评价，包括 MRI 评估可能安全的功能性卵巢组织和肿瘤生育力评价，并在术前讨论是否采用生育力保存技术。

（二）保守手术后患者的生存期

与根治性治疗（双侧输卵管卵巢切除术）相比，保存生育力的手术与更高的复发率相关，复发不影响生存率，因为大多数复发都是交界性的，并且很容易通过第二次手术治愈（也可能保守治疗治愈）。然而，Ⅱ 期和 Ⅲ 期疾病患者保守治疗的结果仍有待讨论[3, 7-14]（表 5-1）。有人提出用列线图预测早期和晚期黏液性及浆液性 BOT 患者的复发。外科手术（根治性与保存生育力）与复发风险升高相关，国际妇产科联盟分期、诊断时年龄、组织学亚型和手术完整性也与复发风险升高相关[18]。然而，主要问题是评估侵袭性复发的风险，这是致命的风险。

表 5-1 ＞ 50 例 Ⅱ 期或 Ⅲ 期浆液性卵巢交界性肿瘤的系列文献综述								
	患者数量（例）	非侵袭性病灶[例（%）]	侵袭性病灶[例（%）]	中位随访时间（个月）	无复发数（例）		死亡数（例）	
					非侵袭性病灶	侵袭性病灶	非侵袭性病灶	侵袭性病灶
Bell 等[3]	56	50（89）	6（11）	72	NR		3	5
Seidman 等[9]	65	52（80）	13（20）	99	2	7	1	6
Gerhenson 等[7, 8]	112	73（65）	39（35）	139	14	9	6	6
Zanetta 等[13]*	53	28（52）	16（30）	70	3		0	
Longacre 等[10]**	113	85（75）	14（12）	60	3	4	2	5
Du Bois 等[14]	155	132（85）	23（15）	41***	NR		NR	
Shih 等[11]*	85	NR	36	44	14		7	
Vang 等[12]	133	114（86）	19（14）	180	18	5	NR	
Maria 等[5]	212	170（80）	33（20）	115	20	8	10	4

*. 所有亚型混合；**. 3 例死亡患者的转移类型不确定；***. 整个系列的随访中位时间；NR. 未报道

进展为浸润性癌的风险估计为 2%～3%，主要是在通过囊肿切除术治疗的黏液性肿瘤中[2]。由于黏液性 BOT 致死性复发的风险较高，对黏液性 BOT 推荐初次单侧输卵管卵巢切除术而不是囊肿切除术是符合逻辑的。在浆液性 BOT 无高危因素的情况下，囊肿切除术是一种可选择的手术[19]。

一项德国纳入 950 例患者的大型系列研究，在 74 例复发患者中，2/3 为浆液性 BOT，30.5% 为黏液性 BOT，30% 恶变为浸润性卵巢癌。5 年无进展生存率和总生存率分别为 12% 和 50%。总体而言，所有 950 例确诊患者中的 2.3% 在初始 BOT 后诊断为浸润性癌症[14]。

（三）保守手术后的生育力结局

早期 BOT 保守治疗后妊娠率的合并估计值为 54%[15]。不同因素可影响生育率。第一个因素是保守治疗的类型。如上所述，Palomba 的试验表明，采用囊肿切除术可改善生育力结局[16, 17]。因此，这种治疗应是首选，特别是在双侧肿瘤高危患者中（浆液性 BOT）。

第二个因素是患者年龄。Fauvet 等的研究清楚地表明，40 岁以上患者的自然生育结局更差[20]。德国 Trillsch 等的大型研究表明，年轻育龄 BOT 患者尽管生存良好，但疾病复发的风险较高[21]。

可能影响生育率的另外两个因素是使用腹腔镜方法和使用两步或三步手术（初始、再分期、迭代手术）[22]。对这些潜在因素进行进一步的分析、研究很重要。研究者已经提出了一个模型来预测 BOT 患者保留生育功能手术（fertility sparing surgery，FSS）后的活产率，包括 FIGO 分期、诊断时年龄、组织学亚型和手术类型[23]。

ART 是 BOT 相关不孕症女性的一种选择。然而，只有少数系列报道了其病例[15, 24]。IVF 较单纯卵巢刺激更常用，但是证实这种方案在初次治疗时对有植入患者的安全性情况数据较少。目前确实需要生育力保存转诊中心，将肿瘤学专家和生育力专家联系起来，专家可评估 BOT 的保守治疗、保存生育力的替代治疗方案及 ART。

二、卵巢上皮性癌

（一）保守手术的指征

卵巢上皮性癌（epithelial ovarian cancer，EOC）的标准手术方法是根治性手术（子宫切除术加双侧输卵管卵巢切除术）。

Di Saia 在高度选择病例中提出保守治疗 EOC，即有生育意愿、愿意接受密切妇科随访和ⅠA 期、周围无粘连的包膜良好卵巢癌，以及卵巢被膜淋巴管和（或）卵巢系膜被侵犯和腹腔冲洗液阴性患者[25]。

Colombo 等在 1994 年和 Zanetta 等在 1997 年发表了专门针对 EOC 的系列研究[26, 27]。研究包括 56 例患者，作者对选定的ⅠA～ⅠC 期疾病病例进行了保守治疗（任何级别），发现具有良好的生存率（Colombo 等报道指出 5 年生存率为 96%）。

2002 年，美国一项多中心研究报道了 52 例患者接受保守治疗的早期 EOC 患者的 5 年估计总生存率为 98%，10 年为 93%。作者建议在任何级别的Ⅰ期 EOC 中进行保守治疗[28]。

2005 年，法国一项多中心研究报道了包含 34 例符合严格入选标准（对切片进行系统回顾，完整的分期手术，并且对ⅠC 期及以上患者进行化疗）的患者系列。报道的结果为，13 例Ⅰ期 1 级患者中有 1 例复发，20 例ⅠA～ⅠC 期 2 级和 3 级患者中有 8 例复发[29]。

2008 年，Park 等的研究包括 62 例 EOC 患者，其中 59 例为早期疾病[30]。ⅠC 期或 3 级肿瘤患者的生存率明显较差（5 年生存率为 88%）。FSS 可考虑用于ⅠA～ⅠC 期 1～2 级的年轻患者中。

日本一项多中心研究共纳入了来自 30 家机构的 211 例接受 EOC 保守治疗的患者[31]。组织学良好的ⅠA 期（1 级、2 级，非透明细胞）患者的 5 年无复发生存率为 97.8%，透明细胞ⅠA 期患者为 100%，ⅠA 期 3 级患者为 33.3%，组织学良好的ⅠC 期患者为 92.1%，透明细胞ⅠC 期 3 级患者为 66.7%。作者建议，对组织学亚型良好或组织学为透明细胞的ⅠA 期疾病进行保守治疗，仅对组织学良好的ⅠC期患者应采取保守治疗，但规定3级肿瘤应避免保守治疗。

在ⅠA期或ⅠC期疾病中保留卵巢的FSS进行大规模分析，利用监测、流行病学和最终结果（Surveillance，Epidemiology and End Results，SEER）数据库似乎证实了对生存率没有影响[32]。然而，如作者所述，"为了检测ⅠC期肿瘤患者生存率的20%差异，需要一个包含1282例患者、52例死亡的队列。"因此，由于所有已发表系列均未涉及如此大量的患者，无法明确得出关于这种情况下保守治疗安全性的结论。

Fruscio等2013年首次发表，2016年更新的意大利回顾性研究评估了240例接受保守治疗的患者[33, 34]。根治性治疗或保守治疗患者的肿瘤预后相同。对于3级肿瘤患者，预后更差，但似乎与手术类型无关。作者认为，当肿瘤局限于卵巢时，对所有年轻患者均可保守治疗。在3级肿瘤的情况下，远处复发更常见，应对患者进行密切监测。这些研究报道的结果表明，在ⅠA期1级、ⅠC期1级和可能的2级肿瘤患者中可安全地进行这种保守手术。在ⅠA期3级、ⅠC期3级疾病患者中，复发率增加，但无法确定这种增加的复发率与保留子宫本身或高级别病变的自然病史相关。根据这些不确定性，许多团队认为ⅠA期3级和ⅠC期3级肿瘤禁忌使用保守手术[35]。

（二）生育率结局

经过这种治疗后的生育率为60%~70%。在持续不孕症的情况下，卵巢刺激或IVF仍然是禁忌证。患者随访基于临床检查、血液标志物和使用系统影像学（腹盆腔超声）。

生育后（或未妊娠患者40岁后）完成手术仍有待讨论。然而，一个在保守治疗10年后复发EOC的病例可能建议讨论切除剩余的卵巢，以减少卵巢复发的风险。

三、非卵巢上皮性癌

与上皮性癌症相比，非上皮性癌症的特征为发生在年轻患者中[1]，并且在大多数情况下，由于这些肿瘤具有极好的化疗可治疗性，该肿瘤（即使在有卵巢外疾病的情况下）的（总体）预后良好[2]。它们主要分为两类，即生殖细胞瘤（germ cells tumor，GCT）和性索间质瘤（sex cord stromal tumor，SCST）。

（一）生殖细胞瘤

大多数关于非上皮性肿瘤保守手术结果的文章都涉及这组肿瘤[36-38]。这一组中最常见的肿瘤是无性细胞瘤、内胚窦瘤（endodermal sinus tumor，EST）、恶性畸胎瘤和混合亚型。这类肿瘤的化疗采用"BEP"方案（博来霉素、依托泊苷和顺铂）。可在累及双侧卵巢患者（畸胎瘤病例）或采用辅助化疗治疗腹膜疾病患者（尤其是无性细胞瘤或恶性畸胎瘤）中讨论对一侧卵巢的一部分进行保守治疗[36, 38]。双侧卵巢受累的风险主要见于无性细胞瘤，较少见于畸胎瘤。如果肉眼观察正常，不建议进行对侧卵巢活检。

对生育力结果进行充分评估发现，与无恶性肿瘤病史患者中观察到的结果非常接近。在这些接受BEP方案治疗的年轻患者中，绝大多数维持了月经和内分泌卵巢功能。在Satoh等发表的最新、最大系列研究中，所有接受保留生育功能手术的患者均恢复了月经周期[39]。此外，23例接受BEP患者中16例（70.0%）和17例接受非BEP患者中13例（76.5%）在保留生育功能手术时未生育，在调查时已婚（尽管这些标准可能会受到批评），分别产下21个和19个健康儿童。

（二）性索间质瘤

SCST最常见的肿瘤亚型是颗粒细胞瘤、支持-间质细胞瘤和卵泡膜细胞瘤。很少有论文致力于研究这类肿瘤的保守治疗（其中大多数是病例报道或短篇报道）。在Zhang等涉及SEER数据库的一项研究中，纳入376例接受治疗的SCST女性，对71例年轻Ⅰ期肿瘤患者使用保留子宫治疗方案[75]。结果接受保守治疗患者与接受根治性治疗患者的生存期相似[40]。

在颗粒细胞瘤中观察到 2 个影响保守手术的重要特征，即双侧罕见（双侧 2%～8%[41]），以及此类肿瘤通常与子宫内膜疾病（增生或癌症）相关。因此不需要进行对侧卵巢随机活检（如果肉眼观察正常），但应系统地进行清宫。早期（ⅠA 期）颗粒细胞瘤的总体预后良好，可在相似分期的年轻患者中讨论保守治疗，但在较高分期（或初次手术中发生卵巢破裂时）患者中不应建议保守治疗，因为预后差。

Gouy 等最近发表了 23 例支持 – 间质细胞瘤（Sertoli–Leydig cell tumor，SLCT）病例，并由 2 名病理学专家对这些肿瘤进行了集中病理学审查[41]，提示对于儿童和育龄期女性ⅠA 期肿瘤患者必须建议行保守手术。治疗ⅠA 期的困难在于是否采用辅助治疗。ⅠA 期的复发风险约为 7.5%（27/362），但复发时死亡风险为 70%（19/27）。复发率相似，与手术类型无关［所有病例中文献报道：保守手术组 8%（21/265），根治性手术组 6%（6/97）］。已知 SLCT 的预后与 FIGO 分期相关，但预后也取决于肿瘤分化程度、是否存在异源基因和网状型模式。ESMO 指南确定低分化和存在异源基因是预后不良的指标[42]。Schneider 等表明除这 2 个预后因素外，存在网状型模式是预后不良的第 3 个指标[43]。

晚期肿瘤（Ⅱ期和更严重）的预后较差，晚期肿瘤的死亡率较高。Gouy 等回顾文献，报道了 19 例晚期患者，其中 14 例复发，11 例死亡[41]。在 SCST 中对育龄后是否手术仍有争议[41]。

四、结论

保守治疗对生育力有良好的影响，不影响卵巢交界性肿瘤患者的生存。即使在初次手术时发现了腹膜病灶，也必须考虑到有妊娠意愿的年轻女性。在不孕症的情况下，可向刺激周期数有限的Ⅰ期 BOT 患者提出医学辅助生殖技术。

在卵巢上皮性癌患者中，仅在浆液性、黏液性或子宫内膜癌患者中，以及仔细随访和ⅠA 期、ⅠC 期、1 级（和可能的 2 级）肿瘤患者中，方可考虑进行卵巢和子宫保守手术。

在非卵巢上皮性癌患者中，保守手术有很高的地位，尤其是恶性生殖细胞瘤患者。

实用临床技巧

- 由病理学专家对肿瘤进行病理学审查。
- 同意进行仔细随访的患者。
- 完全分期的患者，尤其是上皮性癌患者。
- 仅在上皮性癌中才应考虑保留卵巢的切除。

归纳总结

- 保守治疗对生育力有良好的影响，不会影响卵巢交界性肿瘤患者的生存。
- 在不孕症的情况下，可向刺激周期数有限的Ⅰ期 BOT 患者提出医学辅助生殖技术。
- 在卵巢上皮性癌患者中，仅在ⅠA、ⅠC 期、1 级（和可能的 2 级）肿瘤中可考虑对卵巢和子宫进行保守手术。
- 在非卵巢上皮性癌患者中，保守手术占有较高的地位。

第 6 章　卵巢移位术
Ovarian Transposition

Henri Azaïs　Geoffroy Canlorbe　Jérémie Belghiti　Catherine Uzan　著

陈　婕　译　　徐爱琳　温　娜　校

一、定义

卵巢移位术（ovarian transposition，OT）是将一侧或双侧卵巢从解剖位置移到一个远离放射野的位置，适用于想要保留生育功能或内分泌功能但需要进行盆腔放射治疗（pelvic radiation therapy，PRT）的癌症女性。

二、背景

在生育力保存领域中，OT 被认为是解决 PRT 可能损害卵巢功能和后续生育功能的一种解决方案[1]。PRT 由 McCall 等首次提出，其目的是保护一侧或双侧卵巢远离放射野，同时保护内分泌功能[2]。美国临床肿瘤学会（American Society of Clinical Oncology，ASCO）和美国国立综合癌症网络（National Comprehensive Cancer Network，NCCN）推荐提供 OT 作为优化癌症患者生育力保存的一个选择[3, 4]。

OT 建议用于 PRT 或者近距离放射治疗（brachytherapy，BT），BT 将向卵巢提供超 6Gy 的放射剂量。目前它更多考虑的是作为一个保存卵巢内分泌功能的方法。随着其他女性生育力保存技术的发展，其适应证变得越来越少。为了将卵巢接受的放射剂量减少到＜2Gy，移位通常根据放射束的位置和（或）选择的照射技术在侧腹进行。保护只是部分的，但保护内分泌功能的功效得到了很好的证明。无论是否复位，已有成功自然妊娠和体外受精（in vitro fertilization，IVF）的情况。本章的目的是介绍 OT 在癌症患者卵巢功能保存方面

的最新技术和结果。

三、适应证

OT 适用于 11—40 岁需要 PRT 并想保留生育功能或内分泌功能的女性。对于 40 岁以上女性，卵巢功能下降的风险更高，不利于 OT[5]。根据 Hoekman 等的研究，PRT 前 OT 对 35 岁之前女性有效，对 36—40 岁患者需要进一步评估。对于有卵巢转移风险或将接受导致卵巢早衰的具有高水平性腺毒性化疗药物的癌症女性患者，不建议进行 OT[6]。在 Hoekman 等的系统回顾中，OT 的主要适应证为宫颈癌（375/765 例，49%）和淋巴瘤（233/765 例，30.5%）。

一般适应证

1. 妇科癌症，包括[5]：①子宫内膜癌；②卵巢生殖细胞瘤；③阴道癌和宫颈癌（如果卵巢转移或复发风险低），但在标准实践中，有卵巢复发风险，这种手术不建议用于晚期，并且对于早期，则没有 PRT 的指征。

2. 直肠癌和肛门癌[7]。

3. 盆腔淋巴瘤：盆腔内霍奇金淋巴瘤和非霍奇金淋巴瘤。

4. 骨盆尤因肉瘤、骨肉瘤、横纹肌肉瘤、髓母细胞瘤。

四、外科技术

OT 用于减少卵巢卵泡暴露于放射中（图 6-1 和图 6-2）。手术的目的是使一侧或两侧卵巢远离

放射野[8]。剖腹手术或腹腔镜手术是可行的，但目前该手术大多采用微创手术，如果原发性癌症的手术治疗不需要开放手术[9]，则具有快速愈合的优势，这避免了放射治疗的延迟[10]。

根据患者病理学和放射治疗计划，移位可在内侧（子宫后方）或外侧（骨盆边缘上方）进行，通常是结肠旁沟进行[11]。事实上，在盆腔癌的情况下，应选择骨盆边缘上方和尽可能靠外侧的位置，但如果是淋巴结累及髂总血管或主动脉旁血管的霍奇金淋巴瘤患者，则应首选内侧移位[12-14]。

腹腔镜 OT 在全身麻醉下进行。将患者置于头低足高位。套管针放置应考虑将卵巢放置在髂窝内的需要。然后，外侧套管针应放置在比侧腹常位更靠上的位置。光学套管针中线切口的位置在

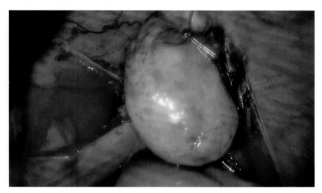

▲ 图 6-1　右卵巢在右髂窝内移位，用不可吸收缝合线固定，并用夹子标记的腹腔镜视图

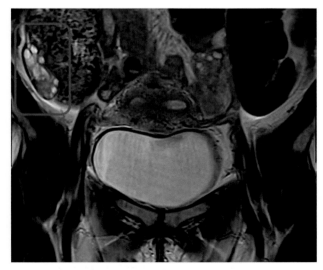

▲ 图 6-2　年轻女性直肠癌患者盆腔放疗前右卵巢右髂窝移位和子宫前固定术后的盆腔冠状位磁共振成像

文献中有所不同，可通过脐部或更靠头部的位置插入。

在同侧腹腔镜下进行卵巢移位术，沿着同侧结肠旁沟切开子宫卵巢韧带，并将卵巢从韧带部分分离。在某些情况下，为了允许自然受孕，可能会保留输卵管，但截断卵巢与韧带和输卵管，移位效果更好。然后，需要对卵巢血管进行解剖以进行移动。如 Arian 等所述，为了防止卵巢血管急剧转向进入盆腔，打开壁腹膜创造一个腹膜后通道用来穿过卵巢，防止卵巢血流改变。据报道，该技术在保存卵巢功能方面的成功率为 88.6%。卵巢用不可吸收缝合线固定，并用在放疗期间用定位的夹子标记，特别是考虑到卵巢移位的风险，放射肿瘤学家需要调整放疗范围。

如果存在继发性卵巢肿瘤植入的风险，使用夹子进行识别还可正确估计剂量和卵巢监测期间接收的剂量。网上可免费获得说明外科手术技术的视频文章[15, 16]。

卵巢转移到皮下组织是另一种选择，但它与囊肿形成的风险较高相关[17]。移位后的卵巢可安全穿刺取卵[18]。在某些情况下，卵巢可在放疗后恢复到原来的位置。

Christianson 等提出了执行 OT 的几个技巧。对于儿童患者，他们建议在全身麻醉下，联合 OT 和端口放置进行化疗。对于老年女性，如果已提取过卵母细胞，则需要等待 1～2 周，因为卵巢受刺激而增大可能很难移位。在手术前需要根据病理学的治疗方案与放射肿瘤学家讨论确定最佳放置位置[1]。

在放射治疗期间屏蔽性腺是一种常见的方法，当性腺区域被铅块屏蔽时，将预期放射剂量降低到 4～5Gy[14]。为了减少因内脏运动引起的放射风险，最小活动边缘为 2cm。

单侧或双侧

可仅移植单侧卵巢，但双侧手术可获得更好的结果[19]。事实上，在大多数情况下，OT 是单侧进行的，因为一侧卵巢的移位足以确保内分

泌功能。随着冷冻保存的发展，取一侧卵巢的时间可作为对侧 OT 的时间点来讨论。一些团队建议将 OT 和卵巢皮质冷冻保存联合起来[20]，即移位一侧卵巢并收集另一侧卵巢，这项方法用于预期的生育恢复模式，应在疾病管理之初进行讨论。

五、功能丧失和放射治疗相关毒性

PRT 导致剂量和年龄相关性的卵泡池数量减少。

医源性卵巢早衰（premature ovarian failure，POF）是肿瘤治疗的严重并发症之一，可导致早期绝经和不孕。激素消耗和卵母细胞数量减少是患者潜在生育力障碍的原因。在妊娠的情况下，放射治疗的影响表现在流产、早产及宫内发育迟缓的风险升高。

POF 可通过以下几种方法进行评估，即临床症状、检测 FSH（>10U/L）和雌二醇水平（80pg/ml）、通过超声检查计算窦状卵泡数量或评估 AMH 水平[21]。

卵母细胞对放射治疗特别敏感[22]。20Gy 的放射剂量似乎会导致卵巢完全衰竭，而 2Gy 则是卵母细胞的致死剂量[23]。以观察至少 50% 的卵巢卵泡损失为指标，儿童卵巢对 PRT 的敏感性较低，放射剂量为 10～20 Gy，而成人的放射剂量为 4～6Gy[24-26]。如 Hoekman 等所述，放射技术（EBRT、近距离治疗或两种技术的组合，照射范围，钴或光子的使用，附加化疗等）存在很大的异质性，导致难以从单一方案评估对卵巢的毒性[13]。多数近期的放疗技术，如调强放射治疗（intensity-modulated radiotherapy，IMRT），可减少移位卵巢的放射剂量。在他们对 105 例在 PRT 前进行了子宫根治术和 OT 治疗的宫颈癌患者进行的回顾性研究中，Yin 等表示，IMRT 可能使 39% 的患者保持正常的卵巢功能。在本研究中，卵巢保存的最佳阈值为最大放射剂量<9.985Gy，平均放射剂量<5.32Gy。年龄<38 岁的患者获得最佳结果[27]。

卵巢是放射治疗的敏感器官，因为放射治疗会影响所有快速分裂的细胞，如原始卵泡和成熟卵泡。PRT 相关毒性涉及多种因素（体积、总放射剂量、分割技术、照射范围、患者年龄）[28]。最重要的因素是年龄和放射剂量（表 6-1）[29]，而随着年龄的增长，必要的放射剂量明显减少[30]。不同的分割计划（单次放射剂量或重复放射剂量）也存在差异。单次放射剂量的放射治疗比相同总放射剂量的多次分割治疗更具毒性[31]。在全身放射中，分次放射治疗的毒性小于单放射剂量放射治疗[31]。

表 6-1　基于年龄的放疗传递至卵巢的放射剂量

年龄（岁）	放射剂量（Gy）
出生时	20.3
10	18.4
20	16.5
30	14.3
40	6.0

改编自 Lambertini et al[32].

OT 的优点并不能预先判断放射治疗对子宫的影响及其对后续生育的影响，此外，即使放射剂量相同，个体的放射敏感性也存在差异[32]。事实上，除了内分泌因素，保留生育功能的方法意味着保留卵巢和子宫功能。PRT 与子宫体积减小、子宫肌层纤维化导致的子宫扩张性受损、子宫血管损伤和子宫内膜损伤相关[33]。确定影响子宫成功妊娠的放射剂量阈值的数据有限。PRT 的结果似乎从放射剂量为 14Gy 时开始纤维化，而在放射剂量为 30Gy 以上时，纤维化变得明显[34]。数据表明，当放射剂量为 45Gy 时，进一步妊娠的可能性小[35]。根据 Signorello 等的说法，子宫受到放射影响的患者的胎儿早产风险从 50cGy 开始出现，低出生体重儿的出生风险从 250cGy 起发生[36]。

在这种情况下，某些病例可能会讨论子宫固定（图 6-3）。事实上，一种简单的手术技术可

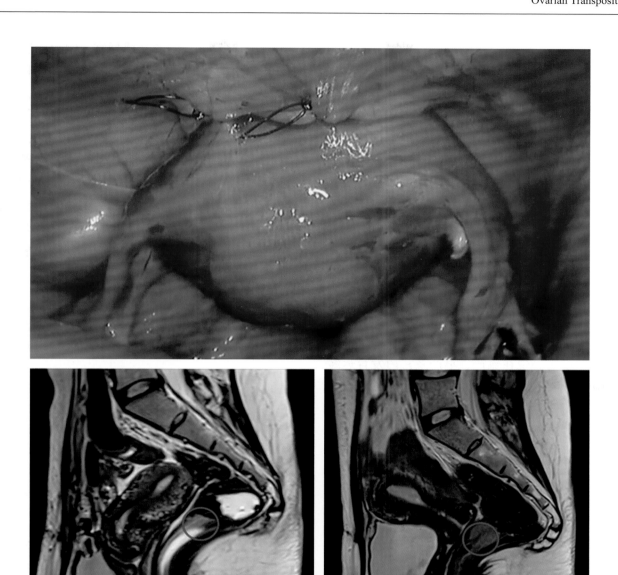

子宫固定术前　　　　　　　　　　子宫固定术后

▲ 图 6-3　年轻女性直肠癌患者行腹腔镜下子宫前固定术，将子宫从放射野内移出（红圈）

为希望保存生育力的年轻女性减少放射治疗副作用。子宫前固定可与卵巢移位通过腹腔镜同时进行[16]。为了减少子宫和腹部前壁之间的张力，可在子宫内放置一个举宫器，使子宫处于前位。助手在腹壁上施加恒定压力，以避免在缝合过程中出现任何组织撕裂。如 Köhler 等所建议的，用可吸收缝合线维持子宫与腹腔前壁接触的 3 个点就足够了[37]。子宫前固定可使子宫免于高剂量照射，

在后盆腔肿瘤（如直肠癌）的情况下将其限制在30Gy 以下。

利用这项技术，Köhler 等发表了第一例 39 岁肛门癌患者在保存生育力手术后进行初治放化疗后成功分娩的案例[37]。2017 年，Ribeiro 等开展了直肠癌放射治疗前腹腔镜子宫移位术[38]。除外科手术之外，还需要研究评估这种技术的可行性、有效性和安全性。子宫移位可能是年轻直肠癌或

肛门癌患者治疗的一部分，因为它需要结扎子宫蒂，需要评估其对妊娠的影响。

六、临床结局

保留卵巢功能的总成功率约为90%[39]。必须考虑到成功率受评估方法（月经周期、FSH水平、AMH水平）和随访时间长短的影响，因为随着时间的推移，成功率会逐渐降低。对OT成功产生负面影响的因素包括患者年龄增长、放射剂量和方案、PRT期间的卵巢保护，以及同步化疗[40]。腹腔镜下卵巢移位术后的妊娠率约为30%[41]。

（一）安全性

放射治疗引起的卵巢癌是一个尚未被证实具有重要意义的问题[39]。卵巢移位术的风险与其他妇科手术及肠和血管损伤的风险类似。移位卵巢发生卵巢癌的风险极低[39]。当输卵管在手术过程中被切除时，这种情况更为明显。

（二）卵巢功能

OT的首要目标是保持卵巢的内分泌活动，以减轻治疗负担和保证随后的生活质量。为了评估卵巢功能，可观察更年期症状的存在，是否需要使用补充激素疗法，检测激素，进行影像学评估，或者考量生育力。

Hoekman等于2019年发表了一篇系统综述。选择了38项研究（765例生育患者在PRT前接受OT）。由于研究之间缺乏一致性，无法进行Meta分析。文中提到平均随访时间为7～102个月，作者报道，在任何类型的盆腔放射治疗后，通过卵巢保护手术，15.4%～100%的患者保留了卵巢功能；在进行远距离放射治疗（external beam radiotherapy，EBRT）后，无论是否进行了近距离放射治疗，保留卵巢功能的患者比例为20%～100%；仅进行近距离放射治疗后，保留卵巢功能的患者比例为63.6%～100%。在盆腔放射治疗联合化疗的情况下，卵巢功能的保留率为0%～69.2%，显示了化疗和联合治疗对卵巢功能

的毒性。在Gubbala等的系统回顾和Meta分析中，根据892例接受卵巢移位术女性患者的24份报道，接受近距离放射治疗女性患者的卵巢功能保留率为94%。在EBRT后，无论有无近距离放射治疗，卵巢功能保留率为65%[39]。在一项回顾性研究中，比较了45岁前在PRT前接受OT治疗的宫颈癌患者与接受子宫切除术或根治性宫颈切除术和PRT治疗患者，OT组的5年卵巢功能保留率为60.3%，而对照组为0%（P<0.001）[6]。

（三）生育力

移位卵巢的卵母细胞可经腹取出。为了尝试自然受孕，卵巢也可以重新固定到盆腔中[12]。然而，PRT和OT后很少有自然受孕的病例。大多数情况下，这些病例涉及霍奇金淋巴瘤患者，采用倒Y照射方案。卵巢附着在子宫上，免受放射[13]。

在Morice等的研究中，对盆腔癌症进行盆腔放射治疗和卵巢保护手术后的妊娠率为15%（4/27）。其中对宫颈癌和（或）子宫颈腺癌、纯性生殖细胞瘤或子宫旁软组织肉瘤进行治疗的患者的妊娠率为80%（8/10）。12例患者共妊娠18次，其中16次是自然妊娠。在12例中，妊娠时未复位盆腔中的卵巢。作者的结论是，对于生殖道形态正常的患者，在OT和PRT后的生育力预后良好，卵巢的重新固定对于实现妊娠并不重要[41]。

（四）随访和并发症

OT失败率为10%～14%[42]。即使使用了谨慎的技术，OT也可能失败，可能是由于散射放射[43-45]或在PRT终止前盆腔卵巢发生二次移位[12,45]。

OT后的并发症包括输卵管阻塞和慢性盆腔疼痛[40,46]。Hoekman等在其系统综述中报道了12.8%的OT后并发症[13]。移位卵巢内转移的风险是罕见的，在920例患者中报道有5例[13]。

OT术后没有明显疼痛感。血管受损的风险可能导致缺血和后续卵巢储备受损。据报道，功能性卵巢囊肿的发病率也较高（约25%的病例）[46,47]。

临床病例

患者女性，26 岁，患有直肠腺癌和肝转移，无任何其他病史，从未妊娠。采用 FOLFOX 方案进行新辅助化疗，然后行右肝部分切除术。在直肠癌手术切除之前，需要同时进行盆腔化疗。

影像学（图 6-3）强调了一个事实，即肿瘤位于子宫体的正后方，并且非常靠近卵巢。在这种情况下，PRT 一方面对卵巢功能产生毒性，另一方面又对子宫造成损伤，因此最终有很高的危及患者生育力的风险。在术前盆腔磁共振成像（MRI）中，预期应用的等剂量放射高于子宫承受范围，尤其是在子宫后倾的情况下。事实上，子宫后壁接近 45Gy 等剂量，整个子宫内膜、子宫肌层和子宫颈都在 30Gy 剂量范围内。

根据 Köhler 等于 2016 年发表的技术，我们建议使用一种基于 OT 和子宫固定的生育力保存手术方法来减少 PRT 副作用[37]。手术通过腹腔镜进行，无任何围术期并发症。

与术前盆腔 MRI 相比，成像显示子宫固定使子宫免受高剂量放射，从而将其限制在 30Gy 以下。

术后盆腔 MRI 显示，联合卵巢移位的简单手术使子宫远离直肠肿瘤。在整个 PRT 期间，成像对照评估子宫是否正确固定。

患者术后未报告任何特定疼痛或并发症。盆腔同步放化疗完成 3 个月后，患者月经期正常。血液激素检测令人满意。盆腔超声显示卵巢功能持续，并有大卵泡。保留了子宫内膜厚度，子宫动脉多普勒没有出现异常。

七、结论

尽管 OT 可有效地保护卵巢，但这项技术似乎没有得到充分利用。在 Selter 等发表的研究中，在 828 例 35 岁或以下因宫颈癌、肛门癌或子宫癌接受 PRT 治疗的患者中，OT 的使用率仅为 6.9%（95%CI 5.2～8.6）[48]。在 Phelippeu 等的研究中，553 例 15—49 岁的患者在 2005—2014 年接受了癌症治疗，有卵巢功能衰竭的风险，其中 62 例（11.2%）接受了 PRT，只有 7 例接受了 OT[1]。根据 Han 等的说法，这种结果的原因是多因素的，其他原因包括患者和护理人员担心 OT 的肿瘤学安全性，以及缺乏接受过该手术培训的外科医生[49]。

患有盆腔癌的年轻患者，非常需要早期咨询有关保存生育力的选择。肿瘤学专家、妇科医生和生殖医学专家应相互协作，提供适合每种具体情况的个体化方法，包括辅助生殖技术等[50]。

外科医生与放射肿瘤学家之间需要密切合作，以优化治疗并减少放射治疗的副作用。调强放射治疗可能有助于增强年轻患者全局管理中的多模式生育保护方法。事实上，我们必须记住，文献中报道的结果没有考虑到放射技术的显著改进，而这可能会提高保存生育方法的性能。

根据卵巢保留的目标、肿瘤类型、治疗方案和卵巢移位术技术对患者进行选择仍然至关重要，这样可预防并发症并确保在不影响癌症治疗的前提下最大限度地保护卵巢功能。仍然需要长期随访来评估卵巢移位术的风险，以及评估在完成放射治疗和化疗后的生育率。

归纳总结

- 卵巢移位适应证：有需要盆腔放射治疗的病理学指征，并愿意保存其生育力或内分泌功能的 11—40 岁女性。
- 盆腔放射治疗导致年龄相关的卵泡池数量减少。
- 保留卵巢功能的总体成功率约为 90%。
- 腹腔镜卵巢移位术后的妊娠率约为 30%。
- 子宫固定可能与卵巢移位相关。

第7章 激素抑制以保护卵巢
Hormonal Suppression for Ovarian Protection

Eva Blondeaux   Stefano Spinaci   Matteo Lambertini   著
陈 婕 徐小惠 译   白娇娇 黄 丹 校

在过去几年中，由于更有效抗癌治疗方法的使用和临床前阶段癌症病变早期检测的进步，癌症诊断后的生存率显著提高[1]。不过，要限制抗癌治疗的潜在严重长期后果，尽管生存问题至关重要[2]。在这方面，对于绝经前新诊断的癌症患者，化疗引起的性腺毒性尤其值得关注。事实上，这种潜在的化疗不良事件与不良反应相关，如绝经期相关症状与可能的不孕风险[3]。因此，在诊断时，所有绝经前女性都应了解潜在化疗引起的性腺毒性，并应获得关于降低发生这种不良反应风险及其负面后果的信息[4-8]。

化疗期间使用促性腺激素释放激素激动药（gonadotropin-releasing hormone agonist，GnRHa）会导致卵巢暂时性抑制。该干预旨在减轻化疗引起的性腺毒性。截至目前，这是化疗期间保护性腺功能的唯一药物选择[9]。尽管过去 30 年在临床前和临床期进行了许多研究，但 GnRHa 在化疗期间的使用仍在文献中引起高度争议[10-13]。然而，最近的大型研究已经阐明了 GnRHa 在绝经前癌症患者化疗期间对卵巢的暂时抑制作用。GnRHa 暂时性卵巢抑制不应取代已建立的生育力保存程序，但建议将其作为降低化疗所致性腺毒性风险的一种选择，尤其是在乳腺癌患者中[6, 8, 14-16]。

本章旨在回顾在绝经前癌症患者化疗期间使用 GnRHa 暂时性卵巢抑制的生物学机制和可用的临床前期和临床期数据。此外，本章还描述了年轻绝经前女性减少化疗性腺毒性长期后果的临床病例，强调了需要在该领域进一步研究，以及目前仍然存在的争议。

一、作用机制

关于化疗期间 GnRHa 暂时性卵巢抑制对性腺保护的潜在作用机制，有两个主要假设[17, 18]。然而，这些假设尚未得到充分验证，其作用机制仍有待充分阐明。

第一个假设是基于 GnRHa 的间接效应。通过抑制下丘脑 - 垂体 - 性腺轴的活动，可达到诱导的青春期前促性腺功能减退状态。预计在这种状态下，卵泡将保持在静止状态，不易受到化疗性腺毒性的影响[19]。GnRHa 给药后卵泡刺激素（follicle-stimulating hormone，FSH）的降低可能会降低生长卵泡中卵泡细胞的增殖率，从而间接防止休眠卵泡池的加速募集[20]。然而，青春期前女孩对化疗性腺毒性的相对抵抗力不仅仅是由于促性腺激素水平低，也可能是由于她们的原始卵泡池明显更多[21]。抗米勒管激素（anti-Müllerian hormone，AMH）由生长中的卵泡分泌，可下调原始卵泡的募集[22, 23]。化疗会损害生长中的卵泡，导致 AMH 水平迅速降低。AMH 水平的降低导致原始卵泡重新进入生长池中（即化疗的倦怠效应 / 燃尽效应）[24]。化疗期间服用 GnRHa 可能通过减少原始卵泡的募集来限制倦怠效应[25]。不过，需要更有力的实验证据来证实这一假设。GnRHa 给药的另一个间接影响是子宫卵巢灌注减少，随后可能减少卵泡对化疗的暴露[20]。大鼠[26]和人[27, 28]的实验模型证明雌激素诱导卵巢灌注增加，尽管一些研究没有证实这些结果 [29, 30]。值得注意的是，减少卵巢化疗暴露可能会增加持续性卵巢疾病或转移的风险，但这一理论没有得到临床证据的支持 [21]。

除间接作用外，还假设 GnRHa 对卵巢有直接作用。据推测，GnRHa 可与 GnRH 受体（GnRH receptor，GnRHR）结合，GnRH 受体在不同阶段存在于卵巢卵泡的间质细胞和颗粒细胞中 [31]。GnRHa 介导的 GnRHR 刺激似乎对未成熟卵泡具有抑制作用，对成熟卵泡具有刺激作用 [32]。此外，GnRHa 可上调抗凋亡分子，如鞘氨醇 -1- 磷酸（sphingosine-1-phosphate，S1P）[33]，从而通过减少凋亡和线粒体应激来保护卵巢 [34, 35]。不过，人们对这一机制了解甚少。最后，GnRHa 可在保护卵巢原始生殖细胞免受化疗性腺毒性中发挥作用。这可部分解释为 GnRHR 参与细胞生长 / 存活和原始卵泡激活的途径 [36-38]。然而，这一理论仍有待在卵巢中得到证实。

二、实验数据

在过去几年中，在雌性小鼠 [25, 39] 和大鼠 [40-43] 中进行了许多 GnRHa 给药的实验研究。不过，只有 3 项研究评估了 GnRHa 在雌性灵长类动物或人类模型化疗期间的作用 [35, 44-46]。3 项研究证明了 GnRHa 在化疗期间的保护作用。第一项是在环磷酰胺治疗的恒河猴中进行的 [44]，第二项是对暴露于多柔比星的人颗粒细胞的体外研究 [45]。另一项体外实验评估了 GnRHa 和环磷酰胺联合给药对人未成熟卵丘细胞 – 卵母细胞复合体的作用 [35]。结果表明 GnRHa 的保护作用可能是介导卵丘细胞的抗凋亡作用，而不是对不表达 GnRHR 卵母细胞的直接作用 [35]。

相反，另一项关于暴露于各种化疗药物（环磷酰胺、紫杉醇、氟尿嘧啶或多西他赛 + 多柔比星 + 环磷酰胺）的人类颗粒细胞和卵巢组织碎片的体外研究，未能证明 GnRHa 联合给药的保护作用 [46]。

三、临床证据

在绝经前乳腺癌患者中进行了几项随机试验，评估化疗期间 GnRHa 暂时性抑制卵巢的有效性和安全性。这些试验的目的是评估接受化疗患者保留的卵巢功能和潜在生育力（表 7-1）。在此背景下，共进行了 14 项不同的随机试验 [47-61]。总体而言，其中 10 项试验显示，在化疗期间给予 GnRHa 可减少化疗诱导的早发性卵巢功能不全（premature ovarian insufficiency，POI）风险。同样，3 项最大的试验（POEMS/SWOG S0230 [58, 62]、Anglo Celtic Group OPTION [60]、PROMISE-GIM6 [52, 59]）也证明了类似的结果。大多数试验的随访时间很短，只有在 POEMS/SWOG S0230 试验中，妊娠率是一个预先计划的次要目标 [58, 62]。

在除乳腺癌以外的其他肿瘤女性中进行的研究较少（表 7-1）。在恶性血液病患者中进行了 4 项试验，只有 1 项试验在卵巢癌患者中进行 [63-68]。在任何血液学试验中均未观察到 GnRHa 对 POI 的保护作用。在 30 例卵巢癌患者中进行的唯一试验表明，伴随 GnRHa 的使用，化疗诱导的 POI 风险降低。

为了得出更可靠的结论，研究者进行了几项 Meta 分析 [69-89]。在进行的 21 项 Meta 分析中，19 项显示，在同时使用 GnRHa 治疗的绝经前癌症患者中，化疗诱导 POI 的风险显著降低。仅包括乳腺癌患者的 Meta 分析显示了更大的益处。

综合有关 GnRHa 在化疗期间的保护作用的证据，可考虑将此疗法作为保留绝经前患者卵巢功能和潜在生育力的方法。

第一，在患有乳腺癌的绝经前女性中，大多数试验表明化疗诱导 POI 的风险降低。然而，对患有恶性血液病的女性没有任何益处。首先，这可部分归因于参与试验的乳腺癌患者（1647 例患者）比参与血液学研究的患者（154 例患者）数量多。其次，乳腺癌患者在诊断时（通常在 40 岁左右）往往比血液系统恶性肿瘤患者的年龄更大，血液系统恶性肿瘤通常在 30 岁之前诊断。最后，绝经前乳腺癌女性是接受主要使用环磷酰胺、具有中等性腺毒性风险化疗方案的候选人群 [90]，而血液系统恶性肿瘤患者是接受具有低性腺毒性风

表 7-1 评估绝经前癌症患者化疗期间促腺激素释放激素激动药暂时性卵巢抑制的随机临床研究的临床证据

作 者	疾病类型	治疗方式	POI 定义（时机）	患者数量（例）	平均年龄（岁）	总体结果
Li M 等[47]	乳腺癌	CT+戈舍瑞林 vs. CT	闭经（12个月）	31 vs. 32	40 vs. 39	保护
Badawy A 等[48]	乳腺癌	CT+戈舍瑞林 vs. CT	闭经且无排卵恢复（8个月）	39 vs. 39	30 vs. 29.3	保护
Sverrisdottir A 等[49]	乳腺癌	CT+戈舍瑞林 vs. CT	闭经（最多36个月）	51 vs. 43	45 vs. 45	保护
Gerber B 等[50]	乳腺癌	CT+戈舍瑞林 vs. CT	闭经（6个月）	30 vs. 30	35 vs. 38.5	无保护
Sun JB 等[51]	乳腺癌	CT+戈舍瑞林 vs. CT	闭经（12个月）	11 vs. 10	38 vs. 37	保护
Del Mastro L 等[52,59] 和 Lambertini M 等	乳腺癌	CT+曲普瑞林 vs. CT	闭经及绝经后 FSH 和 E$_2$ 水平（12个月）	148 vs. 133	39 vs. 39	保护
Munster P 等[53]	乳腺癌	CT+曲普瑞林 vs. CT	闭经（24个月）	27 vs. 22	39 vs. 38	无保护
Elgindy EA 等[54]	乳腺癌	CT+曲普瑞林 vs. CT	闭经（12个月）	50 vs. 50	33 vs. 32	无保护
Song G 等[55]	乳腺癌	CT+亮丙瑞林 vs. CT	闭经及绝经后 FSH 和 E$_2$ 水平（12个月）	89 vs. 94	40 vs. 42	保护
Jiang FY 等[56]	乳腺癌	CT+曲普瑞林 vs. CT	闭经（NR）	10 vs. 11	未报道	保护
Karimi-Zarchi M 等[57]	乳腺癌	CT+曲普瑞林 vs. CT	闭经（6个月）	21 vs. 21	37 vs. 37	保护
Moore HCF 等[58, 62]	乳腺癌	CT+戈舍瑞林 vs. CT	闭经及绝经后 FSH 水平（24个月）	105 vs. 113	38 vs. 39	保护
Leonard RCF 等[60]	乳腺癌	CT+戈舍瑞林 vs. CT	闭经及绝经后 FSH 水平（12~24个月）	103 vs. 118	38 vs. 39	保护
Zhang Y 等[61]	乳腺癌	CT+戈舍瑞林 vs. CT	闭经及绝经后 FSH 和 E$_2$ 水平（36~72个月）	108 vs. 108	37 vs. 39	无保护
Waxaman JH 等[63]	HL	CT+布舍瑞林 vs. CT	闭经（最多36个月）	8 vs. 10	28 vs. 26	无保护
Loverro G 等[a][64]	HL	CT+曲普瑞林 vs. CT	闭经（NR）	14 vs. 15	24 vs. 24	无保护
Behringer K 等[65]	HL	CT+戈舍瑞林 vs. CT+OC	AMH 水平低于正常范围（12个月）	11 vs. 12	25 vs. 25	无保护
Demeestere I 等[66, 67]	HL 和 NHL	CT+曲普瑞林+OC vs. CT+OC	绝经后 FSH 水平（12个月）	65 vs. 64	26 vs. 27	无保护
Gilani M 等[68]	卵巢癌	CT+曲普瑞林 vs. CT	闭经及绝经后 FSH 水平（6个月）	15 vs. 15	21 vs. 22	保护

a. 方法和结果的不一致性对研究的随机性提出了强烈的质疑。

POI. 早发性卵巢功能不全；CT. 化疗；FSH. 卵泡刺激素；E$_2$. 雌二醇；HL. 霍奇金淋巴瘤；NHL. 非霍奇金淋巴瘤；AMH. 抗米勒管激素；OC. 口服避孕药

险（如 ABVD）或高性腺毒性风险（如造血干细胞移植方案）化疗方案的候选人群[3]。

第二，在不同的随机试验中使用了不同的化疗诱导 POI 的诊断和时间点。尽管目前尚无化疗诱导 POI 的标准诊断，但专家认为，最佳诊断应考虑闭经 2 年和绝经后激素水平[6, 91]。然而，大多数试验仅考虑闭经作为化疗诱导 POI 的诊断，只有少数试验报道了化疗和恶性肿瘤患者随访期间 AMH 变化的结果。

第三，关于 GnRHa 在化疗期间用于保存生育力的潜在用途的数据很少。这是因为妊娠愿望并不是任何试验的入选标准，这些研究也无法检测治疗后妊娠的差异。此外，大多数试验报道的随访时间太短，无法评估该策略潜在的生育力保存效果差异。在最近的 Meta 分析中发现，接受 GnRHa 治疗的乳腺癌患者治疗后妊娠数量明显增加[82, 83, 85, 86, 88]，在患有血液系统恶性肿瘤的女性中没有观察到任何益处[86]。

> **临床病例与实用临床提示**
>
> 1. 患者女性，32 岁，绝经前被诊断为 II 期乳腺癌。行乳房切除术和前哨淋巴结清扫后，病理学报告诊断为导管癌 pT_2（3.5cm）pN_{1a}（3 个淋巴结中有 1 个淋巴结伴有转移癌）3 级。附加免疫组化分析显示雌激素和孕激素受体表达阴性，人表皮生长因子受体 2（HER2）过度表达阴性。根据目前的指导方针，应使用辅助性蒽环类和紫杉烷类药物化疗。考虑到患者 32 岁，其发生 POI 的风险可认为较低（<20%）。然而，患者没有生育，强烈希望在抗癌治疗后能够生育。作为一种生育力保存方法，患者在开始抗癌治疗前接受了卵母细胞冷冻保存。此外，建议在化疗期间（至少在第 1 个化疗周期前 1 周开始）服用 GnRHa，以降低 POI 的风险。在最后一次化疗和 GnRHa 给药 8 个月后，患者月经恢复。

2. 患者女性，41 岁，绝经期被诊断为 I 期乳腺癌。在肿块切除和前哨淋巴结清扫后，病理学报告诊断为导管癌 pT_{1b}（0.8cm）pN_0（在解剖的前哨淋巴结中未检测到转移癌）2 级。附加免疫组织化学分析显示雌激素和孕激素受体表达阳性，HER2 过度表达阳性。

根据目前的指南，应使用辅助性紫杉醇和抗 HER2 药物曲妥珠单抗进行辅助化疗。患者已有 2 个子女，对保存生育力的方法不感兴趣。然而，患者担心 POI 发展的可能性。尽管该方案具有较低的性腺毒性风险（<20%）[92]，医生建议化疗期间服用 GnRHa。化疗后，患者接受剩余乳腺组织的放疗，并通过继续服用 GnRHa 和依西美坦进行 5 年的抗激素治疗。内分泌治疗完成后，患者 46 岁，已停止使用 GnRHa。在完成抗癌治疗 1 年后，尽管观察到了绝经前卵泡刺激素和 β- 雌二醇水平，但没有观察到月经恢复。

3. 患者女性，31 岁，绝经前被诊断为 3 期霍奇金淋巴瘤，表现为膈上和膈下淋巴结病。活检显示经典型霍奇金淋巴瘤伴结节性硬化。她接受了 6 个周期的 ABVD 化疗。在确诊之前，她已经有了 2 个子女。由于 ABVD 化疗方案在年轻（<32 岁）患者中发生 POI 的风险非常低，并且考虑到在这种情况下使用 GnRHa 有争议，因此未提出该方法。化疗期间，患者出现闭经，但抗癌治疗结束后 3 个月月经周期恢复。

四、结论

最近在乳腺癌患者中进行的临床试验提供了有利于在化疗期间使用 GnRHa 作为降低化疗诱导 POI 风险的方法的证据。基于这些发现，目前的指南建议对绝经前乳腺癌患者在化疗期间使用 GnRHa 进行暂时性卵巢抑制，无论其妊娠意愿如何，都有意愿保留卵巢功能[6, 8, 14]。对于对生育力保存感兴趣的患者，应提供冷冻保存策略作为首选技术，化疗期间使用 GnRHa 可作为辅助（而非替代）选项。

对于患有乳腺癌以外肿瘤的女性，关于该选项保护作用的证据有限。在这种情况下，考虑到 GnRHa 的良好安全性和其他潜在医疗益处（如预防月经过多），可对化疗期间使用 GnRHa 暂时性卵巢抑制进行讨论[66, 93]；不过，有争议的保护作用应得到明确强调。需要在该领域进行进一步研究，以更好地阐明 GnRHa 的保护作用机制。

定义

- **GnRHa**：促性腺激素释放激素激动药。
- **FSH**：卵泡刺激素。
- **AMH**：抗米勒管激素。
- **GnRHR**：促性腺激素释放激素受体。
- **POI**：早发性卵巢功能不全。
- **CT**：化疗。
- **E$_2$**：雌二醇。
- **HL**：霍奇金淋巴瘤。
- **NHL**：非霍奇金淋巴瘤。
- **OC**：口服避孕药。
- **HER2**：人表皮生长因子受体 2。

归纳总结

- 无论其妊娠意愿如何，化疗期间的 GnRHa 可提供给有保留卵巢功能意愿的乳腺癌患者。
- 化疗期间的 GnRHa 不是冷冻保存策略的替代方案，后者仍然是对保存生育力感兴趣的恶性肿瘤患者的首选方案。
- 考虑到 GnRHa 具有良好的安全性，GnRHa 可用于乳腺癌以外肿瘤患者化疗期间。

主要阅读材料

[1] Oktay K, Harvey BE, Partridge AH, Quinn GP, Reinecke J, Taylor HS, et al. Fertility Preservation in Patients With Cancer: ASCO Clinical Practice Guideline Update. J Clin Oncol. 2018.

[2] Blumenfeld Z. Fertility Preservation Using GnRH Agonists: Rationale, Possible Mechanisms, and Explanation of Controversy. Clin Med Insights Reprod Health. 2019.

[3] Lambertini M, Moore HCF, Leonard RCF, Loibl S, Munster P, Bruzzone M, et al. Gonadotropin-Releasing Hormone Agonists During Chemotherapy for Preservation of Ovarian Function and Fertility in Premenopausal Patients With Early Breast Cancer: A Systematic Review and Meta-Analysis of Individual Patient-Level Data. J Clin Oncol. 2018.

[4] Chen H, Xiao L, Li J, Cui L, Huang W. Adjuvant gonadotropin-releasing hormone analogues for the prevention of chemotherapy-induced premature ovarian failure in premenopausal women. Cochrane Database Syst Rev. 2019.

[5] Lambertini M, Peccatori FA, Demeestere I, Amant F, Wyns C, Stukenborg J-B, et al. Fertility preservation and post-treatment pregnancies in post-pubertal cancer patients: ESMO Clinical Practice Guidelines. Ann Oncol. 2020.

第8章 卵母细胞和胚胎冷冻保存：研究方法和临床结局
Oocyte and Embryo Cryopreservation: Methodology and Clinical Results

Ana Cobo　Aila Coello　Megan Hassane　José Remohí　著

陈　婕　吴亚妹　译　白娇娇　黄　丹　校

生物材料的冷冻保存是指将生物材料置于低于零度的低温下，使生化反应完全停止，以保持细胞活性的过程。冷冻本身对生命系统是致命的。然而，对冷冻过程所涉及机制的了解对于提供保存生命所需稳定条件和防止冷冻过程可能产生的不利影响非常有用。因此，已经开发了能够在零下温度下保存生命的不同冷冻保存方案，并将其应用于包括医学在内的不同领域。

自不孕治疗建立至今，冷冻保存在辅助生殖技术（assisted reproduction technology，ART）中起到了重要作用，为实践带来了灵活性和效率。因此，在精子、卵母细胞和胚胎的所有发育阶段，都制订了有效的冷冻保存方案。

冷冻和解冻胚胎的移植已在首次妊娠后得到广泛和成功的应用。相反，卵母细胞冷冻保存更具挑战性，传统上产生的结果并不总是可重复的，尤其是在 20 世纪 80 年代和 90 年代。然而，在 21 世纪初，玻璃化冷冻保存为临床实践带来了有效和可重复的结果，这使得建立卵子库成为可能[1]，目前正在为不孕患者及寻求生育力保存（fertility preservation，FP）的女性或参与卵子捐献计划的卵母细胞接受者带来益处。这种方法的受益者包括接受肿瘤治疗之前需要选择生育力保存的恶性肿瘤患者[2]，或者出于各种原因希望推迟做母亲的女性[3, 4]，以及受政府对体外受精（in vitro fertilization，IVF）的限制[5]、反对胚胎冷冻保存的伦理原因、收集日精子不可用等实际原因影响的人[6, 7]。

本章的目的是概述主要的冷冻保存策略，并评估其在 ART 实践中应用于不同临床适应证时的效果。

一、低温生物学背景

冷冻保存方案致力于防止细胞内冰晶形成导致的细胞死亡。使用冷冻保护剂（cryoprotectant，CPA）可降低冰点和共熔点，从而降低结冰的可能性[6]。复苏过程中小晶体聚集，细胞内冰晶的形成导致细胞损伤，这是由它们的高活化能引起的，并变成更大的结构。这些大晶体主要通过机械效应造成损伤，破坏细胞结构。细胞和组织部分结晶的有害影响取决于细胞类型和细胞数量。在一个组织中，几个细胞的裂解被存活下来的细胞所代偿，最终形成一个有功能的组织。精子或卵巢皮质，甚至胚胎都是如此；但在卵母细胞的情况下则不然，因为细胞要么存活要么不存活，所以卵母细胞"要么全部都有，要么什么都没有"。

冷冻生物学有两种主要方法，即缓慢冷冻保存和玻璃化冷冻保存。前者中的细胞在 CPA 存在下逐渐脱水，温度以非常慢的冷却速度（−0.3℃）降低。通过这种方式，细胞在长时间内暴露于低温（−5～15℃），这可能导致所谓的低温伤害[8]。这种方法主要有害影响的是细胞膜的脂质[9]和减数分裂纺锤体微管[10]，并导致透明带硬化[11]。

在玻璃化冷冻过程中，由于从液体直接转化为玻璃状固体，在细胞内、外空间都避免了结冰[12]。暴露于非常高浓度的 CPA 和非常高的冷却速度（每分钟 –15 000～30 000℃）的组合导致细胞显著脱水伴随 CPA 在部分细胞内扩散[13]，因此，细胞内和细胞外空间之间没有达到平衡稳定，这解释了为什么这个过程也被称为"非平衡冷冻"。因此，玻璃化冷冻保存的可能性将通过增加冷却速度和溶液黏度及降低细胞体积而增加[13]。非常高的升温速度也与成功有关，因为在升温过程中要防止再结晶，甚至冷却速度要比升温速度更为关键[14]。在玻璃化过程结束时，液体变成一种非常黏稠的固体，具有玻璃化的外观，这就是该现象名称的由来。玻璃化有效地避免了低温伤害，因为通过将细胞直接放入液氮中，从室温直接进入 –196℃，可完全避免细胞在损伤发生的温度范围（–5～15℃）内通过。这样，减数分裂纺锤体的解聚不会在玻璃化冷冻过程之前或过程中发生。初步研究认为 CPA 对微管蛋白纤维具有稳定作用。这些研究还表明，在室温下稀释 CPA 过程中，解聚发生在升温时。解聚发生的原因是内部 CPA 在再水合过程中被水替代，从而使细胞质在没有 CPA 的情况下暴露于室温。研究也已表明，全部纺锤体恢复取决于升温后的培养时间[15-17]，并且玻璃化冷冻后比缓慢冷冻后更快[17]。这些观察抵消了最初的担忧，即由于减数分裂纺锤体的解体和染色体分散的可能性，冷冻保存后可能产生不平衡稳定的配子[18]。功能性减数分裂纺锤体的恢复得到了以下结果的支持：不孕患者玻璃化卵母细胞发育胚胎与新鲜卵母细胞发育胚胎的非整倍体率相当[19]；对玻璃化卵母细胞出生的婴儿围产期结局的分析无差异[20]。

玻璃化冷冻技术的主要缺点是使用了高浓度的 CPA，这种保护剂会通过化学毒性和渗透压力损害卵母细胞和胚胎[21]。尽管如此，适当的和分阶段的 CPA 成分可减轻浓度极高 CPA 混合物的毒性和渗透性后果[6]。这样，2 种或 3 种药物的组合可降低个体的特异性毒性。用于此目的的最常见混合物由乙二醇（ethylene glycol，EG）、二甲基亚砜（dimethyl sulfoxide，DMSO）和蔗糖或海藻糖组成[6]。为了优化结果，除适当选择 CPA 外，在尽可能低的浓度下使用这些药物也是有帮助的，同时保持能够实现玻璃化冷冻的必要组成。因此，极端的冷却速度防止了低温损伤，并允许降低 CPA 的浓度，从而将细胞保存在无毒浓度 CPA 中。

Arav 提出的"最小滴玻璃化"方法通过将样品放置在必须快速冷却的特定装置上，使用非常小体积的玻璃化溶液[22]。当以最小体积装载样品并将其直接浸入液氮（liquid nitrogen，LN）中时，可实现极高的冷却速度。这些方法也被称为开放式系统。

与开放式装置相比，密闭式小瓶实现了更低的冷却速度。然而，值得一提的是，由于交叉污染的理论风险，样品与 LN 的直接接触引起了一些担忧，主要是因为 LN 本身被认为是病原体的潜在来源。一项旨在评估不同样本中病毒序列存在情况的研究，包括卵泡液、培养基及用于玻璃化和储存的 LN，在所有样本分析中，这些样本的人类免疫缺陷病毒（human immunodeficiency virus，HIV）、丙型肝炎病毒（hepatitis C virus，HCV）和乙型肝炎病毒（hepatitis B virus，HBV）血清阳性患者在 IVF 周期中均未检测到病毒[23]。这是一个非常有趣的证据，表明在使用开放式玻璃化系统时，即使在处理血清阳性女性样本时，交叉污染的可能性也很低或不存在。在某些情况下，这些女性的血液病毒载量呈阳性。然而，可采取一些措施使工具更安全，如液氮灭菌[23, 24]、气相系统储存[25]，或即使在开放式玻璃化后也储存在封闭装置中[26]。使用有效的封闭装置避免了任何交叉污染的可能性，同时为胚胎[27, 28]或卵母细胞[29, 30]提供了有效的结果。

玻璃化技术在过去几年中不断发展，提供了不同的设备、方案和方法。因此，我们可依靠开放式或封闭式系统，这是根据前几代接触 LN 的系统，或者最新的不接触 LN 的系统来命名的。目前还提供了不同的 CPA 组合及不同的渗透药和蛋白质替代物[11]。

二、冷冻保存方案及其在卵母细胞和胚胎存活中的影响

（一）胚胎冷冻保存

胚胎冷冻保存方案在 20 年前就已经标准化，并仅经过最少修改后就得到了广泛应用，自 1985 年引入至今取得了成功[31]。所选择的方法是缓慢冷冻程序，即胚胎在用相对低浓度（1.0～1.5mol/L）的 CPA 处理后以非常缓慢的速度冷却，从而限制了毒性和渗透性损伤[31]。在该方案中，细胞的脱水和 CPA 向细胞的扩散在很长一段时间内非常缓慢地进行。最后，该程序保持细胞内、外液体的平衡，这解释了为什么这种方法也被称为"平衡冷冻"。当该过程完成时，细胞外液体结晶，而细胞内结冰无法完全避免，这是该方法的最大缺点之一。因此，产生的高渗性会导致严重的渗透损伤"溶液效应"[32]。

细胞内结冰是导致缓慢冷冻后高比例胚胎部分卵裂球丢失的原因之一。众所周知，冷冻和解冻胚胎的部分溶解会导致植入潜力受损。传统上，当 50% 或更多的卵裂球在冷冻过程中存活时，就定义了缓慢冷冻后的存活率。由于较低植入率与部分卵裂球丢失之间的联系，通过评估冷冻 / 解冻过程后完全完整和部分裂解胚胎的比例，而不是评估存活率，可更准确地评估冷冻保存计划的效果[33]。

在玻璃化冷冻之前，最常见的方法是早期卵裂阶段而非囊胚阶段胚胎的冷冻[33]，这可能是由于 D5～D6 胚胎缓慢冷冻后缺乏一致性，再加上存活率较低。尽管如此，玻璃化冷冻过程中结晶缺失导致了 95% 的完全完整胚胎，比例极高[34]，这可能解释了当评估玻璃化 / 升温胚胎与属于同一形态类别新鲜胚胎之间结果时观察到的类似植入率[35]。这一发现及在卵裂期和囊胚期冷冻保存胚胎存活率的提高表明，玻璃化冷冻比缓慢冷冻具有明显的优势。2008 年发表的一项 Meta 分析证实了胚胎玻璃化冷冻的效果优于缓慢冷冻，这解释了在许多 IVF 中心观察到的向玻璃化冷冻

的转变[36]。

表 8-1 显示了在不同发育阶段使用不同玻璃化装置的胚胎所获得的有效性和可比性结果。在一系列从卵裂到囊胚阶段玻璃化胚胎的冷冻移植中，显示出类似的存活率、植入率和分娩率[34]，并且封闭式装置和开放式装置均可实现类似的临床结局。

当考虑到不同的经活检或未经活检的卵裂期或囊胚胚胎时，不同的玻璃化冷冻方法被证明是有效的，因此使玻璃化成为植入前遗传学筛查（preimplantation genetic screening，PGS）分析的一个有价值的补充工具[37]。在我们看来，滋养外胚层活检后囊胚存活率为 96.3%，转移染色体正常胚胎后的临床结局表明玻璃化不会影响其植入潜力（植入率 45.2%；临床妊娠率 62.5%；持续妊娠率 54.2%），所有这些结果都突出了玻璃化作为胚胎 PGS 计划辅助手段的有用性。

玻璃化保存胚胎的应用使得 IVF 的不同步成为可能，从而导致所谓的"全冷冻策略"。控制卵巢和刺激造成极高的雌激素和孕激素水平，使胚胎发育阶段与子宫内膜之间不同步，这种情况最终可能会损害子宫内膜容受性[50, 51]。因此，这一方案可将胚胎移植推迟到一个不同的未受刺激的周期，即子宫没有暴露于超生理剂量的生殖激素时。与新鲜胚胎移植相比，冷冻胚胎移植导致产科和围产期并发症较少的基本原理是在"非刺激性"子宫内膜的生理环境中移植胚胎[52]。一些研究报道称，当所有胚胎都被选择性冷冻以供将来移植时，IVF 的结果会有所改善[50, 53, 54]。事实上，在我们的常规实践中，我们没有发现在卵巢刺激反应正常的女性中，经全冷冻策略后，持续妊娠或活产率（36.2% vs. 33.8%）的 IVF 结局有所改善。当对患者和其他可能影响结果的变量进行调整时，仍然没有证据表明冷冻有任何影响。尽管这些发现并不支持 IVF 转为全冷冻策略，但也有一些病例，如存在卵巢过度刺激综合征（ovarian hyperstimulation syndrome，OHSS）风险[51]或血清孕酮水平升高的患者[55]。

表 8-1　开放式和（或）封闭式装置玻璃化后早期卵裂期和囊胚期胚胎的存活率和临床结局

作　者	发育阶段	存活率（%）	妊娠率（%）	观　察
Liu 等，2013[38]	卵裂期（第 3 天）	97.6	36.3	
Panagiotidis 等，2013[39]	囊胚期	84.1	45.9	开放式系统
		82.1	42.4	封闭式系统
Chen 等，2013[40]	囊胚期	98	47.6	开放式系统
		95.8	42.2	封闭式系统
Hashimoto 等，2013[41]	囊胚期	96.9	46.8	开放式系统
		97	45.4	封闭式系统
Kang 等，2013[42]	囊胚期	96.6	41.8	单 ET
		97.8	48.1	双 ET
Van Landuyt 等，2013[43]	卵裂期（第 3 天）	94	—	20.7% IR
Muthukumar 等，2013[44]	囊胚期	85.5	52.6	第 5 天
		79.6	32.6	第 6 天
Roy 等，2014[45]	囊胚期	94.4	58.8	
Murakami 等，2014[46]	囊胚期	98.7	51.5	HSA 补充
		98.9	56.0	rHA 补充
Levron 等，2014[47]	卵裂期（第 2～3 天）	81.6	20.0	
Reed 等，2015[48]	囊胚期	96.3	46.2	非活检
		97.6	58.2	活检
Iwahata 等，2015[49]	囊胚期	96.1	—	49.4% IR
		96.5	—	49.7% IR
总计		96.3	45.9	

HSA. 人血白蛋白；ET. 胚胎移植；IR. 植入率；rHA. 重组人白蛋白

（二）卵母细胞冷冻保存

表 8-2 总结了人首次妊娠时卵母细胞玻璃化冷冻保存的存活率和临床结局[56]。尽管很难通过各种方案、装置和卵母细胞类型（自有的 / 捐赠的）得出结论，但如果我们关注卵母细胞捐赠者的话，总体存活率约为 90%，除两项研究外，绝大多数研究都使用开放式装置[29, 30]。文献中，捐献的玻璃化卵母细胞达到了约 60% 的临床妊娠率。总之，新鲜卵母细胞与玻璃化卵母细胞之间的比较显示出相似的结果，因为玻璃化卵母细胞比缓慢冷冻卵母细胞效果更好。当关注报道自体玻璃化卵母细胞数据的研究时，观察到平均存活率为 80%，每次移植的临床妊娠率约为 40%。

在一项大型临床试验中证明了卵母细胞玻璃化的效率，该试验显示玻璃化卵母细胞与新鲜卵母细胞在胚胎发育和临床结局方面类似[74]。在这项大型随机临床试验中，与冷冻捐赠相比，新鲜捐赠的优势没有得到证实。相比之下，通过玻璃化处理确立了卵子储存方法的非劣性策略[74]。

表 8-2　1999—2015 年不同研究的人卵母细胞玻璃化存活率和临床结果

作者	试验设计	装置	自有/捐赠	周期数（卵母细胞数）	升温周期数（卵母细胞数量）	存活率（%）	受精率（%）	IR（%）	CPR/移植（%）	OPR/移植（%）	LBR（%）
Kuleshova L, 1999[56]	病例报道	OPS	自有–捐赠	4 (17)	4 (17)	64.7	45.4	33.3	33.3	33.3	1 (5.9)
Yoon T, 2000[57]	病例报道	EM grid	自有	7 (90)	7 (90)	63.3	43.3	9.4	42.9	42.9	
Yoon T, 2003[58]	描述性研究	EM grid	自有	34 (474)	34 (474)	68.6	71.7	6.4	21.4		7
Katayama KP, 2003[59]	病例报道	Cryotop	自有	6 (46)	6 (46)	94	91			33.3	
Kyono K, 2005[60]	病例报道	Cryotop	自有	1 (5)	1 (5)	100	100	100	100		1
		SF	自有	1 (4)	1 (4)	25	100				
Kuwayama M, 2005[61]	队列研究	Cryotop	自有	–64	–64	90.6	89.6		41.4		7+3OPR
		SF	自有	–9	–9	22.2	0				
Yoon T, 2007[62]	描述性研究	EM grid	自有	28 (426)	30 (364)	85.1	77.4	14.2	43.3		5+7OPR
Selman H, 2006[63]	描述性研究	OPS	自有	6 (53)	6 (24)	75	77.7	21.4	33.3		
Antinori M, 2007[64]	队列研究	Cryotop	自有	120 (463)	120 (330)	99.4	93	13.2	32.5	23.3	
	队列研究	Fresh	自有	251 (1755)		92.9	96.7	10.3	28.6	100	
Lucena E, 2006[65]	描述性研究	Cryotop	捐赠	40 (370)	4 (28)	89.3	87.6		57.1		
Cobo A, 2008[2]	队列研究: IVO	Cryotop	捐赠	33 (337)	18 (131)	96.9	76.3	40.8	65.2	47.8	
	队列研究	Fresh	捐赠	30 (231)	30 (231)	82.2	82.2	100	100	100	
Chang C, 2008[66]	队列研究: IVM-MI	Cryotop	捐赠	30 (219)	18 (137)	85.4	86.3	61.9	83.3	27.8	19 (13.9)
	队列研究: IVM-GV	Cryotop	捐赠	10 (240)		82.3	89.3				
		Cryotop	捐赠			79.3	60.8				

（续表）

作者	试验设计	装置	自有/捐赠	周期数（卵母细胞数）	升温周期数（卵母细胞数量）	存活率（%）	受精率（%）	IR（%）	CPR/移植（%）	OPR/移植（%）	LBR（%）
Sher G, 2008[67]	描述性研究	Cryoloop	捐赠	16（111）	19（78）	96.1	90.7	61.3	81.2		17（21.8）
Chian, 2009[68]	队列研究：OS	Cryoleaf	自有	38（463）	38（463）	81.4	75.6	19.1	50		15（39.5）
	队列研究：IVM	Cryoleaf	自有	20（215）	20（215）	67.5	64.2	9.6	20		4（20.0）
Nagy ZP, 2009[69]	队列研究	Cryotop	捐赠	20（153）	20（153）	89	87	55.3	75		26
		Fresh	捐赠	9（182）			75.3	47.4	55.6		
Cao, 2009[70]	随机化	Cryoleaf	自有-捐赠	-292	-292	91.8	67.9				
		SF	自有-捐赠	-123	-123	61	61.3				
Schoolcraft WB, 2009[71]	描述性研究	Cryotop	自有	12（160）	12（160）	76.9	78.9	51.9	72.7		12（7.5）
Fadini R, 2009[72]	队列研究	Cryoleaf	自有	59（285）	59（285）	78.9	72.8	9.3	18.2		
		SF	自有	286（1348）	286（1348）	57.9	64.6	4.3	7.6		
Grifo, 2010[73]	队列研究	Cryotip	自有-捐赠	-163	-163	95.1	74.2				
		SF	自有-捐赠	-159	-159	88	84.3				
Cobo A, 2010[74]	随机化	Cryotop	捐赠	295（3286）	295（3286）	92.5	74.2	39.9	55.4	49.1	
	随机化	Fresh	捐赠	289（3185）			73.3	40.9	55.6	48.3	
Rienzi L, 2010[75]	随机化同胞卵母细胞	Cryotop	自有	40（124）	40（124）	96.8	79.2	20.4	38.5	30.8	
		Fresh	自有	40（120）			83.3		43.2		
Kim TJ, 2010[76]	描述性研究	EM grid	自有	19（483）	20（395）	81	72.3	45.3	80	65	20（5.1）
Almodin CG, 2010[77]	队列研究：同胞卵母细胞	Vitri-inga	自有	46（252）	46（252）	84.9	80.8	14.9	45.6		
		Fresh	自有	79（413）			81.4	21.3	51.9		

（续表）

作　者	试验设计	装　置	自有/捐赠	周期数（卵母细胞数）	升温周期数（卵母细胞数量）	存活率（%）	受精率（%）	IR（%）	CPR/移植（%）	OPR/移植（%）	LBR（%）
Ubaldi F, 2010[78]	队列研究：同胞卵母细胞	Cryotop	自有	182（1132）	115（487）	89.7	85.4	16.1	31.5	25.2	
		Fresh	自有	173（511）			87.1	23.2	44.8	37.4	
Smith GD, 2010[79]	随机化	Cryotip	自有	48（349）	48（349）	80.5	76.9		37.5		
		SF	自有	30（238）	30（238）	66.8	67.1		13.3		
Noyes N, 2010[18]	队列研究	Cryotip & Cryolock	自有 – 捐赠	–167	88	77.2					
		SF	自有 – 捐赠	–148	85	89.7					
Trokoudes KM, 2011[80]	队列研究：同胞卵母细胞	Cryotop	捐赠	36（210）	36（210）	91.4	84.4	24.7	55.6	47.2	17（8.1）
		Fresh	捐赠	36（247）	41（247）		86.6	25.6	48.8	43.9	17（6.9）
García JI, 2011[81]		Cryolock	捐赠	20（283）	34（283）	89.4	76.1	43.9	61.8		
	随机化	Fresh	捐赠	58（696）	85（696）		87.5	42.9	60		
Paffoni A, 2011[82]	队列研究	Cryotop	自有	53（268）	53（268）	82.8	73.0	13.4	26.4		11（4.1）
		Cryotip	自有	51（261）	51（261）	57.9	57.6	5.8	7.8		3（1.1）
Parmegiani L, 2011[26]	队列研究：同胞卵母细胞	Cryotop + hermetical cryostorage	自有	31（168）	31（168）	89.9	84.9	17.1	35.5		7（4.2）
		Fresh	自有	31			88.3		13.3		
Cobo A, 2012[34]	队列研究	Cryotop	自有	384（1192）	384（1192）	84.9	66.1	25			73（6.1）
		Fresh	自有	587（1170）			64.9	25.6			108（6）
Stoop D, 2012[30]	描述性研究	CBS straw	捐赠	14（123）	20（123）	90.2	77.5	33.3	50	45	

（续表）

作者	试验设计	装置	自有/捐赠	周期数（卵母细胞数量）	升温周期数（卵母细胞数量）	存活率（%）	受精率（%）	IR（%）	CPR/移植（%）	OPR/移植（%）	LBR（%）
Forman EJ, 2012[19]	随机化	Cryotop	自有	44（294）	44（294）	81.6	77.9			53.9	
		Fresh	自有	44（294）			90.5			57.7	
García-Velasco JA, 2013[83]	描述性研究：非肿瘤学	Cryotop	自有	725（5498）	26（191）	84.8			42.3	30.7	4（2.1）
	肿瘤学	Cryotop	自有	355（2939）	4				25	25	1
Chang C, 2013[84]	随机化同胞卵母细胞	Cryotop	自有	22（186）	22（186）	79.6	66.6	30.1	45.4		11（5.9）
		Fresh	自有	22（204）			75				
Papatheodorou A, 2013[29]	随机化同胞卵母细胞	Vitrisafe	捐赠	75（608）	75（608）	90.9	73.4	10.1	28.0	24.0	18（3）
		Vitrisafe+HSS	捐赠	75（598）	75（598）	82.9	82.5	13.8	36.0	33.3	27（4.5）
Solé M, 2013[85]	随机化同胞卵母细胞	Cryotop	捐赠	99	99	85.6	78.2	34	53.5	44.4	42（4.2）
		Fresh	捐赠	99	99		80.7	33.3	47.5	39.4	38
Siano, 2013[86]	队列研究：同胞卵母细胞	Cryotop		14（83）	14（83）	72（86.7）	69.4	7（25）	53.8		6（46.1）
		Fresh		14（81）	14（81）		78.2				
Martinez, 2014[87]	描述性研究：肿瘤学	Cryotop	自有	375	11（65）	60（92.3）	46（76.7）	7（31.8）	6（54.5）	4（36.4）	4（6.1）
Cobo, 2015[1]	回顾性研究、观察性研究	Cryotop	捐赠	3146（42 152）	3610（42 152）	38.087（90.4）	26.869（71.2）	2220（39）	1678（48.4）	1382（39.9）	1674（4.0）

IVO. 体内成熟；IVM. 体外成熟；GV. 胚泡期；MⅠ. 第一次减数分裂中期；CPR. 临床妊娠率；IR. 植入率；OPR. 持续妊娠率；LBR. 活产率

同样，其他人也报道了他们的经历，结果非常相似[69, 85]。这些结果与一项涉及玻璃化卵母细胞和新鲜卵母细胞的研究结果一致，该研究发现新鲜卵子与冷冻卵子的发育参数和临床结局相似[88]。其他作者在卵子捐献计划的囊胚阶段评估了卵母细胞玻璃化冷冻和胚胎移植的联合方法[89]。玻璃化卵母细胞和新鲜卵母细胞的囊胚形成率（41.3% vs. 45.3%）和妊娠率（61.8% vs. 60%）相似。另一项前瞻性观察性研究报道，通过考虑"新鲜"和冷冻移植剩余胚胎，存活率为90%，持续妊娠率（ongoing pregnancy rate，OPR）为43.5%[30]。与迄今为止发表的大多数研究不同，这项工作使用了封闭式玻璃化冷冻系统。与此相一致的是，另一项研究显示了使用开放式和封闭式系统对玻璃化卵母细胞进行的卵母细胞捐赠周期之间的结果类似[29]。在植入率（13.8% vs. 10.1%）、临床妊娠率（36.0% vs. 28.0%）、持续妊娠率（33.3% vs. 24.0%）和活产率（36.0% vs. 24.0%）方面，封闭组和开放组之间没有观察到差异，尽管使用封闭式系统时存活率在统计学上较低（82.9% vs. 91.0%，$P<0.05$）。因此，所有这些研究都明确证实了我们先前的观察结果，即玻璃化卵母细胞不发生变化，有可能发育成与新鲜卵母细胞比例相似的胚胎，从而能够持续妊娠[74]。

另一篇论文显示了在系统性捐献玻璃化卵母细胞6年后的经验，证实了先前报道的临床结局，也提供了该技术范围的完整图片[1]。在分析了40 000多个卵母细胞后，能够确认90%以上的存活率。然而，也观察到捐赠者之间或来自同一捐赠者不同刺激周期之间的不同存活率。因此，一小部分病例的存活率非常低（10%～50%），甚至为0%（1.4%的病例）（表8-3）。研究者在试图计算一个预测存活率的模型时，发现任何变量都对这一目的有影响。人们意识到在某些情况下获得了无法解释的不良结果，但这些不良结果的发生率很低，这一事实对所有应用卵子库的人都很重要作用。对这一大系列的评估证实了先前与临床结局相关的发现（表8-4）。

图8-1中观察到的Kaplan-Meier分析提供了有关受者（在1个或多个卵子捐献周期内）获得新生儿所需玻璃化卵母细胞的数量。分析显示，活产率呈指数级增长，当3～4个卵子捐赠周期（约35～40个卵母细胞）完成时，患者获得婴儿的概率接近100%。使用玻璃化卵母细胞受孕的婴儿的健康状况和产科演变情况与我们使用新鲜卵母胞妊娠的儿童群体中观察到的情况相当，因此证明了该技术的安全性[20]。

在两组不孕人群中，卵母细胞玻璃化的好处包括避免过度刺激[90]和低应答个体（low responder，LR)[91]等风险。LR管理的一种潜在替代方法是通过在几个刺激周期中积累的玻璃化M Ⅱ卵母细胞并同时使其受精来创建更大的卵母细胞储备。从理论上讲，这可通过将"不良反应者"的状态转变为"正常反应者"的状态来增加成功的机会。我们已经讨论了不同控制性卵巢刺激（controlled ovarian stimulation，COS）周期卵母细胞累积的好处，与标准治疗的低反应患者相比，每个患者的新生儿率更高。通过玻璃化作用积累了1000多个玻璃化卵母细胞，从而改善了受精队列（平均7.02个M Ⅱ卵母细胞)[91]。

接受PGS分析的高龄LR患者（>40岁，M Ⅱ卵母细胞≤6个）也受益于该策略：玻璃化卵母细胞与新鲜卵母细胞的植入率分别为24.4%和19.8%[92]。后来的一份报道还表明，在需要PGS的高龄产妇中，积累策略可在M Ⅱ卵母细胞或早期卵裂胚胎中进行，并具有类似的优势[93]。

值得注意是，这种"积累"策略的真正优势在于其成本效益，而不在于临床效益本身。从临床角度看，经过一系列连续的新鲜周期之后，所达到的累计成功率很可能与积累后达到的成功率相当。然而，对于LR患者来说，由于夫妇连续经历失败的能力有限，高退出率起到了关键作用。患者可能会中途退出，寻找其他诊所，或改为卵子捐赠。另外，从成本效益的角度来看，积累策略可能更具优势，因为考虑到连续的促排卵和冷冻周期，只需进行一次卵胞质内单精子注射

表 8-3 因存活率低最终未捐献的升温手术中存活率（SV）分布[74]

	升温手术数量（%）	存活卵母细胞数 / 总升温卵母细胞数	平均存活率 / 升温手术（%）	平均存活卵母细胞数 / 升温手术
SV（0%）	45（31.5）	0/412	0（0）	0（0）
SV（10%～15%）	4（2.8）	7/59	11.9（3.6～20.1）	1.8（1.7～1.9）
SV（16%～20%）	7（4.9）	12/65	18.5（9.0～27.9）	1.9（1.8～2.0）
SV（21%～30%）	17（11.9）	52/208	26.0（19.1～30.9）	3.2（3.2～3.3）
SV（31%～50%）	62（43.4）	254/602	42.2（38.3～46.1）	4.1（4.0～4.1）
SV（54%～67%）	8（5.6）	35/65	53.8（41.7～66.0）	4.4（4.3～4.5）
总计	143	362/1411	25.7（23.4～27.9）	2.5（2.5～2.5）

表 8-4 6 年卵子库实践后卵子捐献的临床结局[1]

		95%CI
周期数	3467	
注射 / 捐赠的 M Ⅱ 卵母细胞周期（平均）	37 725（10.9）	10.7～11.1
受精率	26 869（71.2）	70.8～71.8
新鲜胚胎数量移植和捐赠周期	3050/3467（87.9）[a]	86.8～89.0
替换的胚胎数量（平均）	5695（1.9）	1.8～1.9
植入率（囊数 / 移植胚胎数量）	39.0（2220/5695）	37.8～40.5
临床妊娠率 / 移植	1678/3050（55.0）	53.2～56.8
临床妊娠率 / 周期	1678/3467（48.4）	46.7～50.1
临床流产	274（16.3）	14.5～18.1
异位妊娠	22（1.3）	0.8～1.9
持续妊娠 / 移植	1382（45.3）	43.5～47.3
持续妊娠 / 周期	1382（39.9）	38.3～41.5
分娩率 / 捐赠周期	1357/3467（39.1）	37.5～40.7

括号中的数字为百分比，除非另有说明
a.89 例新鲜胚胎移植推迟，进行冷冻移植

（intracytoplasmic sperm injection，ICSI）手术的特殊套餐可能会比承担连续完整的 IVF 周期的费用更低[91]。

三、生育力保存

越来越多的证据表明，卵母细胞玻璃化作用的效率为那些希望保留卵子的女性提供选择，让她们将来有机会妊娠，并拥有自己的遗传子代[4, 94]。

尽管治疗中的性腺毒性会导致卵巢功能衰竭，所以最初计划为肿瘤患者提供 FP，但许多其他医疗条件可能会影响生育力，如自身免疫病和医源性疾病，这些疾病也需要干预以保护配子的

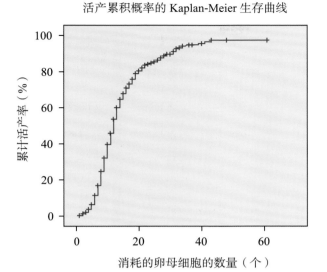

活产累积概率的 Kaplan-Meier 生存曲线

▲ 图 8-1 至少一个婴儿的累积分娩率 Kaplan-Meier 曲线，取决于所消耗的卵母细胞总数[1]

未来使用[95]。

另一个可能受益于这项技术的人群是出于其他被称为"社会原因"的动机而保存生育力的女性群体。这些女性出于不同的个人原因决定推迟生育。在这些情况下，最大的缺点是患者年龄，因为与年龄相关的生育力下降，故这种适应证也被称为选择性生育力保存（elective fertility preservation，EFP），这是卵巢储备耗尽自然过程的结果[96]。非医疗条件下的 EFP 越来越被接受为推迟生育的一种选择[97]。反过来，EFP 也可帮助女性忍受一些可能会降低其未来生育力的疾病，如子宫内膜异位症或其他导致过早绝经的疾病。在这些情况下，病情本身并不是诊断时妊娠的障碍。然而，出于几个原因，这些女性决定推迟生育，选择将卵母细胞玻璃化，以备将来进行 IVF 治疗。

目前，建议的 FP 方案还包括胚胎和卵巢组织冷冻保存。然而，男性精子的需求，以及不同的伦理和宗教问题，并没有使胚胎冷冻保存成为单身女性最优先的选择。卵巢组织冷冻保存是青春期前患者[98]患有激素依赖性疾病的女性的首选技术[99]。最近的一篇文章表明它是一种保存生育力的有效方法[100]，并为未来的母亲提供了真正的可能性，但它仍然是一种实验技术。因此，卵母细胞玻璃化冷冻已成为成年患者 FP 的首选技术，是保持女性生殖自主性的最佳选择[100]。

（一）肿瘤患者的卵母细胞玻璃化冷冻

欧洲报道的第一例使用卵母细胞玻璃化冷冻进行 FP 后妊娠的病例来自一名卵巢皮质冷冻保存的患者[101]。移植后，进行 4 个刺激周期以积累和玻璃化冷冻成熟卵母细胞，成功双胎妊娠。此后，一些研究报道了癌症患者冷冻保存卵母细胞用于 FP 的临床结局（表 8-5）。

2011 年，Kim 等报道了 1 例慢性髓系白血病患者在卵母细胞玻璃化冷冻后孕育的第一个婴儿，该患者的卵母细胞在化疗和放疗前被玻璃化用于 FP，并保存了 9 年，直到患者返回寻求妊娠[102]。

García Velasco 等于 2013 年发表了 IVI FP 计划的第一个临床结局。至于肿瘤患者，只有 4 人使用玻璃化卵母细胞，其中 2 人妊娠。不幸的是，其中一人在妊娠第 6 周流产。因此，只有一例非霍奇金淋巴瘤康复患者成功地成了母亲[103]。1 年后，Alvarez 等报道了 1 例年轻卵巢癌患者用脱玻璃化卵母细胞生产了一名健康婴儿[104]。同年，da Motta 等报道了 1 例患者的成功分娩，该患者乳腺癌康复，其卵母细胞在治疗前被玻璃化冷冻并保存了 6 年[105]。

2014 年，Martínez 等发表了对因肿瘤原因导致的 FP 后使用玻璃化冷冻卵母细胞首次妊娠的产科结果[106]。在 493 例接受 FP 咨询的女性中，357 例冷冻保存了卵母细胞，11 例治愈后进行 IVF 治疗。4 次妊娠均为健康新生儿[106]。2 年后，Perrin 等报道了法国首例肿瘤患者 FP 后的活产[107]。最近发表的一项研究显示，在迄今为止发表的最大系列研究中，80 例患者在肿瘤治疗前再次使用玻璃化冷冻卵母细胞（总共有 1077 例女性患者在肿瘤治疗之前选择了卵母细胞玻璃化冷冻进行 FP）[95]。总存活率为 81.8%，累计活产率为 35.2%。与选择性冷冻者相比，恶性肿瘤患者的生殖结局较差[95]。

表 8-5　恶性肿瘤患者生育力保存后的活产：卵母细胞缓慢冷冻和玻璃化冷冻

	Sánchez Serrano 等, 2009 [101]	Kim 等, 2011 [102]	García-Velasco 等, 2013 [103]	Álvarez 等, 2014 [104]	Da Motta 等, 2014 [105]	Martinez 等, 2014 [106]	Perriny col, 2016 [107]
恶性肿瘤类型	乳腺癌	慢性髓系白血病	非霍奇金淋巴瘤	侵袭性卵巢癌	乳腺癌	非霍奇金淋巴瘤，乳腺癌	霍奇金淋巴瘤
冷冻保存技术	联合卵巢组织冷冻保存－缓慢冷冻技术和卵母细胞玻璃化冷冻	玻璃化冷冻（EM grid）	玻璃化冷冻（Cryotop）	玻璃化冷冻（Cryotop）	玻璃化冷冻（Cryotip）	玻璃化冷冻（Cryotop）	玻璃化冷冻
生育力保存年龄（岁）	36	22	31	28	36	33/30/33/37	36
冷冻保存的卵母细胞数量	16	7	4	14	28	4/5/3/8	5
储存时间（年）	2	9	2	1	6	2/3/5/3	2
妊娠	双胎	单胎	单胎	异位	三胎	单胎（4）	单胎
活产数量	2	1	1	1	1	1（4）	1
妊娠周数	34	35+3	39	38	—	40/40/40/38	37.5
婴儿体重（g）	1650 和 1830	2410	3440	2650	2970	3440/2850/3220/2950	3180
婴儿性别	男性	男性	男性	男性	—	—/男性/女性/男性	女性

（二）非肿瘤患者的卵母细胞玻璃化冷冻

卵母细胞冷冻保存对于想要推迟生育期的女性来说是最有价值的选择，这一选择越来越频繁，尤其是在发达国家和想要生育的高龄女性中。事实上，自 20 世纪 70 年代至今，首次妊娠的母亲年龄一直在增大[97]。新生活方式背后有不同的原因，最常见的原因是找不到合适的伴侣或找不到高薪工作。毫无疑问，社会文化环境导致女性在开始做母亲之前寻求个人、职业和经济的稳定[3]。因此，卵子冷冻保存的可能性可为她们在开始成为母亲的计划之前提供更长的时间。

2016 年，我们发表了一项研究详细描述了我们将卵母细胞玻璃化冷冻作为选择性 FP 方法的经验[97]。在分析了这一人群中的周期分布后，我们发现许多女性冷冻保存卵母细胞的动机是年龄相关问题（94.2%）。虽然 2.1% 的患者被诊断为子宫内膜异位症，但 1.7% 的患者由于卵巢储备减少，1.6% 的患者需要卵巢手术。剩下的 0.5% 背后还有其他原因。当我们分析这些患者的人口统计学特征时，发现她们大多数女性是单身异性恋者（75.6%），大多接受过高等教育。

数据显示，在新的周期中，女性年龄对结果有显著而强烈的影响。在年轻组中，与 35 岁以上女性相比，更多的卵母细胞被回收并玻璃化，获得了更好的存活率（94.6% vs. 82.4%）和妊娠率（61.5% vs. 31.8%）。随着母亲年龄的增大，染色体异常的增加与胚胎存活率的降低密切相关，在 40 岁时，几乎 80% 的卵母细胞是非整倍体。意外的是，许多患者从 37 岁起才开始保留自己的配子，从而超过了 IVF 治疗后获得更好结果的最佳范围。事实上，研究表明，根据患者年龄使用卵母细胞数量的影响，对于年龄较大的女性（≤36 岁）来说，需要更多卵母细胞来获得活产新生儿。研究结果表明，至少应将 8~10 个成熟卵母细胞玻璃化冷冻，以获得合理的成功率，在老年女性中，应考虑使用遗传诊断性治疗（PGT-A），进行个体化治疗。

最近发表的一项研究总结了迄今为止发表的最大病例研究，为 FP 患者生殖成功的决定条件提供了宝贵的信息[95]。这项研究包括约 6300 例女性，她们进行了 8000 多次 FP，其中 700 例返回寻求妊娠，EFP 组获得 162 名健康婴儿，肿瘤性生育力保存（Onco-FP）组获得 25 名健康婴儿。年龄是 EFP 组的主要动机。事实上，在过去的 10 年中，我们见证了 EFP 病例的急剧增加，我们医院的玻璃化冷冻手术从 2% 增加至 22%[95]。EFP 需求的增长反映了越来越多的患者有可能实现妊娠，这可能是因为更多的女性意识到与年龄相关的生育率下降问题。与 EFP 人群的情况相反，恶性肿瘤患者对 FP 的需求仅占所有卵母细胞玻璃化冷冻手术的 2%，并且在 10 年内保持稳定。这可能是因为被诊断患有恶性肿瘤的女性人数少于选择 EFP 的女性。此外，部分原因还可能在于肿瘤学家对 FP 的态度，最可能的原因是对该方法错误信息的了解。

（三）影响选择性和肿瘤性生育力保存临床结局的因素

由于人们对保持生育力的兴趣越来越大，了解与临床结局相关的因素至关重要，以便为患者提供适当的咨询。一项研究通过比较 IVF 数据、卵母细胞存活率、临床结局和活产率，以及刺激方案、可用卵母细胞数量、适应证和患者年龄等因素如何影响结果，分析了 FP 适应证对结局的影响情况[95]。

由于年龄是辅助生殖中最强的混杂因素之一，因此需要特别注意年龄。在这项研究中，70% 的 EFP 女性年龄超过 35 岁，15% 的女性在玻璃化冷冻时年龄≤40 岁。Onco-FP 组的分布情况相反，70% 的患者年龄<35 岁。这一事实证实了之前的观察结果，显示了根据患者玻璃化冷冻时的年龄，所能利用卵母细胞数量的影响。

EFP 中最广泛使用的卵巢刺激方案是拮抗药方案，而拮抗药和来曲唑方案用于许多恶性肿瘤患者。使用不同 COS 方案的原因取决于两个非常不同的群体。然而，当 EFP 和 Onco-FP 患者使用拮抗药方案时，回收并玻璃化更多的卵母细胞。来曲唑的疗效与在 Onco-FP 中观察到的雌二醇水平较低相关，这证实了它可以安全应用[108]。当在 Onco-FP 组中使用基于来曲唑的方案时，在回收的卵母细胞数量上没有观察到卵巢反应的差异。然而，与使用拮抗药方案治疗的恶性肿瘤患者相比，使用来曲唑刺激的恶性肿瘤患者的 M II 卵母细胞玻璃化冷冻的数量较少，这与之前的观察结果一致[109]。这些患者使用的促性腺激素药量较低可能有助于解释 M II 的产生，尽管卵巢刺激方案的可能影响仍有待排除[95]。

相较于主动选择冷冻卵子的患者，尤其是在按年龄分析时，关于 FP 患者回归性研究的临床结局，我们可能发现最可靠的是恶性肿瘤患者的结局较差。EFP 组中年轻患者（≤35 岁）的累计新生儿出生率约为 70%，而年龄匹配的 Onco-FP 人群中约为 40%，这尤其值得注意，因为年轻恶性肿瘤患者的卵母细胞存活率明显更低。所有这些研究结果推测恶性肿瘤患者的潜在疾病可能会影响生殖结局。尽管单独存在恶性肿瘤对存活率和累计活产率的影响尚未得到统计证实［卵母细胞存活率 OR=1.484（95%CI 0.876～2.252），P=0.202；累计活产大鼠 OR=1.275（95%CI 0.711～2.284），P=0.414］。返回使用卵母细胞的恶性肿瘤患者越来越少，这很可能解释了缺乏对该疾病对生殖结局影响的原因。相反，年龄对结果产生了严重影响［存活率 OR=1.922（95%CI 1.274～2.900），P=0.025；累计活产率（CLBR）OR=3.106（95%CI 2.039～4.733），P<0.0001］。无论如何，本文中 onco-FP 患者的临床结局提示了潜在恶性肿瘤的可能影响[95]。

最后，患者年龄影响可用于确定玻璃化冷冻时卵母细胞的数量。根据我们的研究结果，具有 8～10 个卵母细胞的年轻选择性 FP 患者（≤35 岁）的 CLBR 分别约为 30% 和 45%，是合理的成功率。此外，对于约 25 个卵母细胞，CLBR 上升至约

95%，这揭示了增加年轻患者可用卵母细胞数量的巨大影响。尽管老年患者也是如此，但增加卵母细胞数量的影响要小得多（图 8-2）[95]。

定义

- 玻璃化：水溶液凝固而不结冰变成玻璃状态的物理现象。
- 低温损伤：在结冰之前，暴露于 –5～+15℃ 的低温下，细胞受到不可逆的损伤。
- 冷冻保护剂：防止冷冻造成细胞损伤的物质。低温保护药可渗透到细胞中，或作为渗透药从细胞外空间渗透。
- 生育力保存：用于保护生育力的方法，适用于因卵巢储备急剧减少而导致生殖力受到威胁的女性，无论是由于医疗状况、性腺毒性治疗还是年龄。

实用临床技巧

- 在考虑选择性生育力保存时，提高社会对年龄影响生育率的认识是非常明智的。
- 为了避免不切实际的期望，应告知女性其个人卵母细胞存活的机会，这在很大程度上取决于她们的年龄，以及根据冷冻卵子的数量进行活产的可能性。

归纳总结

- 玻璃化冷冻为临床实践带来了高效和可重复的结果，从而建立了卵子库，目前为不孕患者和寻求保持生育力的女性或参与卵子捐赠计划的卵子受者带来了益处。
- 卵子库有助于捐赠计划的后续工作：供者与受者之间无须同步，无须等待名单，也无须隔离期。

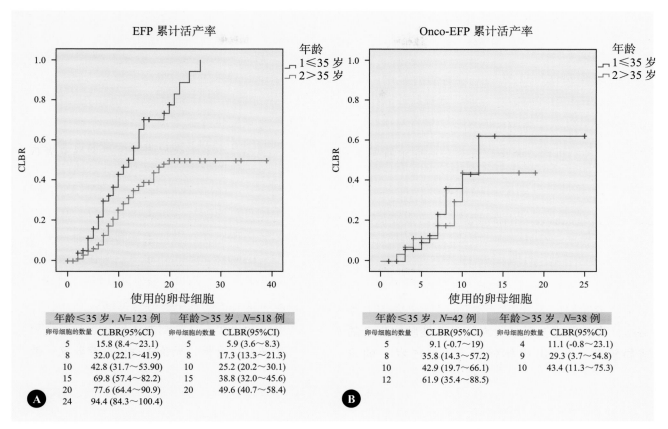

▲ 图 8-2　对选择性生育力保存（EFP）和肿瘤性生育力保存（Onco-FP）患者的累计活产率（CLBR）进行 **Kaplan-Meier 统计学分析的结果**

图中分别绘制了 EFP（A）和 Onco-FP（B）的累计活产率曲线，这些曲线根据在冷冻过程中消耗的卵子数量和患者年龄（≤ 35 岁，用蓝色表示）进行了分类。对于 EFP 组，3 种比较方法［log-rank（Mantel-Cox）、Breslow（generalized-Wilcoxon）和 Tarone-Ware］都表明 $P < 0.0001$，意味着不同消耗卵子数量与年龄组之间的累计活产率存在显著差异。对于 Onco-FP 组，log-rank（Mantel-Cox）的 P 值为 0.577，Breslow（generalized-Wilcoxon）的 P 值为 0.833，Tarone-Ware 的 P 值为 0.703，这些 P 值都大于 0.05，说明不同消耗卵子数量与年龄组之间的累计活产率没有显著差异。下方的表格展示了每种情况下的累计活产率及其 95% 置信区间[95]

- 有效的胚胎冷冻保存计划的可用性还允许将单胚胎移植作为降低多胎妊娠率的方法，以及通过允许全部冷冻方法来进行 IVF 不同步。
- 年龄是影响辅助生育成功率的最重要因素。
- 患者使用的卵母细胞数量与治疗的成功密切相关，通过增加少量卵母细胞，尤其是

- 在 EFP 的年轻患者中，在结果上具有相当大的优势。
- 卵巢刺激类型对结果没有明显影响。
- 恶性肿瘤患者并没有从年龄较轻中"获益"。
- 恶性肿瘤患者的预后较低，疾病的影响需要进一步研究。

临床病例

病例 1

患者女性，31 岁，被诊断患有Ⅲ期乳腺癌，在开始肿瘤治疗之前，她被转诊到生育医院进行卵母细胞冷冻保存。患者对该技术的方法和试验性质进行了详细的咨询。在检查肿瘤学家的报告后，使用来曲唑联合拮抗药方案对卵母细胞玻璃化冷冻周期制订计划。来曲唑（5mg/d；Femara；Novartis，Switzerland）在周期的第 2 天开始使用，并维持至取卵。来曲唑给药 2 天后，加入 rFSH（150U）。当卵泡最先达到≥14mm 时，添加 GnRH 拮抗药 0.25mg/d。与未使用来曲唑的情况相比，当最先发育的卵泡在 1 天后达到＞20mm 时，单次注射 GnRH 扳机，卵母细胞最终成熟。在扳机后 36h 计划取卵，来曲唑重新开始给药，直到出现月经。共获得 11 个卵母细胞，其中 9 个处于 MⅡ阶段。按照常规实验室方案进行玻璃化冷冻。一旦卵母细胞玻璃化后，将其无限期地储存在蒸汽液氮罐中。5 年 3 个月后，疾病被治愈，患者再次尝试妊娠。所有玻璃化冷冻卵母细胞都被立即升温，其中 7 个存活，并使用冷冻保存的伴侣精液样本进行了显微注射（ICSI）。5 个卵母细胞受精。第 5 天，2 个胚胎发育到高质量囊胚阶段（B 级）。其中一个被移植，而剩余的多余胚胎被玻璃化冷冻。

没有妊娠，这对夫妇继续进行冷冻胚胎移植，在 3 个月后进行，使用戊酸雌二醇和孕酮调整子宫内膜着床条件。13 天后检验的血清 β-hCG 证实妊娠（320mU/ml）。在妊娠 39 周时诞下一名体重为 3450g 的男婴。

病例 2

患者女性，35 岁，单身，就诊于我们医学中心寻求生育力保存。根据 AMH 水平（7.4pmol/L）估计卵巢储备。我们提出了卵母细胞玻璃化冷冻方案，估计每个刺激周期将回收约 6 个 MⅡ卵母细胞。根据玻璃化冷冻卵母细胞的数量，告知该女性其活产的个体概率，即根据我们的经验，10～15 个卵母细胞将有 40%～70% 的机会生育子女。因此，临床医生建议进行 2 个刺激周期。卵巢刺激（ovarian stimulation，OS）在自然周期的第 2 天开始。初始药量为重组 FSH（rFSH）（Gonal-F，Merck-Serono，Spain；Puregon，MSD，Spain）225U 和高纯度 hMG（Menopur，Ferring Pharmaceuticals，Spain）150U，直至扳机。当最先发育的卵泡达到≥14mm 时，GnRH 拮抗药（Cetrotide，MerckSerono；Orgalutran，MSD）以 0.25mg/d 的剂量给药。当 2 个卵泡的平均直径≥18mm 时，用单剂量 GnRH 激动药（0.1mg，Decapeptyl，Ipsen Pharma）扳机，卵母细胞最终成熟。计划 36h 后取出卵母细胞。共获得 12 个卵母细胞（7 个卵母细胞处于 MⅡ阶段，5 个卵母细胞处于生发泡期）。MⅡ卵母细胞玻璃化冷冻保存。3 个月后，患者按照相同的卵巢刺激方案进行了另一次玻璃化冷冻周期。9 个卵母细胞被取出，其中 8 个 MⅡ卵母细胞最终被玻璃化冷冻。

3 年后，患者尝试用玻璃化冷冻卵母细胞妊娠。13 个卵母细胞存活，随后使用精液库样本进行显微注射。10 个卵母细胞受精。第 5 天，移植了一个质量良好的囊胚，并将另外 3 个囊胚玻璃化冷冻。第 6 天，另外 2 个囊胚可用于玻璃化冷冻。后续患者成功妊娠，超声检查显示为单胎妊娠。患者在妊娠 39 周时通过剖宫产分娩一名体重为 3.1kg 的健康男婴。

主要阅读材料

[1] Cobo A, Garcia-Velasco JA, Coello A, Domingo J, Pellicer A, Remohi J. Oocyte vitrification as an efficient option for elective fertility preservation. Fertil Steril, 105:755–64 e8, 2016.

[2] Cobo A, Garcia-Velasco J, Domingo J, Pellicer A, Remohi J. Elective and Onco-fertility preservation: factors related to IVF outcomes. Hum Reprod, 33:2222–31, 2018.

第9章 刺激卵巢保存生育力的不同方案
Ovarian Stimulation for Fertility Preservation (Different Protocols)

Lilli Zimmerman　Stephanie Willson　Robert Setton　Glenn Schattman　著

陈　婕　译　　白娇娇　黄　丹　校

希望保留未来生育潜力的患者成为世界各地生育中心日益扩大的独特咨询群体。无论是由于需要紧急挽救生命的治疗导致卵巢受损的癌症诊断，还是因慢性疾病如狼疮或镰状细胞贫血，或计划进行卵子冷冻以对抗因年龄增长而导致的生育力自然下降的影响，用于卵巢刺激的方法与即将妊娠的目标相比有独特的考虑因素。目前，在月经初潮后的女性中，最常见的生育力保存方法是通过控制性卵巢刺激（controlled ovarian stimulation，COS）进行卵子或胚胎冷冻保存[27]。据报道，COS 甚至成功地保存了月经前/月经青少年恶性肿瘤患者的生育力[24]，因此也可用于儿童人群。在某些情况下，当雌二醇水平升高对个体有害时（如乳腺癌或高凝状态），必须进行卵巢刺激。根据每个患者的独特临床情况，可使用各种个体化和专门化方案来完成卵巢刺激以保存生育力。本章我们将讨论为生育力保存患者选择卵巢刺激方案的许多独特和个性化思考因素。

卵巢刺激的最终目标是以安全的方式优化成熟卵母细胞的产量和质量，对于恶性肿瘤患者，通常时间安排很紧。只要化疗或放疗可以延迟约 2 周，希望保存生育力的女性可选择接受卵巢刺激，以冷冻保存卵母细胞或胚胎。对于不孕患者而言，在等待卵泡早期开始卵巢刺激，以使子宫内膜发育与卵泡成熟同步，从而允许新鲜胚胎移植是常见的做法。大多数生殖内分泌学家认为，使用这种方法进行卵巢刺激非常适合，因为它遵循与自然卵巢生命周期一致的逻辑模式。不过，恶性肿瘤患者可在月经周期的任何时候被诊断或出现。这没关系，因为我们现在了解到，卵泡发育并非仅在女性月经周期的特定时间开始；相反，它从出生前一直持续不断地发生到更年期。鉴于 COS 专门用于保存生育力，在同一月经周期中不涉及胚胎移植，子宫内膜发育与此无关。根据我们自己和其他人的研究，"随机启动"刺激周期（在女性周期的任何阶段启动的周期，即卵泡早期或晚期、排卵期或黄体期）在总卵母细胞产量和成熟卵母细胞产率方面可产生类似的结果[4, 20, 21, 23, 32]。这允许在肿瘤科医生看到患者并了解后立即启动卵巢刺激，从而将从第一次就诊到取卵和后续医疗的时间减至最短。

由于在开始潜在的性腺毒性化疗或放疗之前的时间窗有限，在女性月经周期的任何时间点开始卵巢刺激的能力对最大限度地缩短救命治疗延迟时间和优化结果至关重要。由于患者在开始癌症治疗之前通常只能完成 1 个或偶尔 2 个周期的刺激，因此从一开始就"恰到好处"是当务之急。更为复杂的是，一些患者在妊娠期间被确诊，这一独特的情况也将在本章中讨论。

一、常规卵巢刺激方案

用于辅助生殖技术（assisted reproductive technology，ART）COS 中的刺激方案分为特定类别（黄体 GnRH 激动药方案、促排卵方案、拮抗药方案等），并在文献中进行了广泛描述[8, 25]。COS 方案的基本原理包括使用内源性或外源性促性腺激素刺激卵巢，同时使用 GnRH 激动药或拮抗药抑制下丘脑 – 垂体 – 卵巢轴，以防止过早排卵。这些药的使用是为了促进多卵泡发育，与通常自然、未刺激周期的单个卵泡发育相比，可提高卵母细胞产量。

（一）促性腺激素释放激素激动药方案

从既往的结果来看，早期的 COS 方案并没有从排卵抑制中受益，与今天的标准相比，结果相当糟糕。雌二醇（E₂）水平升高导致的过早排卵并不罕见，从而导致卵母细胞产量下降。GnRH 激动药的研发使得对发育中卵泡有的控制更为有效，并减少了早期排卵的发生率。这也使得更方便地确定卵母细胞回收时间。由于在启动时产生促性腺激素的促排卵作用，GnRH 激动药在前一个周期的黄体期开始使用。持续暴露于 GnRH 激动药的垂体抑制通常发生在治疗 5～7 天后，随后是月经和垂体抑制。促性腺激素可在月经开始后的任何时间给药，只要 GnRH 激动药持续使用，就不会出现提前排卵。卵泡发育的刺激持续至最先发育

的卵泡直径达到约 17mm，此时，hCG 扳机［模拟黄体生成素（luteinizing hormone，LH）激增］，最终卵母细胞成熟。这通常被称为 GnRH 激动药"长"方案[8]。

高反应者在使用这种方案时，由于必须给予 hCG 扳机最终使卵子成熟，其患卵巢过度刺激综合征（ovarian hyperstimulation syndrome，OHSS）的风险升高。此外，由于 GnRH 激动药对垂体的严重抑制，反应较差患者可能没有反应，需要用更高剂量的外源性促性腺激素来克服这种情况。另外，由于在等待月经周期的正确时间以启动 GnRH 激动药和垂体抑制时治疗延迟，该方案很少用于生育力保存患者，尤其是不能延迟治疗的恶性肿瘤患者（图 9–1）。

（二）促性腺激素释放激素拮抗药方案

自从引入可注射 GnRH 拮抗药并提高其耐受性以来，今天更常见的方案包括将促性腺激素给药的开始时间与卵泡期(月经周期第 2 天或第 3 天）的开始时间相结合。然后在周期中期（在预定的周

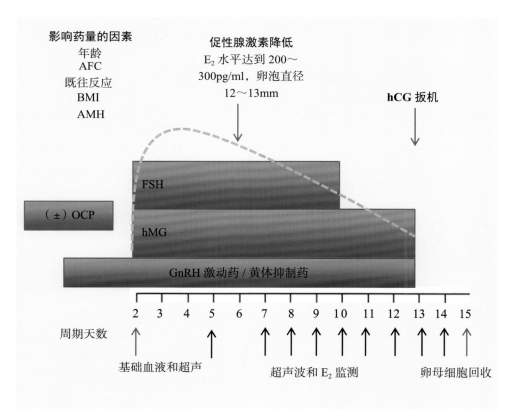

◀ 图 9–1　GnRH 激动药"长"方案

AFC. 窦状卵泡；BMI. 体重指数；AMH. 抗米勒管激素；E₂. 雌二醇；hCG. 人绒毛膜促性腺激素；FSH. 卵泡刺激素；hMG. 人类绝经期促性腺激素；OCP. 口服避孕药；GnRH. 促性腺激素释放激素（改编自 Huang and Rosenwaks, Assisted Reproductive Techniques. In: Rosenwaks Z and Wasserman P, *Human Fertility: Methods and Protocols*. Humana Press, Springer Science and Business Media, 2014.）

期日或达到特定 E_2 水平或卵泡大小时）将 GnRH 拮抗药添加到方案中，以抑制内源性垂体 LH 激增，防止过早排卵[8]。GnRH 拮抗药启动的常见阈值是卵泡大小>13mm 或雌二醇水平>300pg/ml。当至少 2 个卵泡直径达到 17～18mm 时，在计划取卵前约 35h 给予 hCG 和（或）GnRH 激动药扳机，使卵母细胞最终成熟。

GnRH 拮抗药方案的使用对接受体外受精（in vitro fertilization，IVF）的不孕患者及接受 COS 以保存生育力的患者都有很多好处。与 GnRH 激动药不同的是，GnRH 拮抗药在垂体抑制前即刻引起垂体下调效应，因此效果无延迟。这缩短了患者注射的总持续时间，从而缩短了从治疗开始到取卵日期的时间，因此这通常被称为"短"方案[25]。

对于接受 COS 以保存生育力的患者而言，短方案的另一个主要优点是选择使用 GnRH 激动药联合低药量 hCG 的双重扳机或仅使用 GnRH 刺激药扳机，最终使卵母细胞成熟。这降低了医学弱势人群中 OHSS 的风险，并为在取卵后不久需要治疗的患者提供了一种更安全的方式来进行 COS。

此外，更快地恢复到基线水平使得有时间的患者可进行连续的卵巢刺激周期。在本章后面，将更详细地讨论使用 GnRH 激动药扳机进行生育力保存的原因和好处（图 9-2）。

二、随机启动方案

对生育力保存患者进行卵巢刺激，可通过独特的方法来检验我们对卵巢生理学的理解局限性。当计划进行影响未来卵巢储备和生育能力的紧急医学治疗时，尤其如此，保存生育能力的时间窗口缩短了。过去 20 年的证据和经验表明，当目标是募集卵泡和成熟卵母细胞而不是妊娠时，促性腺激素用于卵巢刺激的启动具有灵活性。据推测，在整个月经周期中，至少有 3 种主要卵泡募集波[3]。我们相信，并没有真正的波动，而是原始卵泡的持续发育，无论患者在月经周期的哪个时间点，都可"随机启动"卵巢刺激。这反过来又限制了生育力保存 COS 周期本身及癌症治疗的启动延迟[5]。

随机启动方案在当前月经周期的任何一天启动促性腺激素刺激，可是卵泡晚期（优势卵泡募

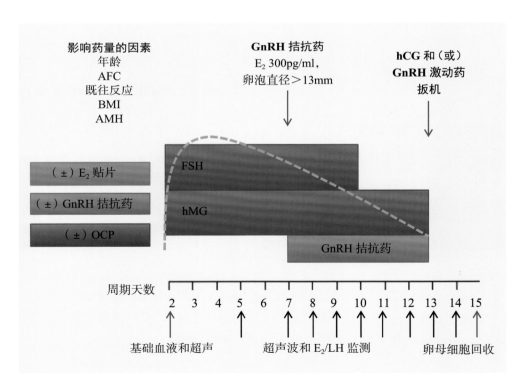

◀ 图 9-2 GnRH 拮抗药"短"方案

AFC. 窦状卵泡；BMI. 体重指数；AMH. 抗米勒管激素；E_2. 雌二醇；hCG. 人绒毛膜促性腺激素；FSH. 卵泡刺激素；hMG. 人类绝经期促性腺激素；OCP. 口服避孕药；GnRH. 促性腺激素释放激素；LH. 黄体生成素（改编自 Huang and Rosenwaks, Assisted Reproductive Techniques. In: Rosenwaks Z and Wasserman P, *Human Fertility: Methods and Protocols*. Humana Press, Springer Science and Business Media, 2014.）

集后），甚至是黄体期。除起始时间外，该方案与之前描述的短方案类似，基于卵泡＞13mm（CRMI标准）或实验室证据表明雌激素水平升高（我们中心＞300pg/ml）加用 GnRH 拮抗药。有时，COS 周期比常规方案更早满足这些标准，因此患者在 COS 周期中服用 GnRH 拮抗药的时间更长。事实上，在一些医学中心，如果患者在黄体期启动促性腺激素刺激，甚至可不使用 GnRH 拮抗药，因为黄体酮存在的情况下很少出现 LH 激增[6]。虽然这可能会节省一些费用，因为 GnRH 拮抗药并不便宜，但在癌症患者保存生育力的唯一机会中，过早激增、卵母细胞产量低于预期或周期消失的可能性是不合理的；因此，我们建议所有保存生育力的患者使用 GnRH 拮抗药来防止这种情况的发生。尽管也有研究表明，与常规早期卵泡启动相比，随机启动方案可能会在整个周期中增加 1~2 天的额外刺激，但刺激并启动化疗的结果价值明显超过了 1~2 天促性腺激素的额外费用[21, 23]。

已有多个病例报道表明，这种类型的随机启动方案在月经周期的随机时间启动刺激不仅可行，而且具有与常规第 2 天刺激启动相似的成功率。卵母细胞产量、成熟率和受精率是可比的，这表明在随机启动周期中获得的卵母细胞在将来被利用时同样有能力成功妊娠[5, 12, 16, 19, 31]。

尽管上述内容可能使随时启动卵巢刺激和全面标准化方案变得容易，但在这些患者中进行"恰到好处"的刺激，实际情况要复杂得多。促性腺激素剂量必须根据患者的预期卵巢储备（如果没有接受激素抑制，可以通过 AFC 和 AMH 进行评估）、年龄、体重指数（body mass index，BMI）和既往卵巢刺激史进行个体化调整，这样才能做到"恰到好处"。这种随机启动方案既适用于卵巢储备量高的患者，也适用于储备量低的患者（窦卵泡计数少，AMH 低）。此外，在我们中心，如果患者是晚期卵泡，我们不会启动促性腺激素刺激。当患者出现≥15mm 的优势卵泡且雌二醇水平与优势卵泡一致时，我们使用 GnRH 激动药扳机（亮丙瑞林，4mg）来排优势卵泡。该卵泡也可取

出（在卵巢储备降低的患者中可能是明智的选择），如果成熟则冷冻保存，增加总卵母细胞产量。然后在周期的诱导"黄体期"恢复后 2 天开始促性腺激素刺激。本方案由我们根据体外成熟（in vitro maturation，IVM）周期患者的历史数据制订[26, 29]。在这些研究中，HCG 给药时具有优势卵泡（＞15mm）的患者与在发育出 15mm 大小的优势卵泡之前进行扳机的患者相比，胚胎质量较差，结局较差。这可能意味着随着优势卵泡的选择和较小卵泡的萎缩，血清促性腺激素水平下降，导致这些小卵泡发生退化，并在超过恢复点后发生闭锁。用亮丙瑞林 4mg 诱发排卵，并等待 2 天开始刺激，可能会使尚未闭锁健康小卵泡在随后的促性腺激素刺激中被募集。这种方法仍然比常规第 2 天早期卵泡启动更快，并防止了患者在生育力保存和癌症治疗方面的明显延迟。

虽然对癌症患者特别有用，但该随机启动方案可用于任何接受 COS 以保存生育力的患者，如需要围绕计划好的旅行或工作任务进行安排的患者。该方案也可用于卵母细胞捐献者，其中许多人已安装宫内节育器（intrauterine device，IUD）。在整个刺激过程中，他们的 IUD 可能会保持在原位，这还有一个额外的好处，例如，可使她们的刺激周期与接收其卵子的患者在预定周期内保持同步。

最近，我们的研究小组发表了一份病例报道，1 例患者在因被诊断为乳腺癌而紧急终止妊娠后不久，通过冷冻保存的多个胚胎成功地保存了生育力[22]。患者妊娠 5 周，在终止后 5 天开始刺激，此时血清 β-hCG 水平为 119.8mU/ml。由于 hCG 的半衰期，预计其水平将继续下降，不会在刺激期间导致发育中卵泡过早黄体化。hCG 水平＞30mU/ml，卵泡＞12mm 将被视为导致过早黄体化和卵母细胞质量差的阈值。该患者的 COS 周期包括 11 天的刺激，之后取出 29 个卵母细胞，其中 17 个受精，10 个冷冻保存为囊胚。这一病例突显了随机启动方案的可行性，即使在妊娠终止后不久也是如此，时间对新诊断为癌症的患者至关重要，她们必须

尽快开始肿瘤治疗，但也要重视未来的生育力。

对于随机启动周期，应告知患者，尽管其COS周期具有额外的灵活性，并且在取卵后结果相同，但一个主要缺点是在取卵前额外用药1~2天。此外，应告知患者，如果他们确实在卵泡晚期或黄体期开始刺激，那么她们在恢复前的刺激周期内可能会出现阴道出血。这会让患者感到不安，但不会影响卵母细胞的发育（图9-3）。

（一）他莫昔芬方案

尽管由于其他可用方案的优越性，如今他莫昔芬在卵巢刺激中并不常用，但值得注意的是，它是一种在乳腺癌患者及任何患有雌激素敏感性疾病患者中进行卵巢刺激的药物[14, 17]。他莫昔芬是一种非甾体三苯基乙烯雌激素受体调节药，类似于氯米芬，最初在英国作为避孕药开发。研究者初期发现它能刺激卵泡生长，在欧洲也被用作促排卵药。当发现他莫昔芬对乳腺癌有抑制作用时，它开始广泛用于雌激素（E_2）受体阳性乳腺癌患者的新辅助激素治疗（至今仍然如此）。考虑到这些叠加效用，例如他莫昔芬阻断了雌激素受体，抑制需要雌激素生长的肿瘤细胞，同时提高FSH水平，促进卵泡发育，因此建议在希望生育力保存的乳腺癌患者及治疗后无疾病且希望妊娠的患者中，使用他莫昔芬进行COS。由于他莫昔芬阻断了E_2受体，因此在多卵泡募集中产生的高雌激素水平在这种情况下不太会引起关注。与自然周期相比，在他莫昔芬40~60mg/d联合促性腺激素和GnRH拮抗药的方案中发现，他莫昔芬可产生更多的卵母细胞和胚胎[17]。过去，许多希望保存生育力的乳腺癌患者唯一的选择是自然周期或非刺激IVF。

后续的一项研究比较了他莫昔芬IVF（Tam-IVF）、他莫昔芬联合促性腺激素（TamFSH-IVF）及来曲唑（一种第三代芳香化酶抑制药）联合促性腺激素（来曲唑-IVF）方案。根据方案，他莫昔芬单独口服或与注射促性腺激素一起口服，剂量为60mg/d[18]。来曲唑口服给药，剂量为5mg/d，同时注射促性腺激素。这项研究发现，与单独使用Tam-IVF方案相比，TamFSH-IVF和来曲唑-IVF方案的胚胎数量在统计学上显著增加。然而，来曲唑可导致较低的雌二醇峰值水平，因此作为促性腺激素的一种有前途辅助药物，来曲唑可用于许多癌症患者的生育力保存COS，已获得相对广泛的应用。

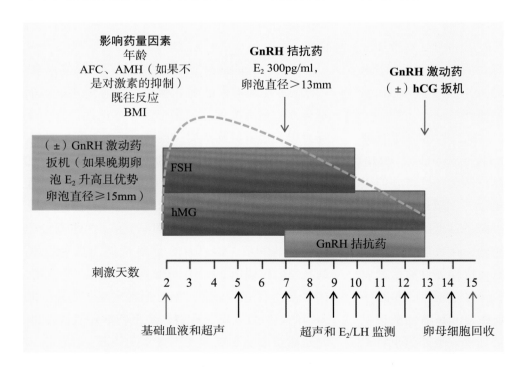

◀ 图 9-3 "随 机 启 动"方案

AFC. 窦状卵泡；BMI. 体重指数；AMH. 抗米勒管激素；E_2. 雌二醇；hCG. 人绒毛膜促性腺激素；FSH. 卵泡刺激素；hMG. 人类绝经期促性腺激素；GnRH. 促性腺激素释放激素；LH. 黄体生成素（改编自 Huang and Rosenwaks, Assisted Reproductive Techniques. In: Rosenwaks Z and Wasserman P, *Human Fertility: Methods and Protocols*. Humana Press, Springer Science and Business Media, 2014.）

（二）连续来曲唑方案

癌症患者和某些慢性疾病患者进行卵巢刺激的额外风险包括雌激素敏感性恶性肿瘤刺激的潜在风险，以及血栓栓塞疾病的风险升高。此外，对于需要紧急癌症治疗的患者，任何延迟治疗可能对他们的整体健康特别不利。患有乳腺癌或其他雌激素敏感的恶性肿瘤、黑色素瘤、子宫内膜异位症和子宫内膜癌的患者，以及 *BRCA* 基因突变携带者和患有潜在血栓前慢性疾病的患者，可能因雌激素水平升高而面临特别的风险[1, 2, 13]。对于这些患者，建议使用含有强效芳香化酶抑制药来曲唑的 COS 方案。由于其竞争性阻止雄激素向雌激素的最后芳构化步骤的作用机制，来曲唑可抑制血清雌二醇水平。即使在多卵泡生长的情况下，也观察到雌二醇水平降低，因此对雌二醇水平明显升高的患者有重大益处。

口服来曲唑已用于诱导排卵，通常采用与氯米芬类似的 5 天疗程。通过阻断雌二醇的产生，内源性促性腺激素增加，从而促进卵泡募集。来曲唑通常在卵泡募集开始后停用，一般在 5 天疗程后，卵泡将在没有额外刺激的情况下继续发育。在未尝试妊娠的患者中，抑制雌二醇暴露是重要的，芳香化酶抑制药可持续到刺激结束 [GnRH 激动药或人绒毛膜促性腺激素（human chorionic gonadotropin，hCG）诱导的卵母细胞最终成熟点]。通常在取卵后直到月经开始第 2 天对未尝试妊娠的患者中重新开始使用芳香化酶抑制药（5mg/d），用来抑制黄体雌二醇水平。由于单独使用芳香化酶抑制药募集卵泡通常是适度的，因此在芳香化酶抑制药方案中添加促性腺激素是提高反应的常见方法。

我们和其他人已经描述了用于雌激素敏感疾病的来曲唑方案，即芳香化酶抑制药在卵泡早期开始使用，导致内源性促性腺激素升高 2 天，然后联合使用芳香化酶抑制药和促性腺激素（根据 BMI、AFC 和 AMH 为患者量身定制），以增加 FSH 的自然升高。芳香化酶抑制药和促性腺激素在整个刺激过程中与 GnRH 拮抗药每天一起给药，直到扳机当天。该方案的最初描述使用了 5mg/d 的标准剂量；然而，该方案需要等待来曲唑的启动，直到卵泡早期。为了适应个体差异，我们采用了滴定或"滑动刻度"方法，根据雌二醇水平调整来曲唑的剂量，以保持生理范围内水平（类似于自然月经周期）。根据雌二醇水平，我们使用的来曲唑剂量范围为 2.5～7.5mg/d 或更高。在我们的实践中，我们使用的来曲唑滑动量表如下：$E_2 < 150$pg/ml，无来曲唑；E_2 150～250pg/ml，来曲唑 2.5mg；E_2 251～350pg/ml，来曲唑 5mg；$E_2 > 350$pg/ml，来曲唑 7.5mg。来曲唑和标准促性腺激素周期之间一个非常重要的区别是诱导最终成熟的卵泡大小，反复试验表明，获得成熟的 M Ⅱ 卵母细胞需达到 20mm 或更大的平均直径。在扳机当天，来曲唑不给药，可在取卵后 1 天重新启动。来曲唑通常持续约 2 周，直到月经开始，表明激素水平较低。在研究卵母细胞产量和质量（即妊娠率）时，许多研究表明，与仅使用标准促性腺激素方案相比，使用来曲唑和促性腺激素方案的卵母细胞和成熟卵母细胞数量相当或增加[10, 11, 20, 30]。

与该方案的一个重要区别是，采用连续来曲唑方案进行 COS 的患者，COS 周期内每次出现进行监测时都必须进行超声和血液检查。在这种情况下，单独的血液检查（通常在 COS 周期中偶尔进行，以辅助促性腺激素药量调整）是无用的，因为血清雌二醇水平与卵泡反应无关，因此不能指示一个周期的进展。应结合基线特征（如患者年龄、体重指数和基线卵巢储备）确定剂量，根据超声的卵泡反应进行剂量调整。有人建议，如果发生 OHSS，连续来曲唑可能会缩短 OHSS 的持续时间或严重程度。然而，尽管血清雌二醇水平受到抑制，但如果卵泡反应异常频繁，这些患者仍有发生 OHSS 的风险，在开始任何肿瘤治疗之前，仍应密切监测以确保最佳健康状况。仅在适当选择的患者中使用 GnRH 激动药扳机也会显著降低 OHSS 发生的概率。现在，许多实践中完全取消使用 hCG 作为扳机药，而是使用纯 GnRH 激动药扳机进行生育力保存[1]。研究表明，不仅纯 GnRH 激动药扳机是可行的，而且在一些研究中，发现 GnRH 激动药扳机具有明显更高的成熟卵母细胞率，因此受精胚胎可用于冷冻保存[16, 21, 23]。我们通常使用的纯 GnRH 激动药扳机是单次注射亮丙瑞林 4mg，随后在扳机后标准 35h 取卵（图 9-4）。

（三）连续卵巢刺激方案

在完成一个刺激周期后，患癌症或其他疾病的生育力保存患者可能会发现，在需要开始性腺毒性治疗之前，他们还有时间。在某些情况下，在肿瘤学家的批准下，对第一个周期的结果不完全满意的患者可选择延迟治疗，以增加冷冻保存的卵母细胞/胚胎数量。在这些情况下，可在取卵后约 4 天进行连续卵巢刺激周期或重新启动刺激。在考虑连续卵巢周期的患者中，使用 GnRH 激动药扳机尤为关键，因为卵巢恢复到相对正常的外观比使用 hCG 扳机要要快得多。执行此操作时，刺激被视为"黄体启动"，并遵循与上述随机启动方案相同的方案。卵巢将从其基线状态中进行过度刺激，通常在每个卵巢上可见多个黄体。开始促排卵的参数与随机启动方案相同，将在启动日

检查血液和超声。从临床角度来看，保证患者在身体上感觉良好，可进行连续促排卵，并且不会发生 OHSS 非常重要。

（四）扳机选择：促性腺激素释放激素激动药

在选择 COS 周期刺激方案时，选择合适的扳机药以促使卵母细胞最终成熟同样重要。常规上，最后的卵母细胞成熟是通过 hCG 扳机来实现的。众所周知，由于其半衰期延长，hCG 扳机可能会导致高危患者出现严重 OHSS，这在医疗弱势患者群体中尤其令人担忧。这主要是由于 hCG 半衰期长，并且能够诱导血管内皮生长因子（vascular endothelial growth factor，VEGF），从而增加血管通透性。在 COS 过度刺激的情况下，这种血管通透性增加导致液体外渗，临床表现为低血容量和腹水增加。hCG 和 LH 均能诱导 VEGF，然而，hCG 的半衰期约为 24h，LH 的半衰期为 2h，因此使用 hCG 扳机的风险大于 GnRH 激动药诱导的天然 LH[7, 9, 15, 28]。

在某些情况下，如果担心患者可能对 GnRH 激动药扳机没有充分反应，而且担心周期会丧失，那么联合使用 GnRH 激动药和小剂量

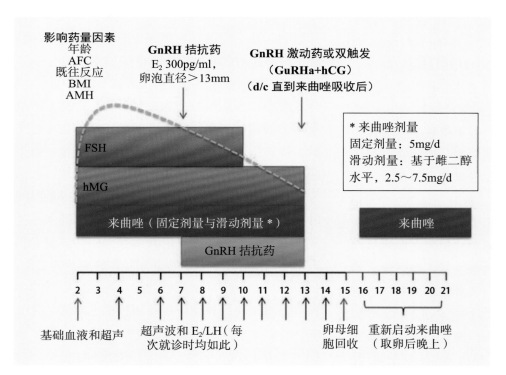

◀ 图 9-4 连续来曲唑方案
AFC. 窦状卵泡；BMI. 体重指数；AMH. 抗米勒管激素；E₂. 雌二醇；hCG. 人绒毛膜促性腺激素；FSH. 卵泡刺激素；hMG. 人类绝经期促性腺激素；GnRH. 促性腺激素释放激素；LH. 黄体生成素；GuRHa. 促性腺激素释放激素激动药（改编自 Huang and Rosenwaks, Assisted Reproductive Techniques. In: Rosenwaks Z and Wasserman P, Human Fertility: Methods and Protocols. Humana Press, Springer Science and Business Media, 2014.）

hCG（根据 OHSS 和 BMI 的风险因素，范围为 1000～3300U）。这有利于进一步降低 OHSS 风险，以及减少与过量 hCG 给药相关的不良反应。

三、结论

确定生育力保存的 COS 方案主要取决于生育力保存适应证和后续可用时间。在面临紧急医疗情况下，采取立即启动或随机启动方案的研究结果非常有利。这可避免进一步肿瘤治疗延误，具有不可估量的好处。对乳腺癌患者的研究表明，接受卵巢刺激患者与未接受卵巢刺激患者的 10 年内无病生存期相似，因此，为了适时进行 COS 周期，对于某些即将接受新辅助化疗的患者，短暂的延迟可能并不会带来不利影响[1]。在这一人群中添加芳香化酶抑制药，特别是以连续方式使用来曲唑，具有额外的效用和益处。同时 GnRH 激动药的使用进一步降低了与 COS 相关的风险，并使对 COS 有兴趣的患者能够以对其整体健康和医疗计划的最小风险进行生育保护。为了实现卵巢刺激和生育力保存，需要患者、患者家属、肿瘤学家、外科医生、治疗师和生殖内分泌学家的多学科努力协作，目前已有许多安全有效的选择，这些选择可最大限度地减少对整体医疗保健的负面影响，确保卵巢刺激和生育力保存的成功实施。

总之，在新的或慢性的诊断和性腺毒性治疗的前景中，有大量的方案可供选择来帮助患者安全有效地实现其生育力保护的目标。

- 虽然在技术上可行，但常规 GnRH 激动药"长"方案较少使用，因为它需要更长的时间刺激，并且无法使用 GnRH 激动药进行扳机。

- 如果向生育专家介绍的时间和启动刺激的计划与患者的月经周期一致，则可以遵循常规的第 2 天 GnRH 拮抗药"短"方案。

- 当时间与月经启动不完全同步时（这比不同步更常见），可使用"随机启动"方案，即在卵泡晚期或黄体期开始刺激，总体结果相似。

  □ 这种方法在这一人群中的主要好处是避免了不必要的延迟可能拯救生命的医疗治疗。

  □ 如果患者的优势卵泡大小≥15mm，则可使用 GnRH 激动药（亮丙瑞林）扳机，并在 2 天后开始刺激。

- 对于具有高雌激素状态风险的患者（乳腺癌、雌激素敏感恶性肿瘤、BRCA 突变、凝血酶原状态）可使用连续来曲唑方案，以调节雌激素水平，同时允许多卵泡发育和类似的最终结果。

  □ 重要的是要记住，每次监测访视时都必须进行超声检查，因为雌二醇水平不会表达对促性腺激素刺激的反应。

  □ 根据医生的偏好，可使用固定剂量的来曲唑（每天 5mg）或滑动剂量（如上所述每天 2.5～7.5mg）来曲唑方案。

- GnRH 激动药，特别是醋酸亮丙瑞林，在医学上可行且适当的情况下可用于扳机，以尽量减少 OHSS 风险。如果需要使用 hCG，则应使用最低有效剂量，通常在使用 hCG+GnRH 激动药的双扳机方案中使用。

第 10 章 卵母细胞体外成熟
In Vitro Maturation of Oocytes

Michel De Vos 著

陈 婕 万帮贝 译　白娇娇 祝建清 校

一、背景

卵母细胞体外成熟（in vitro maturation，IVM）是生殖医学中的一种实验室技术，定义为从窦状卵泡收集的未成熟卵丘 - 卵母细胞复合体的体外成熟。IVM 的概念首先由 Pincus 和 Enzmann 提出[49]，并由体外受精（in vitro fertilization，IVF）先驱 Edwards 进一步发展[16]。Edwards 在其整个职业生涯中都对 IVM 感兴趣[18]，他观察到未成熟卵母细胞在从卵泡环境中取出后，可在体外自发到达第二次减数分裂中期（metaphase Ⅱ，MⅡ）[17]。然而，直到 20 世纪 90 年代初，才首次报道了人类 IVM 的成功健康活产[4]。1994 年报道了多囊卵巢综合征（polycystic ovarian syndrome，PCOS）首次成功妊娠和分娩[70]。为了在体外实现自发减数分裂成熟，卵丘封闭的卵母细胞通常在基础组织培养基或为囊胚培养而配制的培养基中培养，补充有蛋白质来源（自体患者血清或血清白蛋白）、卵泡刺激素（follicle-stimulating hormone，FSH），通常是人绒毛膜促性腺激素（human chorionic gonadotropin，hCG），直到它们在吸收后 24～48h 达到 MⅡ 阶段[64]。然而，这些 IVM 培养基没有专门设计来支持卵丘和卵母细胞在成熟过程中的代谢需求，尽管导致自发 IVM 中减数分裂进展的分子信号级联与卵泡中卵母细胞体内成熟过程中的不同。因此，体外成熟卵母细胞的发育能力通常低于体内成熟卵母细胞。卵母细胞在体内成熟是一个涉及细胞质和细胞核的复杂过程，并通过在卵母细胞、卵丘细胞和壁颗粒细胞之间的相互作用中发挥核心作用的各种信号分子级联进行调节[28]。对于环核苷酸，cAMP 和 cGMP 是控制哺乳动物卵母细胞减数分裂的关键分子。在体内，排卵前促性腺激素的激增导致卵泡体细胞 cAMP 的短暂升高，这对卵母细胞的后续发育能力至关重要。然而，到目前为止，标准 IVM 系统还不能模拟体外 cAMP 激增。与辅助生殖中的常规控制性卵巢刺激（controlled ovarian stimulation，COS）相比，这导致 IVM 后的临床结局较差[29, 36, 74]。体外成熟卵母细胞的潜力较低，限制了其在癌症患者生育力保存中的应用。事实上，在体外成熟卵母细胞冷冻保存后，很少有活产的报道。有报道称，在常规卵巢刺激周期中取出的卵母细胞在生发泡（germinal vesicle，GV）阶段使用缓慢冷冻法进行冷冻保存后，首次实现了 IVM 和卵母细胞冷冻保存的活产[72]。在最近发表的一篇论文中，又报道了 5 例妊娠，这些妊娠是从 hCG 预处理的 IVM 周期中收集的未成熟卵母细胞在 MⅡ 阶段玻璃化冷冻后活产[8]。在这些患者中，卵母细胞冷冻保存与肿瘤生育无关。到目前为止，在对恶性肿瘤患者体外成熟卵母细胞进行玻璃化和升温后，仅实现了 2 次活产（Grynberg 等，Segers 等，均未发表）。因此，对于恶性肿瘤患者而言，体外成熟卵母细胞的使用仍然存在一些挑战，需要进一步的研究和改进，以提高其临床成功率和应用前景。

二、定义

卵母细胞 IVM 是指从窦状卵泡收集的未成熟

卵丘 – 卵母细胞复合体的体外成熟[16]。在收集卵细胞之前，可先给予 FSH 以促进卵泡生长。然而，当使用促性腺激素［如 hCG 或促性腺激素释放激素（gonadotropin-releasing hormone，GnRH）激动药］扳机使卵母细胞体内成熟时，这不能被视为 IVM[12]。由于卵丘细胞支持对卵母细胞体外成熟至关重要，因此只应提倡卵丘封闭卵母细胞的成熟；IVM 不包括去除卵丘细胞的卵母细胞培养。后者有时适用于在常规卵巢刺激和排卵扳机后收集的未成熟卵母细胞。这种做法被称为"挽救性 IVM"，通常会产生发育潜力较差的卵母细胞[27]。

三、技术

严格地说，IVM 技术涉及在给予少量或不给予外源性促性腺激素后从窦状卵泡抽取未成熟卵母细胞。卵泡采集通常在直径<10mm 时进行，在有排卵周期的女性中，避免选择单个优势卵泡，以防止对次级卵泡卵母细胞的潜力产生负面影响。在超声扫描以排除囊肿或其他病理情况后，安排连续超声扫描以评估窦状卵泡的生长。使用标准 IVM 系统，卵母细胞体外成熟率通常低于常规 IVF 中获得的卵母细胞在给予排卵扳机后的成熟率，这表明相当一部分来自小窦状卵泡的未成熟卵母细胞仍然没有减数分裂能力，需要更多的时间才能在其卵泡环境中完成生理细胞核和细胞质的成熟。通常在取卵前 36～38h 给予 hCG 推注时，可获得更高的卵母细胞成熟率[5]。这些情况下，在体内开始减数分裂恢复，在取卵时发现一部分卵母细胞已达到 MⅡ——这些卵母细胞已经在体内完成减数分裂，易受精。因此，hCG 扳机 IVM 系统可能代表语义上的矛盾，但它比非 hCG 扳机系统应用得更频繁，其中所有卵母细胞在卵子回收时都处于 GV 阶段。尽管如此，对于 IVM 患者最有效的临床和实验室方案仍存在争议[12]，目前没有强有力的证据表明非 hCG 扳机 IVM 系统优于 hCG 扳机系统，反之亦然。然而，最近的研究表明，当卵母细胞在非 hCG 扳机的周期中被回收，在一个双相 IVM 系统中孵育，其中包括减数分

裂阻滞和细胞质激活的预成熟步骤，然后再进行第二个成熟步骤，显著改善了卵母细胞的成熟率和胚胎学结果，尤其是来自小小窦状卵泡的卵母细胞[59]。

四、多囊卵巢综合征患者的体外成熟

IVM 通常被认为是 PCOS 患者的一种温和的辅助生殖技术，PCOS 是最常见的内分泌疾病，会影响年轻女性的生殖功能。与常规 COS 方案相比，IVM 涉及从窦状卵泡而非排卵前卵泡抽吸卵丘 – 卵母细胞复合体（cumulus-oocyte complex，COC）[12]。因此，尽管外源性 FSH 的作用一直存在争议[20, 71]，但在卵母细胞取出之前，促性腺激素的疗程较短，卵巢刺激（如果有的话）需要较少的激素和超声监测。由于在促性腺激素作用下能够生长的卵泡数量增加，PCOS 患者与没有 PCOS 女性相比，更易发生与 COS 相关的激素不良反应。因此，PCOS 患者历来是 IVM 的目标患者群体[7]。此外，与正常应答者相比，PCOS 患者患卵巢过度刺激综合征（ovarian hyperstimulation syndrome，OHSS）的风险显著增加，OHSS 是 COS 最常见的医源性并发症。然而，显著降低 OHSS 风险策略的发展，特别是选择性玻璃化冷冻胚胎而非新鲜胚胎移植[13]，以及在 GnRH 拮抗药方案中使用 GnRH 激动药扳机使卵母细胞最终成熟[38]，减少了 IVM 作为一种避免 OHSS 策略的需要。IVM 发展的主要障碍包括缺乏进一步开发替代、安全的辅助生殖技术（assisted reproduction technology，ART）方法的动力，以及制药公司对减少促性腺激素消费的战略投资的兴趣明显不足。

尽管 OHSS 的风险已显著降低[30]，但卵巢刺激高反应者，如大多数 PCOS 患者，在接受 COS 时仍会受到激素不良反应的影响，对于这些女性来说，IVM 可能是一种有吸引力的替代方法。此外，IVF 治疗对女性及其伴侣来说压力很大，可能导致在成功妊娠之前终止治疗[24]。鉴于此，尽管存在无 OHSS 的 COS 方案，但仍有一部分患者接受 IVM 作为一种简化、低负担的替代性 ART 方

案。目前尚不清楚这些患者在多大程度上会接受较低的妊娠机会。另外，许多国家的公共卫生计划不报销一般 IVF 治疗和特定促性腺激素治疗。在这些国家（如越南），由于与 COS 相比，IVM 成本降低，经济激励也可发挥作用。

有效 IVM 计划的基础是正确的患者选择，即患有 PCOS 的女性是 IVM 的最佳人选，因为她们产生了足够多的未成熟卵母细胞，可弥补与标准 IVF 相比 IVM 固有的低效率[21, 32, 63]。抗米勒管激素（anti-Müllerian hormone，AMH）的血清浓度是一种与 PCOS 表型严重程度密切相关的生物标志物[14]，是卵泡抽吸可回收未成熟卵母细胞数量的有力预测指标，通过卵母细胞数量的替代，AMH 与 IVM 后妊娠概率相关[32]。然而，尚未确定 AMH 截止值，以确定 IVM 的效率何时超过 COS。医生可能需要一个学习曲线来从小窦状卵泡中收集卵子，已经开发了闭路针冲洗系统，以避免吸入的卵泡液中出现血栓，尽管从窦状卵泡中回收未成熟卵母细胞的最佳技术需要进一步研究[55]。最后，我们最近根据 Rotterdam 诊断标准，在一项包含 320 例 PCOS 患者的回顾性研究中发现，与雄激素正常患者相比，接受 IVM 的具有高雄激素 PCOS 表型的不孕患者每个 IVM 周期的累计活产率更高（Mackens 等，待提交）。这可能与完全 PCOS 表型女性中 COC 的产量高于轻度正常雄激素表型女性有关，但确切的机制仍有待研究。然而，在更广泛的患者群体中，更多生理性 IVM 培养系统的未来发展可能代表了激素驱动 IVF 治疗的有效替代方案。

五、体外成熟在生育力保存中的作用

尽管胚胎或卵母细胞的冷冻保存是目前唯一成熟的生育力保存（fertility preservation，FP）技术[46]，但在一部分恶性肿瘤患者中，通过卵巢刺激获得成熟卵母细胞可能是不适用的。当需要紧急开始恶性肿瘤治疗或需要避免激素受体阳性疾病患者在 COS 周期中观察到的雌二醇水平升高时，可能没有足够的时间进行卵巢刺激。对于这些患者，IVM 可能被认为是一种潜在的替代方案，尽管 COS 周期中的雌二醇水平也可通过在卵巢刺激期间添加芳香化酶抑制药来降低[53]。

无论月经周期如何，生殖年龄女性的卵巢中都存在窦状卵泡，因此在月经周期的任何时候都可从这些窦状卵泡中获得未成熟卵母细胞。这使得 IVM 成为一种非常适合在即将开始性腺毒性治疗的紧急情况下应用的技术。在一项针对 248 例计划进行新辅助化疗的乳腺癌患者的前瞻性研究中，Grynberg 等证明，在周期的卵泡期和黄体期，可从窦状卵泡中获得未成熟卵母细胞[31]。在这一迄今为止为止为接受 FP 进行 IVM 的最大系列中，恶性肿瘤患者平均年龄为（31.5±0.3）岁，IVM 后平均冷冻了（6.4±0.3）个成熟卵母细胞，这与计划进行辅助化疗的乳腺癌患者在来曲唑联合治疗的标准卵巢刺激后可用于冷冻保存的成熟卵母细胞数量相当。然而，根据最近对恶性肿瘤患者的一项回顾性研究，体外成熟卵母细胞的发育潜力仍不及体内成熟卵母细胞[9]。卵母细胞也可从恶性肿瘤患者的体外卵巢组织中提取[52]，在体外成熟、受精并活产[51, 73]。在患者恶性肿瘤治疗后不孕时可进行卵巢组织移植，卵巢皮质冷冻保存仍被认为是实验性的，但已显示出有希望的结果，在卵巢皮质移植手术后有 130 多例活产，每例患者的活产率为 25%[15]。卵巢组织冷冻保存是青春期前女孩唯一可用的生育力保存方法，也适用于青春期后女孩和没有时间刺激卵巢以获取成熟卵母细胞的年轻女性。卵巢切除术后，在实验室组织处理过程中（图 10-1），可从实验室培养皿中或通过直接抽吸可见卵泡获取小致密 COC（图 10-2）。这些卵母细胞提供了额外的卵子来源，可供冷冻保存（图 10-3）。到目前为止，在总共 240 例患者中，至少有 15 份报道了这种方法的出版物记录了这种生育力保存的联合策略[60]。根据已发表的系列，平均从体外卵巢组织中获得 14.7 个 COC，可用于 IVM。COC 的体外提取似乎与月经周期的阶段或口服避孕药的使用无关。根据文献，这些复合物可在专门设计的 IVM 培养基中孵育，产生成

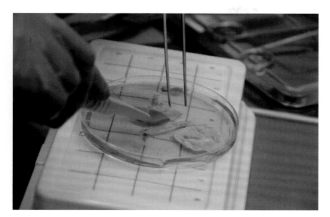

▲ 图 10-1　Leibovitz L-15 培养基中卵巢皮质的解剖

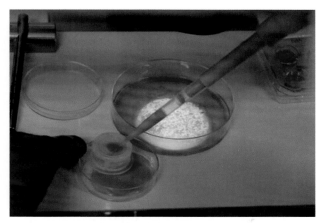

▲ 图 10-2　为了更好地识别卵丘 - 卵母细胞复合体，将培养皿中的培养基通过细胞过滤器滤过

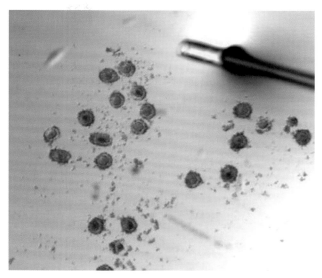

▲ 图 10-3　来自未经促性腺激素预处理的小窦状卵泡的卵丘 - 卵母细胞复合体

六、可从体外成熟中获益的恶性肿瘤患者

目前经阴道卵母细胞抽吸技术的一个重要限制是小窦状卵泡中 COC 的回收率低。该回收率约为 50%[56]，并且似乎不受患者在卵母细胞回收前服用 hCG 的影响。与来自受刺激卵巢中大卵泡的成熟卵母细胞相比，小窦状卵泡卵母细胞恢复率通常较低。因此，IVM 系统中卵母细胞成熟率降低的同时，窦状卵泡数量少或 AMH 周期水平低女性的成熟卵母细胞产量也会受到限制。同样，AMH 水平也可能与从体外卵巢组织中取出的卵母细胞数量相关，尽管目前缺乏证实这一相关性的可靠数据。理论上，几乎所有接受卵巢活检或卵巢切除术的患者（在卵巢组织采集前接受化疗的患者除外），都适合采用体外取出卵母细胞的 IVM 联合方法。卵巢癌患者也可能适合这种联合治疗方法[37]，卵巢恶性肿瘤风险高的患者也是如此。只有使用植入人工卵巢内的分离卵泡[43]或通过体外卵泡培养[67,75]，才能安全地恢复这一特定患者群体的生育力。然而，由于这些方法尚未在临床上实施，从这些患者的卵巢切除样本中回收未成熟卵母细胞仅代表恶性肿瘤后生育力恢复的可实现前景。

乳腺癌患者是需要进行 FP 的主要恶性肿瘤群体[25]。这些患者不仅具有恶性肿瘤治疗导致的

熟卵母细胞，总成熟率为 39%。迄今为止，这一方法报道的活产数量较少，不过，对于大量接受卵巢组织冷冻保存但在卵巢组织移植后恶性细胞再植入风险较高的患者（例如白血病患者）来说，他们的未来是有希望的[57]。这种联合方法在理论上对青春期前儿童也是可行的，尽管这些儿童的一部分未成熟卵母细胞在体外已达到核完全成熟，目前这种方法在青春期前癌症患者中的真正潜力尚不可知。虽然有体外研究的证据表明，青春期前女孩的卵巢中有很大比例的畸形卵泡，但没有关于青春期前卵巢窦前卵泡和窦前卵泡中未成熟卵母细胞发育力的信息[1]。尽管如此，1 例患者在月经初潮前回收并冷冻保存了卵巢组织，这例患者首次活产的报道表明，植入青春期前卵巢的卵母细胞可冷冻保存，可恢复这些患者的生育力[11]。

卵巢功能不全高风险，而且年轻女性的其他恶性肿瘤发病率也普遍增加 [40, 44]。此外，在所有恶性肿瘤类型中，乳腺癌患者因多种潜在原因而在恶性肿瘤后妊娠的可能性最低 [48]。这些原因包括乳腺癌后妊娠的风险，激素受体阳性患者推荐长期辅助激素治疗，以及这些患者遗传性恶性肿瘤易感性增加。事实上，携带乳腺癌易感基因有害突变的患者可能会要求对胚胎进行植入前基因检测，如果没有获得可移植胚胎，这可能会对妊娠机会产生负面影响。此外，相当一部分乳腺癌患者在乳腺手术前需要紧急新辅助化疗。在这一特定的患者亚群中，可用于保存生育力的时间显著缩短，并且卵母细胞回收和玻璃化冷冻后的卵巢刺激并不总是成功。因此，在这一人群中，大力提倡将IVM作为紧急冷冻保存工具。

临床病例：IVM 在肿瘤生育中的应用

病例 1

患者在 23 岁时诊断为Ⅳ期霍奇金淋巴瘤，紧急强化化疗治疗后，患者被转诊到肿瘤生殖中心。由于缺乏卵巢刺激时间，单侧卵巢切除联合体外取卵的 IVM 被认为是最佳选择。共有 26 个卵巢皮质样本采用缓慢冷冻法冷冻保存。在实验室的组织加工过程中发现了 22 个 COC，这些 COC 在 IVM 培养基中孵育 30h，导致 7 个成熟卵母细胞玻璃化（成熟率：32%）。化疗结束并在病情缓解近 3 年后，患者希望妊娠，再次就诊于生殖中心。化疗导致了患者提前绝经，周期 FSH 为 100U/L，AMH＜0.03ng/ml。7 个卵母细胞被升温，6 个卵母细胞在升温过程中存活。使用卵胞质内单精子注射（intracytoplasmic sperm injection，ICSI）对4 个卵母细胞进行授精，产生 2 个最高质量的卵裂期胚胎，其中一个移植后妊娠，另一个胚胎玻璃化保存。妊娠过程无异常，最终在足月时分娩了一个男婴。

病例 2

未产子女性在 34 岁时被诊断为 $T_2N_0M_0$ 激素受体（ER 和 PR）阳性乳腺癌。由于开始化疗的紧迫性和激素受体阳性状态，建议患者进行卵巢组织冷冻保存和体外取出卵母细胞的 IVM。患者拒绝使用补充芳香化酶抑制药来曲唑联合促性腺激素刺激卵巢。共有 14 块卵巢皮质可供冷冻保存。组织加工后在培养皿中鉴定出 8 个 COC，体外成熟 28h，产生 3 个 MⅡ卵母细胞（成熟率：38%）。卵母细胞使用伴侣的精子行 ICSI，产生了 3 个质量良好的卵裂期胚胎被冷冻保存。对患者乳腺癌易感基因进行了基因检测，结果为阴性。5 年后，患者因希望妊娠就诊于医院。负责患者的肿瘤学家同意妊娠。患者 5 个月前已经暂停戈舍瑞林和他莫昔芬治疗，处于闭经状态。基础激素评估显示血清 FSH 为 37U/L。决定在激素替代治疗（hormone replacement therapy，HRT）周期中移植体外获取的卵母细胞 IVM 产生的胚胎。患者成功宫内妊娠，并最终分娩了一个健康女婴。患者仍有 2 个冷冻保存的胚胎及卵巢皮质组织。

七、提高体外成熟后的妊娠率

改进体外培养技术

通过第一次减数分裂和第二次减数分裂的核成熟是卵母细胞成功成熟的先决条件。细胞质成熟同样重要，包括细胞器重新定位、蛋白质和 mRNA 合成和修饰，以及支持后续受精和胚胎发育生化过程的调节 [26]。体内卵母细胞成熟的调控涉及成熟卵母细胞微环境中的复杂信号通路。卵母细胞和卵丘细胞通过缝隙连接 [6] 进行通信，缝隙连接允许调节因子和生长因子通过。卵母细胞处于减数分裂停滞状态，直到减数分裂进程被触发。在体内，成熟由内源性黄体生成素（luteinizing hormone，LH）激增触发，并由生长因子介导，如表皮生长因子（epidermal growth factor，EGF）家族成员双调蛋白、上皮调节蛋白和 β- 细胞素[47]。在体外，当卵母细胞从抑制减数分裂进程的卵泡环境中被取出时，卵母细胞会自发成熟[17]。当未成熟卵母细胞从小窦状卵泡中取出时，在细胞质成熟完成之前，减数分裂重新启动将过早发生。因此，减数分裂重新启动的时间对卵母细胞成熟至关重要。为了解决体外成熟系统的这一问题，一些研究者建议延迟自发核成熟，同时促进细胞质的发育[26]。细胞内信使分子 cAMP 在哺乳动物卵母细胞成熟的调节中起着显著作用[19]。高水平的 cAMP 和 cAMP 类似物阻止减数分裂重新启动[10]。通过向培养基中添加以下物质，提高 COC 环境中的 cAMP 水平，可以抑制或延迟卵母细胞体外自发成熟：① cAMP 类似物，如二丁基 cAMP；② 腺苷酸环化酶激活药，如 FSH、Forskolin 或侵袭性腺苷酸环酶；③ 磷酸二酯酶（phosphodiesterase，PDE）抑制药，如非特异性抑制药 IBMX，4 型 PDE- 特异性抑制药罗利普兰或 3 型 PDE- 特异性抑制药米尔利农、西洛他胺或 Org9935[10]。这些药延迟生发泡破裂，同时增加了减数分裂恢复期卵母细胞和卵丘细胞缝隙连接通信的范围和持续时间[10, 68, 69]，从而扩大了两者之间调节因子和代谢产物的交换[42]。

尽管 IVM 研究尚未在临床环境中彻底改变 IVM 系统，但正在开发改进的 IVM 系统。研究者从动物模型的实验中吸取了经验教训，在动物模型中添加卵母细胞生长因子，如生长分化因子 9（growth differentiation factor 9，GDF9）和骨形成蛋白 15（bone morphogenetic protein 15，BMP15），可显著增加囊胚数量[32]。在体外成熟过程中提高卵母细胞潜能的另一种方法是基于环磷酸腺苷（cyclic adenosine 3′，5′-monophosphate，cAMP）的调节。对人体模型中涉及 cAMP 调节药（异丁甲肟和 Forskolin）系统的研究揭示了与肝素意外相互作用（肝素在卵子回收过程中经常使用，以防止卵泡吸出物中形成血块）带来的严重实际障碍[77]。最近的一项研究表明，使用 C 型利尿钠肽（C-type natriuretic peptide，CNP）阻断减数分裂的预成熟培养（prematuration culture，PMC）系统的引入有可能缩小 IVM 和常规 ART 之间的效率差距（图 10-2）[58]。PMC 孵育后卵母细胞体外成熟似乎引起囊胚率增加，这可能与维持卵丘 - 卵母细胞跨透明带结构（transzonal projection，TZP）有关，该结构可支持卵母细胞染色质重塑的动态变化。

八、安全性

有人担心 IVM 可能干扰卵母细胞的表观遗传重编程[34]。虽然在次优条件下培养的动物胚胎中可能发生表观遗传变化[62]，但 IVM 后在人类卵母细胞中不同甲基化区域发现了正常的 DNA 甲基化水平[41]。先前的研究表明，"挽救性" IVM 后卵母细胞的甲基化异常，但这些研究中使用的"挽救性"未成熟卵母细胞来源于常规 IVF 周期，并且在排卵扳机后未能完成减数分裂。此外，IVM 后人类胚胎中非整倍体和其他染色体异常的发生似乎与标准 IVF 没有区别，这突出了 IVM 作为一种生殖技术的安全性[66]。

在接受 COS 治疗的 PCOS 患者中，高达 16% 的早期妊娠可能伴有中度或重度 OHSS[39]，IVM 消除了这一风险[74]，为许多接受 ART 的 PCOS 妊娠患者提供了一种危险性更小、对患者更友好的体验。虽然，早期报道 IVM 结果的研究显示流产风险显著增加[3]；但随着在 IVM 周期中引入了全胚冷冻方法，与常规刺激和 ART 相比，流产率似乎相似[74]。最近对比利时产科结果综述的表明，与接受常规 IVF 的 PCOS 患者相比，接受 IVM 的女性患妊娠高血压的可能性是其 2 倍，尽管接受 IVM 治疗的患者具有更严重的 PCOS 表型。早产率和婴儿的出生体重没有差异[45]。

IVM 和 COS 后出生的单胎婴儿的出生体重标准差评分（standard deviation score，SDS）相似［IVM 后为（0.51±0.94），COS 后为（0.33±1.05），$P=0.19$］。两组的早产率（32～36.9 周）和早期早产率（<32 周）也相似。虽然已证实 IVF 治疗与子代先天畸形发生率的增加相关[33]，但使用 IVM

受孕的新生儿先天畸形风险并未增加。我们在比利时进行的一系列 IVM 子代的研究结果证实了意大利先前的一项研究结果，该研究中超过 80% 的 IVM 患者没有 PCOS [22]，研究中的大部分儿童出生于 hCG 扳机后体内成熟卵母细胞。

在使用 ART 受孕的儿童中，代谢紊乱的风险可能增加 [35]。因此，对 IVM 出生儿童进行长期随访研究至关重要，尽管迄今为止，有限的数据表明 IVM 的安全性与标准 IVF 相当 [2, 76]。尽管存在对 IVM 培养可能的表观遗传影响的潜在担忧，但只有少数小型研究对 IVM 在子代中的任何潜在影响进行了表观遗传学评估，表明 IVM 不会干扰人类卵母细胞中基因组印记的建立 [41]，而 DNA 甲基化模式的表观遗传稳定性此前已在 IVM 出生儿童的绒毛和脐带血样本中得到证实 [50]。尽管印记模式与常规 ART 治疗出生的儿童没有差异，但由于样本规模较小，研究结果的普遍适用性有限。

关于儿童早期发育，法国一项对 2 岁 IVM 出生儿童进行的研究表明，尽管 IVM 组的女孩体重明显更重，但其身高和体重与常规 ICSI 出生的儿童相似 [23]。德国对 69 名 IVM 出生儿童进一步随访研究，为 IVM 出生儿童的早期发育提供了可靠的数据 [54]，芬兰 [65] 和中国台湾省 [61] 也发表了类似的关于 2 岁 IVM 出生儿童神经发育的可靠随访研究结果。事实上，潜在的表观遗传改变和长期遗传改变的影响应成为增长的 ART 出生儿童群体和特定的 IVM 出生儿童群体长期健康研究的重要焦点。目前还没有 IVM 出生子代在保存生育力方面的安全数据。因此，在生育力保存的情况下，对 IVM 患者所生子女的随访计划是有必要的。

归纳总结

- 卵母细胞 IVM 作为现代 ART 实践中的一种额外技术，特别是在肿瘤生育的环境中，需要进一步审查。IVM 不需要在 ART 实验室进行重大修改。当没有足够的时间刺激卵巢和回收成熟卵母细胞时，可在月经周期的卵泡期和黄体期从窦状卵泡中获得未成熟卵母细胞。卵母细胞可从体外卵巢组织中提取，在体外成熟、受精并产生活产。IVM 与其他生育力保存方法相结合的选择可能会增加在性腺毒性治疗前接受了卵巢皮质冷冻保存的年轻癌症患者延迟生育的希望。然而，由于卵母细胞生理成熟的复杂性，目前可用的 IVM 系统需要进一步改进。

利益冲突

M.D. V. 报告了 MSD、Gedeon Richter 和 Ferring 在过去 2 年中提交的工作之外的讲座的酬金，以及 MSD 的资助。

第 11 章　卵巢组织冷冻保存和移植：科学和临床意义

Ovarian Tissue Cryopreservation and Transplantation: Scientific and Clinical Implications

Sherman Silber　Sierra Goldsmith　著

温　娜　译　　安慧茹　祝建清　校

发达国家正面临一个广泛传播的不孕症流行病。日本、美国、南欧甚至中国的经济都受到了年轻人口减少和不断增加的老年退休人口的威胁[1]。随着女性年龄的增长和生育率的降低，全球生育率下降，不孕不育诊所在全世界范围内大量涌现[2]。从统计数据可以看出，女性的年龄对不孕风险有重要影响。在女性十几岁时，其不孕的概率是 0.2%，至二十二三岁，就高达 2%。到三十二三岁时，该比例高达 20%[2, 3]。如今许多现代女性直到 30 岁以上才考虑生育，那时近 20% 不孕，仅仅是由于与年龄相关的卵母细胞数量和质量下降。将年轻女性的供体卵母细胞放入老年女性子宫的妊娠率较高清楚地证明了这一点[2-12]。

对于生殖医学来说，与人口老龄化和随之而来的全球不孕流行病一样重要的是女孩和年轻女性恶性肿瘤的高发生率，虽然大多数情况下是可治愈的，但却以永久性不孕为代价。近 6% 的生育年龄女性是恶性肿瘤幸存者。她们最终将因化疗或放疗而永久性不孕[13-21]。

直到最近，卵母细胞冷冻一直存在问题，因此卵巢组织缓慢冷冻是我们唯一可行的冷冻保存方法[22-24]。目前，卵母细胞冷冻保存通常使用玻璃化冷冻代替缓慢冷冻[25-34]。然而，许多项目没有卵母细胞冷冻的随访结果，尤其是在接受绝育化疗和放疗的性不孕患者中。此外，为了使女性达到一定程度的舒适，可能需要几个周期的卵巢刺激才能获得足够的卵母细胞，即使使用新鲜卵母细胞，每个卵子的妊娠率也只有 5%[35]。

作为恶性肿瘤患者的替代策略，卵巢组织冷冻比卵子冷冻更有益处。卵巢组织冷冻避免了因刺激周期而延迟治疗的需要。此外，移植卵巢组织不仅能恢复生育力，还能恢复内分泌功能。最后，用 Anderson 体外成熟（in vitro maturation，IVM）方法，我们可在冷冻的同时从卵巢组织中获得许多第二次减数分裂中期（M II）卵母细胞，根本不需要任何卵巢刺激。

一、卵巢皮质冷冻保存与移植

卵巢组织的冷冻保存和移植在动物研究及早期人体研究中有着悠久的历史。1960 年，Parrott 及其同事发现小鼠的卵巢组织可成功冷冻和自体移植，37 年后 Gunasena 及其同事进行的类似研究证实了冷冻保存的小鼠卵巢自体移植后小鼠的活产，最初在 1954 年的大鼠中得到证实[36-45]。其他研究表明，新鲜组织自体移植后，小鼠的生殖寿命正常[46]。20 世纪 90 年代研究人员发现，无论是小鼠还是绵羊，冷冻保存的卵巢组织都可成功解冻并自体移植，使患者的卵巢功能正常，并可活产[22, 47]。我们在 2004 年报道了首例活产，即将新鲜人卵巢组织移植到早发性卵巢功能衰竭的一对同卵双胞胎之间[37]（图 11-1）。Donnez 及其同事报道了 2004 年冷冻人卵巢组织正交异性移植的首例人类活产，Meirow 于 2005 年又一次报道成功的活产[48, 49]。

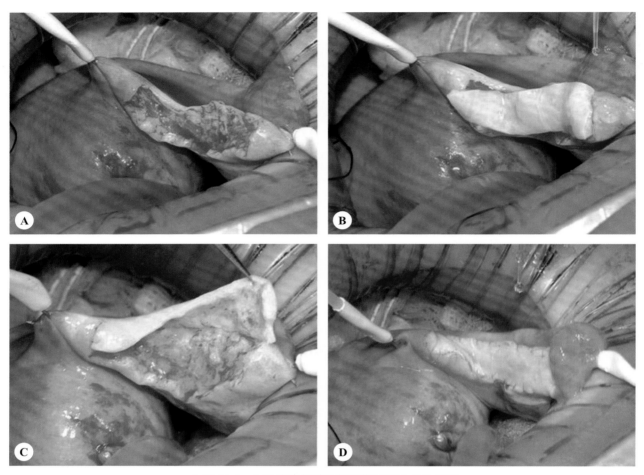

▲ 图 11-1　MZ 孪生姐妹之间卵巢移植手术的步骤

A. 在置于冰上的 Petri 培养皿中解剖制备供者卵巢皮质；B. 制备受者卵巢髓质；C. 将供者皮质组织附着于受者卵巢髓质；D. 将解冻的供者体皮质组织移植到受者髓质[37]

在我们的大样本研究中，对 11 例新鲜卵巢移植患者进行分析，发现其中有 14 例妊娠并诞下 11 个健康婴儿，所有患者月经周期和正常第 3 天卵泡刺激激素（follicle-stimulating hormone，FSH）浓度在 4～5 个月都得到了明显一致的恢复，这为进一步的大规模冷冻卵巢移植研究提供了希望[39, 50-52]。事实上，恶性肿瘤患者使用冷冻保存卵巢组织的简单手术技术，从 13 例冷冻保存移植中获得了 16 个健康婴儿。这证明了这一方法的有效性。我们的研究还揭示了冷冻保存对卵巢储备功能没有显著影响，但会导致原始卵泡过度募集（图 11-2 和图 11-3）。这一发现表明，随着 FSH 水平的降低和排卵的恢复，抗米勒管激素（anti-Müllerian hormone，AMH）最初上升到高水平，随后又恢复

到非常低的水平，表明原始卵泡的大量过度募集导致了随后的耗竭。然而，尽管 AMH 水平较低，但移植组织仍可长期维持卵巢功能（图 11-4 和图 11-5）。

很明显，随着卵巢储备功能的下降，卵泡募集率也下降。如果儿童或年轻成人接受单侧卵巢切除术，其绝经时间不会比接受 2 次卵巢切除术的时间提前 1 年以上[53]。因此，尽管早期过度募集导致卵泡耗竭，但这些卵巢组织小条带将持续很长时间。术后卵巢皮质压力恢复有助于防止进一步的原始卵泡过度募集。

单侧卵巢切除术不会对生育力产生负面影响，也不会加速绝经，这为部分或完全卵巢切除术及卵巢组织冷冻保存提供了支持，帮助那些希望延

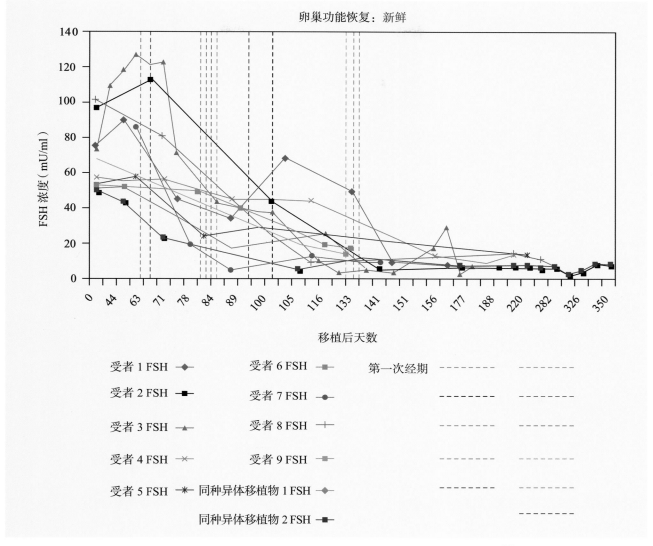

▲ 图 11-2　新鲜移植后 4.5 个月，血清卵泡刺激素（FSH）恢复正常 [39]

迟生育但不想失去当前生育力的正常女性延长了她们的生殖寿命。因此，我们在进行一系列新鲜卵巢移植时感到自信，这为改进我们的卵巢冷冻移植方法提供了方向 [54-56]。此外，我们确信切除卵巢不会损害长期生育力。相反，移植切除的卵巢可延长女性的生殖寿命。

研究者已描述了多种卵巢皮质移植技术 [37, 43, 48-50]。在小鼠中，Parrot 使用了切碎的卵巢皮质小片。将卵巢皮质小片移植到小鼠等动物的卵巢附近或皮质表面下 [37, 49]。这些方法都已成功活产，但目前尚未就最佳选择达成一致共识。

冷冻卵巢组织移植成功的关键是将其视为植皮（图 11-6）。通过微双极电灼脉动灌注和 9-0 尼龙线微压缝合避免移植组织下形成微血肿。肝素化盐水持续脉冲式冲洗可防止粘连，提高无须 IVF 的自然妊娠率，在这些病例中很困难，因为卵巢储备减少，在卵巢过度刺激后产生的卵母细胞很少。最好将移植组织放置在正常位置，并尽量减少粘连 [57, 58]（图 11-1）。

最初，仅有少数冻存卵巢移植成功的病例报道，最近有一些病例报道，但没有统一的单一系列 [58-66]。然而，现在似乎全球活产率超过 30%～70%，有超过 180 名婴儿，尽管 AMH 非常低，但仍观察到移植的长期功能。在圣路易斯、

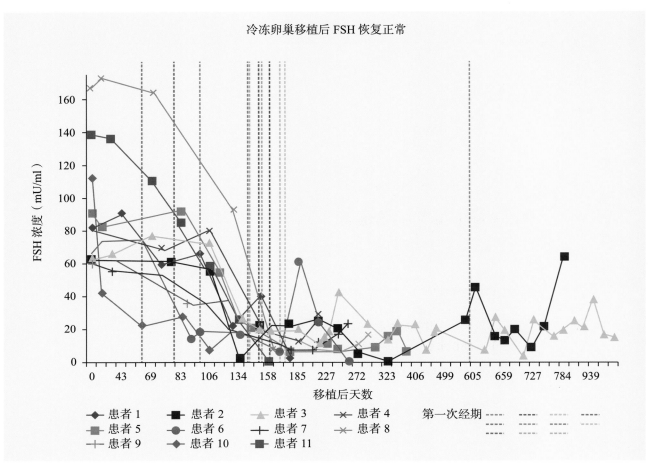

▲ 图 11-3　与新鲜移植相似，卵泡刺激素（FSH）在冷冻移植后约 5 个月恢复正常 [39]

布鲁塞尔、巴黎、西班牙、丹麦、以色列、日本、意大利、德国、澳大利亚和俄罗斯 [67, 68]。用缓慢冷冻法及用玻璃化冷冻法冷冻保存的卵巢组织移植的组织功能维持 5 年以上，已有多例自然妊娠的报道，无须进行体外受精或其他辅助治疗。大多数妊娠无须体外受精或其他治疗，通过常规行房而实现。

考虑到这一点，尽管在初始原始卵泡过度募集后 AMH 极低，但这些皮质移植组织具有显著的长期激素和排卵功能，这强调了剩余卵巢储备低与原始卵泡募集速度较慢的代偿关系 [63]。

既往认为卵巢移植最常见的好处是在接受恶性肿瘤治疗的年轻女性中保存生育力和保留未来内分泌功能。然而，在恶性肿瘤治疗没有骨盆放疗的情况下，为什么不将卵巢组织冷冻保存用于其他因非医学因素保存生育力的健康女性呢？使用超速冷冻法，与新鲜卵巢组织相比，冷冻保存的卵巢组织在生存性和完整性方面没有区别 [56]。此外，通过冷冻保存的卵巢组织移植，不仅能够恢复生育力，还能恢复激素功能 [63-67]。

二、卵巢冷冻保存技术

过去，所有移植回患者体内的冷冻卵巢病例均采用了缓慢冷冻法 [22-24, 53]。然而，由于人类体外活力分析及牛和人体内移植研究的结果，我们现在仅将玻璃化冷冻用于人类卵巢冷冻保存 [55, 56]。我们成功的 8 例妊娠中有 3 例来自玻璃化冷冻卵巢组织。5 例来自很久以前（早在 1996 年）缓慢冷冻法冻存的卵巢组织。

对照组（新鲜）和玻璃化标本中卵母细胞的高活力（92%）表明，卵巢组织玻璃化冷冻对卵子几乎没有损伤 [56]。总体而言，对 16 份标本的 2301 个

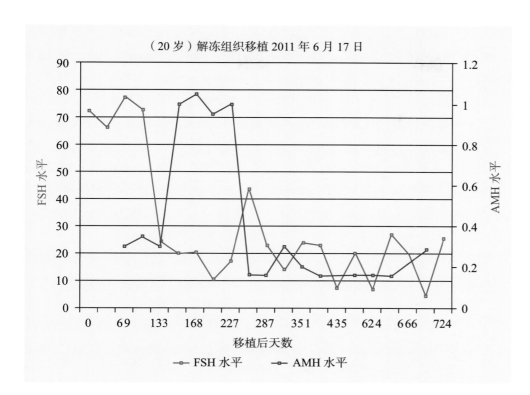

◀ 图 11-4　当卵泡刺激素（FSH）恢复正常时，抗米勒管激素（AMH）水平非常高，然后降至非常低的水平

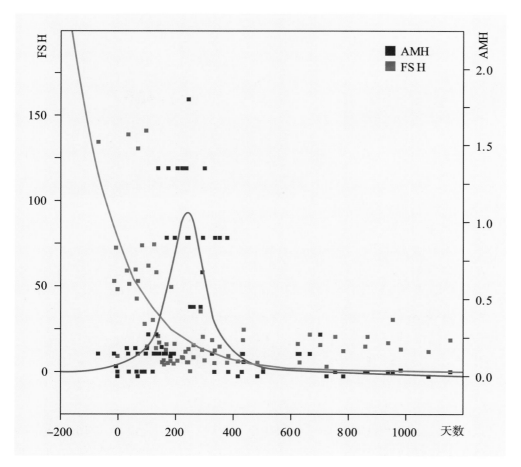

◀ 图 11-5　总结冷冻移植后卵泡刺激素（FSH）恢复正常和抗米勒管激素（AMH）升高及随后下降的复合点[38]

卵母细胞进行了检查。新鲜组织和玻璃化冷冻组织的差异无统计学意义，但缓慢冷冻保存组织的活力不到玻璃化组织或对照组的一半（42%）（$P<0.01$）（图 11-7）。透射电子显微镜也被用于分析通过缓慢冷冻保存或通过超快速冷冻进行玻璃化冷冻的卵巢组织，显示玻璃化冷冻更优[54]。标准 HE 组织学显示冷冻前卵巢组织与玻璃化冷冻后卵巢组织之间无差异。最后，玻璃化冷冻并在 2 个月后移植回母牛体内后，对母牛体内原始卵泡进行定量组织学研究，显示超速冷冻和移植不会引起卵泡数量的减少[55]。尽管如此，在临床应用中，缓慢冷冻法获得的妊娠结果与玻璃化冷冻法一样好。玻璃化冷冻的唯一优点，以及为什么我们会优先选择它的原因是易操作。

使用玻璃化冷冻技术，将每个卵巢的皮质组织切成 10mm×10mm×1mm 的薄片。卵巢组织最初在 7.5% 乙二醇（ethylene glycol，EG）和 7.5% 二甲基亚砜（dimethyl sulfoxide，DMSO）的处理培养基中平衡［添加 20% 血清的 HEPES 缓冲 TCM-199 溶液（HM 溶液）25min，接着在 20% EG 和 20% DMSO 及 0.5mol/L 蔗糖中第二次平衡 15min］。然后将卵巢组织置于薄金属条（Cryotissue：Kitazato BioPharma，Japan）上，置于最小体积的溶液中，直接浸入无菌液氮中[55]，然后将条带插入保护容器，置于液氮储罐中（图 11-8）。

解冻时，取下保护盖，将 Cryotissue 金属条直接浸入 37℃添加 1.0mol/L 蔗糖的 40ml HM 溶液中 1min。然后，将卵巢组织转移至添加 0.5mol/L 蔗糖的 40ml HM 溶液中，在室温下孵育 5min，并在活力分析或移植前在 HM 溶液中清洗 2 次，持续

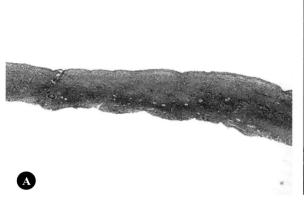
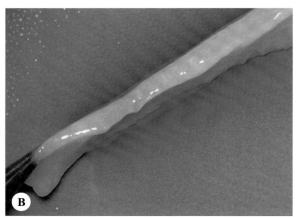

▲ 图 11-6　所有静息卵泡均位于卵巢纤维皮质外 1mm 处

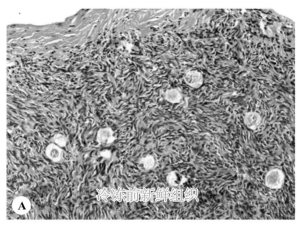
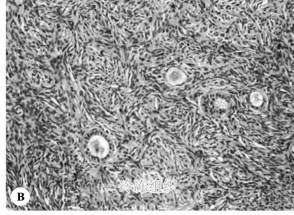

▲ 图 11-7　新鲜卵巢组织与玻璃化冷冻卵巢组织之间无明显差异[66]

10min。在任何这些玻璃化冷冻程序期间均未发生冰晶形成[55, 56]。

三、卵巢组织冷冻的临床获益：恶性肿瘤、卵巢储备功能和长期功能

卵巢移植最常见的益处不是在同卵双胞胎中进行新鲜移植的特殊情况，而是为了保存接受恶性肿瘤或其他导致卵巢毒性疾病治疗的年轻女性的生育力和未来的内分泌功能。自 1996 年至今，我们为 100 多名年轻女性冷冻了卵巢组织，这些女性患有恶性肿瘤或有卵巢早衰（premature ovarian failure，POF）风险，其中 16 名有备用冷冻组织，在冷冻保存前和解冻后进行了详细的活力检测。

我们的恶性肿瘤治愈病例的卵巢中都没有任何肿瘤细胞。尚未报道通过移植冷冻卵巢皮质传播恶性肿瘤的病例[67-69]（图 11-9）。无明显卵巢转移的原因可能是由于卵巢皮质的纤维无血管性质[70]。胎儿的卵巢小管（在男性中为生精小管）侵入纤维皮质并形成卵泡的原因是，皮质的致密纤维组织（在胎儿和成人睾丸中仅为白膜）需要通过形成原始卵泡来抑制静息卵泡过早发育。原始卵泡阻止胎儿卵母细胞继续减数分裂到完成，并引起细胞凋亡。卵巢皮质的致密纤维组织不仅控制卵泡发育，而且对癌细胞来说是相对不适宜的生长环境。

4～5 个月时 FSH 恢复正常，表明这是原始卵泡募集后发育到窦卵泡期和排卵期所需的时间。同时 AMH 升高至远高于正常的水平，随后降至非常低的水平，表明卵泡大量过度募集和随后的耗竭。Winkler-Crepaz 等的当前报道支持了这一点。将人卵巢组织移植到 SCID 小鼠中，未发现卵泡的缺血性凋亡，而是出现了阻塞性过度募集[36]。然而，这些移植的卵巢皮质小片继续正常工作多年，因为卵巢储备减少时原始卵泡招募的速度也减慢[71]。

四、在无刺激的情况下从卵巢组织中获取成熟卵子

感谢丹麦 Claus Andersen 小组尚未发表的工作，我们可从卵巢皮质的解剖中收集许多 GV 卵母细胞。进行卵巢皮质解剖时这些卵母细胞在培养基中非常丰富。过去的研究表明，在卵巢组织中从原始卵泡到次级卵泡培养 MⅡ 卵母细胞是非常困难的。这是由于卵核受到压力诱导旋转而导致原始卵泡"锁定"的结果。此外，数十年来，使用回收的卵母细胞或未刺激的卵母细胞进行体外成熟的尝试都以失败告终。不过，通过从冷冻保存中解剖皮质获得的 GV 卵母细胞却是不同的情况（图 11-10）。

事实上，在大多数动物 IVF 中，并没有过度卵巢刺激。简单地切除卵巢，从切除的卵巢中获

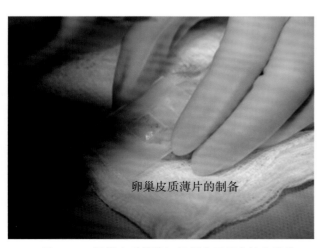

▲ 图 11-8　卵巢皮质薄片组织保存了所有静息卵泡

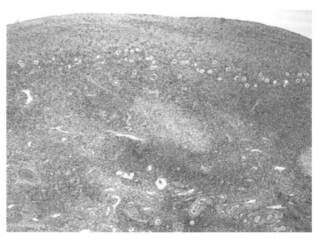

▲ 图 11-9　卵巢无转移

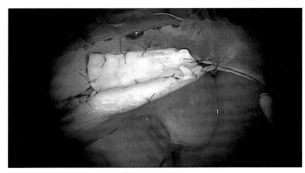

▲ 图 11-10　卵巢移植

得 GV 并进行培养，因此获得了许多 M Ⅱ 卵母细胞。用这些体外成熟的 GV 卵母细胞进行 IVF 生出了许多健康小牛和幼崽。于是 Andersen 提出了一个问题，"为什么我们不能对人类做同样的事情？"显然，对于不孕的人类，我们不会进行卵巢切除术以获得大量的 GV 卵母细胞。然而，对于需要卵巢组织冷冻的患者，这将有一个很大的益处，即可采集患者的 GV 卵母细胞并将其成熟为 M Ⅱ，然后再冷冻保存。

我们现在已经开始使用 Andersen 的技术，并对这种 IVM 的成功感到惊讶。当然，如果患者已经接受了初步化疗，我们发现没有 GV 可培养。然后，我们只需要依靠更坚固和抵抗力更强的原始卵泡，这些原始卵泡通过移植成功激活，并取得了巨大的成功。如果患者还没有接受过任何化疗，我们就不需要卵巢刺激来得到成熟的卵子来冷冻。我们只需进行 GV 卵母细胞的体外成熟，然后再冷冻保存。

五、卵巢卵泡募集和卵巢寿命的机制

回顾一下，我们发现卵巢皮质移植后，原始卵泡需要 4～5 个月才能在体内达到排卵、促性腺激素敏感的发育阶段。术后这段时间内，FSH 降至正常或接近正常，AMH 每升高一次，4～8 个月后才恢复至低水平。尽管如此，移植的解冻皮质即使在低 AMH 的情况下也能发挥功能多年。

这些发现与组织压力是原始卵泡招募和卵巢长寿的调节因素一致。许多其他实验也支持了组织压力的关键作用。Hayashi 已经表明，如果你

在高压条件下孵化干细胞来源的卵母细胞，它们会跳过原始阶段，自动发育成能够产生健康子代的准备好进行减数分裂的卵子。

然而，如果你在高压力下孵化它们，它们就会像在原始卵泡中一样停滞不前。此外，在高压下，这些停滞的卵泡发生核旋转。在正常大气压下，细胞核停止旋转，卵泡开始募集和发育。

还有一项在孕妇中进行的自然试验，支持压力调节静息卵泡募集，从而延长卵巢寿命。Teramoto 及其他研究者在大量人群研究中表明，AMH 在妊娠期间不会下降，而正常情况下 AMH 会随着时间的推移而下降。从妊娠中期至分娩后 4～5 个月，AMH 曲线保持平坦。4 个月后的妊娠中期，腹压升高会关闭卵泡募集，这会导致窦状卵泡数量减少，从而降低 AMH。这种低 AMH 持续至妊娠后半期，然后在妊娠后 4～5 个月，此时静息卵泡在分娩后立即募集，4～5 个月后达到窦卵泡期。因此，总是妊娠的经产妇往往绝经较晚，并长期保存生育力。妊娠期间，卵巢"休眠"。

六、白血病及对冷冻卵巢组织传播恶性肿瘤的担忧

美国系列病例报道了 3 例白血病患者，第 1 例在 2013 年，全部 3 例在 2018 年发表结果，她们现在已有 5 个子女，这些子女都来自她们的 3 次卵巢移植，而且冷冻、移植的组织没有传播白血病细胞。实际上，截至目前，尚未观察到将癌细胞与卵巢皮质一起移植的病例。对于白血病病例，关键是让她们首先通过最初的化疗进入缓解期[53]，然后最终会复发并需要骨髓移植。那时，冷冻的皮质组织中将不再有可移植的存活癌细胞。使患者进入缓解的化疗将摧毁所有发育中的卵泡，使其进入绝经期。不过它不会摧毁所有更具抵抗力的原始卵泡，这些卵泡具有旋转的细胞核。所以几年后，可将冷冻的组织移植回去，而不会传播恶性肿瘤，并且拥有完整的卵巢功能，5 个月后可自然妊娠。

七、"试验性"还是已被接受的治疗：医疗保险的覆盖问题

卵巢冷冻最终已被确定为非试验性。尽管美国唯一拥有卵巢冷冻移植系列的中心，活产婴儿的自发妊娠率为 81%，但美国生育医学协会并没有提到这项美国研究。事实上，美国生育医学协会只提到以色列的一个白血病病例，从未提到美国中心的 3 个白血病病例，他们共有 5 个子女。在这些病例中，没有传播恶性肿瘤，所有病例都取得了成功 [72, 73]。

八、冷冻保存和卵巢组织移植：来自美国一家中心的结果

1997 年启动的一系列 108 例卵巢组织冷冻保存使我们有机会评估其对即将接受恶性肿瘤绝育治疗的年轻女性的疗效 [38, 74]。2004 年和 2005 年首次发表了成功的人类新鲜和冻存卵巢皮质移植的病例报道，随后发表了许多其他病例报道 [37, 48-53, 66, 69-72, 75-78]。在首次人类应用之前，动物实验已有很长的历史。1954 年 Deanesly 在大鼠中发现，1960 年 Parrott 在小鼠中发现，卵巢组织可成功冷冻和自体移植，得到活产 [44, 79]。Candy 等表明这些小鼠的生殖寿命正常 [46]。1994 年 Gosden 报道绵羊成功妊娠后，人们开始关注人类应用 [22]。人们对冷冻保存的卵巢皮质移植的兴趣正在迅速增长，但仅有少数中心发表了系统性报道 [75]。尽管有很大的兴趣，但从一个中心报道的对该手术成功率预期的一致系列（没有来自美国的）却很少 [80-82]。

该手术的主要动力是在恶性肿瘤治疗前冷冻保存卵巢组织，目的是在恶性肿瘤治愈后将组织移植回，从而使患者保存生育力。从患有癌症的年轻女性中采集的移植组织也可能在未来用于延迟绝经 [13, 17, 19, 52, 83]。后一种可能性不仅保存生育力，甚至可保持激素功能，以防止衰老引起的自然衰退，甚至被推测为年轻健康女性的可能适应证 [25, 53, 84, 85]。该领域大多数已发表的研究仅由冻存移植的病例报道组成，因为肿瘤学家参考的病例非常少，并且一直担心重新引入癌细胞，这种担忧最近才被消除 [80-84]。迄今为止，在我们的系列研究或世界其他地区均未报道癌症传播病例。一项针对 37 例冻存移植婴儿的全球调查仍无法确定明确的成功率 [52]。在这里，我们报道了来自同一中心的一个小规模卵巢冷冻移植系列，采用了相同的技术，并在随访期间进行了统一评估。据我们所知，这是唯一来自美国的系列报道。

1997—2017 年（20 年），108 例年龄在 6—35 岁的女性被转诊接受可能的卵巢组织冷冻以保存生育力。其中 92 例（85%）女性接受了单侧卵巢切除术，并通过缓慢冷冻或玻璃化冷冻进行冷冻保存。66 例归为恶性肿瘤，5 名为卵巢早衰（为姐妹冷冻的同卵双胞胎的卵巢组织），9 例为社会原因，12 例为多种疾病，包括 Turner 综合征、多发性硬化、子宫内膜异位症、再生障碍性贫血、出生时无卵巢的女儿或巨大双侧卵巢畸胎瘤。恶性肿瘤病例中霍奇金淋巴瘤 20 例（30%），乳腺癌 13 例（20%），白血病 7 例（11%），非霍奇金淋巴瘤 5 例（8%）。其余恶性肿瘤病例（21 例）为各种不太常见的癌症，如尤因肉瘤、肝胚胎性肉瘤、结肠癌、小腿肉瘤、脊髓肿瘤、发育不良生殖细胞瘤、髓母细胞瘤、横纹肌肉瘤、胃癌、类癌和脑癌。社会原因包括不准备生育和希望推迟生育。那些因社会原因选择卵巢冷冻的人是因为在卵母细胞冷冻得到广泛接受之前，或者因为他们的生活太忙碌而没有时间接受 3 次卵巢刺激和卵母细胞提取，或者不想经历激素刺激。在 66 例恶性肿瘤患者中，有 19 例在 2007 年 9 月之前进行了卵巢组织缓慢冷冻，随后的 47 例病例进行了卵巢组织快速冷冻。其中 6 例（10%）恶性肿瘤患者已去世，54 例患者要么进行了移植，要么准备最终进行移植。所有患者都接受了详细的咨询，并获得 IRB 同意，其中明确指出移植可能永远不会进行或可能无法正常工作。

92 例卵巢冷冻病例中的 13 例（14%）已经复诊，让他们的卵巢组织解冻和移植回来。在这

13 例中，最近的 4 例经玻璃化冷冻保存，另外 9 例经缓慢冷冻保存。10 例为癌症幸存者，3 例为 POF 患者，其冷冻卵巢组织来自同卵双胞胎姐妹。9 例缓慢冷冻病例的卵巢组织在 2007 年之前冷冻，因此自然组成了大多数（9 例）冷冻保存组织解冻和移植的病例。另外 4 例冷冻卵巢移植病例的组织在 2007 年后冷冻保存，因此这些病例是玻璃化冷冻病例。除此处报道的这些冷冻保存的卵巢组织移植病例外，已经报道了在同卵双胞胎和同种异体移植组织之间的 11 例新鲜移植，在一个中心使用一种技术进行了总计 24 例卵巢移植的大系列研究[38]。所有患者在移植前均已绝经 3～20 年。9 例接受冷冻组织移植的女性中有 3 例患有白血病，在骨髓移植前疾病缓解时对其组织进行了冷冻保存[38]。肿瘤科和病理科通过组织学和免疫化学对多个片段进行评估，未发现肿瘤细胞。

临床病例

所有 13 例患者在移植后 4～5 个月卵巢功能恢复，这是通过 FSH 恢复到正常水平和规律的月经周期来确定的，与之前报道的新鲜卵巢组织移植相似。在 FSH 恢复正常或接近正常水平的同时，AMH 升高至高水平，然后在 4 个月后降至非常低的水平。

术后 62～96 个月（5～8 年），13 个移植组织中有 8 个仍发挥功能。另外 5 个移植组织 22～51 个月（2～4 年）停止功能。缓慢冷冻移植组织保持功能的最长时间为 96 个月。玻璃化冷冻移植组织保持功能的最长时间为 62 个月。冷冻年龄最大的女性为 31 岁，移植年龄最大的女性为 39 岁。冷冻时，所有受者的年龄均在 19—31 岁，中位年龄为 24 岁（表 11-1 至表 11-3）。

13 例移植中有 9 例自然妊娠并分娩至少 1 例健康活婴（69%）。在一个病例中，迄今为止有 4 例单胎来自一次移植，在另一个病例中，有 2 例单胎和 2 例自然双胎（没有患者接受 IVF）。因此，在这 13 例病例中，共有 16 例来自自然妊娠的存活健康婴儿。仅发生 1 例流产（10%）（表 11-1 至表 11-3）。

11 名婴儿来自 9 例缓慢冷冻卵巢组织，2 名来自 4 例玻璃化冷冻卵巢组织。因此，13 例病例中的 9 例至少有 1 例活产自然妊娠（69%），2 例患者已活产了 4 名婴儿。4 例玻璃化冷冻组织病例均仍在发挥功能，9 例缓慢冷冻组织病例中有 4 例仍在发挥功能，这只是意味着最早的病例均为缓慢冷冻，所有子代均正常健康。

其中 3 例移植是白血病病例，他们的肿瘤学家为此给予了批准。3 例中有 2 例自然妊娠并分娩 5 名健康婴儿（表 11-1 至表 11-3）。

患者白血病没有复发，事实上在任何恶性肿瘤病例中都没有复发。这些是白血病患者成功生育的首批病例，尽管首例此类病例（来自以色列）于 2017 年发表[81]。该系列中的首例白血病病例于 1997 年冷冻，并于 2013 年 10 月移植。患者的婴儿于 2017 年 11 月出生。第 2 例白血病病例于 2006 年被冷冻，并于 2013 年 4 月移植，她的 4 名婴儿中的第 1 名于 2015 年 5 月出生。

移植日期	移植时年龄（岁）	冷冻时年龄（岁）	诊　断	妊　娠	活产或正在进行	至妊娠的时间（天）	流　产	卵巢功能持续时间（个月）
								表 11-1　总体结果和年龄
2007-03-06	26	24	POF	是	女	174		23（结束）
2009-01-13	31	20	霍奇金淋巴瘤	是	男	272		29（结束）
2009-06-09	29	24	POF	是		276	1	19（结束）
2011-06-17	33	20	霍奇金淋巴瘤	否				38（结束）
2012-10-12	33	31	MS	是	女	481		67（结束）
2013-03-29	32	25	POF	是	女	243		26（结束）
2013-04-05	33	30	脑癌	是	男	665		61（仍有功能）
				是	男	502		
2013-04-12	25	18	白血病	是	女	998		61（仍有功能）
				是	女	1578		
2013-10-01	29	28	滑膜肉瘤	否				56（仍有功能）
2013-10-07	39	24	白血病	是	女	1287		56（仍有功能）
2015-07-21	28	25	白血病	否				34（仍有功能）
2015-08-05	32	21	霍奇金淋巴瘤	是	女	343		33（仍有功能）
				是	女	473		
2014-09-18	36	20	霍奇金淋巴瘤		女			44（仍有功能）
				是	女	908		

共 13 例患者，10 例妊娠，1 例流产，活产 13 名婴儿（女 10，男 3），其中 4 例玻璃化冷冻，9 例缓慢冷冻

POF. 医源性卵巢早衰；MS. 多发性硬化

冷冻方式	卵巢功能持续时间（个月）	移植日期	移植后首次月经日期	诊　断	流　产	出生婴儿	正在进行	女孩	男孩
缓慢	23（结束）	2007-06-03	2008-09-19	POF		1		1	
缓慢	29（结束）	2009-01-13	2009-06-07	霍奇金淋巴瘤		1			1
缓慢	19（结束）	2009-06-09	2009-11-28	POF	1	0			
缓慢	38（结束）	2011-06-17	2011-11-15	霍奇金淋巴瘤		0			
玻璃化	67（结束）	2012-10-12	2013-03-02	MS		1		1	
缓慢	26（结束）	2013-03-29	2013-04-05	POF		1		1	
玻璃化	61（仍有功能）	2013-04-05	2013-12-27	脑癌		1			1
缓慢	61（仍有功能）	2013-04-12	2014-01-01	白血病		3		2	1
玻璃化	56（仍有功能）	2013-10-01	2013-12-19	滑膜肉瘤		0			
缓慢	56（仍有功能）	2013-10-07	2014-03-06	白血病		1		1	
玻璃化	34（仍有功能）	2015-07-21	2015-11-15	白血病		0			
缓慢	33（仍有功能）	2015-08-05	2015-10-28	霍奇金淋巴瘤				1	
缓慢	44（仍有功能）	2014-09-18	2015-02-02	霍奇金淋巴瘤		3		3	

表 11-2　玻璃化冷冻与缓慢冷冻的总体结果（冷冻自体移植组织后妊娠）

共 13 例患者，10 例妊娠，1 例流产，活产 13 名婴儿（女 10，男 3），其中 4 例玻璃化冷冻，9 例缓慢冷冻
POF. 医源性卵巢早衰；MS. 多发性硬化

表 11-3　白血病病例

移植日期	移植时年龄（岁）	冷冻时年龄（岁）	诊　断	妊　娠	活　产	至妊娠时间（天）	流　产	卵巢功能持续时间（个月）
2013-04-12	25	18	骨髓增生性（血液疾病）	是	是	502		61（仍有功能）
				是	是	998		
				是	是	1578		
2013-10-07	39	24	急性淋巴细胞白血病	是	是	1287		56（仍有功能）
2015-07-21	28	25	急性髓性白血病	否				34（仍有功能）

3 例患者平均年龄 30 岁，4 次妊娠，2 例妊娠（67%），活产 4 名婴儿，流产 0

归纳总结

- 原始卵泡停滞是避免卵母细胞在胎儿开始减数分裂后消失的关键，并且在减数分裂期间持续存在，随后发生细胞凋亡 [7, 24, 38–40, 64, 76, 79, 86–90]。在成人中，卵母细胞在 4 个月内逐渐发育成促性腺激素敏感的窦状卵泡和 Graafian 卵泡，也是每个月谨慎释放卵母细胞的关键，从而避免静息卵母细胞突然完全耗竭 [91]。在静息卵泡的初始大量耗竭停止后，尽管 AMH 非常低且剩余卵泡数量较少，但多年来移植卵巢的功能相当好，令人惊讶。这是因为随着卵巢储备功能的下降，以代偿方式募集原始卵泡的速度也下降。大量人群研究表明，单侧卵巢切除术不会导致过早绝经 [62]。然而，最近的一项 IVF 研究否定了这一假设 [92]。尽管如此，最近的 IVF 研究并不影响在卵巢储备功能降低的情况下原始卵泡募集减少的发现。剩余卵母细胞的数量越少，原始卵泡能更好地维持其锁定机制，因此，限制了允许激活并维持卵泡储备的静息卵泡的数量 [38–40, 53, 55, 56, 60, 89, 90, 93]。

- 这个系列给人的印象是本方法的耐用性。我们的高成功率很可能是由于组织获取自无不孕史的年轻女性。与比利时、以色列、西班牙和丹麦中心的令人印象深刻的经验相比，这是一个相对较小的系列。尽管如此，这些不孕恶性肿瘤幸存者的活婴率，以及标准缓慢冷冻和玻璃化冷冻对卵巢组织冷冻保存的明显有效性（尽管先前已证明与玻璃化冷冻相比卵母细胞损失较高），证明了其稳健性和简便性。此外，这仍然是美国唯一的系列，也是唯一的卵巢冷冻保存和移植病例。

第 12 章　卵巢组织移植技术
Techniques for Ovarian Tissue Transplantation

Jacques Donnez　Luciana Cacciottola　Marie-Madeleine Dolmans　著

温　娜　译　　白娇娇　祝建清　校

近几十年来，抗癌治疗越来越有效，显著改善了癌症患者的生存率。然而，年轻育龄女性出现化疗/放疗引起的卵巢早衰和随后不孕的风险很高[1]。卵巢组织冷冻保存和移植是青春期前女孩和需要立即化疗患者的唯一替代方法。由于其不仅在40%以上的受试者中成功恢复了患者生育力[1, 2]，而且在95%以上的病例中成功恢复了卵巢内分泌功能[1, 3]，在过去10年中越来越受欢迎。自2004年首次报道活产[4]和2005年第二次报告[5]，出生的婴儿数量呈对数增加，到2020年超过200个[6]。目前已经开发了几种卵巢组织移植技术，并在文献中进行了描述，具有不同的结局和成功率。本章的目的是说明和总结迄今为止发表的所有卵巢组织移植的手术操作过程，并提供关于其使用和有效性的信息。

一、原位卵巢组织移植

原位移植包括将卵巢皮质碎片移植到裸露卵巢的髓质或特别构建的腹膜周围部位[7]。大多数原位移植是通过微创手术进行的（在我们组中通过腹腔镜进行；在 Meirow、Andersen 和 Silber 组中通过小切口剖腹术进行）。移植部位的选择和在一个或多个部位进行移植的决定取决于患者之前是否接受了完整的单侧或双侧卵巢切除术[7]。事实上，如果至少存在一个卵巢，卵巢组织可在去皮质后移植到卵巢和新构建的腹膜窗。另外，如果没有卵巢残留，原位移植的唯一替代方法是使用腹膜窗[7, 8]。

在世界范围内，卵巢组织冷冻保存和移植领导团队之间的手术技术存在许多差异。自 Donnez 首次成功原位移植（卵巢组织移植史上的里程碑）至今，已经引入多种变化术式[8]。

（一）如果至少存在一侧卵巢

该操作过程始于卵巢的去皮质。使用剪刀取下大块卵巢皮质，以便进入髓质和其血管网络（图 12-1A）。根据显微外科技术，然后使用 7/0 或 8/0 丙烯酸线固定卵巢皮质碎片，或者仅将其放在髓质上，并用 Interceed®（Johnson & Johnson）固定（图 12-1B）。使用纤维蛋白胶（Tissucol®，Baxter）固定 Interceed® 的边缘（仅边缘）（图 12-1C）。

（二）如果双侧卵巢均缺失

在移植手术之前，可分两步创建腹膜窗以诱导血管生成，就像 2004 年报道的病例[4]中那样，或者一步到位[7]。这个腹膜窗的切口位于阔韧带前叶上，位于可见血管网络（后腹膜血管）的区域（图 12-2A）。将卵巢皮质碎片放入窗内（图 12-2B），然后用 Interceed® 覆盖，其边缘用纤维蛋白胶固定（图 12-2C）。这项技术的首次成功移植在 2012 年报道[7]。该病例中的卵巢组织冷冻 - 解冻再植手术于 2009 年进行（图 12-3）。卵巢功能的恢复始于术后 20 周，于移植后 24 周实现完全恢复。患者进行了轻度刺激，从 3 个成熟卵母细胞中获得了 2 个胚胎并进行了移植。患者妊娠并顺利分娩了一个健康的婴儿[7]。2 年后，第 2 个健康婴儿出生。由于这位女性的两个卵巢都被完全切除，因此这

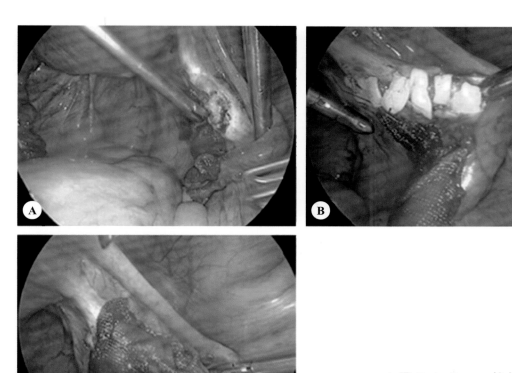

▲ 图 12-1 Donnez 技术

A. 髓质及其血管网的去皮质卵巢；B. 放置在裸露卵巢中的卵巢皮质片，不缝合；C. 随后用 Interceed® 或纤维蛋白胶覆盖和固定

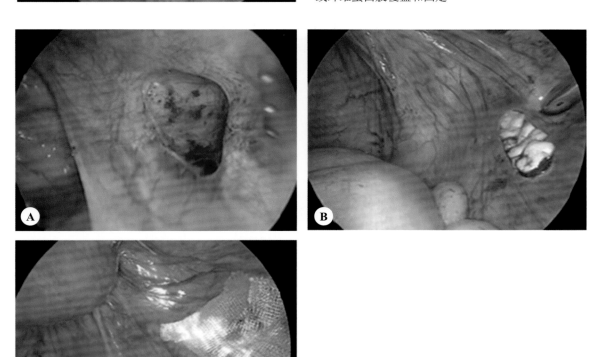

▲ 图 12-2 Donnez 技术

A. 使用剪刀创建腹膜窗；B. 放置卵巢皮质碎片，皮质表面面向腹腔；C. 随后用 Interceed® 或纤维蛋白胶覆盖和固定

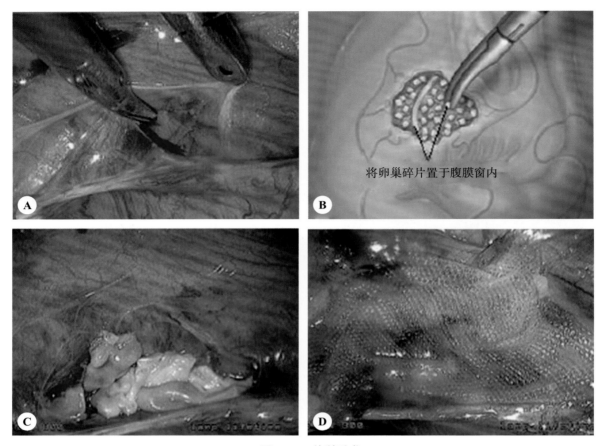

▲ 图 12-3　外科手术

这些数据于 2012 年发表在 *Fertility and Sterility* 上，来自于首例病例，提供了冻融卵巢皮质移植可发生妊娠的确切证据，患者之前接受过双侧卵巢切除术。A. 在阔韧带前叶创建腹膜窗；B 和 C. 将冷冻保存的解冻卵巢碎片置于腹膜窗内；D. 用 Interceed® 覆盖

个病例提供了明确的证据，表明从冷冻 – 解冻的卵巢皮质移植中可发生妊娠[7]。

（三）联合技术

对于仍有一侧或两侧卵巢的患者来说，第三种选择是将组织移植到原位位点（如果有足够的卵巢组织），即裸露的卵巢和腹膜窗[9]（图 12-4）。为了进行这种类型的移植，谨慎选择用于移植的组织量是极其重要的，预计可能需要对同一患者进一步再植。建议在每例患者中仅解冻和移植 1/3 的冷冻保存组织。

二、改善移植结局的策略

移植后早期缺氧仍然是一个问题，因为其对卵泡存活有负面影响，通常在移植后最初几天观察到卵泡损失＞50%[10, 11]，导致大量卵泡活化和 Dolmans 等首次描述的"倦怠"[12]。卵巢组织的复氧确实逐渐发生，在移植后 7～10 天达到稳定水平[13]。此外，还发现通过活性氧释放引起的氧化应激发生较晚，在移植后 18 天左右结束，届时卵巢组织代谢活性也恢复[14]。

增加移植组织的血管化对于提高卵巢组织移植的效率至关重要，目前正努力改善卵泡存活率。其中一种方法是通过提供促血管生成和抗凋亡因子来增强移植组织的重新血管化[1, 6]，而另一种方法则是在实验模型中使用脂肪组织源干细胞，在实验模型中促进新生血管生成，引入了一种新的两步移植程序[15]。通过这种方法，我们最近证明了早期移植后卵巢组织的氧合和血管化率更高，最终导致凋亡率降低和卵泡存活率增加[16]。

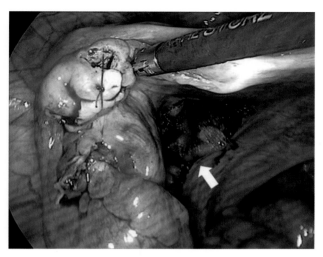

▲ 图 12-4　联合技术

重新植入通过缝合线固定在之前去皮质卵巢和腹膜窗上的卵巢皮质碎片（白箭）（改编自 Donnez et al.Minerva Gynecol 2018.）

　　冻融的卵巢皮质碎片原位再植后，几乎所有情况下（95%）的卵巢内分泌腺活性均恢复[1, 2]（图 12-5）。很难确定移植组织的寿命，移植后卵巢功能的平均持续时间为 4～5 年，但可持续长达 7 年[17]（图 12-5）。移植组织的功能持续时间取决于许多因素，如冷冻保存时年龄、卵泡密度和移植组织的质量等。事实上，卵巢组织移植后分娩女性在冷冻保存时年龄显著小于尽管有妊娠意愿但仍未能受孕的女性[3]。

　　在我们的 22 例接受卵巢组织再植术的女性系列中，活产率为 41%（9/22）[1, 2]。我们的一例患者分娩了 3 次，使她成为世界上通过单次卵巢组织再植术获得 3 次妊娠的 2 例患者之一[18]。在最近的一篇论文中，报道了 Dolmans、Meirow 和 Silber 团队的结果，妊娠率和活产率分别为 50% 和 41%[2, 3]。

（一）Silber 技术（图 12-6A 至 C）

　　使用 Silber 在 2005 年[19] 描述的技术移植新鲜组织。通过耻骨上方 3.5cm 切口的小切口进行移植[19, 20]。再植术前应切除待移植卵巢片中剩余的髓质。在放大镜下切除卵巢条带的皮质，暴露髓质的整个原始表面（图 12-5A）[21]。应使用微双极镊小心控制髓质内的止血，并使用肝素处理的生

理盐水进行连续冲洗，以防止移植组织下方形成血肿。同时，应注意尽量减少烧灼，避免损害血管再生。卵巢皮质的一部分覆盖在卵巢原始髓质上[5, 21]，用 9/0 尼龙线间断缝合髓质。

（二）Meirow 技术（图 12-6D）

　　Meirow 移植术于 2005 年首次被描述[5]，涉及卵巢穿过白膜的三对 5 mm 横向切口。钝性分离用于为解冻卵巢组织条带（面积 1.5cm×0.5cm，厚度 0.1～0.2cm）创建皮质下空腔，轻轻将条带置于空腔中。用 4/0 Vicryl 缝合线闭合切口。

（三）Andersen 技术（图 12-6E）

　　Andersen 移植术是腹腔镜 / 小切口剖腹联合手术，于 2008 年首次被描述[22]。在所有患者中，将卵巢皮质组织碎片移植到剩余卵泡耗竭卵巢的皮质下囊袋中。卵巢在腹腔镜下固定，并通过 5cm 的腹部切口进入。在卵巢皮质做纵向切口，创建 2 个囊袋，卵巢两侧各一个，囊袋内碎片彼此对齐。

三、异位卵巢组织移植

　　异位移植的常见部位是腹壁、前臂和腹直肌等。根据 Kim[23] 说法，异位移植可能提供一些优势：① 避免了有创性腹部手术；② 可以毫不费力地监测卵泡发育，并可很容易地获取卵母细胞；③ 当需要重复移植时，该技术是经济高效的；④ 即使在严重的盆腔粘连妨碍原位移植的情况下也是可行的；⑤ 移植组织可很容易地去除和（或）在必要时替换。

　　根据 Gook 技术[24, 25]，所有移植均通过腹腔镜手术进行，每根缝合线均通过 10mm 端口引入腹腔，每个部位植入一根缝合线。对于腹部移植，稍微抽出腹腔端口，在端口入口位置使用无损伤抓钳，外侧通道在腹膜下制作疝环。抓钳钳口在腹膜和膜切口处打开。然后将抓钳推过开口并缝合，用抓钳收集组织。然后抓钳沿着通道缩回，一旦在腹膜膜下，抓钳钳口打开，缝合线留在原位（在腹膜下可视化）（图 12-7）。在 2010 年描述的第 1 例病例中，观察到多个周期及侧盆腔和

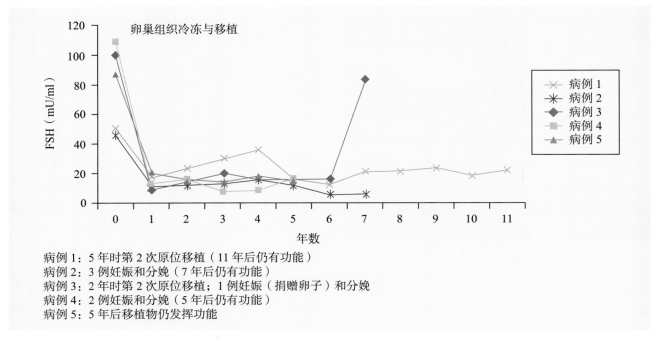

▲ 图 12-5　5 例在年龄＜ **22** 岁时接受卵巢组织冷冻保存的女性，原位移植后卵巢功能的长期持续时间

引自 Donnez and Dolmans，JARG 2015.

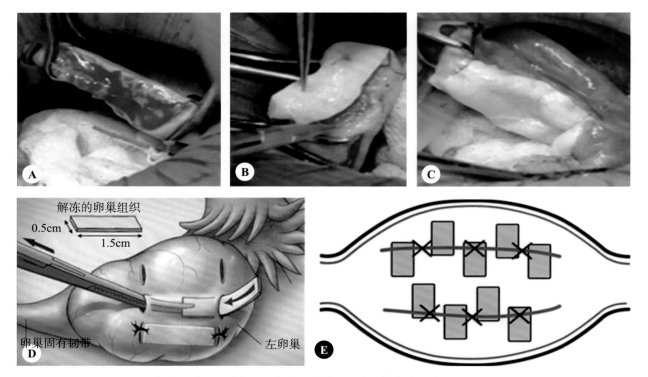

▲ 图 12-6　A 至 **C. Silber** 技术：小切口移植。**A.** 在放大倍镜下切除卵巢条带的皮质，暴露髓质的整个原始表面。**B.** 将一部分卵巢皮质铺在卵巢的原始髓质上。**C.** 用 **9/0** 尼龙线间断缝合到髓质上[21]。**D. Meirow** 技术：通过白膜在卵巢做 **3** 对横向切口。通过钝性分离，在每个条带的皮质下形成空腔。每块解冻的卵巢组织轻轻放入空腔，用 **4/0** Vicryl 缝合线闭合切口。**E. Andersen** 技术：如何将皮质条移植到绝经后卵巢的示意。在卵巢的每一侧做 **2** 个切口，其中条带彼此相邻，皮质侧面朝向卵巢

A 至 C 改编自 Silber et al.；D 改编自 Meirow 等；E 改编自 Andersen et al.，Hum Reprod 2008[22].

腹部移植部位的偶发性卵泡发育，但仅获取 3 个卵母细胞，移植 2 个胚胎且未妊娠[24]，证明异位部位不是卵泡发育的最佳部位。初次移植手术后 2 年[25]，通过小切口将额外的卵巢组织小片移植到左右前腹壁。随后进行卵巢刺激和经腹取卵：取 2 个成熟卵母细胞，受精后移植 2 个胚胎，结果为术后第 1 次妊娠。应注意的是，根据在病例报道[25]中发表的图，将移植组织置于腹膜正下方。

四、全卵巢移植

全卵巢移植需要专门的显微外科方法进行血管 – 腔静脉再吻合，因为移植组织的血管蒂必须附着在原位卵巢囊上，从而增加了手术和术后风险。采用全卵巢移植方法且单卵双胞胎之间的新鲜组织移植治疗卵巢早衰，仅报道 1 例妊娠和活产[26]。

五、新鲜人卵巢组织的同种异体移植

（一）同卵双胞胎之间

Silber[19] 报道了首例病例。供者在全身麻醉下接受了腹腔镜左卵巢切除术。通过切除髓质组织，将卵巢皮质组织修剪至 1～2mm 厚。同时，受者接受了小切口剖腹术，于耻骨上方 3.5mm 做切口。皮质在放大镜下切除卵巢条带，暴露髓质的整个原始表面。尽可能减少烧灼，持续小心避免损伤血供重建。将约 1/3 的供者卵巢皮质小片铺在受者每侧卵巢的原始髓质上，并使用 9.0 尼龙线间断缝合缝合至髓质。

（二）基因不同的姐妹之间

Donnez 等[27] 证明，在基因不同的姐妹之间同种异体移植卵巢皮质后，卵巢功能和生育力也可能恢复，报道了该手术后的第一次活产（图 12-8）[1, 28]。在该病例中，从供者的左侧卵巢取一个大小可用于活检的组织样本，注意不要切除髓质组织，并分成两部分，尺寸为 2cm × 1cm（图 12-9A）。每个部分立即缝合到去皮质受者卵巢上。因此，一旦恢复，将卵巢碎片缝合到受者卵巢髓质上。未使用培养基或冰。皮质清除和开始缝合之间的时间间隔＜1min，并且在切除碎片的 30min 内完成了 2 次缝合。这些边缘被缝合到去皮质的边缘上（图 12-9B），以使供者皮质和受者髓质之间的接触达到最佳。数月后进行腹腔镜检查，控制输卵管通畅，遇狭窄时予以纠正，卵巢见卵泡、

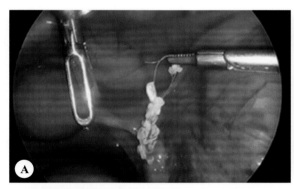
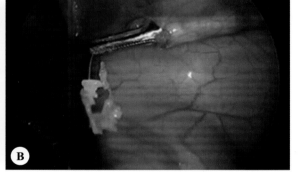
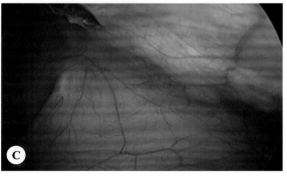

▲ 图 12-7　Gook 技术
A. 将卵巢皮质碎片缝合在一起；B. 用腹腔镜钳抓取；C. 放置于使用无损伤抓钳在腹膜下建立的外侧通道中

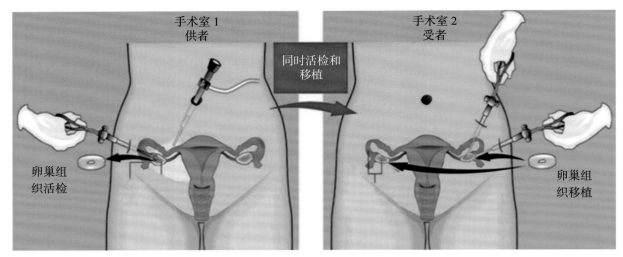

▲ 图 12-8　两个相邻手术室内同时进行两台手术的图示

进行了两位基因不同的姐妹的手术：从供者的卵巢中用腹腔镜取出卵巢组织，立即移植到受者的卵巢髓质中（引自 Donnez and Dolmans, *NEJM* 2017.)[1]

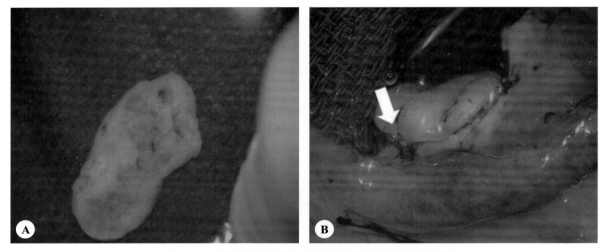

▲ 图 12-9　基因不同的姐妹之间的卵巢皮质同种异体移植

A. 从供者的左侧卵巢采集大小可用于活检的组织样本；B. 立即缝合（白箭）到去皮质受者卵巢

黄体发育（图 12-10）。移植后 16 个月，用重组 FSH 和 GRH 拮抗药开始刺激。从 3 个成熟卵母细胞中获得 2 个胚胎，移植 1 个胚胎，患者妊娠，产下一名健康婴儿。通过基因检测证明，出生的婴儿确实是由来源于供者卵巢组织的卵母细胞受孕的。因此，人卵巢组织的同种异体移植不仅有可能恢复卵巢活性，而且有可能恢复自然生育力。

接受移植者曾移植过与其人白细胞抗原（human leukocyte antigen，HLA）相容的姐妹的骨髓。事实上，在之前接受过骨髓移植（bone marrow transplantation，BMT）的 HLA 兼容姐妹之间已经进行了肾等器官移植，其中一位姐妹充当另一位姐妹的捐赠者。的确，Hamawi 等 [29] 报道了 BMT 后进行肾移植的病例，所有病例中的捐赠者都是 BMT 的捐赠者。患者没有接受免疫抑制治疗，没有出现排斥反应，证明对于接受骨髓捐赠者肾脏的 BMT 受者，不需要免疫抑制治疗。

在我们的病例中，HLA 组分析显示两个姐妹之间存在完全嵌合体（HLA 相容性）[28]。因此建议把已将骨髓捐献给早发卵巢不全受者的捐献者的卵巢组织移植给该受者。

六、结论

目前已报道了许多手术技术，正在用于冻融卵巢组织再植术，但成功的方法都遵循相同的基本显微外科原则：①找到血管化良好的原位移植部位；②通过缝合或 Interceed® 连接卵巢组织，其边缘用纤维蛋白胶固定。在所有报道的病例中，就卵巢活动恢复而言，原位再植术已被证明是最有效的技术，在我们的系列中，超过 40% 的患者恢复了生育力，就妊娠而言，成功率呈指数级（图 12-11），成果已发表在 *NEJM* 上[1]。

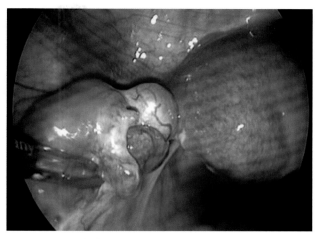

▲ 图 12-10　在基因不同的姐妹之间进行同种异体移植后数月，卵巢活性恢复，出现卵泡和黄体发育

实用临床技巧

- 原位移植是通过微创手术进行的，通过去皮质后移植到卵巢。如果双侧卵巢缺失，移植到新创建的腹膜窗。
- 研究已证明，原位卵巢组织移植非常有效，95% 的病例恢复内分泌活性，40% 的病例恢复生育力。
- 异位移植可移植于腹壁、前臂或腹直肌，其优点是创伤小，易于监测卵泡的发育和卵母细胞的提取。其缺点是不如原位移植有效，不允许自然受孕。在基因不同的姐妹之间进行异体卵巢皮质移植后，卵巢功能和生育力也可以恢复，如果她们与 HLA 相容，则不需要免疫抑制。

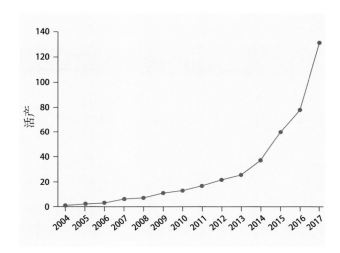

▲ 图 12-11　原位卵巢组织移植的成功率
自从 2004 年报道首例妊娠，活产数已超过 130 例，呈指数增加（引自 Donnez and Dolmans *NEJM* 2017.）

主要阅读材料

[1] 在超过 40% 的病例中，冻融卵巢皮质条原位移植可恢复生育力，但应加大力度改善移植组织血运重建过程[14-16]。

归纳总结

- 卵巢组织移植已被证明在内分泌功能和生育力恢复方面是成功的。卵巢组织是在没有血管吻合的情况下移植的，选择血管化良好的部位是解决移植后发生缺氧性损伤的第一步，因此确保了手术本身的成功。在开发用于再植卵巢皮质条的所有技术中，最有效的技术涉及原位部位，移植到之前去皮质的卵巢或新创建的腹膜窗。

第 13 章　评估卵巢组织移植的安全性
Assessing Safety in Ovarian Tissue Transplantation

Marie-Madeleine Dolmans　Rossella Masciangelo　著

温　娜　译　陈　婕　祝建清　校

一、背景

由于近年来恶性肿瘤治疗效果的显著改善，越来越多的年轻女性因挽救性腺毒性治疗而生育力受损，导致卵巢早衰。随着统计数字的不断上升，我们必须给这些女性一个机会来维持她们的生育力。然而，需要立即进行肿瘤治疗的患者和青春期前的女孩，无法接受卵巢刺激产生卵母细胞进行冷冻。因此，他们唯一的选择是在治疗前保存冷冻卵巢组织，用于未来的再植。组织碎片可快速方便地被取出，冷冻并储存，直至宣布患者疾病好转，然后在患者准备妊娠时移植回盆腔[1]。此手术可使 95% 以上的患者恢复卵巢功能，通常可维持 5~7 年。活检时患者年龄越小，卵巢储备越大，因此受孕的机会越高。迄今为止，已使用该方法获得了超过 130 例活产。

不幸的是，并不是所有恶性肿瘤对患者的风险都是相同的，人们对冷冻卵巢组织中可能存在的恶性细胞感到担忧。我们必须排除任何潜在的组织污染，以避免重新植入可能导致原发性疾病复发的恶性细胞。为此，我们必须识别和检查不同恶性肿瘤造成的风险，同时研究在高风险恶性肿瘤的情况下从冻融组织中消除恶性细胞的方法。在本章中，我们将探讨卵巢组织冷冻保存和再植的不同适应证，并根据恶性肿瘤类型评估相关风险，即高风险、中等风险和低风险（表 13-1）。

表 13-1　基于恶性肿瘤类型分类的卵巢转移风险

高风险 （>10%）	中等风险 （2%~10%）	低风险 （0%~2%）
白血病	晚期乳腺癌	早期乳腺癌
神经母细胞瘤	结直肠癌	宫颈鳞状细胞癌
伯基特淋巴瘤	宫颈腺癌	霍奇金淋巴瘤
	非霍奇金淋巴瘤	横纹肌肉瘤
	尤因肉瘤	软组织肉瘤
	卵巢癌	
	卵巢交界性肿瘤	

经许可转载，引自 Dolmans and Masciangelo, Minerva gynecologica[2].

二、血液系统恶性肿瘤

（一）白血病

白血病是儿童和青少年中最常见的恶性肿瘤之一[3]，也是最容易治愈的恶性肿瘤之一，生存率超过 80%，医生需要迅速、积极地用烷化剂化疗，但往往使患者不孕，使其成为卵巢组织冷冻保存的首要对象。由于白血病可通过血液传播，恶性细胞可驻留在血液中，当组织被重新植入时，卵巢受累的风险非常大。因此，在移植前辨别任何轻微的播散性疾病至关重要。组织学和免疫组织化学通常构成第一识别口，但可能无法在冻融卵巢组织标本中检测到恶性肿瘤细胞。聚合酶链反应（polymerase chain reaction，PCR）分析可获得更准确的图像。事实上，我们可通过 RT-qPCR 在慢性髓性白血病（chronic myeloid leukemia，CML）患者的卵巢组织中检测到 BCR-ABL 基因，从而避免将该组织移植回该受试者体内的潜在风险[4]。

我们的团队[5] 还研究了在疾病活动期冷冻的卵巢组织中是否存在白血病细胞，卵巢组织来自 CML 和急性淋巴细胞白血病（acute lymphoblastic leukemia，ALL）患者，首先通过 PCR 检测卵巢组织，然后异种移植到无免疫缺陷小鼠。PCR 显示 70% 的 ALL 患者和 33% 的 CML 患者存在污染的卵巢组织。组织异种移植后，CML 移植小鼠均未发病，而 ALL 组织移植小鼠几乎 50% 被侵袭（图 13-1）。

Rosendahl 和 Greve 分析了完全缓解白血病患者的卵巢组织[6, 7]。RT-qPCR 在 4 例具有已知分子标志物患者中的 2 例中鉴定出卵巢组织中的恶性肿瘤细胞，但这些结果未得到后续异种移植的证实，因为移植 20 周后 RT-qPCR 未检测到白血病细胞[6]。因此，似乎白血病完全缓解患者的卵巢组织中不含能传播疾病的活恶性肿瘤细胞，但在疾病活动期采集的标本不应用于移植。

然而，这并不意味着那些具有卵巢转移风险的人应放弃生育的希望。这些白血病患者使用其冻存卵巢组织现有 2 种选择。最直截了当的是仔细检查特定患者是否存在恶性细胞。如果所有安全性检查结果均为阴性，则在患者知情同意的情况下，可做出多学科决定，谨慎地将一些碎片植回。这种方法被以色列团队采用，他们报道了急性髓系白血病患者组织再植术后的首例活产[8]。在这种情况下，在患者完全缓解时和造血干细胞移植前冷冻组织。通过光学显微镜、细胞遗传学分析、新一代测序和异种移植分析 3 份冻融卵巢组织，未发现含有白血病细胞。然后进行移植，让患者受孕 2 次，体外受精（in vitro fertilization，IVF）1 次，自然受孕 1 次。

如果安全测试显示存在风险，则选择分离和净化单个卵泡，随后可在支架（人工卵巢）内移植回患者体内[9]。为此，卵巢组织碎片经过酶消化过程，分离的卵泡被有效洗涤数次[10]。在之前的研究中，12 例白血病患者的卵巢组织经酶消化后，卵泡悬液未显示存在恶性细胞[11]。然而，我们必须谨慎地进行，如果白血病患者有任何风险迹象，不鼓励对白血病患者进行卵巢组织的自体移植，但在特殊创造的基质内移植分离的卵泡可能在未来能很好地被证明是可行的。

（二）淋巴瘤

尽管霍奇金淋巴瘤（Hodgkin's lymphoma，HL）

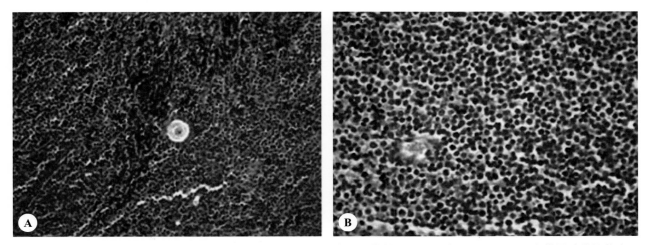

▲ 图 13-1　**A.** 完全由淋巴细胞包围的卵巢滤泡，不存在正常的卵巢基质（放大倍率 **100×**）。**B.** 卵巢异种移植物中大量淋巴细胞侵袭。组织学异常确定为恶性并归因于白血病侵袭（放大倍率 **200×**）
改编自 Dolmans, Blood[5].

属于低风险类别，非霍奇金淋巴瘤（non-Hodgkin's Lymphoma，NHL）似乎是中等风险类别，两者也是卵巢组织冷冻保存和移植的常见适应证。许多团队试图评估 HL 患者自体移植的安全性，在其冷冻保存的卵巢组织中未检测到任何恶性肿瘤细胞，即使在晚期疾病患者中也是如此[4, 12-16]，但 1 例病例报道在 Ⅲ 期 HL 患者的卵巢中发现恶性肿瘤细胞[17]。然而，文献中没有关于移植后 HL 复发的报道，因此我们可得出结论，HL 病例中卵巢转移的总体风险可能较低，自体移植是安全的。

关于 NHL，在进行的少数研究中组织学未发现卵巢受累[4, 13]。Kim 的研究小组使用 5 例 NHL 患者的卵巢组织进行了异种移植实验，无法证明疾病复发[13]，但 Meirow 报道了 1 例 33 岁的高级别 B 细胞 NHL 患者的盆腔实性肿块，该患者未进行冷冻保存[4]。Dolmans 等还通过组织学和抗 CD20 免疫组织化学在 2 例 NHL 患者的冻存卵巢组织中检测到恶性细胞[12]（图 13-2）。因此，在 NHL 的情况下需要谨慎，尤其是当患者处于疾病的白血病期时，通常伴有囊性卵巢肿块[4]。

三、妇科恶性肿瘤

（一）乳腺癌

乳腺癌是女性中最常见的恶性肿瘤[18]。虽然在尸检评估时几乎 25% 的乳腺癌患者发现卵巢转移[19]，但两个团队无法通过免疫组化检测方法在乳腺癌患者的冷冻保存卵巢组织中找到任何恶性肿瘤细胞[20, 21]。

乳腺癌患者是否适合冻融卵巢组织移植取决于原发疾病的分期。再植术在低分期乳腺癌女性中似乎是安全的[22]，而在晚期乳腺癌的情况下存在风险[23]。在本课题组之前的研究中[23]，尽管上皮膜抗原（epithelial membrane antigen，EMA）、HER-2/neu 和大囊性疾病液蛋白 -15（gross cystic disease fluid protein-15，GCD-FP15）的组织学和免疫组织化学，以及免疫缺陷小鼠的异种移植未显示恶性细胞污染，但用 qPCR 在 13 例患者的

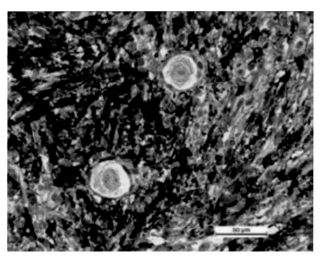

▲ 图 13-2　非霍奇金淋巴瘤（NHL）患者的卵巢碎片
通过抗 CD20 免疫组织化学显示 NHL 细胞在皮质中大量侵袭（引自 Dolmans, F&S[12].）

4 个冻融卵巢组织碎片和 1 个移植物中检测到乳腺珠蛋白 2（mammaglobin 2，MGB2）基因表达。这些结果证实了在晚期乳腺癌患者冻存卵巢组织中有发现恶性细胞的潜在风险[23]。然而，值得注意的是，卵巢中特定乳腺癌基因的表达水平具有高度变异性[24]。乳腺珠蛋白 1（mammaglobin 1，MGB1）和 GCD-FP15 对识别卵巢皮质中的乳腺癌细胞具有良好的阳性预测值，而 MGB2 检测在卵巢髓质中表现出更高的特异性。在同一研究中，5 例早期乳腺癌受试者的卵巢皮质活检中有 3 例检测到 MGB1，但晚期疾病患者均未检测到 MGB1，小鼠移植表达该标志物的卵巢组织未显示任何癌症复发。因此，这些作者得出结论，无论疾病分期如何，在移植前应鼓励使用免疫组织化学和分子工具对组织进行系统分析。

（二）卵巢癌

卵巢癌在女性死亡率中排名第五，虽然大多数病例发生在绝经后女性，但超 10% 的诊断是在育龄期患者中进行的[25]。可向这些患者提出冷冻保存健侧卵巢组织，但担忧安全性是有充分依据的。事实上，卵巢肿瘤起源于冷冻保存和再植的同一器官，增加了保留恶性肿瘤细胞的机会。因此，将组织移植回卵巢癌患者可能存在一些问

题，因为存在移植组织重新引入原发性疾病的风险。

文献报道了 4 例卵巢癌患者的冷冻保存和后续再植术[26-29]。3 例患者在移植后获得妊娠和活产，而在第 4 例患者中，激素活性从未恢复。一例复发患者既往患有颗粒细胞瘤，为此她接受了卵巢切除术和对侧卵巢预防性切除，随后进行了卵巢组织冷冻保存。9 年后，她的卵巢组织被再次植入，经过低剂量的激素刺激和 IVF 后，得到了 2 个胚胎并进行移植，最终产下了健康的双胞胎。然而，在择期剖宫产期间，在膈肌和腹膜组织中检测到肿瘤播散，但在移植部位未检测到[29]。这种复发可能与移植的卵巢组织直接相关，也可能是对妊娠激素环境有反应的显微镜下腹膜疾病的结果。Lotz 团队将 10 例卵巢肿瘤患者的卵巢组织异种移植 24 周，然后进行组织学检查和免疫组化泛细胞角蛋白分析，研究了卵巢癌患者的微小播散性疾病[30]。这些作者未能检测到任何恶性细胞污染。在 Kristensen 的报道中，1 例 23 岁患者被诊断为ⅠC 期卵巢黏液性囊腺癌，接受了组织冷冻保存以保存生育力，随后在 9 年后接受了异位移植以恢复生育力。通过 IVF 成功实现双胎妊娠后，出于安全原因在腹腔镜下切除移植组织并重新冷冻。组织学评价显示，少量生长卵泡（ $n=5$ ）确实能够维持正常的激素生成并支持卵巢功能。该研究小组还发现，切除和再冷冻移植的卵巢组织可能是治疗有恶性细胞复发风险的癌症患者的一种新方法[27]。

（三）卵巢交界性肿瘤

在卵巢肿瘤中，卵巢交界性肿瘤（borderline ovarian tumor，BOT）占病例的 10%～20%。主要影响育龄女性，其特征为低度恶性潜能，这使其成为卵巢组织冷冻保存和移植的最佳候选者。Masciangelo 等评价了 11 例 BOT 患者的冻存卵巢组织再植的安全性[31]。卵巢组织采用苏木精 - 伊红染色、黏蛋白 1（mucin1，MUC1）和细胞角蛋白 7（cytokeratin 7，CK7）免疫组化、CK7 基因

的 RT-qPCR 和异种移植等方法，以便研究是否存在 BOT 细胞。在 11 例患者中 1 例（9.1%）患者的冻存卵巢组织和移植物中检测到 BOT 细胞，证明其在移植后有存活的能力（图 13-3）。为此，有必要在移植前对 BOT 患者的冻存卵巢组织进行植入前分析，因为存在重新引入能够在移植后存活的 BOT 细胞的风险。不能排除移植卵巢组织中出现新的 BOT 细胞，因此卵巢癌患者或希望通过卵巢组织移植受孕的 BOT 患者可在妊娠后通过腹腔镜取出移植组织。

（四）宫颈癌

Kim 团队发表了关于宫颈癌后卵巢组织移植的报道[32-34]。他们对 3 例宫颈癌患者的卵巢组织进行了自体移植，出现了 1 例盆腔复发[34]。

值得注意的是，宫颈癌治疗也可能包括子宫切除术，因此必须使需要子宫切除术的患者意识到，通过移植恢复生育力不足以实现妊娠，并且需要替代治疗。还值得一提的是，最新欧洲系列研究证实，诊断为宫颈癌的患者在卵巢组织再植术后从未妊娠[35]。

四、骨和软组织肉瘤

肉瘤是一组异质性肿瘤，由结缔组织发展而来。它们占儿童实体瘤的 20% 以上，是仅次于白血病和中枢神经系统肿瘤的第三大常见癌症。目前已确定了 50 多种类型的肉瘤，但婴儿中最常见的类型是横纹肌肉瘤（rhabdomyosarcoma，RMS）和尤因肉瘤（Ewing sarcoma，EWS）。RMS 和 EWS 通常在已播散（分别为 20% 和 40%）及累及肺、淋巴结和骨髓时诊断。标准治疗包括手术治疗、化疗和放疗，虽然生存率高，但会损害卵巢功能和未来的生育力。在某些类型的肉瘤（如 EWS 和骨肉瘤）中报道了卵巢受累，但在 RMS 中罕见[36]。

3 个团队已经调查了肉瘤患者冷冻保存卵巢组织中是否存在恶性细胞。Abir 使用 CD99 免疫组织化学分析了 8 例 EWS 患者的冻融卵巢组织，在

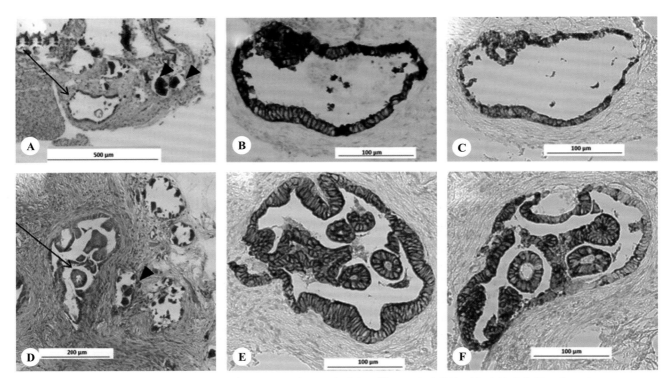

▲ 图 13-3　将卵巢交界性肿瘤（BOT）患者的冻融人卵巢组织异种移植到免疫缺陷小鼠 5 个月后

A. 冻融卵巢组织的组织学：可见 BOT 病变（黑箭），周围有数个砂粒体（箭头）；B. 卵巢组织 CK7 免疫组化结果为阳性；C. 卵巢组织中 MUC1 免疫组化结果为阳性；D. 异种移植物的组织学：可见 BOT 病变，包含乳头状突起（黑箭），周围有砂粒体（箭头）；E. CK7 免疫组化结果为阳性；F. MUC1 免疫组化结果为阳性（引自 Masciangelo et al., Human Reproduction[31]. ）

5 个病例中，使用 RT-qPCR 分析了 *EWS-FLI1* 融合基因。免疫组织化学未能检测到任何恶性肿瘤细胞，但在 1 例患者中发现了 *EWS-FLI1* 融合基因，证实存在恶性肿瘤细胞[37]。Greve 团队通过异种移植、组织学和 RT-qPCR 对 16 例患者（9 例 EWS、4 例骨肉瘤、2 例滑膜肉瘤、1 例软骨肉瘤）的冷冻保存卵巢组织，进行 *EWS-FLI1* 融合基因评估。他们在卵巢组织中未发现任何恶性肿瘤细胞污染的迹象，移植到免疫缺陷小鼠中未诱导疾病复发[6]。Dolmans 分析了 26 例肉瘤患者（14 例 EWS，12 例软组织肉瘤）冷冻保存的卵巢组织，并对其进行了基因表征。通过免疫组织化学、荧光原位杂交和 RT-qPCR 鉴别组织中待测肿瘤标志物的方法检测原发性肿瘤。所有样本均未显示存在任何恶性肿瘤细胞。因此，可认为肉瘤患者的再植术是安全的，但 EWS 患者除外，在这些患者中应谨慎。

五、中枢和外周神经系统肿瘤

神经母细胞瘤是婴幼儿最常见的颅外实体肿瘤，具有高转移潜能。转移性神经母细胞瘤累及卵巢的病例已有报道，这是儿童期最常扩散到卵巢的恶性肿瘤，超过 60% 的转移性神经母细胞瘤在诊断时显示循环恶性肿瘤细胞[38-40]。

在非霍奇金淋巴瘤的情况下需要谨慎，建议进行组织学和抗 CD20 免疫组织化学检查。同样，应鼓励在移植前使用免疫组织化学和分子工具对乳腺癌患者的卵巢组织进行系统分析，无论疾病分期如何。Grèze 进行了一项研究，其中健康卵巢组织（n=20）在体外被人神经母细胞瘤细胞系污染，随后通过 RT-qPCR 检测酪氨酸羟化酶（tyrosine hydroxylase，TH）、配对样同源盒 2B（paired-like homeobox 2B，PHOX2B）和双皮质素（doublecortin，DCX）基因的最小播散性疾病。这些作者发现 PHOX2B 是卵巢组织内神经母细胞瘤细胞的可靠标志物，同时在未污染的卵巢组织中也检测到 TH 和 DCX，导致假阳性结果，因此不能用于此目的[39]。然而，迄今为止，尚未发表关于神经母细胞瘤确诊患者卵巢组织最小播散性疾病评价的研究。

六、结论

总之，移植后再次种植恶性细胞的风险最高的病理类型是白血病。因此，不建议在这些患者中进行卵巢组织移植。然而，在疾病缓解时对卵巢组织进行冷冻保存，结合使用敏感技术进行彻底的组织评估，确实使急性髓系白血病患者安全和成功地进行了组织再植。对于所有其他病理类型，即使是那些被认为是低风险的，也不能保证安全，所以在进行卵巢组织移植之前，仔细的组织检查和知情同意是必不可少的。

实用临床技巧

- 白血病存在恶性细胞污染的最高风险，在这些患者中应仔细检查是否存在恶性细胞。如果所有安全性试验结果均为阴性，则可谨慎地将一些碎片回植，而如果试验显示存在风险，则可分离、净化单个卵泡，随后回植到患者体内的支架（人工卵巢）[9]。
- 在非霍奇金淋巴瘤的情况下需要小心，推荐进行组织学和抗 CD20 免疫组织化学。同样，应鼓励对恶性肿瘤患者的卵巢组织进行系统分析，在移植前使用免疫组织化学和分子工具，无论疾病分期如何。

- 关于卵巢癌症和 BOT 患者，不能排除移植卵巢组织中新的恶性细胞的发展；因此，移除和重新冷冻移植组织可能是管理这些有复发风险的患者的一种新方法[27]。
- 霍奇金淋巴瘤、软组织和骨肉瘤（尤因肉瘤除外）发生卵巢转移的总体风险较低，自体移植是安全的。

归纳总结

- 卵巢组织移植允许恶性肿瘤患者进行修复，但在移植前需要多学科的方法、彻底的移植前评估和知情同意。白血病风险最高，不建议进行移植，但在疾病缓解时进行卵巢组织冷冻保存，结合使用敏感技术进行彻底的组织评估，可能会为急性白血病患者提供安全再移植的机会。对于所有其他病理类型，即使是那些被认为是低风险的，也不能保证安全，所以在进行卵巢组织移植之前，仔细的组织检查是必不可少的。

主要阅读材料

[1] 卵巢组织移植可恢复年轻恶性肿瘤患者的生育力，但在进行再次移植之前，组织检查和知情同意是必不可少的。

第 14 章　乳腺癌患者的生育力保存
Fertility Preservation in Breast Cancer Patients

Loris Marin　Volkan Turan　Kutluk Oktay　著
温　娜　何姝葶　译　　陈　婕　白娇娇　校

一、背景

乳腺癌是女性中最常见的恶性肿瘤，目前占美国所有新发癌症病例的 15.2%，2019 年估计有 268 600 例新发病例[1]。它是育龄女性中最常见的疾病。45 岁以下新发病例的百分比为 10.3%。由于诊断和治疗技术的日益先进，近年来死亡率仍然较低。对于 Ⅰ 期和 Ⅱ 期乳腺癌，估计 5 年生存率分别为 95% 和 70%～85%（取决于是否为 Ⅱ A 期和 Ⅱ B 期），而在晚期（Ⅲ A 期和 Ⅲ B 期），生存率在 18%～52%[1]。

由于年轻恶性肿瘤幸存者的数量正在增加，并且女性倾向于延迟生育，因此大家越来越关注化疗相关的卵巢毒性[2]。大多数女性乳腺癌患者可能会接受新辅助化疗或辅助化疗，这可能会导致卵巢过早衰竭和不孕[3-5]。

根据国际指南，恶性肿瘤患者在治疗前应了解恶性肿瘤治疗对生育力的不良反应，并应转诊至生殖专科医生，以讨论卵巢损伤的风险和目前可用的生育力保存选择[6-8]。然而，根据一些报道，在美国和欧洲不到 50% 的恶性肿瘤专家将年轻恶性肿瘤患者转诊至生育力保存 / 生殖医学专家[9-11]。考虑到诊断时女性的年龄和可用的治疗方案，乳腺癌的治疗对女性生殖的影响更大[12, 13]。

我们很难预测化疗后的卵巢功能障碍，因为许多因素包括年龄、初始卵巢储备功能及使用的化疗方案类型和剂量都在其中起作用[4, 14]。环磷酰胺是乳腺癌治疗中常用的化疗药物，是一种高度性腺毒性药物，通过诱导 DNA 双链断裂引起

人类原始卵泡凋亡[4, 15, 16]。蒽环类药物也常用于年轻女性乳腺癌患者。该药物可能通过诱导 DNA 双链断裂直接作用于原始卵泡[16-18]和通过损伤卵巢血管[18]导致卵巢受损。紫杉烷类（多西他赛、紫杉醇）通常与蒽环类药物和环磷酰胺联合用于乳腺癌女性。然而，关于其对卵巢影响的数据很少。尽管如此，紫杉烷类药物一般不会诱导 DNA 损伤，因此不太可能影响原始卵泡储备。

雌激素敏感性乳腺癌的女性也接受激素治疗。包括他莫昔芬和芳香化酶抑制药，可使用 10 年至终身。激素治疗的作用机制主要有两种，即通过与雌激素受体（即他莫昔芬和氟维司群）结合阻断雌激素的增殖作用或作为芳香化酶抑制药（来曲唑、阿那曲唑和依西美坦）抑制雌激素的产生[19]。尽管这些药物无性腺毒性，但女性必须延迟生育直至完成这些治疗，因为它们具有致畸作用。

二、生育力保存技术

保存女性生育力的最成熟技术是胚胎和卵母细胞冷冻保存[20]。当伴侣无法配合或患者有偏好时，建议进行卵母细胞冷冻保存。这两种技术都需要控制性超促排卵；因此，只有在恶性肿瘤治疗前至少有 2 周的时间间隔时才可使用[8, 21]。冷冻保存卵母细胞或胚胎的选择与个人选择及社会和文化偏好相关[22]。此外，在某些国家，选择可能受到法律的限制。例如，在日本，仅允许已婚伴侣保存胚胎[22]，而意大利从不允许保存胚胎[21]。

如之前报道[23]，在正常月经周期内存在多个主要卵泡募集波，为通过卵巢刺激募集多个卵泡创造了多个机会窗。基于这一生理学证据，针对没有时间等待月经期进行常规控制性超促排卵的女性，Oktay 等首次开发了一种随机开始的控制性卵巢刺激[24-27]。如果患者有时间限制或者患者在青春期之前因儿童恶性肿瘤而转诊，卵巢组织冷冻保存是生育力保存的另一种强有力的替代方法。自 Oktay 和 Karlikaya 首次成功进行卵巢移植手术至今[28]，采用该技术后，全球出生的儿童超过 152 例。

另一种不需要控制性卵巢刺激的生育力保存技术是未成熟时取卵。这些卵母细胞可在卵巢组织收获过程中获取[29]。未成熟卵母细胞既可直接冻存，也可进行体外成熟，直到达到 MⅡ卵母细胞期后再冻存。虽然体外成熟仍被认为是试验性的，但据报道每次胚胎移植活产的成功率为 10%～15%[30]。

三、促性腺激素释放激素激动药用于生育力保存的应用

使用促性腺激素释放激素激动药（gonadotropin-releasing hormone analog，GnRHa）减轻性腺毒性化疗药物引起的卵巢损伤已得到广泛研究，但研究质量各不相同[31]。然而，原始卵泡不表达促性腺激素释放激素（gonadotropin-releasing hormone，GnRH）受体，这意味着组成卵巢储备的卵泡对激素不敏感[32]。研究中对 GnRHa 预防化疗诱导的性腺损伤的疗效存在争议[33]，缺乏设计良好的前瞻性随机对照试验来评估 GnRHa 给药对生育力保存的作用。在大多数研究中，主要结果是在不同随访期内月经的恢复，并不与卵巢功能的完整相关联。在一些研究中，月经恢复并不明确，任何出血都被认为是月经。月经不是生育力的可靠替代指标，因为卵巢储备功能严重下降的女性仍可能继续月经[34]。此外，使用不太可靠的卵巢储备标志物，如非定时的 FSH 是研究的另一个局限性。使用 AMH 水平作为结局指标的研究未发

现 GnRHa 抑制卵巢有利于保护卵巢储备以抵抗化疗[35]。

最近的一项仅限于患有早期乳腺癌的绝经前女性的 Meta 分析仅声称 GnRHa 可以保存生育力[36]。GnRHa 用于其他恶性肿瘤类型的生育力保存有效性的随机试验占所有随机对照试验的不到 50%，Meta 分析仅限于 5 项随机试验。考虑到无论基础恶性肿瘤类型如何，促性腺激素毒性药物对卵巢损伤的作用相似，基于诊断的 Meta 分析似乎不能合理地评估 GnRHa 的疗效。Elgindy 等[37]对所有前瞻性研究进行了除恶性肿瘤外的 Meta 分析，发现化疗期间给予 GnRHa 似乎不能保护卵巢免受性腺毒性。因此，应建议对这些患者采用其他已明确的生育力保存方法。GnRHa 可用于有严重化疗诱导血小板减少症和（或）贫血风险的女性，以预防月经过多，但不用于保存生育力。更详细和定期更新的讨论版本见其他文件[8, 38]（表 14-1）。

四、女性乳腺癌患者的卵巢刺激

传统卵巢刺激方案可使血清雌二醇峰值水平增加 10～12 倍，可诱导乳腺癌细胞增殖[39]。

因此，首先提供体外受精（in vitro fertilization，IVF）自然循环以保护这些患者免受雌激素水平升高的潜在有害影响。后来，Oktay 等使用竞争性雌激素受体阻断药他莫昔芬或芳香化酶抑制药来曲唑刺激卵巢，与自然周期 IVF 相比，可增加每例患者的胚胎恢复数[40]。使用来曲唑联合促性腺激素方案在乳腺癌女性中获得的胚胎数量与不孕女性中使用的常规刺激方案相似[41, 42]。此外，在接受来曲唑联合促性腺激素卵巢刺激的乳腺癌患者中未观察到短期和长期复发风险显著增加[43, 44]。在乳腺手术前或手术后立即转诊的女性中连续使用相同的方案，在平均（58.5±13.6）个月的随访间隔之后[23]，于化疗前获得了更多的胚胎，而复发率没有任何增加。最近，我们比较了使用来曲唑联合促性腺激素（乳腺癌，n=118），或单独使用促性腺激素（其他癌症类型，n=24）进行卵巢刺激以保存生育力的恶性肿瘤女性的周期结局，

表 14-1 绝经前乳腺癌女性的已确定和有争议的生育力保存选择评估

	概　述	优　点	缺　点
胚胎冷冻保存	在有可用精子的青春期后女性及有时间在开始性腺毒性治疗之前进行卵巢刺激时，最常用的生育力保存方法	最成熟的方法	需要时间刺激卵巢和需要精子
成熟卵母细胞冷冻保存	越来越普遍和成功	不需要精子和避免了一些伦理问题	需要时间刺激卵巢
卵巢组织冷冻保存和移植	在美国和部分其他国家越来越成功，不再是试验性的	• 最少治疗延迟 • 无须精子或卵巢刺激 • 可在青春期前或青春期后进行 • 恢复内分泌功能和自然生育力	• 至少需要 2 次外科手术 • 移植物寿命有限 • 理论上有白血病恶性细胞再引入风险
GnRH 激动药抑制（不推荐）	• 尽管有建议作为性腺保护药，但其作用机制和益处（如果有的话）尚未得到证实 • 我们不推荐 GnRHa 用于生育力保存	非手术	• 大多数证据表明它不能保存生育力 • 由于长期使用，重度潮热和可能的永久性骨丢失导致生活质量恶化

GnRH. 促性腺激素释放激素；GnRHa. 促性腺激素释放激素激动药

以观察来曲唑是否对生育周期结局有任何影响。患恶性肿瘤的女性被分为两组，即激素依赖性恶性肿瘤和其他恶性肿瘤。我们发现，校正年龄、体重指数和 BRCA 状态后，来曲唑似乎增强对卵巢刺激的反应[24]。

在月经周期第 2 天开始每天来曲唑 5mg 治疗，随后在周期第 4 天开始促性腺激素（每天 150～450U）治疗，两种药物在整个刺激期间持续使用。为防止促黄体生成素（luteinizing hormone，LH）过早激增，当主要卵泡大小达到≥12mm 的平均直径时，开始 GnRH 拮抗药每天 0.25mg，并持续该剂量直至扳机日。当至少 2 个卵泡达到至少直径>20mm，使用人绒毛膜促性腺激素（human chorionic gonadotropin，hCG）或亮丙瑞林扳机成熟卵母细胞[25]。与常规方案不同的是，由于早期窦液空间形成，扳机卵泡大小为 20～21mm，以避免获取更多数量的未成熟卵母细胞[41]。成熟卵母细胞经卵胞质内单精子注射受精，胚胎多在囊胚期冷冻。如果使用 hCG 扳机，则在取卵后 3 天

测量雌二醇（E_2）水平。如果 E_2 水平>250pg/ml，则继续服用来曲唑 3～6 天，直至 E_2 水平降至<50pg/ml。因此，使用 GnRHa 进行扳机由于其半衰期较短，更常降低雌激素暴露和卵巢过度刺激的风险。虽然我们的首选是来曲唑，但如果乳腺癌女性患者已在接受他莫昔芬治疗或不能耐受芳香化酶抑制药，则除促性腺激素外，还使用他莫昔芬进行卵巢刺激。

我们评价了恶性肿瘤诊断对卵巢刺激保存生育力反应的影响，以确定恶性肿瘤在人体代谢中的可能影响，结果显示恶性肿瘤本身与卵巢刺激反应降低无关。当分析仅限于诊断为乳腺癌女性时，在恶性肿瘤女性和年龄匹配的非恶性肿瘤女性之间未发现控制性卵巢过度刺激周期结果的差异[26]。然而，仍缺乏提供妊娠和生育力保存结局的数据。Oktay 等进行了一项关于乳腺癌女性妊娠结局的最大型研究[27]。在这项研究中，141 名女性中只有 1/4 接受来曲唑加 FSH 卵巢刺激保存生育力的女性，并在超过 50% 的女性中保留了生育力。

尽管样本量有限，但这些是乳腺癌女性新生儿的首批数据，这些女性使用了来曲唑卵巢刺激后产生的冷冻胚胎。此外，在平均随访 3 年后，未观察到轻微或严重胎儿畸形或发育异常。

在延迟转诊的情况下，无论月经周期哪一天，均可开始卵巢刺激。与传统卵巢刺激方案相比，两者成功率相似[45]。这种方法是基于在周期的任何一天都有多个卵泡募集波的事实。现有数据表明，卵泡晚期或黄体期开始卵巢刺激后的妊娠率良好[46]。此外，与常规刺激周期相比，在随机开始的刺激周期中未报道轻微或重大胎儿畸形或发育异常的风险升高[47]。乳腺癌患者使用的方案如图 14-1 所示。

体外成熟（in vitro maturation，IVM）是另一种选择，可用作补充策略来提高接受卵巢刺激以保存生育力的乳腺癌患者的成熟卵母细胞产量。在 IVM 后，我们发现接受卵巢刺激以保存生育力的乳腺癌女性的成熟卵母细胞产量增加了 45%。尽管妊娠率的数据有限，但应在体外成熟卵母细胞／胚胎冷冻保存周期期间获取未成熟卵母细胞，以提高未来生育力[48]。

五、乳腺癌患者卵巢组织冷冻保存的临床研究

引入卵巢组织冷冻保存和自体移植技术，作为预防性腺毒性治疗后生育力丧失和卵巢早衰的策略。尽管冷冻保存组织的自体卵巢移植在过去 20 年中经历了惊人的演变，最近的活产率超过 35%，但许多国际科学协会仍认为它是试验性的[49, 50]。然而，包括美国生殖医学会（American Society of Reproductive Medicine，ASRM）在内的多个学会已着手将该手术从试验类别中删除[51]。在青春期前女孩和急需开始癌症治疗的女性中，卵巢组织冷冻保存可能是保存生育力的唯一可行技术。此外，其他优点包括不需要伴侣，并且这种方法是唯一保证卵巢内分泌功能恢复和自然受孕的技术[49]。卵巢采集和移植技术包括腹腔镜、宫腔镜或机器人手术[52-56]。卵巢组织移植可在骨盆内（原位移植）或骨盆外（异位移植）进行[56]。当需要密切监测移植物或计划在取卵后取出移植物时，首选后一种移植类型；不过体外受精和胚胎移植是使用该技术妊娠的唯一选择[49, 57]。Oktay 等于 2004 年报道了冻融卵巢碎片异位移植后获得的第一个胚胎[58]。1 例乳腺癌患者在卵巢组织冷冻保存 6 年后，将卵巢皮质条带皮下移植到前臂上部，导致绝经逆转[58, 59]。文献中报道了异位卵巢移植后自然妊娠的病例[60-62]。Oktay 和 Karlikaya 于 1999 年进行了首例原位成功的冻融同源卵巢组织移植，并于 2000 年报道[28] 患者恢复内分泌卵巢功能。Oktay 等还报道了首次从冻融和移植的卵巢组织中取卵和胚胎发育[63, 64]。如今，已有超过 152 例卵巢组织冷冻保存和原位自体移植后妊娠的报道[65]。这种技术的担忧之一是移植重新引入癌细胞的可能性。然而，对于卵巢组织冷冻保存的最常见适应证，如淋巴瘤和非转移性乳腺癌，这是不可能的[66]。另一个问题是在携带卵巢癌相关有害基因突变的女性中进行卵巢组织移植[67]。对于 *BRCA* 突变携带者，*BRCA-1* 突变和 *BRCA-2* 突变发生卵巢癌的累积平均风险分别达到 39% 和 10%[68]。然而，如果卵巢组织在幼年时冷冻保存，此时癌症风险较低，并计划在达到妊娠目标后不久早期取出，则可考虑在这些女性中进行卵巢冷冻保存和移植。

六、携带有害 *BRCA* 突变女性的生育力保护

5%～10% 乳腺癌的病因是遗传，提示终生癌症风险升高是由于常染色体显性遗传种系突变。当乳腺癌是由于遗传因素时，癌症发展的中位年龄早于散发性肿瘤者。*BRCA-1/2*（乳腺癌易感基因 1 和 2）是 DNA 双链断裂修复基因，其突变可增加乳腺癌、卵巢癌和其他癌症的易感性。尽管这些种系突变以杂合子方式遗传，完整等位基因仍然起作用，但随着时间的推移，完整等位基因的功能受损导致乳腺癌和卵巢癌易感性的风险更高。事实上，*BRCA-1/2* 突变携带者发生乳腺癌的

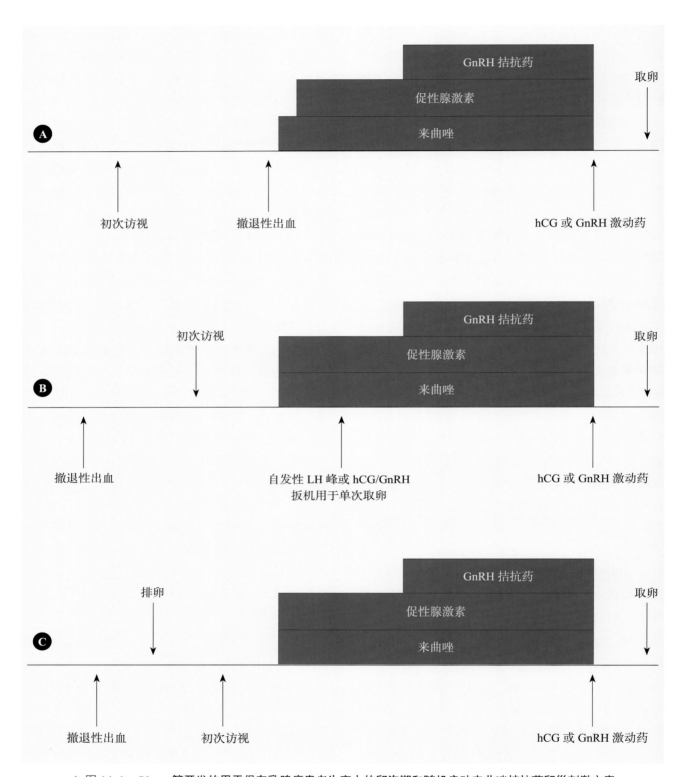

▲ 图 14-1　**Oktay** 等开发的用于保存乳腺癌患者生育力的卵泡期和随机启动来曲唑拮抗药卵巢刺激方案
A. 常规方案；B. 卵泡晚期随机启动控制性超促排卵（COH）；C. 黄体期随机启动 COH
LH. 黄体生成素；hCG. 人绒毛膜促性腺激素；GnRH. 促性腺激素释放激素

终身风险为 65%～80%，发生卵巢癌的风险高达 20%～45%。在一般人群中，有害 BRCA 突变的发生率为 1:（300～500）。在一些种族人群中，如德系背景人群，BRCA 突变率高达 1:40[31]。

BRCA-1 和 BRCA-2 基因参与修复 DNA 双链断裂。DNA 修复受损可能由于 DNA 双链断裂的积累促进癌变。携带 BRCA-1 和 BRCA-2 突变的女性更有可能发生乳腺癌和卵巢癌，这通常发生在绝经前。除癌症风险升高外，最近越来越多的实验室和临床证据表明 BRCA 功能障碍在卵巢加速老化中发挥作用。BRCA 突变对卵巢老化影响的初步观察结果首先来自我们的研究，该研究显示 BRCA-1 突变阳性女性产生的卵母细胞数量较少 [7.4（95%CI 3.1～17.7）vs. 12.4（95%CI 10.8～14.2）；P=0.025][69]。之后，考察 BRCA 突变在卵巢衰老中作用的临床研究，评估了血清抗米勒管激素（anti-Müllerian hormone，AMH）水平、绝经年龄、原始卵泡密度及控制性超促排卵（controlled ovarian hyperstimulation，COH）后获取的卵母细胞数量[70]。应记住，患有最严重 BRCA 功能障碍的女性可能会发生乳腺癌、卵巢癌或其他癌症，或可能会接受降低风险的输卵管卵巢切除术。这将导致大多数 DNA 修复机制受损更严重的女性被排除，并可能导致选择偏倚，尤其是在回顾性设计的研究中。在大多数样本量较大和（或）前瞻性评价的研究中，已证实携带 BRCA 突变女性的卵巢储备功能降低，尤其是受影响的女性。此外，由于 DNA 双链断裂修复缺陷，化疗后这些女性的卵巢损伤可能更严重[71]。最近，我们发现，与未携带 BRCA 突变的乳腺癌患者相比，携带 BRCA 突变的乳腺癌患者在 24 个月随访结束时化疗后的 AMH 水平较低[72]。因此，对于携带 BRCA 突变的女性，即使在任何恶性肿瘤诊断前寻求生育力保存，也可能需要接受专门的生育力保存咨询。如果采集了足量的卵母细胞，可建议保留受精能力的 BRCA 突变女性进行产前基因诊断，以避免将风险达 50% 的基因异常遗传给子女[73]。如果卵巢组织冷冻保存是生育力保存的唯一选择，

在获得足够数量的胚胎后切除卵巢组织，对于避免未来发生卵巢癌的风险至关重要。此外，BRCA 突变女性的卵巢储备功能可能较低，这可能会降低卵巢组织冷冻保存的成功率。

对于 BRCA 突变的乳腺癌女性，COH 方案与来曲唑补充是否安全值得质疑。我们观察到，在平均 5 年随访后，与对照组相比，接受 COH 以保持生育力女性的 BRCA 基因突变状态不影响生存结果[44]。由于现有数据有限，进一步的研究应集中在这一特殊人群的妊娠结局上。

七、乳腺癌幸存者的妊娠安全性

由于多种原因，尝试妊娠的乳腺癌幸存者数量仍然很低。

首先，大多数女性在性腺毒性治疗和乳腺癌患者的生育力保存后面临卵巢早衰，她们没有妊娠的机会[17, 33]。其次，如果女性未绝经，过去 10 年的证据表明乳腺癌幸存者妊娠不是复发或死亡的不良预后因素，与肿瘤的激素受体状态无关[74]。最后，一些研究表明，接受肿瘤治疗后受孕的女性具有生存优势[75]。1994 年，报道了"健康母亲效应"[75]，其中未受孕的幸存者提前死亡的风险升高 41 倍。最近的研究表明，妊娠与未妊娠的乳腺癌幸存者之间的生存率无显著差异[76, 77]。欧洲肿瘤学院（European School of Oncology，ESO）和欧洲医学肿瘤学会（European Society for Medical Oncology，ESMO）支持乳腺癌后妊娠和哺乳，并报道对于复发风险低的女性而言，存活后妊娠是安全可行的[78]。

癌症治疗之间的安全时间间隔不明确。该时间间隔应考虑癌症复发风险和癌症治疗后的洗脱期（即末次给药后至少 3～6 个月）。根据专家意见，该时期应根据女性年龄、卵巢储备功能、既往治疗和个体复发风险进行个体化治疗[79]。如果乳腺癌幸存者有激素敏感性肿瘤，也应考虑辅助激素治疗，以确保暂时中断内分泌治疗以允许妊娠的安全性和可行性[3]。

在携带 BRCA 基因突变的乳腺癌幸存者中，

关于妊娠安全性的可用数据有限。因此，即使遗传性乳腺癌临床研究组显示达到妊娠前期与妊娠的 BRCA 突变癌症幸存者之间的生存率无差异，也难以就 BRCA 突变幸存者的受孕安全性提供建议，并且在生物学上不太可能预期携带与不携带 BRCA 突变的女性之间有不同的妊娠预后效应。

定义

- 乳腺癌：乳腺癌是一种乳腺细胞生长失控的疾病。最常见的乳腺癌类型包括浸润性导管癌和浸润性小叶癌。乳腺癌可根据受体状态进一步分类。超过 70% 的乳腺癌表达核雌激素受体 α，因此高雌激素水平可刺激其生长。

- BRCA 突变：BRCA-1/2（乳腺癌易感基因 1 和 2）是双链 DNA 断裂修复基因，这些基因中任何一个特定的种系突变都会导致乳腺癌、卵巢癌和其他类型癌症的易感性升高。携带 BRCA-1/2 基因突变的女性患乳腺癌的概率为 65%～80%，患卵巢癌的概率高达 20%～45%。

- 促性腺毒素治疗：对恶性肿瘤和其他可能永久性损害生殖功能的疾病的治疗。这些治疗包括化疗、放疗和根治性手术。这些治疗对性腺功能的影响取决于治疗的类别、剂量和接受者的年龄（或卵巢储备）。

- 卵巢储备功能：卵巢储备功能代表卵巢中潜在可受精卵母细胞的数量，并间接代表未来的生育力。出生时卵巢有约 100 万个原始卵泡卵母细胞，青春期开始时这一数字降至约 50 万个。这些数字在 37 岁时减少到约 25 000 个，在绝经时几乎用尽。此外，38—40 岁后，卵泡耗竭明显加速。虽然没有直接评估原始卵泡储备的无创方法，但目前最准确的生育评估间接方法包括超声检查窦卵泡计数和血清 AMH 测量。

- 生育力保存：应用辅助生殖、冷冻保存和手术技术，以尽量减少癌症治疗和其他性腺毒性治疗对生育力的影响。生育力保存方法包括精子库、卵子或胚胎冷冻联合体外受精、卵巢组织冷冻保存和移植，以及保存生育力的癌症手术。

- 标准控制性超排卵：使用促性腺激素［促卵泡激素（FSH）伴或不伴促黄体激素（LH）］诱导多个卵巢卵泡生长的辅助生殖技术。添加 GnRH 激动药或拮抗药以防止自发排卵，从而为辅助生殖程序设定排卵扳机时间。

- 随机启动控制性超排卵：我们团队首次描述了在随机开始控制性超排卵中，无论月经周期如何，促性腺激素给药均随机开始。当没有足够的时间等待下一个月经期时，使用这种方法。

- 扳机排卵：服用作用类似于促黄体生成素的药物，给药后 34～36h 引起排卵。一般 hCG 用于扳机排卵时，在超声下观察到至少 2 个平均直径超过 17mm 的卵泡。当患者在控制性卵巢刺激方案中使用来曲唑时，一般在主要卵泡平均直径达到 19～21mm 时给予 hCG 注射。GnRH 拮抗药周期允许使用 GnRH 激动药触发内源性 LH 排卵激增，同时降低卵巢过度刺激的风险。

- 芳香酶抑制药：一类通过抑制卵巢组织、乳腺组织、脂肪组织和其他来源的颗粒细胞产生雌激素来降低雌激素作用的药物。

临床病例

患者 27 岁，未产，被诊断为乳腺癌，癌症类型为中度分化浸润性导管癌，大小为 1.6cm，Ⅱ期，核分级为 2 级，ER 阳性、PR 阴性和 HER2 阴性，前哨淋巴结阳性。患者

携带致病性 *BRCA-2* 突变。乳房肿瘤切除术后，由于辅助治疗可能的性腺毒性作用，她被转诊至生殖专科以保存生育力。患者及其丈夫希望至少有 2 个子女。由于肿瘤医生同意在开始大剂量辅助化疗（多柔比星和环磷酰胺，随后为紫杉醇治疗）前等待至少 2 周，患者签署知情同意书，开始促性腺激素和来曲唑进行 COH 治疗。行超声检查以评估其卵巢储备功能。患者窦卵泡计数为 24，血清 AMH 水平为 3.05ng/ml。患者接受了随机开始的 COH，因为患者在第一次咨询时刚刚排卵。COH 使用重组促卵泡激素（Follistim®，来自重组 DNA 的卵泡素 β，Merck Connecticut），剂量为 300U，每天联合来曲唑 5mg（Femara®，来曲唑，Novartis）。在 COH 的第 6 天，患者开始按照短方案接受 GnRH 拮抗药。在 COH 第 11 天使用 GnRHa（40U，Lupron®，亮丙瑞林，Takeda）扳机诱发排卵，有 8 个卵泡 ≥17mm（平均直径最大值为 20.7mm）。扳机当天，她的血清雌二醇水平为 701pg/ml。GnRH 激动药给药后 35h 进行超声引导下经阴道卵泡抽吸，获得 26 个卵母细胞。对 17 个第二次减数分裂中期（MⅡ）卵母细胞进行卵胞质内单精子注射（intracytoplasmic sperm injection，ICSI），获得 13 个囊胚。植入前遗传学检测发现 7 个囊胚为整倍体，2 个为非整倍体。由于信号干扰，2 个胚胎的基因检查未知，2 个囊胚未进行活检。在 7 个整倍体胚胎中，发现 3 个不携带致病性 *BRCA-2* 突变。

实用临床技巧

- 应根据患者的具体情况，如患者年龄、期望的家庭规模、乳腺癌治疗后尝试妊娠的预期延迟、癌症治疗的性腺毒性水平和可用时间，制订个性化生育力保存方案。
- 卵巢抑制不应用于癌症女性的生育力保存。
- 当使用芳香酶抑制药方案时，首选扳机是 GnRHa，并且至少应使用比标准试管婴儿周期使用的标准大 2mm 的先导卵泡大小标准进行扳机。
- 在大多数女性中，无须等到月经周期开始才开始卵巢刺激以进行卵母细胞或胚胎冷冻保存，随机启动方案似乎与早期卵泡启动方案同样有效。
- *BRCA* 突变女性在控制性卵巢刺激下卵巢反应较低，胚胎数量较少。她们的卵巢储备也较低，化疗后可能会失去较多的卵巢储备。因考虑更早和更积极的生育力保存方法。
- 在美国和其他一些国家，卵巢组织冷冻保存和自体移植不再被认为是试验性的。鉴于其越来越高的成功率和恢复自然生育力，它应是其他保存生育力方法的可靠替代方案。然而，卵巢组织冷冻保存对 40 岁以上女性可能不那么有效。为了弥补年龄引起的卵巢储备丧失和整体质量下降，随着女性年龄的增长，可能需要冷冻更多的卵巢组织。

归纳总结

- 应告知女性癌症治疗的性腺毒性作用，并应转诊至生殖内分泌学家以保持生育力。
- 化疗的性腺毒性作用取决于年龄、卵巢储备功能、化疗类型和剂量，因此应做出保存生育力的决定。
- 在使用芳香化酶抑制药或他莫昔芬的激素敏感患者中，控制性超促排卵用于卵母细胞或胚胎冷冻保存是可行和安全的。
- 无论月经周期日（随机开始）如何，均可启动控制性卵巢刺激，成功率与常规卵巢刺激相似。
- 如果没有超促排卵取卵的时间，应考虑卵巢组织冷冻保存。
- GnRH 激动药抑制不应用于生育力保存。
- 由于随着年龄增长和化疗，卵巢储备功能降低的风险升高，可能需要特别建议携带 *BRCA* 突变的女性保存生育力。
- 乳腺癌生存后妊娠似乎不会增加复发风险。

主要阅读材料

[1] Taylan E, Oktay KH. Current state and controversies in fertility preservation in women with breast cancer. World J Clin Oncol. 2017;8(3):241–8. https://doi.org/10.5306/wjco.v8.i3.241.

[2] Oktay K, Harvey BE, Partridge AH, Quinn GP, Reinecke J, Taylor HS, et al. Fertility preservation in patients with cancer: ASCO clinical practice guideline update. J Clin Oncol. 2018;36(19):1994–2001. https://doi.org/10.1200/jco.2018.78.1914.

[3] Oktay K, Buyuk E, Davis O, Yermakova I, Veeck L, Rosenwaks Z. Fertility preservation in breast cancer patients: IVF and embryo cryopreservation after ovarian stimulation with tamoxifen. Hum Reprod. 2003;18(1):90–5. https://doi.org/10.1093/humrep/deg045.

[4] Kim J, Turan V, Oktay K. Long-term safety of letrozole and gonadotropin stimulation for fertility preservation in women with breast cancer. J Clin Endocrinol Metab. 2016;101(4):1364–71. https://doi. org/10.1210/jc.2015–3878.

[5] Turan V, Bedoschi G, Emirdar V, Moy F, Oktay K. Ovarian stimulation in patients with cancer: impact of letrozole and BRCA mutations on fertility preservation cycle outcomes. Reprod Sci. 2018;25(1):26–32. https://doi. org/10.1177/1933719117728800.

[6] Reddy J, Turan V, Bedoschi G, Moy F, Oktay K. Triggering final oocyte maturation with gonadotropin-releasing hormone agonist (GnRHa) versus human chorionic gonadotropin (hCG) in breast cancer patients undergoing fertility preservation: an extended experience. J Assist Reprod Genet. 2014;31(7):927–32. https://doi.org/10.1007/s10815–014–0248–6.

第 15 章　子宫内膜异位症不孕患者的管理
Managing the Infertility Patient with Endometriosis

Natalia C. Llarena　Swapna Kollikonda　Tommaso Falcone　Rebecca L. Flyckt　著
张冰松　译　李　卓　白娇娇　校

子宫内膜异位症是一种雌激素依赖性慢性炎症性疾病，其特征是子宫外存在子宫内膜样组织。高达 10% 的育龄女性（全球 1.76 亿女性）和 50% 的不孕症患者受子宫内膜异位症的影响[1-7]。子宫内膜异位症有 3 种不同类型，其病理生理学特征不同且重叠，可单独或合并出现，即腹膜浅表病变、卵巢子宫内膜异位囊肿和深部浸润性疾病。这三种类型都可能导致不孕和盆腔疼痛。治疗决定取决于患者的主要目标是缓解疼痛还是优化生育力。

不孕导致子宫内膜异位症患者的生活质量下降。不孕症女性的人际关系受到负面影响，同时也会感到不适和出现抑郁症状[8]。30%～50% 的子宫内膜异位症患者生育力低下，健康女性每月的生育力为 15%～20%，子宫内膜异位症患者每月的生育力下降至 2%～5%[9-11]。

子宫内膜异位症导致不孕的机制既有病理性的，也有医源性的，因为手术治疗有可能损伤卵巢储备。进行手术治疗的决定必须是慎重的，要考虑到患者的生育要求。此外，同意手术的过程应包括对卵巢储备影响的讨论。在进行手术时，应由专业的外科医生精心执行，以避免卵巢损伤。应避免以改善生育力为目标的再次手术。现有关于子宫内膜异位症患者生育力保存的数据有限。对于卵巢损伤风险高的患者，包括双侧子宫内膜异位囊肿患者和复发性子宫内膜异位囊肿患者，我们建议术前根据个体情况考虑采用卵母细胞或卵巢组织冷冻保存生育。本章将回顾子宫内膜异位症患者不孕的机制和子宫内膜异位患者的生育管理策略，并讨论生育力保存的作用。

一、子宫内膜异位症患者低生育力的发病机制

子宫内膜异位症通过多种机制影响生育力。在中至重度疾病中，盆腔解剖结构扭曲和密集粘连可能会损伤输卵管功能和受精[11-13]。此外，腹腔液体的炎症环境，以巨噬细胞、蛋白酶、前列腺素和细胞因子的数量增加为特征，为妊娠造成了不利的环境[11]。这种炎症环境会损害精子活力和输卵管功能[14-17]。与健康对照组相比，暴露于子宫内膜异位症患者腹腔液体的输卵管蠕动频率降低[11, 17]。

子宫内膜异位症患者的卵巢储备基线也可能受损。子宫内膜异位症使卵巢暴露于自由基和机械牵拉，从而减少原始卵泡池[18-20]。子宫内膜异位症患者的抗米勒管激素（anti-Müllerian hormone，AMH）水平低于健康女性，双侧卵巢病变患者的 AMH 水平低于单侧卵巢病变患者[21]。AMH 降低的临床意义尚不清楚，因为 AMH 水平并不能预测自然妊娠[22]。此外，虽然接受卵巢刺激的子宫内膜异位囊肿患者的卵母细胞产量较低，IVF 周期取消率较高，但临床妊娠率和活产率无变化[23]。

除精子和输卵管运动受损和卵巢储备减少外，卵母细胞质量和胚胎发育也被认为受到影响。腹膜中的炎症因子及子宫内膜中的自由基对胚胎发

育和存活产生负面影响[24-26]。这些观察结果得到了子宫内膜异位症患者胚胎发育研究的支持。子宫内膜异位症患者的胚胎发育较慢，生长停滞和异常率较高[12, 24, 27]。此外，对供者卵母细胞的研究表明卵母细胞质量较差。患有中至重度子宫内膜异位症患者在接受胚胎移植时，相较于接受来自内膜异位症人群的胚胎，接受来自健康人群的胚胎着床率和妊娠率有所提高[27-32]。虽然这些数据表明，卵母细胞和胚胎质量的降低会导致较低的着床率和妊娠率，但子宫内膜异位症患者的体外受精（in vitro fertilization，IVF）结局与其他不孕症患者相似[16, 33-35]。

子宫内膜功能障碍进一步导致子宫内膜异位症患者不孕。在位子宫内膜的功能异常可能导致着床失败。孕激素受体功能障碍导致孕激素抵抗，继而损害子宫内膜容受性和黄体功能[14, 16, 36-38]。此外，子宫内膜抗原的自身抗体可能进一步影响子宫内膜容受性和着床[11]。

尽管子宫内膜异位症的炎症环境造成了不利的妊娠条件，IVF似乎克服了这些挑战，并获得了与其他原因不孕相似的IVF妊娠率[16, 33-35]。

二、子宫内膜异位症手术后的生育结局

随机试验的数据表明，手术可改善极轻度或轻度子宫内膜异位症患者的生育结局[39, 40]。其中规模最大的随机对照试验（randomized controlled trial，RCT）由加拿大子宫内膜异位症协作组于1997年发表，该研究将341例年龄20—39岁、患1~2期子宫内膜异位症的女性随机分为两组，分别接受诊断性腹腔镜检查或腹腔镜下切除术或消融术[39]。患者在手术后监测36周。在切除/消融组中，30.7%（50/172）的患者妊娠，而在诊断性腹腔镜组中，仅17.7%（29/169）的患者妊娠（P=0.006）。两组的自然流产率相似，分别为20.6%和21.6%。同样，一项包含41例患者的小样本RCT也证明了切除/消融术的益处。手术治疗性腹腔镜组57%的患者妊娠，而诊断性腹腔镜组为45%[41]。另外两项随机试验研究表明，诊断

性腹腔镜组和手术治疗性腹腔镜组的妊娠率无差异；然而，两项研究均受到样本量小（分别为96例和38例患者）和效能不足的限制[42, 43]。包括其中三项研究的一篇Cochrane系统评价指出，腹腔镜手术提高了临床妊娠率（clinical pregnancy，CPR）和活产率（live birth rate，LBR）（CPR OR=1.89，95%CI 1.25~2.86；LBR OR=1.94，95%CI 1.20~3.16）[44]，需要治疗的患者数（number needed to treat，NNT）为8。考虑到并非所有女性在腹腔镜检查时都有子宫内膜异位症，假设患病率为30%，则NNT增加至40[42]。

目前尚无随机试验指导有生育要求的晚期子宫内膜异位症患者的治疗。尽管IVF是这些患者保存生育力的主要治疗方法，但队列研究提示，手术可能在优化自然妊娠率方面发挥了作用。现有数据表明，3~4期子宫内膜异位症患者腹腔镜术后3年内的自然妊娠率为30%~60%[43]。因此，年龄较小、症状严重或个人信仰不允许IVF的女性可考虑手术治疗，然后尝试自然妊娠，而卵巢储备减少、年龄较大或男性因素不孕的女性则可能从直接进行IVF获得更大收益[42]。

手术对伴有深部浸润性病变患者的IVF结局的影响尚存在争议。尽管一些研究表明手术会影响卵巢储备和IVF结局[45]，但也有一些研究表明，联合治疗比任何一种单独治疗都能获得更高的妊娠率[46, 47]。一项前瞻性队列研究将手术后IVF与单独IVF进行了比较，发现手术后IVF组相较于单独IVF组，着床率（32% vs. 19%）和妊娠率（41% vs. 24%）都有所改善[47]。尽管手术组需要更高的促性腺激素剂量、卵母细胞产量更少，但这些改善仍然出现[47]。类似地，对于影响肠道的深部浸润型子宫内膜异位症（deep infiltrating endometriosis，DIE）进行结直肠手术后妊娠率的研究显示出，术后妊娠率良好[48-51]。妊娠率是作为RCT的一部分来评估的，该试验比较了直肠刮除术或盘状切除术与段肠切除术的结果，涉及36例术后尝试妊娠的女性亚组。在这个队列中，妊娠率为81%（29/36），而其中59%（17/29）的

患者在未经辅助生殖的情况下妊娠[51]。

　　腹腔镜手术可能在之前 IVF 失败的 DIE 患者中发挥特殊作用。一项 2019 年的回顾性队列研究报道，104 例至少经历 2 次 IVF 周期失败的 DIE 患者，术后妊娠率为 43.8%，从手术到妊娠的平均时间为 11 个月[52]。另一项对 78 例晚期子宫内膜异位症、平均 53 个月不孕和 6 个 IVF 周期失败女性进行的回顾性研究显示，子宫内膜异位症手术治疗后妊娠率为 42%[53]，在这一队列中，只有 9% 是自然妊娠，大多数需要进行 IVF[53]。

　　手术后的生育结局可能与手术能否成功恢复正常解剖结构有关。Adamson 等建立了子宫内膜异位症生育指数（endometriosis fertility index，EFI）来预测手术后的妊娠率[54, 55]。该预测工具已被多名研究者验证，考虑了患者年龄、不孕年限、既往妊娠史、ASRM 子宫内膜异位症评分，以及腹腔镜检查得出的输卵管、纤毛和卵巢状况[54, 55]。轻度输卵管功能障碍的特征是"浆膜轻度损伤"或"伞部轻度损伤伴轻微瘢痕"，而无功能输卵管的特征是"伞部重度损伤伴广泛瘢痕、伞部结构完全消失、输卵管完全闭塞或积水或广泛结节性输卵管峡部炎症"。同样，在这一分类系统中，无功能的卵巢被描述为卵巢缺失或"完全被粘连包围"[54]。对于 EFI 评分为 9~10 分的患者，1 年、2 年和 5 年的妊娠率分别为 46%、58% 和 91%；EFI 评分为 0~1 分者，妊娠率为 0%[56]。该评分可用于术后立即 IVF 与自然妊娠的咨询。

　　必须仔细评估 DIE 患者手术的风险和收益。总体而言，专家共识和指南建议，对于希望将生育力作为主要治疗目标的晚期子宫内膜异位症患者，IVF 应作为一线治疗方法，而不是手术[12, 42, 57]。

三、不孕患者子宫内膜异位囊肿的治疗

　　随机试验表明，切除巨大的卵巢子宫内膜异位囊肿可提高自然妊娠率；然而，IVF 前子宫内膜异位囊肿的处理存在争议。一篇 Cochrane 综述包括两项共 164 例患者的随机试验，对于 >3cm 的子宫内膜异位囊肿，比较了切除术和消融术术后的自然妊娠率[58, 59]。结果显示，囊肿切除术组妊娠率增加（OR=5.24，95%CI　1.92~14.97）[60]。因此，在计划自然妊娠的女性中，应考虑子宫内膜异位囊肿切除。

　　虽然子宫内膜异位囊肿通常在 IVF 前切除，但这种做法缺乏证据支持。一些随机试验涉及 IVF 情况下的子宫内膜异位症的治疗。尽管接受 IVF 的子宫内膜异位症患者需要更多的促性腺激素，周期取消率增加，卵母细胞数量减少，但无论是卵巢囊肿切除术还是抽吸术都不能提高妊娠率和活产率[23, 61, 62]。2015 年对 33 项研究（包括分别对 246 例、99 例和 171 例女性进行的三项随机试验）进行的 Meta 分析支持这些结果[23]。另外两篇 Meta 分析，包括一篇 Cochrane 综述，也未能证明子宫内膜异位症手术治疗后妊娠率有所提高[62, 63]。值得注意的是，这些研究均没有考虑到子宫内膜异位囊肿大小的影响，而囊肿切除术可能会在取卵过程中更好地接触卵巢，降低子宫内膜异位囊肿破裂的风险[12, 13]。尽管在 IVF 前切除子宫内膜异位囊肿对于 IVF 结局带来的益处有限，对卵巢储备构成风险，并可能导致对卵巢刺激的反应性降低[13]，但在有明显疼痛的情况下，或为了优化取卵的通路，可根据个体情况考虑行囊肿切除术。

四、手术对卵巢储备的影响

　　通过手术来优化生育力的决定必须慎重。必须始终权衡手术的益处和卵巢储备受损的可能性[12]。计划行子宫内膜异位囊肿切除术时，损伤的风险最大。在卵巢囊肿切除术中，当无意中切除过多的卵巢皮质或使用电外科手术造成的热损伤时，可能会发生卵巢损伤[12, 13]。对因子宫内膜异位囊肿行囊肿切除术的患者进行卵巢储备测试的研究一致表明，术后 AMH 水平降低[54-56]。单侧子宫内膜异位囊肿切除术后 AMH 水平下降高达 30%，双侧囊肿切除术后 AMH 水平下降高达 53%[18, 42]。AMH 下降的临床意义尚不清楚，因为 AMH 不能很好地预测自然妊娠[22]，一些数据表

明术后 6 个月 AMH 水平部分恢复[64]。尽管如此，手术知情同意的过程应包括对卵巢储备潜在影响的讨论，手术应谨慎进行，以避免卵巢损伤。

此外，重复进行的子宫内膜异位囊肿手术会导致卵巢损伤，但对生育力的益处微乎其微。与初次手术后相比，再次接受手术的女性 AMH 和窦卵泡计数（antral follicle count，AFC）下降更明显[65, 66]；因此，第一次手术后没有妊娠的女性应该建议进行 IVF 而不是第二次手术。一项回顾性研究评估了晚期子宫内膜异位症女性接受 IVF 与再次手术的比较，结果显示 2 个周期 IVF 后的妊娠率为 70%，而手术后 9 个月的妊娠率为 24%[67]。

五、尽量减少手术对卵巢储备的医源性影响

可采用多种策略来减轻手术过程中的卵巢损伤，尤其是在进行卵巢囊肿切除术时。首先，卵巢皮质与子宫内膜异位囊肿之间的平面必须仔细探查。子宫内膜囊肿通常被纤维包膜包围，这使得该平面的探查具有一定挑战性。出血通常发生在卵巢门，在剥离该区域时应特别小心，以避免损伤存活的卵巢组织。使用抗利尿激素进行液体剥离可帮助建立正确的平面并减少出血；然而，FDA 并未批准该适应证。应限制电外科的使用，并且在可能的情况下使用替代止血药。RCT 数据支持使用缝合线或止血密封剂而非电外科来保存卵巢储备[68-71]。

其次，当维持卵巢储备是首要考虑的问题时，可考虑消融而不是切除子宫内膜异位囊肿。包括一篇 Cochrane 综述在内的随机试验表明，与消融术相比，囊肿切除术治疗 >3cm 的子宫内膜异位囊肿可提高自然妊娠率，降低复发率[60]；然而，消融可能会降低对卵巢储备的损伤[18, 42]。因此，对于不进行辅助生殖而不太可能妊娠的女性，消融术可能比切除术更有益。数据表明，与单极或双极电外科手术相比，CO_2 激光或等离子能量消融产生的热损伤更小[72, 73]。鉴于消融术在保存卵巢储备方面的优势，Donnez 等提出结合药物治疗

的消融方法[74]。他们提出了一种三步手术法，用于处理直径 >3cm 的子宫内膜异位囊肿[75]：先通过腹腔镜进行囊肿引流活检以获得子宫内膜异位的病理证实；接着，给予 12 周的促性腺激素释放激素（GnRH）激动药，以减小子宫内膜异位病灶的大小和有丝分裂活动；最后，在腹腔镜下使用 CO_2 激光消融囊肿壁[74]。虽然 RCT 数据表明，与卵巢囊肿切除术相比，这种三步手术法改善了术后 AMH 水平，并且在 2 年内复发率（8%）可接受[76]，但需要连续腹腔镜限制了这一方法的实用性。为了最大限度地减少切除手术的负面影响并减少多次手术的需要，也有研究探讨了联合切除 / 消融的方法[77]。在联合方法中，80%～90% 的囊肿被切除，其余部分则通过消融进行处理，卵巢门是最常见的出血处，也容易导致卵泡损伤。一项针对 52 例女性的小型前瞻性队列研究评估了 CO_2 激光联合切除 / 消融方法，结果显示术后 8 个月的自然妊娠率为 41%，复发率为 2%[74]。然而，一项比较囊肿切除术与双极电凝联合切除 / 消融手术的 RCT 结果显示，AFC 或复发率无显著差异；不过这些研究样本较小，缺乏充分说服力（n=51）[78]。考虑到与子宫内膜异位囊肿消融术相比，囊肿切除术后自然妊娠率和复发率有所提高[60]，囊肿切除术仍然是标准的外科处理方法。然而，消融术具有合理的复发率，可单独考虑，也可与切除术联合使用，以减少对卵巢储备的损害。

外科医生的经验也对子宫内膜异位囊肿切除术后的生育结局有影响。有经验的外科医生倾向于在囊肿切除术中切除较少的卵巢皮质，回顾性数据表明，外科医生的经验可能与囊肿切除术后的活产率相关[79]。在中国台湾省一家治疗子宫内膜异位症不孕患者的学院型医院进行的一项回顾性研究表明，与外科见习医师相比，主治医师切除子宫内膜异位症的患者接受 IVF 后活产率增加[80]。

除卵巢损伤外，术后粘连的形成也可能损害生育力，因为粘连扭曲了解剖结构，抑制了输卵管功能。粘连形成的发病机制尚不完全清楚，它

似乎取决于组织损伤环境中发生的炎症反应，导致组胺、细胞因子和生长因子的释放。组织损伤导致的血管破裂会损害氧气和营养物质输送及代谢废物清除[81]。粘连屏障不能直接解决粘连的发病机制，但 RCT 证据支持通过机械分离愈合面有减少粘连的作用。在一篇包含 18 项随机试验的 Cochrane 综述中，氧化纤维素（Interceed）、膨胀聚四氟乙烯（Gore-Tex）、透明质酸钠和羧甲基纤维素（Seprafilm）及纤维蛋白片均被证明可成功减轻术后粘连形成[82]。为了使这些屏障有效发挥作用，止血必须非常出色。其他更直接针对粘连形成机制的抗粘连药正在研究中，包括他汀类药物、非甾体抗炎药和抗微生物药、抗炎药黄芩素[83-85]。

六、药物治疗在生育力保存中的作用

在不孕患者中，药物治疗的效用有限，因为激素治疗会抑制排卵，并且没有证明任何疗法能够改善生育结局[86]。然而，在那些并非积极尝试妊娠的女性中，药物治疗在预防子宫内膜异位症复发方面仍然有一定作用。

早期关于术后激素抑制的数据并未显示在疾病复发方面有益处，不过这些试验中的抑制持续时间较短，为 3~6 个月[87]。在这些试验中，更长时间的治疗（18~24 个月）则显示出明显改善的子宫内膜异位症复发率[88]。因为即使是从未接受手术的女性，子宫内膜异位症也会降低基线 AMH 水平，所以预防子宫内膜异位囊肿复发对于保存生育力至关重要。一项包括 239 例女性的随机试验表明，术后口服避孕药（oral contraceptive pill，OCP）的激素抑制使未经治疗女性的子宫内膜异位囊肿复发率从 29% 降低到了采用周期性 OCP 女性的 14.7%，以及采用连续性 OCP 女性的 8.2%[89]。此外，那些在 OCP 治疗下有子宫内膜异位囊肿复发的患者，其囊肿在诊断时较小，生长较慢[90]。值得注意的是，虽然左炔诺孕酮宫内放置装置在减少术后疼痛复发方面有效，但并不减少子宫内膜异位囊肿的形成。欧洲人类生殖与胚胎学协会（European Society of Human Reproduction and Embryology，ESHRE）的子宫内膜异位症指南已更新，建议术后采用激素抑制以预防子宫内膜异位症的复发[91]。

药物治疗在不孕患者中的另一个潜在作用是在 IVF 周期前进行预处理。一些研究表明，在卵巢刺激之前进行 GnRH 激动药治疗可提高临床妊娠率；然而，数据不一致。2006 年的一项 Cochrane 综述包括了 3 项关于患有子宫内膜异位症进行 IVF 的随机试验，结论是在开始 IVF 前进行 3~6 个月的 GnRH 激动药治疗可将临床妊娠率增加 4 倍[92]。在这 3 项 RCT 中，只有一项报道了活产率，但使用 GnRH 治疗后活产率也有所增加。尽管最初的数据是有利的，但更近期的 RCT 结果显示，在 GnRH 预处理后，卵母细胞产量没有增加；然而，这项研究并没有为评估妊娠率进行动力学分析[93]。在 IVF 之前的卵巢抑制仍然存在争议，须权衡潜在的好处必与刺激抑制卵巢的药物费用增加和 IVF 开始时间的延迟。需要更多数据来确定抑制的最佳时长和可能获得最大好处的患者亚组[12]。

七、生育力保存

患有子宫内膜异位症的女性可能会因疾病的病理生理和医源性原因而降低卵巢储备。尽管卵母细胞和卵巢组织的冷冻保存经常用于接受性腺毒性治疗或希望推迟生育女性的生育力保存，但越来越多地考虑将子宫内膜异位症作为生育力保存的适应证。评估子宫内膜异位症患者的生育力保存的临床结局和成本效益的文献非常有限。

2009 年，Elizur 等首次报道了一例患有晚期子宫内膜异位症和卵巢储备减少的年轻女性进行卵子冷冻保存的情况[94]。该患者是一位 25 岁的初产妇，有多次腹腔镜手术的病史，包括因子宫内膜异位囊肿而接受的单侧输卵管卵巢切除术。她反复出现疼痛症状，超声检查显示左侧卵巢外观正常，没有子宫内膜异位囊肿。在再次进行腹腔镜手术前，她接受了关于生育力保存可能性的咨询。她进行了 3 个卵巢刺激周期，在每个周期前使用 GnRH 激动药进行抑制。她需要高剂量的卵泡刺激激素（follicle-stimulating hormone，FSH）来进行刺激，最大剂量为 600U/d。患者共冷冻保存了 21 个卵子[94]。自 2009 年以来，很少有关于子宫内膜异位症女性进行生育力保存的个案报道。一些研究包括了子宫内膜异位症女性，但没有单独评估这些患者的结果[95]。2018 年，Raad 等发表了一系列纳入 49 例子宫内膜异位症患者进行卵巢刺激以保存生育力的病例[96]。作者根据患者的子宫内膜异位症表型将患者分为三组，即浅表型组、深度浸润型组或子宫内膜异位囊肿组。在所有亚组中，卵子的平均获取数量为（9.5±6.1）个，各组之间没有差异。与未接受卵巢手术的女性相比，既往行子宫内膜异位囊肿切除的女性获取的卵子数量明显减少（11.2±6.5 vs. 8.3±5.2；$P<0.01$）[96]，这进一步强调了附件手术对卵巢储备的影响。这些研究均未评估卵子解冻和移植后的妊娠结局。

需要告知冷冻卵子的女性，卵子冷冻不能保证活产，并且卵子冷冻的效率因年龄而异。取卵年龄为 38 岁及以上女性在卵子解冻后每一个冷冻卵子的活产率为 5%，30 岁以下女性为 7.4%[97]。因此，为了提高活产率，建议 38 岁以下女性冷冻 15～20 个卵子，而 38 岁及以上女性建议冷冻 25～30 个卵子[98]。子宫内膜异位症患者的 IVF 结果与其他女性相似；不过，子宫内膜异位囊肿女性的卵子产量较低[23]。尽管可从选择性生育力保存的研究中推导出一些数据，但仍需要更多关于子宫内膜异位症患者冷冻卵子后的妊娠率数据，尤其是那些患有卵巢疾病的患者。虽然卵巢超刺激有理论上存在子宫内膜异位症进展或疼痛加剧的风险，但一些回顾性研究表明，即使是那些患有深度浸润型疾病的女性，在 IVF 后也不会导致疼痛加重或增加疾病复发的风险[99-102]。目前需要进行更大样本的前瞻性研究来证实这些结果。

对于无法进行卵子或胚胎冷冻保存的女性，卵巢组织移植是一种选择。Donnez 等报道了 2 例晚期子宫内膜异位症女性进行新鲜卵巢皮质移植的病例，她们需要切除大的子宫内膜异位囊肿（直径 8～9cm）[103]。在卵巢切除手术时，2 块卵巢皮质被移植到卵巢门旁的腹膜窗。其中 2 例患者中的 1 例在进行了 3 个 IVF 周期后妊娠；然而，妊娠结局没有被报道[103]。来自高产量生育力保存中心的数据显示，接受卵巢组织冷冻保存女性的妊娠率和存活率与接受卵子冷冻保存女性相当，并且截至 2019 年 12 月，美国生殖医学会的实践委员会取消了该技术的试验性标签[104, 105]。然而，一些数据表明，在卵巢储备减少的患者中，这种卵巢组织冷冻保存的效果可能会降低，而这种情况在子宫内膜异位症患者中普遍存在[106]。此外，切除健康的卵巢组织可能会进一步损害卵巢储备。如果卵巢组织冷冻保存要更广泛地应用于子宫内膜异位症女性，那么需要在这一患者群中进一步研究这项技术[12]。表 15-1 描述了使用卵巢组织和卵子冷冻保存进行生育力保存的好处和不利因素。

八、有生育要求患者选择外科手术还是体外受精

对于有生育要求的子宫内膜异位症患者是否进行手术、生育力保存或 IVF 联合胚胎移植的决策可能很复杂（图 15-1）。在子宫内膜异位症患者的腹腔镜手术主要由微创妇科医生执行的中心，应为希望妊娠的晚期病患提供生殖内分泌医生的咨询。

术前讨论应包括附件手术对卵巢储备的影响，以及输卵管通畅性的讨论。没有接受输卵管通畅性评估的女性可能会受益于进行术前子宫输卵管造影以评估输卵管积水或其他输卵管病理。这允许术前咨询有关输卵管状况及其对生育的潜在影响。例如，在需要 IVF 的积水性输卵管患者中，应获得输卵管切除术和（或）输卵管切除术的同意。生殖内分泌医生还可在子宫内膜异位症手术前提供卵巢储备检查。因为 AMH 与自然受孕率不相关，所以这种检查对于可能需要 IVF 的女性最有用。在选择进行生育力保存时，低 AMH 结果应

表 15–1　子宫内膜异位症患者保存生育力的选择		
	卵母细胞和胚胎冷冻保存	卵巢组织冷冻保存
优点	成功率高，尤其是胚胎冻存	不能或不愿意接受卵巢刺激患者的选择
	避免腹腔镜手术	需要卵巢切除患者的选择
	避免卵巢组织损伤的风险	可在高危患者进行切除手术时进行
	子宫内膜异位症患者卵泡的生殖潜力需要进一步研究	有可能损伤存活的卵巢组织
风险	需要冷冻保存大量卵母细胞（＜38 岁的女性为 15～20 个，≥38 岁女性为 25～30 个）	腹腔镜手术的风险
	卵母细胞和胚胎质量受损的可能性	

引自 Llarena NC, Falcone T, Flyckt RL. Fertility Preservation in Women With Endometriosis. *Clin Med Insights Reprod Heal*. 2019. https://doi. org/10.1177/1179558119873386.

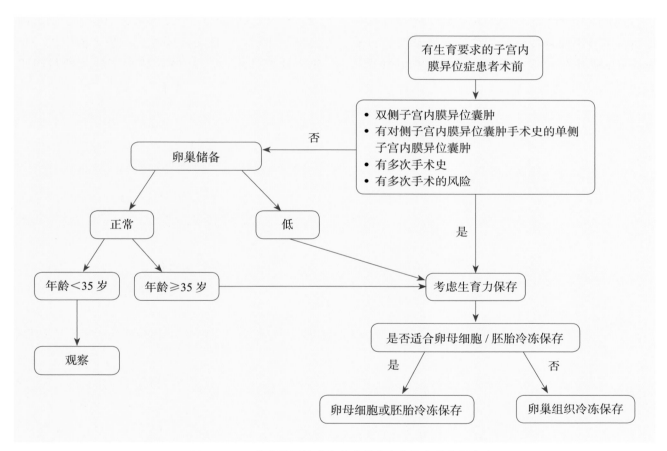

▲ 图 15–1　子宫内膜异位症患者术前生育力保存的实用方法

改编自 Llarena NC, Falcone T, Flyckt RL. Fertility Preservation in.Women With Endometriosis. *Clin Med Insights Reprod Heal*. 2019. https://doi.org/10.1177/1179558119873386.

与其他患者因素一起考虑，如年龄、手术史和子宫内膜异位囊肿的存在；单独低 AMH 不是生育力保存的充分适应证。

对于年轻女性，在疼痛严重并且希望妊娠的情况下，我们通常建议手术作为主要干预措施。相反，患有晚期疾病但症状轻微且主要希望妊娠的女性应继续进行 IVF。对于年龄较大、卵巢储备减少或曾进行腹腔镜手术且既需要疼痛治疗又需要优化生育的女性，需要更加仔细地考虑。这些患者可能会受益于在手术前进行卵巢刺激以进行生育力保存。其他可能受益于生育力保存的人包括那些有双侧卵巢损伤风险的患者、患有双侧子宫内膜异位囊肿或有单侧子宫内膜异位囊肿病史且对侧复发的女性。选择性卵母细胞冷冻保存的决策树模型发现，在 37 岁时进行干预最具成本效益；然而，考虑到子宫内膜异位症对卵巢储备的威胁，我们建议在 35 岁时接受附件手术的女性考虑保存生育力。图 15-1 描述了子宫内膜异位症患者计划手术治疗时保存生育力的实用方法。

以下患者病例提供了在考虑患者个体化目标和病史的情况下，关于手术、IVF 和生育力保存的决策示例。

临床病例

病例 1：卵巢囊肿切除术前卵母细胞冷冻保存

患者 32 岁，女性，G_0，因盆腔疼痛和子宫内膜异位症就诊，经腹腔镜检查证实患者之前因 6cm 大小的子宫内膜异位囊肿进行了右侧卵巢囊肿切除术。患者接受了盆腔 MRI 检查，显示 DIE 影响了后穹窿和左侧卵巢。发现一个 5cm 大小的左侧卵巢子宫内膜异位囊肿。她目前的治疗目标是控制疼痛。她过去曾尝试口服避孕药，但没有效果。患者目前没有伴侣，但强烈希望将来妊娠。

虽然目前疼痛控制是该患者的主要目标，但她希望未来能生育。由于有卵巢囊肿切除史和新的对侧子宫内膜异位囊肿复发，她有卵巢损伤的风险。患者被告知腹腔镜切除子宫内膜异位症的风险和益处，包括卵巢储备受损的可能性。她在手术前接受了卵母细胞冷冻保存。

患者的 AMH 水平为 1.2ng/ml。她用拮抗药方案进行了卵巢刺激，取出了 9 个卵母细胞，其中 8 个成熟并冷冻。由于建议冷冻 15～20 个卵母细胞以增加活产的机会，因此为患者提供了第 2 个周期；然而她拒绝了，因为患者自觉疼痛太严重，不希望进一步推迟手术。

患者接受了腹腔镜子宫内膜异位囊肿切除术。囊肿切除时应小心，尽量减少对皮质的损伤，采用切除 / 消融联合方法。子宫内膜异位囊肿几乎被完全切除，并从皮质上轻轻剥离。在卵巢门附近，使用氩等离子体装置消融囊壁的一小部分残留物，这将使组织损伤的深度小于单极电外科手术[107]。后穹窿病变完全清除。术后，她连续服用口服避孕药，目的是防止疼痛和子宫内膜异位囊肿复发。

实用临床技巧

- 有双侧卵巢损伤风险的患者，包括双侧子宫内膜囊肿患者，或有卵巢囊肿切除术史和对侧复发史的患者，可能会从手术前保存生育力中受益。
- 38 岁以下的女性应该冷冻 15～20 个卵母细胞，以提高活产的概率。38 岁以上的患者应该冷冻 25～30 个。
- 当保存卵巢储备是高度优先考虑的时候，考虑联合切除 / 消融方法进行卵巢囊肿切除术。

病例 2：子宫内膜症和卵巢储备减少女性的生育力

患者女性，35 岁，$G_3P_1A_2L_1$，因不孕问题前来就诊。患者在 6 年前被诊断为不明原因不孕，并在其他诊所接受了 3 次 IVF 周期治疗。第 1 个周期在 6 年前进行，获得了 15 个卵母细胞，患者成功妊娠并分娩了一个足月婴儿。2 年前，她进行了第 2 个周期，获得了 9 个卵母细胞，但没有受精。在患者就诊前几个月，进行了第 3 个周期，但由于卵巢对刺激的反应不佳而取消了。超声检查提示患者存在子宫内膜异位囊肿，磁共振显示左侧卵巢和直肠存在深度浸润型子宫内膜异位症，可见一个直径 4cm 的子宫内膜异位囊肿。AMH 水平为 0.76ng/ml，与卵巢储备减少相符。尽管患者报告有中等痛经，但她的症状在使用布洛芬后有所改善，她的主要治疗目标是生育。患者接受子宫输卵管造影术，结果显示双侧输卵管通畅且没有积水。

对于手术与立即 IVF 的选择，已向患者提供了咨询。鉴于她的卵巢储备减少及卵巢刺激反应不佳的病史，建议立即进行 IVF 治疗。患者接受了这一建议。她接受了微剂量 flare 方案的卵巢刺激，共获得了 9 个卵子，其中 6 个成熟。通过卵胞质内单精子注射（ICSI），3 个卵子受精并发育成囊胚。她在单一胚胎移植后成功妊娠。

实用临床技巧

- 对于症状轻微且希望妊娠作为主要治疗目标的子宫内膜异位症患者，我们建议采用 IVF 而不是手术。
- 在手术前考虑宫腔输卵管造影检查，以帮助在生育治疗前进行术前咨询，确定是否需要输卵管切除或输卵管切除术。

病例 3：子宫内膜异位症患者输卵管积水和着床失败

患者 36 岁，女性，$G_1P_1L_1$，有慢性盆腔疼痛和子宫内膜异位症病史，因不孕就诊。患者在本次就诊前 10 年被诊断为 4 期子宫内膜异位症，并接受了腹腔镜子宫内膜异位症切除术和输卵管卵巢粘连广泛松解术。手术后约 1 年，患者 28 岁，接受了 IVF。在 IVF 周期时，AMH 为 2.4ng/ml。患者在单胚胎移植后妊娠并活产。

在向医生陈述病情时，她否认盆腔疼痛，并希望进行冷冻胚胎移植。她的胚胎解冻并移植，但没有妊娠。然后她开始准备第 2 次冷冻胚胎移植；然而，超声检查示可疑双侧输卵管积水。行子宫输卵管造影，证实双侧输卵管积水。决定继续进行双侧输卵管切除术。在腹腔镜检查时，发现广泛的粘连性病变包绕输卵管和卵巢。患者接受了腹腔镜下粘连松解术和双侧输卵管切除术。手术后，她接受了单胚胎移植并妊娠。该病例强调了评估子宫内膜异位症胚胎种植失败患者的输卵管病理状态的重要性。

实用临床技巧

- 对于有深部浸润型子宫内膜异位症病史且反复种植失败的患者，考虑输卵管积水是植入失败的潜在原因。

结论和归纳总结

- 子宫内膜异位症患者由于病理和治疗原因都会面临卵巢储备减少的风险。决定是否进行手术应考虑患者的生育目标及卵巢损伤的风险。应避免在以生育优化为主要目标的患者中进行重复手术。长期的术后激素抑制可降低子宫内膜异位囊肿复发的风险，因此应提供给那些不积极尝试妊娠的女性。尽管关于子宫内膜异位症患者中卵母细胞和卵巢组织冷冻的数据有限，但对于计划接受手术的子宫内膜异位症患者，特别是那些有双侧卵巢损伤风险的患者，可考虑这些干预措施。

定义

- 子宫内膜异位症：一种雌激素依赖性慢性炎症性疾病，定义为子宫外存在子宫内膜样组织。
- 卵巢储备：卵巢中剩余的卵母细胞数量，或最好通过 AMH 或 AFC 来测量的卵母细胞数量。
- 卵巢储备减少：为了满足欧洲人类生殖与胚胎学会（ESHRE）提出的卵巢储备减少的标准，也称为对卵巢刺激反应差（poor ovarian response to stimulation，POR），必须至少满足以下 2 个标准[75]。
  - 高龄产妇（≥40 岁）或卵巢储备减少的任何其他危险因素。
  - 以前对卵巢刺激反应差（常规刺激方案≤3 个卵母细胞）。
  - 卵巢储备测试异常（AFC<5～7 个卵泡或 AMH<0.5～1.1ngml）。
- 生育力保存：一种旨在延长因病理性或医源性原因导致卵巢损伤、卵巢切除术或卵巢储备减少风险女性的生育期的干预措施。这些干预措施包括卵母细胞、胚胎和卵巢组织冷冻保存。
- 卵母细胞冷冻保存：绝经后女性控制性卵巢过度刺激后成熟卵母细胞的冷冻。冷冻保存通常通过玻璃化进行。
- 卵巢组织冷冻保存：卵巢皮质组织的冷冻保存。对青春期前女孩，这是唯一有效保存生育力的方法。2019 年 12 月，ASRM 取消了这项技术的试验标签。

主要阅读材料

子宫内膜异位症手术后的生育结局

[1] Marcoux S, Maheux R, Bérubé S. Laparoscopic surgery in infertile women with minimal or mild endometriosis. N Engl J Med. 1997.

[2] Adamson GD, Pasta DJ. Endometriosis fertility index: the new, validated endometriosis staging system. Fertil Steril. 2010.

[3] Duffy J, Arambage K, Correa F, Olive D, Farquhar C, Garry R, et al. Laparoscopic surgery for endometriosis (Review). Cochrane Database Syst Rev. 2014.

子宫内膜异位症卵巢囊肿的治疗

[4] Alborzi S, Momtahan M, Parsanezhad ME, Dehbashi S, Zolghadri J, Alborzi S. A prospective, randomized study comparing laparoscopic ovarian cystectomy versus fenestration and coagulation in patients with endometriomas. Fertil Steril. 2004.

[5] Beretta P, Franchi M, Ghezzi F, Busacca M, Zupi E, Bolis P. Randomized clinical trial of two laparoscopic treatments of endometriomas: cystectomy versus drainage and coagulation. Fertil Steril. 1998.

[6] Hart RJ, Hickey M, Maouris P, Buckett W. Excisional surgery versus ablative surgery for ovarian endometriomata. Cochrane Database Syst Rev. 2008.

减少手术对卵巢储备的医源性影响

[7] Donnez J, Nisolle M, Gillet N, Smets M, Bassil S, Casanas-Roux F. Large ovarian endometriomas. Hum Reprod. 1996.

[8] Donnez J, Lousse JC, Jadoul P, Donnez O, Squifflet J. Laparoscopic management of endometriomas using a combined technique of excisional (cystectomy) and ablative surgery. Fertil Steril. 2010.

[9] Muzii L, Achilli C, Bergamini V, Candiani M, Garavaglia E, Lazzeri L, et al. Comparison between the stripping technique and the combined excisional/ablative technique for the treatment of bilateral ovarian endometriomas: a multicentre RCT. Hum Reprod. 2016.

药物治疗在生育力保存中的作用

[10] Seracchioli R, Mabrouk M, Frascà C, Manuzzi L, Montanari G, Keramyda A, et al. Long-term cyclic and continuous oral contraceptive therapy and endometrioma recurrence: a randomized controlled trial. Fertil Steril. 2010.

[11] Dunselman GAJ, Vermeulen N, Becker C, Calhaz-Jorge C, D'Hooghe T, De Bie B, et al. ESHRE guideline: management of women with endometriosis. Hum Reprod. 2014.

[12] Sallam HN, Garcia-Velasco JA, Dias S, Arici A, Abou-Setta AM. Long-term pituitary down-regulation before in vitro fertilization (IVF) for women with endometriosis. Cochrane Database Syst Rev. 2006.

生育力保存和子宫内膜异位症

[13] Elizur SE, Chian RC, Holzer HEG, Gidoni Y, Tulandi T, Tan SL. Cryopreservation of oocytes in a young woman with severe and symptomatic endometriosis: a new indication for fertility preservation. Fertil Steril. 2009.

[14] Raad J, Sonigo C, Tran C, Sifer C, Durnerin IC, Grynberg M. Oocyte vitrification for preserving fertility in patients with endometriosis: first observational cohort study. Eur J Obstet Gynecol Reprod Biol. 2018;220:136–41.

[15] Doyle JO, Richter KS, Lim J, Stillman RJ, Graham JR, Tucker MJ. Successful elective and medically indicated oocyte vitrification and warming for autologous in vitro fertilization, with predicted birth probabilities for fertility preservation according to number of cryopreserved oocytes and age at retrieval. Fertil Steril. 2016.

[16] Donnez J, Squifflet J, Dolmans MM, Martinez-Madrid B, Jadoul P, Van Langendonckt A. Orthotopic transplantation of fresh ovarian cortex: A report of two cases. Fertil Steril. 2005.

第 16 章 严重自身免疫病
Severe Autoimmune Diseases

Melanie Henes Michael von Wolff Joerg Henes 著

张冰松 译 李 卓 白娇娇 校

一、适应证和预后

自身免疫病通常会影响到育龄女性。在 *Ferti*PROTEKT 网络诊所就诊的所有患者中约有 7% 患有良性疾病，其中包括自身免疫病。在这 7% 的女性中，约 25% 患有系统性红斑狼疮（systemic lupus erythematosus，SLE），8% 患有血管炎[1]。

最重要的是，对于风湿性全身性疾病（如结缔组织病和血管炎）及血液系统疾病或神经系统疾病（如多发性硬化），尽管近年来在治疗方面取得了巨大进展，仍然需要使用相对不太有针对性但高度免疫抑制的细胞毒药物。环磷酰胺（Cyclophosphamide，CYC）几乎是唯一的选择，用于这一目的可口服或静脉注射。作为自身免疫病免疫抑制的最主要疗法，CYC 也构成了自体干细胞移植的细胞毒性中心支柱。可能需要 CYC 治疗的疾病如下所示。

- 结缔组织疾病（SLE、系统性硬化病、干燥综合征、Sharp 综合征、多发性肌炎或皮肌炎）的严重器官病变表现（肾小球肾炎、肺泡炎或中枢神经系统表现）。

- 抗中性粒细胞胞质抗体（anti-neutrophil cytoplasmic antibody，ANCA）相关血管炎［肉芽肿性多血管炎（曾称为 Wegener 肉芽肿），嗜酸性肉芽肿性多血管炎（曾称为 Churg-Strauss 综合征），或微小多血管炎］中出现严重器官病变（主要是肺或肾）。

- 难治性大血管血管炎，仅限于生育年龄内发生的 Takayasu 动脉炎。

- 自身免疫性神经系统疾病，如多发性硬化症。

- 非恶性血液病，如免疫性血小板减少症、获得性血友病、自身免疫性溶血性贫血。

除 ANCA 相关血管炎外，这些疾病通常在计划生育完成前达到高峰。这些疾病无法治愈。然而，通过早期诊断和及时开始适当的治疗，大多数患者现在可永久地得到充分治疗。因此，他们的预期寿命也越来越接近正常人口的寿命，这意味着对于这些患者来说，生育愿望和生育力保存也发挥着重要作用。

二、治疗的性腺毒性

卵巢储备由 AMH 浓度决定。在许多自身免疫病中，由于慢性疾病本身，特别是在高疾病活动的情况下，卵巢储备受到限制[2-6]。因此，在 CYC 治疗前应提供生育力保存的建议，尤其是在自身免疫病中。

CYC 显著增加自身免疫病患者中早发性卵巢功能不全（premature ovarian insufficiency，POI）的风险。文献中发生率为 12%～54%，主要受治疗时患者年龄和 CYC 累积剂量的影响（表 16-1）。

中国一项 216 例女性的研究和 Di Mario 等的一项研究显示，环磷酰胺对卵巢毒性有年龄和剂量依赖性，在这项研究中，卵巢毒性是由 AMH 浓度决定[6, 16]（图 16-1）。根据这些研究，用于治疗 SLE 的其他免疫抑制药物，如霉酚酸酯、硫唑嘌

研　　究	研究来源	疾　　病	患者例数	POI 发生率（%）	确定的危险因素
表 16-1　环磷酰胺（CYC）治疗后 POI 发生率的研究					
Boumpas 等，1993[7]	美国	SLE	39	12～39	年龄、CYC 剂量
Mc Dermott 等，1996[8]	英国	SLE	52	54	年龄、CYC 剂量
Mok 等，1998[9]	中国	SLE	70	26	年龄、CYC 剂量
Ioannidis 等，2002[10]	希腊	SLE	67	31.3	年龄、疾病持续期间 CYC 剂量
Huong 等，2002[11]	法国	SLE、GPA	84	22.6	年龄
Park 等，2004[12]	韩国	SLE	67	14.9	年龄
Singh 等，2007[13]	印度	SLE	35	31.4	细胞色素 P_{450} 多态性
Appenzeller 等，2008[14]	加拿大	SLE	57（CYC 750mg/m^2）	17.5	年龄、CYC 剂量
			50（CYC 500mg/m^2）	0	
Alarfaj 等，2014[15]	沙特阿拉伯	SLE	188	13.1	年龄、CYC 剂量
Di Mario 等，2019[6]	意大利	SLE	14	—	年龄、CYC 剂量

系统性红斑狼疮（SLE）、肉芽肿性多血管炎（GPA）与早发性卵巢功能不全（POI）的确定危险因素分析

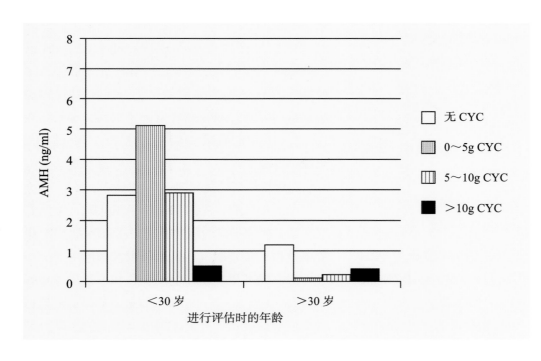

◀ 图 16-1　患有系统性红斑狼疮女性环磷酰胺（CYC）治疗后血清抗米勒管激素（AMH）浓度取决于其年龄和使用剂量（改编自参考文献 [16]）

吟、泼尼松龙、环孢素、他克莫司和羟氯喹，并没有导致 AMH 浓度的显著降低[6, 16]。

三、基础疾病恶化的可能性

CYC 治疗仅在自身免疫病活动性高时才适用。

通常需要迅速开始治疗；但也必须考虑生育力保存治疗对潜在疾病的影响。

由于许多自身免疫病的发病机制和性别分布，我们必须假设女性激素水平的增加对这些疾病有负面影响，并且在卵巢刺激采集卵子期间可能导

致潜在疾病进一步恶化。此外，其他研究表明，使用 GnRH 激动药进行下调对于 SLE 具有积极影响[17]。将这些发现推广到其他自身免疫病是合理的，但由于这些疾病的罕见性，它们尚未得到充分和确凿的研究。

总体而言，关于自身免疫病特定的生育力保存只有很少的研究和建议[18-21]。其他建议大多基于 SLE 患者的治疗结果。欧洲风湿病联盟（European League against Rheumatism，EULAR）在其 2017 年的建议中也包括了生育力保存[22]。

四、生育力保存的有效性和风险

自身免疫病常导致卵巢储备下降。Lawrenz 等[3]和 Di Mario 等[6]发现，与对照组相比，SLE 患者的 AMH 浓度降低了 32% 和 29%。类风湿关节炎、Bechet 病和脊柱关节炎[2]、多发性硬化症[5]和 Takayasu 动脉炎[4]女性也被发现 AMH 浓度较低。然而，根据一项针对狼疮患者的研究，AMH 降低似乎仅在严重的自身免疫病中发生[6]。

然而，AMH 浓度降低是否也导致生育力保存措施不太有效是值得怀疑的。如果要冷冻保存卵母细胞，刺激剂量通常可以调整。如果冷冻保存卵巢组织，AMH 浓度起的作用相当小。然而，重要的是原始卵泡的密度，与 AMH 浓度相反，霍奇金淋巴瘤患者的原始卵泡密度并未降低[23]。

（一）促性腺激素释放激素激动药

促性腺激素释放激素激动药（gonadotrohin-releasing hormone agonist，GnRHa）（参见"GnRH 激动药"）的有效性现已在乳腺癌患者中得到证实（参见"乳腺癌"）。对于自身免疫病，可用的数据是非常有限的。然而，可以假设乳腺癌疗效的数据也可转用到自身免疫病中，因为早发性卵巢功能不全（premature ovarian insufficiency，POI）的风险在两个疾病组中相当，并且使用相同的细胞毒性药物（CYC）。

Somers 等[24]和 Koga 等[25]用 CYC 和 GnRHa 治疗红斑狼疮患者，并将 POI 发生率与未用 GnRHa 的对照组进行比较。给予的累积 CYC 剂量分别为 12.9g 和约 5.0g。GnRHa 治疗的 POI 率分别为 5% 和 6%，对照组为 30% 和 50%。更进一步的研究是关于 GnRHa 的作用[26]及在 SLE 儿童中，基于不同 AMH 水平对 GnRHa 的耐受性[27]。

因此，如果计划使用更高的累积环磷酰胺剂量，则 GnRHa 可被认为是在个别情况下的一种独特的方法。

（二）卵巢刺激

如果要进行受精卵或未受精卵母细胞冷冻保存的刺激治疗，应单独讨论该程序（见"卵巢刺激收集卵母细胞"和"未受精和已受精卵母细胞的冷冻保存"）。原则上，应强调两种风险，如下所示。

1. 在刺激下疾病加重的风险

特别是在结缔组织疾病，尤其是 SLE，刺激可导致疾病活动度恶化。然而，现有数据有限。Guballa 等对接受卵巢刺激的 17 例女性［10 名抗磷脂抗体综合征（anti-phospholipid antibody syndrome，APS）患者和 7 名 SLE 患者］进行了检查[28]。评估包括使用氯米芬和大剂量促性腺激素进行刺激。APS 患者未记录到病情加重。在 16%（3/16）的刺激周期中，43%（3/7）的 SLE 患者出现轻度加重。

2. 血栓形成风险

自身免疫病，尤其是结缔组织疾病，特别是 SLE 患者血栓形成的风险升高。在 40% 的 SLE 患者中发现了抗磷脂抗体，这在很大程度上取决于患者的种族[29-31]。活动性 APS 和 SLE 患者血栓形成风险最高。根据一项 Meta 分析，如果血清标志物"狼疮抗凝物"升高，则血栓形成的风险升高约 6 倍，即使在没有 SLE 的患者中也是如此[32]。在本研究中，其他标志物如抗心磷脂抗体、抗 β_2 糖蛋白抗体、抗凝血酶原抗体、抗磷脂酰丝氨酸抗体和抗磷脂酰乙醇胺抗体仅与血栓形成风险的轻微增加相关。

关于刺激期间血栓形成风险的数据很少。在

Guballa 等[28] 的上述研究中，使用氯米芬或促性腺激素进行刺激的 17 例患者均未出现血栓形成。然而，所有女性均接受了血栓保护措施（肝素、阿司匹林或皮质类固醇）。

在辅助生殖中，对 SLE 患者也可特别谨慎地进行刺激[28, 33]。如果基础疾病急性恶化，需要治疗升级，则无法满足安全刺激的基本要求。因此，在活动性 APS 或活动性 SLE 的情况下，这一方案应极其谨慎地使用。必须根据风险情况确保充分的血栓形成保护措施[34]。

（三）卵巢组织的冷冻保存

卵巢组织冷冻保存（参见"卵巢组织切除"和"卵巢组织运输、冷冻保存和储存"）对于 35 岁以下和最多 40 岁的年轻女性是一个很好的选择。良好的妊娠率在 35 岁以下的女性中尤为明显，该

方法也可在 SLE 患者中成功实施[35, 36]。由于自身免疫病属于慢性疾病，因此即使需要更新 CYC治疗，该方法也可保存生育力。然而，由于患者卵巢储备经常减低，因此应先通过 AMH 测量和使用超声确定窦卵泡计数（antral follicle count，AFC）来确保足够的储备。有 1 例 SLE 患者在再次移植冷冻保存的卵巢组织后成功妊娠的病例报道[36]。

五、实用方法

生育力保存方法的选择始终是个体化的决定，应与患者、妇科医生和风湿病专家密切协商。

原则上，应尽早将患者介绍到生殖医学中心，以确保在尽可能长的时间内实施生育力保存方法。图 16-2 显示了对自身免疫病患者实施生育力保存措施的程序。

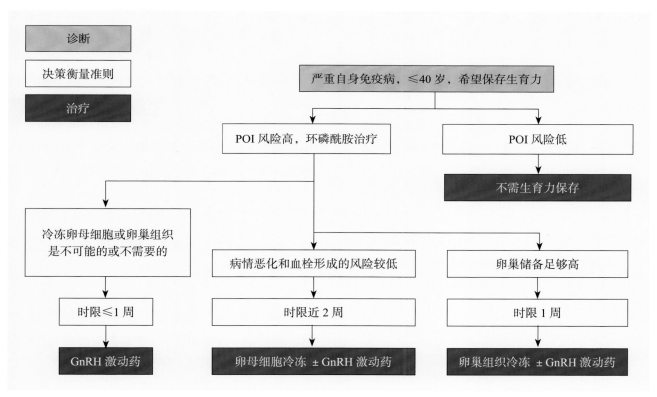

▲ 图 16-2　自身免疫病女性的生育力保存流程
POI. 早发性卵巢功能不全；GnRH. 促性腺激素释放激素

第17章 良恶性血液病女性患者生育力的保存
Fertility Preservation Considerations in Female Patients with Benign and Malignant Hematologic Disease

Man-wa Lui W. Hamish B. Wallace Richard A. Anderson 著
王瑛琪 宋艳琴 译 李娇生 郭新宇 校

以前血液系统恶性肿瘤被认为是不可治愈的疾病，死亡率很高。目前大多数血液系统恶性肿瘤都有良好的长期生存率，一些非恶性血液病患者也可通过骨髓移植"治愈"。然而，治疗可能会对未来的生育力造成不可逆转的损害。对生育力的影响很大程度上取决于血液病的类型和治疗方案。因此，保存生育力是治疗时重要的考虑因素。

白血病和非霍奇金淋巴瘤是5岁以下儿童最常见的儿童恶性肿瘤，约占全球儿童恶性肿瘤的1/3[1]。淋巴瘤也是15—24岁年轻人中最常见的恶性肿瘤。40年前，白血病和淋巴瘤的5年相对生存率在14%～40%[2]，由于化疗方案的演变，靶向治疗和支持性治疗的5年生存率可达到65%～88%[2]。

良性血液病及其治疗也可能对生育力产生实质性影响。血红蛋白病在东南亚、阿拉伯和地中海地区，是最常见的遗传性疾病。该疾病全球携带率为5%～40%[3]。在造血干细胞移植（hematopoietic stem cell transplantation，HSCT）中，输血支持治疗和先期化疗所导致的铁过载都能显著损害生育力。

本章我们回顾了良恶性血液病对生育力的影响及在保持生育力方面的预防措施。最后，讨论了在血源性恶性肿瘤中卵巢组织自体移植相关的安全问题，并简要介绍了新的移植技术。

一、恶性血液病对生育力的影响

恶性血液病对生育力的影响很大程度上取决于接受治疗的性质、类型和剂量及患者的年龄。血液病常用化疗的性腺毒性风险见表17-1（详见第2章）。在化疗药物中，烷化剂类药物一直被认为是最具毒性药物之一[4]。烷化剂通过破坏DNA双螺旋和添加烷基诱导DNA损伤来达到抗癌作用，因此其作用不依赖于细胞复制周期。所以，它们会影响原始卵泡内的卵母细胞，以及在生长卵泡中增殖的颗粒细胞，从而直接减少卵巢储备。

一般来说，在年轻标准风险白血病患者的一线治疗方案中可避免使用有潜在性腺毒性的化疗药物。然而，在高危和复发患者中，可能需要使用性腺毒性较高的化疗方案或造血干细胞移植。因此，需要采用个性化的生育力保存方法，并为患者提供相应的咨询。

（一）急性淋巴细胞白血病

急性淋巴细胞白血病（acute lymphocytic leukemia，ALL）是最常见的儿童恶性血液疾病，在美国约有4200万儿童发病，约占所有儿童癌症的20%[2, 5]。发病率最高的患儿年龄为1—4岁，随着时间的推移，患病率不断增加[2]。其缓解率高达90%。标准治疗包括使用抗代谢药物和长春新碱化疗，因此具有较低的性腺毒性。除非在高风险或复发的病例中，通常不需要使用高剂量的烷化剂。

（二）急性粒细胞白血病

急性粒细胞白血病（acute myeloid leukemia，

疾　病	常用治疗方法	性腺毒性风险
急性淋巴细胞白血病	• 长春新碱 • 皮质类固醇 • 天冬酰胺酶 • 蒽环霉素	低
急性粒细胞白血病	• 阿糖胞苷 • 蒽环霉素 • 氟达拉滨	低
慢性淋巴细胞白血病	• 氟达拉滨 • 环磷酰胺 • 利妥昔单抗（抗 CD20 抗体）	低
慢性粒细胞白血病	• 酪氨酸激酶抑制药	低但潜在致畸
霍奇金淋巴瘤	• ABVD（多柔比星、博来霉素、长春碱、达卡巴嗪）± 　BEACOPP（博来霉素、依托泊苷、多柔比星、环磷酰胺、 　长春新碱、丙卡巴肼、泼尼松） • OEPA（长春新碱、依托泊苷、泼尼松龙、多柔比星）和 　COPDAC（环磷酰胺、长春新碱、达卡巴嗪、泼尼松龙）	• ABVD 低，但 BECOPP 高 • 限制是方案变化之间的持续时间短 • OEPA 和 COPDAC 低
非霍奇金淋巴瘤	CHOP（环磷酰胺、多柔比星、长春新碱、泼尼松）± 利妥昔单抗	低
镰状细胞贫血	羟基脲	低但潜在致畸
良性和恶性的血液病	造血干细胞移植与大剂量化疗调节或全身照射（TBI）	高

表 17-1　血液病常用治疗方法的性腺毒性风险

AML）占儿童白血病的 15%，在 1 岁以下的儿童和年轻人中常见。然而，发病率最高的人群是 60 岁或以上人群（1 岁以下人群的发病率为 1.6/100 000，而 80—84 岁人群的发病率为 28.6/100 000）[2]。约 50% 的患者是标准风险患者，其治疗方案不包括烷化剂。

（三）慢性淋巴细胞白血病

慢性淋巴细胞白血病（chronic lymphocytic leukemia，CLL）主要是老年人群的一种疾病，平均诊断年龄为 60—70 岁[2]。作为最常见的成人白血病，低风险患者的标准治疗方案是氟达拉滨、环磷酰胺和利妥昔单抗（抗 CD20 抗体）[6]。在没有活动性疾病的早期阶段，提倡期待疗法而不是

化疗[6]。然而，在高危患者中或复发的情况下，将使用更多的性腺毒性药物。

（四）慢性粒细胞白血病

与 CLL 类似，慢性粒细胞白血病（chronic myeloid leukemia，CML）患病人群主要为老年人。CML 在老年人群中发病率最高，诊断时的中位年龄为 57—60 岁[7]。全世界的发病率为（0.7~1.75）/100 000。每年儿童患病率为（0.6~1.2）/ 1 000 000，占儿童白血病的不到 5%[8]。在酪氨酸激酶抑制药（tyrosine kinasse isnhibitor，TKI）研发之前，CML 的 5 年生存率低至 5%，而现在约为 85%[7]。然而，大多数处于慢性期的患者可能需要终身使用 TKI 进行治疗。

伊马替尼是第一个获得许可的TKI，尽管已报道对卵巢功能有不良影响[10]，但与卵巢储备功能受损并无明确相关[9]。有争议的是，它还可能对顺铂的性腺毒性具有保护作用[11, 12]。由于高剂量具有潜在的致畸性和流产风险，使用后应避免妊娠[13, 14]。因此，建议至少在妊娠的前3个月改用TNF-α进行治疗[8]。关于第二代TKI的生育力损伤证据不足，因此，除了考虑HSCT的患者，其他CML患者都没有必要考虑生育力保存问题[15]。

（五）经典型霍奇金淋巴瘤

经典型霍奇金淋巴瘤（classical Hodgkin lymphoma，cHL）在34岁以下的青少年和年轻人中更为常见，但高峰期在75—79岁[2]。在2018年的调查中，20岁以下人群的5年总生存率高达98.3%，45岁及以下人群的5年总生存率为93.9%[2]。单独ABVD［多柔比星（Doxorubicin）/博来霉素（Bleomycin）/长春碱（Vinblastine）/达卡巴嗪（Dacarbazine）］或辅以累及野照射是早期局限期患者的标准治疗方法[16]。由于该方案不含烷化剂，因此发生早发性卵巢功能不全（premature ovarian insufficiency，POI）的概率很低[17]。目前针对年轻成人患者的方案通常为在2个周期ABVD后进行中期PET扫描评估，以决定进一步的化疗方案[18]。在PET阳性患者中，增加几个周期的BEACOPP［博来霉素（Bleomycin）/依托泊苷（Etoposide）/多柔比星（Doxorubicin）/环磷酰胺（Cyclophosphamide）/长春新碱（Vincristine）/丙卡巴肼（Procarbazine）/泼尼松（Prednisolone）］化疗方案已被证明是有效的。BEACOPP的POI风险高达50%，而单独使用ABVD方案的风险为10%[19]。

ABVD或BEACOPP治疗后的卵巢功能评估证实了这些方案之间性腺毒性的显著差异，在ABVD治疗结束后AMH水平12个月内恢复到治疗前，但BEACOPP治疗结束后几乎没有恢复[20]。ABVD治疗1年后，AMH中位数为10.5pmol/L（IQR 4.3～17.3），与治疗前水平相似，而接受BEACOPP治疗的AMH中位数为0.11pmol/L（IQR 0.07～0.20）。然而，详细分析ABVD治疗后的AMH水平表明完全恢复取决于年龄，而不是治疗前的卵巢储备。因此，≥35岁女性的恢复率明显降低到54%（95%CI 43%～66%），而<35岁女性的恢复率为83%（95%CI 77%～88%），这表明年龄增长的特殊影响有别于卵巢中卵泡数量的年龄相关性进行性减少。

PET扫描和BEACOPP方案开始之间的时间间隔很短，因此需要在ABVD治疗开始前提供生育力保存的咨询。从大型Ⅲ期研究来看，19%的女性中期PET呈阳性，需要进行程度更高的性腺毒性化疗[18, 21, 22]。仅接受ABVD治疗不会影响生育力，因此不需要对所有患者进行生育力保存。不过，在ABVD后PET扫描和开始BEACOPP之间，可进行卵巢组织冷冻保存，这需要肿瘤科和生殖医学中心协调合作。

儿童和青少年HL的治疗也在不断发展，目前的试验评估了减少放疗和使用达卡巴嗪替代烷化剂丙卡巴肼的影响。

（六）非霍奇金淋巴瘤

非霍奇金淋巴瘤（non-Hodgkin lymphoma，NHL）约占所有淋巴瘤的90%。它是青少年和年轻人中最常见的恶性肿瘤[1, 2]，20岁以下患者的5年相对生存率为84.3%[2]。它是一种异质性淋巴细胞恶性肿瘤，最常见的是B细胞淋巴瘤，占85%～90%。成熟B细胞和T细胞淋巴瘤的标准化疗方案为CHOP［环磷酰胺（Cyclophosphamide）/多柔比星（Hydroxydaunorubicin）/长春新碱（Oncovin）/泼尼松（Prednisone）］±利妥昔单抗，不存在POI的高风险[19]。尽管如此，在高危患者或其他亚型NHL可能需要更多的性腺毒性治疗和强化治疗。

（七）良性血液病

与恶性疾病相比，良性血液病的生育力保存报道较少。血红蛋白病是世界上最普遍的单基因遗传性疾病。由于铁过载的并发症，反复输血的支持性治疗会对生育力产生显著影响。铁沉积会因氧化应激导致细胞损伤，常见的沉积部位包括心脏、内分泌腺和肝脏[23]。低促性腺激素性性腺功能减退症是这些女性不孕的重要原因，还有其他原因如心力衰竭和肺/门静脉高压。此外，在这些女性中观察到卵巢毒性和卵巢储备的直接损害，表现为血清 AMH 水平和窦状卵泡数量减少[24, 25]。铁过载可通过铁螯合治疗，但不能完全预防。

除输血相关的血色素沉着病外，维持镰状细胞贫血女性的生育力也充满挑战。羟基脲是最常用的药物，动物研究和临床观察均有报道其具有潜在的致畸作用[26, 27]。建议女性在停用羟基脲后至少避孕 6 个月。此外，羟基脲治疗超过 12 个月会减少卵巢储备，24.2% 接受羟基脲治疗的女性与未使用的患者相比，其 AMH 低于第 5 百分位数[28]。

（八）造血干细胞移植

近年来，造血干细胞移植（hematopoietic stem cell transplantation，HSCT）越来越多地被用于治疗恶性和良性血液病，2014 年在欧洲进行了 4 万多例移植手术[29]。尽管治愈率高，但它对生育力损害也高达 90%[30, 31]，妊娠率<1%[32]。HSCT 有 3 种不同的调节方法，即清髓性、低强度调节和非清髓性。发生 POI 的风险与清髓方案和患者的年龄有关。接受白消安和环磷酰胺治疗及高剂量全身照射治疗的女性不孕的概率更高。按照 FSH≥15U/L 的标准，13 岁以上女性开始治疗有生育力损害风险[30]。能导致生育力降低的辐射剂量随年龄的增长而下降，从 10 岁时的 18.4Gy 下降到 30 岁时的 14.3Gy[33]，但 2Gy 的剂量可使卵母细胞数量减少 50%[33]。即使在那些 HSCT 后月经恢复的患者中，也常出现更年期提前，OR 为 6.35，95%CI 1.19～33.93，P=0.031（来自美国儿童癌症幸存者队列）[31]。任何剂量的卵巢照射史和使用丙卡巴肼史都是 POI 的危险因素[34]。

低强度调节和非清髓性方法最初仅用于合并其他疾病的老年人，但最近对其在恶性疾病中的应用进行了研究[35]。采用低强度调节方法对白血病和淋巴瘤患者长期生存的影响目前尚不清楚[36]。除对卵巢储备的直接影响外，已发现移植物抗宿主病对颗粒细胞存在损伤的可能性[37]。此外，对内分泌功能和生育力的实际益处还有待研究[31, 38]。

（九）其他影响

根据放射部位的不同，生育力可能会受到损害。颅骨照射可引起促性腺激素功能不全，

骨盆照射可能会损害子宫的发育和功能，特别是对于幼儿[39]。儿童恶性肿瘤幸存者患第二原发性恶性肿瘤的风险也更高，特别是在使用放疗的情况下。霍奇金淋巴瘤和白血病幸存者发生第二种肿瘤的概率分别高达 33.8% 和 20.8%[40]。

二、保存生育力的方法

（一）卵母细胞/胚胎冷冻保存

保存生育力的金标准是卵母细胞或胚胎冷冻保存，详细内容在前章节中已讨论。虽然卵母细胞和胚胎的冷冻保存是一种有前景和成熟的生育保存方法，但它们在急性血液病中往往不可行。首先，急性白血病通常是一种急症，患者的身体状况往往不足以延迟 2 周或更长时间后治疗。其次，患者通常有异常血象，包括严重贫血、血小板减少和凝血功能障碍，这不适于进行取卵或腹腔镜下保存卵巢组织。最后，卵母细胞或胚胎冷冻保存不适用于青春期前的女孩。

对于镰状细胞贫血女性，尽管有足够的时间间隔进行促排卵，但促排卵和取卵可能会变得复杂。在 5 例接受促排卵和取卵患者的队列中，一例患者在促排卵期间出现危象，另一例在取卵的晚上发生了胸痛和呼吸衰竭[41]。镰状细胞贫血患者需使用抗凝血药，因为血栓形成的风险会使取卵和卵巢组织冷冻保存复杂化[41]。此外，镰状细胞贫血和血球蛋白病都是常染色体隐性遗传疾病，因此在冷冻保存前，需要讨论胚胎植入前的基因检测和遗传咨询。

（二）卵巢组织冷冻保存

卵巢组织冷冻保存可能是一些患有血液病女性唯一的选择，但存在风险。急性恶性肿瘤患者冻卵的困难在于白细胞减少、血小板减少和贫血引起的感染和出血风险，以及恶性肿瘤细胞污染。在霍奇金淋巴瘤幸存者中有超过 100 例患者完成了卵巢组织自体移植且未复发[42-44]，而非霍奇金淋巴瘤中的证据不足[45]。2004 年第 1 例接受过 HL 治疗的女性在卵巢组织移植后成功妊娠[46]，而白血病患者的成功妊娠在 2018 年才出现[47]。在完全缓解期获取卵巢组织，经过广泛测试后，在免疫抑制的小鼠上进行卵巢组织自体移植。对于青春期前的女孩，关于生育结果的数据很少，仅报道了患有 β 地中海贫血和镰状细胞贫血患者使用围青春期的卵巢组织成功妊娠的案例[48, 49]。

（三）促性腺激素释放激素激动药的抑制

使用促性腺激素释放激素激动药（gonadotropin-releasing hormonal agonist，GnRHa）来避免化疗损伤卵巢的原理是卵巢抑制，但机制不清。GnRHa 的保护作用仍存在争议。在最近的一项 Mate 分析中，同时使用 GnRHa 联合化疗的持续闭经发生率较低（RR=0.60，95%CI 0.45～0.79）[50]。在 2019 年的另一篇 Cochrane 综述中，随访时间不超过 12 个月的月经恢复率较高（RR=1.60，95%CI 1.14～2.24），但在随访时间超过 12 个月的患者中月经恢复情况不明显（RR=1.08，95%CI 0.95～1.22）[51]。相反，GnRHa 对乳腺癌妇女的有益作用仅在化疗 12 个月后的个体患者数据 Mate 分析中得到证实[52]。大部分数据都来自乳腺癌幸存者。在一项对淋巴瘤女性患者的亚组分析中，同时使用 GnRHa 并没有减少 POI/ 闭经（RR=0.70；95%CI 0.45～0.79）或自然妊娠（RR=1.13，95%CI 0.66～1.93）的概率[50]。只有 3 项随机对照试验包括超过 100 名淋巴瘤幸存者（包括霍奇金淋巴瘤和非霍奇金淋巴瘤），而其余 10 项随机对照试验都包括乳腺癌幸存者。这些 Mate 分析的主要关注点之一是这些研究的异质性。即使在相同的恶性

肿瘤患者中，接受的化疗药物也有很大差异，与高毒性化疗相比，GnRHa 的保护作用在低 / 中毒性治疗中更显著[50]。除用于乳腺癌和淋巴瘤的化疗药物不同外，治疗时年龄的差异也有影响。GnRHa 的类型、剂量和方案也各不相同，困难在于是否需要在化疗前几周开始治疗，以确保实现卵巢抑制。此外，GnRHa 不适用于青春期前的女孩。综上所述，GnRHa 抑制对于血液系统恶性肿瘤患者并不是一种最好的生育力保护方法[53]。

（四）其他注意事项

在儿童和青少年中，需要额外注意心理、文化和伦理方面问题。对于他们而言，关于生育力和妊娠的话题是敏感的，同时还需要考虑其他文化和宗教情况，以及父母和孩子的不同愿望，这些需要广泛的多学科讨论来制订最佳方案。

三、卵巢组织植入的安全性

卵巢组织植入的主要问题在于恶性血液病肿瘤中发生卵巢组织污染的风险。在一项对 5571 例 40 岁以下日本女性尸检结果的分析中，卵巢转移在胃肠道恶性肿瘤中发生率最高，为 22.4%，淋巴瘤为 13.3%，白血病为 8.4%[54]。然而，没有关于疾病时期的细节，估计大多数病例都是晚期阶段。污染风险在白血病患者中很高，其次是非霍奇金淋巴瘤，而在实体瘤和霍奇金淋巴瘤中较低，污染风险较低[43, 45, 55]。在这种情况下，乳腺癌是研究较充分的实体瘤之一。在 146 例卵巢样本中，组织学或临床上均无卵巢转移阳性[56]。对于其他实体肿瘤，包括胃肠道肿瘤、肉瘤和中枢神经系统肿瘤，只有零星和有限的阴性结果报道。即使在上皮性和非卵巢上皮性癌中，严重联合免疫缺陷（severe combined immunodeficient，SCID）小鼠体内 10 个卵巢组织的异种移植没有任何复发证据[57]，而在白血病患者的卵巢组织中 60.6% 的卵巢样本（$n=33$）PCR 检测阳性，10%（$n=50$）的 SCID 小鼠出现复发[45]。复发的风险显著阻碍了冷冻保存卵巢组织在白血病幸存者中的应用。

在考虑植入卵巢组织前，应考虑恶性肿瘤的"缓解"状态。以往骨髓中原始细胞少于 5% 的形态学缓解是 ALL 停止治疗的标准。然而，它与高复发风险相关，需要毒性更强的化疗药物，已被微小残留病灶（minimal residual disease，MRD）的概念所取代。MRD 阳性定义为 1000 个恶性细胞中存在 1 个以上 MRD 细胞，这与高复发风险相关。大多数评估 MRD 的研究都是在儿童 ALL 和成人 CML 中进行的[58, 59]，最近已扩展到 AML[60]，与年龄、细胞学亚型和白细胞计数等其他参数相比，MRD 具有更好的预后价值[60]。人们研究了不同的 MRD 检测方法，包括流式细胞术、实时定量聚合酶链反应（real-time quantitative polymerase chain reaction，RT-qPCR），甚至是下一代测序。它们敏感性不同，有些甚至可以检测到 1/100 万的 MRD。然而，没有一个能确定复发的安全水平。

（一）组织学和免疫组化染色

一线筛查试验为传统苏木素 – 伊红染色和免疫组化染色，这对筛查转移至关重要。然而，这种方法的主要缺点是灵敏度低。AML 的常用标志物为 CD43 和 c-KIT（CD117）；霍奇金淋巴瘤常用 CD15 和 CD30；非霍奇金淋巴瘤常用 CD20。所使用的标志物应是原始恶性细胞中的阳性标志物。

在复发风险较低的情况下，组织学检查和免疫组化染色已足够。在霍奇金淋巴瘤和非霍奇金淋巴瘤中，使用显微镜下染色阴性的卵巢组织中无复发迹象[43, 55]。然而，在白血病中，与 PCR 相比，超过 50% 的病例其组织学检查错误地被认为阴性[47]。

（二）逆转录聚合酶链反应

额外的分子检测，如逆转录聚合酶链反应（reverse transcription polymerase chain reaction，RT-PCR），可提高检测的灵敏度。在最近的一篇综述中，白血病患者冷冻保存卵巢组织中有 61.0% 的组织 PCR 呈阳性[47]。即使在化疗后获取的卵巢组织中，52.2% 的组织 PCR 检测也呈阳性。据报道，PCR 对卵巢组织的敏感性高达 $\log 10^{-5}$[61, 62]。然而，白血病的分子标志物仅存在于 28%～89% 的病例中，在 AML 中尤其罕见。

（三）其他检测

用多色流式细胞术检测恶性细胞，可检测高达 $\log 10^{-5}$ 的 MRD[62]。它可用于 PCR 阴性的白血病患者。下一代测序技术可识别特定的基因突变或重排来筛查卵巢转移。它可通过与治疗前的恶性细胞基因组进行比较，或通过筛选骨髓增殖面板来实现，前者更优，因为它更具有特异性[47]。

（四）异种移植

异种移植到严重联合免疫缺陷（SCID）小鼠中，为卵巢组织内活的恶性细胞提供了更多的生物学测试，于 1996 年首次使用[63]。组织通常被转移到 SCID 小鼠的腹膜、肾包膜或皮下组织，并在 3～6 个月后处死[47, 64]。在对 5 个 CML 样本、12 个 ALL 样本和 1 个 AML 样本的分析中，将 PCR 阳性的卵巢组织异种移植到 SCID 小鼠上并不总是会复发，但所有的复发均发生在 PCR 阳性的卵巢组织中[55, 61, 65, 66]。所有复发均发生在化疗开始前采集的卵巢组织的异种移植中。目前尚不清楚为什么在某些病例中，尽管 PCR 呈阳性检测，但仍没有复发，但这可能反映了组织内恶性细胞的死亡。

虽然这些不同的方法被用于筛查恶性细胞，但其局限性是所有方法都是具有破坏性的，因此不检测将移植到患者体内的组织。所以是否移植自体卵巢组织需要与患者进行彻底的沟通和讨论。

（五）未来前景：体外卵泡生长与人工卵巢

通过体外生长（in vitro growth，IVG）和体外成熟（in vitro maturation，IVM）来分离卵泡将会提供一种安全的生育力恢复方法[67]，但不能恢复激素水平。方法包括从原始细胞阶段到 M Ⅱ 卵母细胞的完全体外生长[68]，或分离不同阶段的生长卵泡以支持进一步发育。然而，到目前为止，通过 IVG 成功产生子代仅在小鼠中得到证实[69]。即使在 PCR 阳性的样本中也可从卵巢组织中分离出不受白血病细胞污染的卵泡。未成熟卵母细胞的 IVM 可从青春期前的卵巢中获得，但成功率与青春期状态有关，从青春期前的组织中收集的成熟率只有 10.3%，而青春期后女性成熟率为 1%[70]。

相比于自体移植卵巢组织或 IVM，将未成熟卵泡和卵巢间质细胞重新植入人工卵巢是更优选择。理想情况下，人工卵巢应能够支持卵泡的生长和成熟，最终也可生物降解。不同的支架材料包括胶原凝胶、三维藻酸盐基质和纤维蛋白基质[71-74]。3D 打印现也被用于制作支持小鼠卵泡的支架[75]。这些人工卵巢消除了恶性细胞污染的风险，当然是在只植入卵泡的前提下，但是人工卵巢的完整功能可能需要其他类型的卵巢细胞。

四、结论

血液病对生育力的影响是多种多样的，取决于疾病的性质、治疗方案和化疗药物剂量及患者的年龄。卵巢组织冷冻保存是一些患者保存生育力的重要方式，主要取决于治疗的紧迫性和患者的青春期前状态。

虽然卵母细胞冷冻保存通常可用于成年女性淋巴瘤患者，但提供无污染的卵巢组织再植入仍然是一个关键问题。包括 PCR、流式细胞术和下一代测序等方法可以帮助防止恶性肿瘤细胞污染，但所有的检测方法都是破坏性的。在未来，体外成熟或人工卵巢可能提供一种无复发的方法，但这些还需要几年才能进行临床实践。

实用临床技巧

- 生育障碍的风险与患者的年龄、治疗方案和所接受的治疗剂量相关。
- 尽管卵母细胞/胚胎冷冻保存是保存成年女性生育力的成熟方法，但对于青春期前或急需开始治疗的血液病患者，卵巢组织冷冻保存通常是唯一可行的选择。
- 白血病患者的自体卵巢组织移植存在恶性肿瘤细胞污染的潜在风险。

- 检测卵巢组织中微小残留病变的不同技术包括组织学、免疫组化染色、PCR、下一代测序和小鼠异种移植。

归纳总结

- 标准风险白血病和早期淋巴瘤的一线治疗不涉及高性腺毒性治疗；复发和造血干细胞移植的治疗与 POI 的高风险相关。
- 恶性肿瘤细胞污染的风险，特别是白血病，仍是一个主要问题，目前所有可用的检测方法都是破坏性的。
- 分离体外成熟的卵泡和人工卵巢可能是未来生育力恢复的一种选择，而没有恶性肿瘤细胞移植的风险。

临床病例

患儿 Amelia，3 岁女孩，刚被诊断为急性淋巴细胞白血病。患儿的症状有瘀斑和鼻出血。全血细胞计数显示严重贫血、血小板减少和白细胞增多，以淋巴细胞为主。患儿及其父母在你的诊所要求保存生育力。您还需要什么补充信息？

- 我们需要首先评估预期治疗方案的 POI 风险。一般来说，如果 POI 发生的概率高于 50%，则应考虑保存生育力。

Amelia 不需要使用高性腺毒性风险的药物，因此不需要提供生育力保存。然而，她在 2 年后复发，需要清髓调节治疗和造血干细胞移植。那么，你现在会向她和她的父母推荐什么呢？

- 由于 HSCT 有 90% 的 POI 风险，应该考虑卵巢组织冷冻保存，这是青春期前女孩的唯一选择。然而，我们需要对手术的风险提供充分的咨询，特别是在未来自体移植过程中存在严重的血细胞异常和白血病细胞污染的风险。

主要阅读材料

[1] Amorim CA, Shikanov A. The artificial ovary: current status and future perspectives. Future Oncol. 2016;12:2323–32.

[2] Bastings L, Beerendonk CC, Westphal JR, Massuger LF, Kaal SE, van Leeuwen FE, Braat DD, Peek R. Autotransplantation of cryopreserved ovarian tissue in cancer survivors and the risk of reintroducing malignancy: a systematic review. Hum Reprod Update. 2013;19:483–506.

[3] Levine JM, Whitton JA, Ginsberg JP, Green DM, Leisenring WM, Stovall M, Robison LL, Armstrong GT, Sklar CA. Nonsurgical premature menopause and reproductive implications in survivors of childhood cancer: a report from the Childhood Cancer Survivor Study. Cancer. 2018;124:1044–52.

[4] Shapira M, Raanani H, Barshack I, Amariglio N, Derech-Haim S, Marciano MN, Schiff E, Orvieto R, Meirow D. First delivery in a leukemia survivor after transplantation of cryopreserved ovarian tissue, evaluated for leukemia cells contamination. Fertil Steril. 2018;109:48–53.

[5] Telfer EE. Future developments: In vitro growth (IVG) of human ovarian follicles. Acta Obstet Gynecol Scand. 2019;98:653–8.

第 18 章　Turner 综合征和其他性腺发育不良患者的生育力保存

Fertility Preservation in Turner Syndrome and Other Gonadal Dysgenesis

Julie Labrosse　Michael Grynberg　著

吴香仪　译　　郭一帆　程　怡　校

一、背景

与男性不同，女性不会产生新的配子。由于卵泡不可再生，所以卵泡储备会逐渐下降。例如，妊娠中期生殖细胞的初始量（多达 7 000 000 个）从出生时就已经开始减少。在青春期开始时，只剩下 300 000 个生殖细胞。卵泡的衰竭与月经周期是否排卵无关，并且在 37—38 岁时会加速衰竭[1]。在绝经时，剩下的原始卵泡不到 1000 个[2]。

除了这种与年龄相关的卵巢储备生理下降外，一些女性还患有过早的卵泡丧失或功能障碍，称为原发性卵巢功能不全（primary ovarian insufficiency，POI）。POI 是一种特异性性腺疾病，病因有很多，如感染、炎症、细胞遗传、遗传性或医源性。POI 可能与卵巢储备的加速下降、毒素、自身免疫性卵泡损伤有关[3]。尽管大多数 POI 仍然无法解释，但最近发现了越来越多的遗传病，可解释卵巢功能障碍。值得注意的是，结构上或数量上的性染色体异常都可能导致性腺发育不完全或缺陷[4]。

Turner 综合征（Turner syndrome，TS）是女性性腺发育不全最常见的形式。TS 在女孩中的发病率为 1/2500，已被公认是 POI 最常见的遗传病因[2]。X 染色体单体型可能是由于 46, XX 胎儿的一条 X 染色体部分或完全丢失，或 46, XY 胎儿的一条 Y 染色体丢失。TS 与身材矮小、骨骼畸形、听力缺陷，以及心脏、肾脏、肝脏和代谢病变有

关[5]。与一般人群相比，TS 患者的心理健康风险也更高[6]。大多数 TS 患者（50%）所有的细胞都是 X 染色体单体（45, X）。其他类型的 TS 被称为嵌合型 TS，其中既有正常细胞也有异常细胞[7]。嵌合型 TS 包括 45, X/46, XX 核型（25%）、46, XX 核型且一条 X 染色体部分丢失，以及其他形式的 X 染色体结构异常，如环状 X 染色体或 X 长臂等臂染色体。在 10%～11% 的病例中可检测到 Y 染色体片段[8]。

TS 患者卵巢功能衰竭的确切机制有待明确。生理上，46, XX 女性的一条 X 染色体为失活状态[9]。然而，在沉默的 X 染色体上，15% 的基因逃脱失活，因此可由两条染色体表达。在 TS 中观察到的异常被认为是本应由两条染色体正常表达的基因在单倍体中表达不足量引起的[9]。已知基因的单倍体不足可导致晚期卵泡闭锁、原发性闭经和不孕症[10]。在 TS 中，卵泡衰竭的主要机制可能是生殖细胞的加速凋亡，这种凋亡可能早在胎儿 18 周时就开始了[11]。原始卵泡池也可能从一开始就显著降低。TS 包括多种表型和不同程度的卵巢不成熟或功能障碍，包括无卵泡的卵巢到卵泡持续发育导致自发性青春期的患者。总之，约 2/3 的 TS 患者没有实现自发的青春期和月经初潮。其中大多数需要进行激素治疗来启动青春期[12]。研究表明，携带 45, X/46, XX 嵌合型的 TS 患者比 45, X 染色单体的患者更容易经历自发性青春期，

这表明卵巢组织功能与卵巢中 46, XX 生殖细胞的存在相关 [13, 14]。有趣的是，外周血白细胞 45, X 核型并不能排除卵巢中存在 45, X/46, XX 嵌合体 [2]。

尽管各种并发症可能会对他们的整体生活质量产生负面影响，但 TS 患者认为 POI 和生育问题是他们必须面临的最大挑战之一 [15]。与其他面临不孕风险的青少年和年轻人（如癌症幸存者）类似，生育问题是他们一生中痛苦和困难的核心来源 [15, 16]。高达 98% 的 TS 患者患有不孕 [7]，在最近的一项研究中，97% 的 TS 患者表示希望妊娠 [17]。罕见的自然妊娠病例更有可能发生在嵌合型 TS 患者身上 [18-20]。面对这一现实，女性生殖细胞和组织冷冻保存领域的显著进步提高了这些 POI 患者保存生育力的可能性。在此，我们讨论了 TS 和其他类型性腺发育不全患者保留女性生育力的不同选择，以及这些方法提出的伦理问题

二、性腺发育不良和生育力的保存

Abir 等在 2001 年提出了可为患有性腺发育不全的患者保存生育力 [21]。制订生育力保存（fertility preservation，FP）方案应依照适当标准和时机。卵巢功能障碍的程度因人而异，可能在小时候就开始出现。因此，及时诊断是至关重要的。这一前提条件可能具有挑战性。尽管身材矮小似乎是 TS 的一般临床特征，但其他临床症状都不尽相同，即使在非嵌合型 45, X 核型的个体中也是如此。虽然一些 TS 病例在出生时就被诊断出来（大多数是具有畸形特征或心脏异常的 45, X 核型患儿），但有时会推迟到成年才诊断，而无法保持生育力。

保存生育力取决于对卵巢储备和其下降速度的精确评估。不幸的是，对于年轻患者，缺乏可靠的卵巢储备标志物。在青春期前，由于低促性腺激素性腺功能减退症，血清 FSH 和雌二醇水平较低。尽管 TS 患者的促性腺激素水平往往较高，但特别是在儿童中期，他们与其他女孩之间存在显著的重叠 [22]。此外，超声腔内卵泡计数可能是经阴道检查卵巢状态的最佳方法，但不能用于无性生活史的患者，一般会使用经腹超声，但经腹

超声检查结果是不太精确的。

在过去的几十年里，抗米勒管激素（anti-Müllerian hormone，AMH）是成人卵泡储备中最可靠的激素标志物，也是性腺发育不良患者的卵巢功能标志物。AMH 是由非选择生长卵泡的颗粒细胞产生的。已知血清 AMH 水平与育龄女性的窦卵泡计数密切相关，因年龄引起的下降先于传统的卵巢储备标志物如 FSH、抑制素 B 和雌二醇 [22]。AMH 水平＜3pmol/L 被认为是诊断 TS 患者卵巢功能不全的临界值 [23]。TS 患者可测量到 AMH 水平似乎与自发青春期的迹象相关，如乳房发育和初潮 [23]。AMH 水平对预测 TS 患者的剩余卵泡具有统计学意义 [24]。此外，研究还描述了存在可检测的 AMH 水平和核型之间的联系。最近一项包括 270 例 TS 女性患者的研究发现，77% 的嵌合型 TS 患者的 AMH 水平可检测，而 45, X 核型患者中只有 10% 可检测 [22]。同样，嵌合型 TS 患者卵巢活检发现卵泡的概率更高 [24, 25]。AMH 可能只在少数 TS 患者中测得到，但在儿童和青少年时期存在波动 [22, 26, 27]，AMH 水平在出生时可检测到，在婴儿期短暂上升，然后在儿童时期稳步上升，在青春期前的最后一年达到峰值，在青春期时略有下降，最后在成年早期回到峰值 [28]。由于这些生理波动，以及在检测 AMH 研究中使用的各种检测方法和不同的年龄区间，很难构建特定年龄的正常值参考范围 [29]。

大多数患有性腺发育不全的成年女性在她们建立家庭时已经确诊了卵巢功能衰竭和高血清 FSH 水平，因此应在年轻时就保存生育力 [2]。研究表明，仍然缺乏相关咨询，生育力低下的患者无法寻求充分指导 [5]。对 2013 年 3 月至 2018 年 3 月接受治疗的 469 例 TS 患者医疗记录的回顾发现，只有 10% 的患者及时转至生育专家就诊 [15]。应全面讨论并考虑不孕不育患者的心理影响，对保存生育力的利弊、妊娠的风险等提供相关咨询。根据患者的青春期状态、卵巢功能和心理成熟程度，治疗方法有很大的不同。因为父母经常觉得他们没有足够的知识来与女儿讨论生育问题，与

生育相关的讨论也应该成为常规治疗的一部分。总之，考虑到性腺发育不全患者管理的复杂性，建议及时转诊至生育专家[5]。

三、生育力保存的选择

（一）促排卵后的卵母细胞冷冻保存

促排卵后的卵母细胞冷冻是保留青春期后女性生育力的优先选择[2, 30]。促排卵是给予 10～15 天的外源性 FSH，通常需要高剂量的重组 FSH，剂量为 225～450U/d。对于青少年，尽管下丘脑 - 垂体 - 卵巢轴相对不成熟，但可在使用促性腺激素释放激素拮抗药当天补充黄体酮，以确保合成足够的类固醇，然后通过阴道超声引导下取卵并冷冻。玻璃化冷冻保存是目前标准化的冷冻技术。与缓慢冷冻相比，玻璃化冷冻技术显著提高了解冻后卵母细胞的存活率、受精率和妊娠率[31]。此外，与新鲜卵母细胞相比，解冻后卵母细胞的受精率和妊娠率相差不大[31-33]。冷冻后的卵母细胞不会增加产妇和新生儿并发症的风险，也不会引起染色体异常或先天性异常[31]。

卵母细胞冷冻保存已被证实是性腺发育不良患者的一种可能的 FP 措施[34-38]。迄今为止已发表的 TS 患者卵母细胞冷冻病例详细见表 18-1。最近的一项研究表明，尽管血清 AMH 浓度相对较低，7 例 TS 患者接受促排卵治疗后，能成功获取卵母细胞[39]。7 例患者中有 6 例为嵌合型 TS。平均冷冻了 9 个（±3.16 SD）卵母细胞，这与非 TS 患者获得的数量相当。不论是否有性生活史，所有人都同意在麻醉下经阴道取卵。所有患者的治疗耐受性均良好，在取卵后都可迅速恢复。

尽管结果不错，但越来越多发现性腺发育不全患者可能对促排卵反应较差。在这些患者中，由于 FSH 敏感的卵泡数量减少，可能会导致促排卵失败或卵母细胞很少，影响卵母细胞的冷冻保存。在临床实践中，可进行试验测试卵泡对促性腺激素刺激的反应，特别是对于基线 FSH 低于 20U/L 的患者[2]。此外，血清雌二醇水平偶发性升高可能产生的有害影响多年来一直存在争论。在青春期女性中，高剂量的雌激素可能会对生长有害。尽管雌二醇水平 5 天内增加 5～10 倍的预期影响很小，但仍缺乏可靠数据。TS 患者重点关注的问题是促排卵导致的雌激素水平升高可能带来的有害影响。在接受潜在性腺毒性治疗之前，乳腺癌患者为了保护生育力可使用来曲唑（一种芳香酶抑制药，防止雌二醇水平的过度上升）[16, 40]。在促排卵的基础上加入来曲唑，可在回收成熟卵母细胞的同时将血清雌二醇维持在正常水平。可以想象，在不久的将来，TS 患者也可使用这种方案。

性腺发育不全患者冷冻卵母细胞的质量具有争议。并不是所有冷冻的卵母细胞都能受精或发育为正常核型。与普通人群相比，遗传异常的可能性也会增加。这可能是年轻患者解冻的卵母细胞质量不佳的原因之一。尽管非整倍体率随着年龄的增长而增加，但在 25 岁以下的患者也发现了相对较高的非整倍体率[41]。确保性腺发育不全患者未来妊娠所需的冷冻卵母细胞数量尚不确定。关于卵母细胞解冻后存活率的数据仍然缺乏。为了最大限度地提高玻璃化冷冻卵母细胞的保存数量，性腺发育不全患者的胚胎移植可能不只是单次尝试，而是一种反复刺激排卵和积累卵母细胞的综合方案。

最近建立了一种算法来制订 TS 患者的 FP 策略。适应证是基于对卵巢储备的评估，包括血清 AMH 的测量[42]。该算法提示，如果初始卵巢储备与年龄相符，且血清 AMH 水平高于 2ng/ml（5—13 岁女孩低于 25%），则 AMH 可周期性控制。如果 AMH 水平没有明显下降，应在适当的年龄进行卵母细胞冷冻。如果在没有任何青春期迹象之前 AMH 水平显著下降，并且无法进行卵母细胞冷冻，应该考虑卵巢组织冷冻结合体外成熟。对于青春期后女孩，无论 AMH 水平如何，都应先考虑卵母细胞冷冻。如果卵巢储备足够高，可考虑将卵巢组织冷冻作为卵母细胞冷冻的补充，以保存性腺功能并增加自然生育的机会[42]。

表 18-1　TS 女性患者玻璃化卵母细胞冷冻保存结果

	外周血染色体核型	促排卵年龄（岁）	FSH (U/L)	AMH (pmol/L)	窦状卵泡数	方　案	促性腺激素总剂量	冷冻卵母细胞数量
Lau 等，2009	45, X (98) /47, XXX (2)	16	6.3	NA	6	黄体中期 GnRHa 下调，从第 6 天开始用布舍瑞林，后用 rFSH 450U+hMG 150U	rFSH 4500U+hMG 750U	2
Balen 等，2010	45, X (28/30) /46, XX (2/30)	28	3.3	43.8	NA	rFSH 150U 刺激的拮抗药方案	rFSH 1350U	3 个周期：9、7、20
El-Shawarby 等，2010	45, X (86)/47, XXX (11)/46, XX (3)	22	4.6	8.52	7	从第 3 天开始使用 hMG 375U 的短方案，在第 5 天之后增加到 450U	hMG 3450U	8
Oktay 等，2014	45, X (27/30) /47, XXX (3/30)	13	5.7	11.36	6	rFSH+rLH	2475U+150U	9+1 IVM
	46, XX (11/20)/45, X (9/20)	14	5.3	6.4~12.1	12	rFSH+hMG	1800U+450U/3750U+2100U	2 个周期：8、4
	46, XX (16/20)/45, X (4/20)	13	5.6	5.43	6	hFSH+rLH	20 125U+75U	7+5 (IVM)
Talaulikar 等，2019	45, X (100)	22	6.9	3.5	7		3375U	9
	45, X (83) /46, XX (17)	18	3.2	3.05	9		3375U	13
	45, X (61) /46, XX (39)	18	7.4	7	11		3375U	9
	45, X/46, XX/47, XXX	25	2.9	9.5	12	hMG 225~450U 的拮抗药方案	2025U	10
	45, X (63) /46, XX (37)	21	6.2	3.5	5		675U	4
	45, X (50) /46, XX (50)	22	8.4	21.3	14		2700U	6
	45, X (88) /46, XX (12)	26	7.5	12.1	11		4725U	12

TS. Turner 综合征；FSH. 卵泡刺激素；AMH. 抗米勒管激素；GnRHa. 促性腺激素释放激素激动药；rFSH. 重组卵泡刺激素；hMG. 人绝经后促性腺激素；rLH. 重组黄体生成素；IVM. 体外成熟

非整倍体植入前基因检测（preimplantation genetic testing for aneuploidy，PGT/A）等技术可实现胚胎染色体数目异常的筛查。尽管 PGT 等附加流程可能会对结果产生不利影响，但胚胎培养的进步已使胚胎活检可在囊胚期进行，并且可在不损害胚胎植入潜能的情况下活检更多的滋养外胚层细胞[43]。母体染色体异常也可通过分析卵母细胞的极体活检来检测，这是卵裂球和滋养层活检的替代方法[44]。卵母细胞和胚胎筛查方面的技术进步，将会使一部分性腺发育不全患者的冷冻卵母细胞成功妊娠。

（二）自然周期或改良自然周期中冷冻卵母细胞的解冻

对于促排卵反应差的患者自然周期方案是很好的替代方案[45, 46]。自然周期可用于自然月经周期的患者，不需要促性腺激素的外源性治疗来获取和冷冻卵母细胞。自然周期能产生质量更好的卵母细胞，从而可将更高质量的胚胎转移到容受性更好的子宫内膜环境[47]。然而，这种方案的主要限制是获得足够数量的冷冻卵母细胞所需的周期数多，因为每个周期自然获取的卵母细胞很少[48]。卵母细胞冷冻数量与妊娠率呈正相关，所以在取卵之前使用自然周期可能会减缓 FP 进程。虽然在 35 岁以上使用改良自然周期体外受精的妊娠率很低（可能是由于卵母细胞质量差），但在年轻性腺发育不全患者中可通过反复自然周期收集大量卵母细胞[2]。因此，尽管自然周期不适用于急需治疗的患者（如在癌症治疗之前），但可用于对促排卵反应很差的性腺发育不良患者。

（三）卵母细胞的体外成熟

体外成熟（in vitro maturation，IVM）技术是近年来在女性 FP 领域出现的一种新技术。IVM 是从未受刺激的小窦状卵泡中提取未成熟卵母细胞。卵丘 – 卵母细胞复合体既可经阴道恢复，也可从冷冻保存的卵巢组织中恢复，因此 IVM 适用于青春期前和青春期后患者[49]。取卵后，卵母细胞在体外培养到 MⅡ 阶段后冷冻保存。

由于取卵数量与卵巢中的窦状卵泡数量密切相关，因此单独进行 IVM 可能不适合于有卵巢储备受损的遗传性疾病的年轻患者。对于 TS 患者可选择 IVM 与卵巢组织冷冻保存相结合。一个病例报道描述了一例 16 岁 TS 女孩在冷冻卵巢组织的同时进行 IVM 治疗，其核型为 20% 45, XO 和 80% 46, XX[50]。该技术是在进行卵巢组织冷冻保存前，抽吸卵巢表面可见的每个卵泡。在她的卵巢中共发现 11 个未成熟的卵母细胞用于 IVM，8 个完全成熟的卵母细胞通过玻璃化冷冻保存。该患者卵母细胞成熟率为 73%，提示嵌合型 TS 患者的卵母细胞成熟率很高[50]。然而，初级卵母细胞和次级卵母细胞的数量相对较高，可能与 45, XO 核型的比例较低（20%）有关。45, XO 核型比例较高或非嵌合型 TS 患者卵巢的卵泡较少。最后，从卵巢组织中获得的体外成熟卵母细胞的妊娠潜力未知。

（四）胚胎冷冻保存

胚胎冷冻保存是一项成熟的技术，在过去的 30 年里，它已经在世界各地的生殖中心用于不孕不育患者。冷冻胚胎与新鲜胚胎的活产率相似[22]。无论是胚胎冷冻保存还是卵母细胞冷冻保存，取卵的方案和方法都是相同的。然而，胚胎冷冻保存需要伴侣或捐赠者的精子，这限制了年轻和单身女性患者的 FP 选择。

（五）卵巢组织冷冻保存

卵巢组织的冷冻保存不再被认为是一种试验操作，对于患有性腺发育不全的年轻女性而言是很好的 FP 选择。目前，这是唯一可提供给青春期前女孩的 FP 策略，也是唯一可同时保留内分泌和卵巢生殖功能的手术。卵巢组织冷冻保存最常见的手术是腹腔镜下切除卵巢皮质碎片。然后，通过提高卵泡活力、组织隔间完整性和细胞间接触来冷冻保存卵巢组织。冷冻保护剂的选择是针对每种细胞和组织类型的。理想情况下，它应确保最大的渗透能力，同时将毒性和冰晶生成的风险降至最低。人类卵巢冷冻保存的标准方法是使用渗透冷冻保护剂（如丙二醇、二甲基亚砜或乙二醇）与非渗透性物质（如含人血白蛋白的培养基或蔗糖）[51]。

冷冻保存的卵巢组织可存活很多年。该组织可在其原始位置（在剩余的卵巢内或在剩余的卵巢上或进入卵巢窝的盆腔腹膜的腹膜袋中）原位移植，也可在其他位置异位移植或异位移植到其他部位（腹壁、前臂或胸壁的皮下组织）[51, 52]。迄今为止，成千上万的年轻女性进行了卵巢组织的冷冻保存，至少完成了 360 例冷冻卵巢组织移植[53]。此外，最近报道了第 1 例月经初潮前冷冻卵巢组织现移植后成功分娩的病例[54]。然而，关于解冻和移植后青春期前卵巢组织的生殖潜力仍不明确[55, 56]。儿童和青少年的卵泡与成人完全不同，并具有特定的组织学特征。值得注意的是，与成年卵泡相比，青春期前卵巢中可能含有更多的异常卵泡，这些卵泡生长潜能有限[55]。

卵巢组织移植提供了自然受孕的机会，对于性腺发育不全的患者和临床医生在考虑 ART 之前，这是个不错的选择。虽然真正的疗效仍有待确定，但报道显示接受了卵巢组织移植的女性中 30% 成功受孕[57]。因为患者的异质性，目前还没有能预测卵巢移植后成功妊娠的标准。冷冻保存时年龄、首次移植时年龄、移植组织数量和移植组织卵泡密度都不能预测成功受孕[57]。另外，刚移植时卵泡数量最多，因此在激素水平恢复后应立即开始辅助生殖技术（assisted reproduction technology，ART）来提高成功率。

因为移植后冷冻卵巢组织的功能不理想，所以提取卵巢皮质的数量至关重要。似乎卵巢组织的数量应受卵巢功能不全的预期概率的影响[58]。移植后，缺氧和卵泡生长过度激活，导致移植后原始卵泡大量损失，卵母细胞质量下降[2, 59]，有时为了止血而采取的凝血措施也会损害卵巢。对于卵巢较小且卵泡密度较低的 TS 患者，凝血措施会严重损伤卵巢剩余皮质。对于性腺发育不全的患者，建议尽可能多地切除组织，通常是整个卵巢[16]。

目前需要强调卵巢组织冷冻和移植在 TS 患者中的局限性。因为会减少卵巢储备，所以卵巢组织的冷冻保存不适合 TS 患者。通常移植后卵巢缺血性损伤可由组织中大量的初始卵巢储备抵消。因为原始卵泡在移植后对缺血性损伤的抵抗力最强，因此生育力的恢复与移植皮质组织中的卵泡数量和质量有关。我们对患有 TS 的青春期女孩卵巢皮质组织中卵泡数量和密度进行了评估，她们在保存生育力的过程中切除了 1/4 至一个完整卵巢[25]。其中 9 个组织中有 8 个含有卵泡，嵌合型和非嵌合型 TS 患者均有原始卵泡。卵泡密度与血清 FSH 水平相关，FSH 水平最低患者的卵泡密度最高。在分析的 $0.1\sim2.0mm^3$ 组织中发现 $1\sim190$ 个卵泡，结果显示，其皮质组织的卵泡密度为每立方毫米 $1.5\sim499$ 个卵泡。年轻女孩和嵌合型女孩的卵泡数量最多。一直以来，大多数接受卵巢组织移植的活产婴儿都来自于 25 岁之前卵巢组织冷冻的女性，其卵母细胞的数量和质量都令人满意。嵌合程度较高的 TS 患者在卵巢冷冻保存和移植后妊娠成功率更高。

尽管有局限性，卵巢组织冷冻和移植仍非常有前景。自 1999 年首例原位卵巢移植成功至今，提高移植后卵泡存活和成功率的外科方法有了显著的发展。使用机器人手术联合新型人细胞外基质支架可显著改善移植后的结果。另一种已经在人类卵巢异种移植模型中试验的方法是鞘氨醇 –1– 磷酸（Sphingosine-1-phosphate，SIP），这是一种已知具有血管生成特性的神经酰胺诱导的死亡途径抑制药。在人卵巢异种移植物中持续输注 SIP 可加速新生血管，减少组织缺血，并将原始卵泡密度维持在与移植前相似的水平。虽然 SIP 从未应用于临床，但目前用于治疗多发性硬化症的合成类似物将来可能进行临床试验。最近，PTEN、PI3K、AKT、FOXO3 和 Hippo 信号通路受到人们的关注。已知 AKT 刺激物（PTEN 抑制剂和 PI3K 激活剂）可在体外激活休眠的原始卵泡，卵巢碎片可扰乱 Hippo 信号通路来促进卵泡生长[60]。通过使用 AKT 刺激物培养卵巢组织的体外激活已作为改善 POI 患者治疗结果的一种选择[61, 62]。总体而言，提高卵巢组织移植后原始卵泡的存活率，可扩大卵巢组织冷冻保存的适应证，不仅适用于 TS 女性也适用于初始卵巢储备较低的其他患者。年轻患者可取少量卵巢组织用来冷冻储备以增加未来妊娠的选择性，而不显著影响剩余的卵巢储备。

四、Turner 综合征患者的妊娠

由于存在许多与 TS 相关的并发症，TS 女性的妊娠风险比普通人更高[63]。无论是自然受孕还是人工受孕，也无论配子来自自体还是异体，都存在妊娠风险。潜在的妊娠并发症主要与心脏、肾脏和其他情况密切相关。具体来说，TS 女性的妊娠更有可能并发糖尿病、高血压、甲状腺功能障碍、新生儿体重不足、宫内生长受限和早产[16, 64]。高达 50% 的 TS 女性有先天性心脏病，包括主动脉瓣双瓣、主动脉缩窄和潜在的血管病变，这些疾病可导致危及生命的主动脉夹层。已经报道了几例患有 TS 的孕妇因主动脉夹层而死亡[65]。瑞典统计的 124 例 TS 育龄女性中，循环系统疾病和内分泌疾病及主动脉瘤的发病率也很高[66]。尽管如此，在 10 年随访期间，没有孕产妇死亡的报道。总体而言，TS 孕产妇死亡率高达 1%～2%，是普通人群的 100～200 倍[2]。

目前，没有足够的数据可为有生育要求的 TS 女性提供建议。必须确定筛查、监督和长期随访的方式。2012 年美国生殖医学会实践委员会的意见指出，TS 本身是妊娠的相对禁忌证，在有任何危险因素或显著异常时是绝对禁忌证[67]。似乎所有患有 TS 的女性都需要进行密集的孕前健康筛查，妊娠和产后应由多学科合作跟进。

对 TS 患者的最新建议是预先进行心脏评估。用超声心动图和心脏磁共振检查胸主动脉和心脏，应在计划妊娠或 ART 前 2 年内进行。有主动脉扩张、主动脉瓣双瓣、横主动脉延长、主动脉缩窄和（或）高血压的女性应被告知妊娠有很高的主动脉夹层风险。升主动脉大小指数 $>2.5cm/m^2$ 或

升主动脉大小指数为 $2.0～2.5cm/m^2$ 并伴有主动脉夹层相关危险因素（包括双瓣主动脉瓣、横主动脉延长、缩窄和高血压），应禁止妊娠，无论是自然妊娠还是 ART 治疗。如果没有主动脉扩张或其他危险因素，妊娠期间应至少一次随访，约妊娠 20 周时进行心脏评估。TS 孕妇应严格控制血压（135/85mmHg）。孕前运动测试也有助于发现运动性高血压，特别是对于主动脉缩窄的患者。建议采用剖宫产术分娩，特别是对于有主动脉夹层病史的患者。对于性腺发育不全患者，多胎妊娠孕产妇和新生儿并发症的风险更高，多胎妊娠发生主动脉夹层的风险是单胎妊娠的 5 倍。因此，建议这些患者做单个胚胎移植。

此外，TS 女性的自然妊娠与子代中流产与染色体异常风险升高相关[19, 20, 68]。一直以来早期报道都与流产、胎儿畸形和染色体缺陷相关，如 TS 患者自然妊娠获得的 21 三体胚胎[69, 70]。同样，一个分析 480 例 TS 患者的大型国家队列报道的自然流产率显著高于一般人群（分别为 30.8% 和 15%）[19]。在来自该队列研究患者的 17 个女儿中，有 2 个被诊断为 TS。除了更多的染色体异常配子，子宫相对较小和（或）子宫内膜厚度和容受性降低都会影响妊娠率[21, 71, 72]。性腺发育不全患者自身免疫障碍的高患病率也可能导致不良的妊娠环境[21]。

总之，重要的是平衡 FP 及与妊娠相关的潜在风险。性腺发育不全患者的妊娠应极其谨慎。患者与医生之间的通力合作至关重要，报道显示，对这些患者的治疗严重不足。事实上，最近的一项多中心回顾性研究评估了法国指南在妊娠 TS 患者管理中的应用，结果十分不理想[73]。该分析包括了 2006 年 1 月至 2017 年 7 月的 103 例妊娠的 TS 患者（自然妊娠或通过 ART 治疗）。共报道了 170 例妊娠：35 例自然妊娠，5 例使用自身卵母细胞进行 ART，130 例使用供卵。研究显示，指南缺乏权威性，因为 1/4 的患者没有孕前评估和心脏病随访。45% 的孕妇进行了产后心脏超声检查，但只有 11% 的孕妇在产后 8 天内进行了产后心脏

超声检查。

五、伦理关怀

保留性腺发育不全患者的生育力存在很多伦理问题。保存生育力的主要目标是改善个人社会心理健康，并提高生育亲生子女的可能性。然而，必须平衡好生育子代的渴望与相关的风险、困难和不确定性。有 3 个争议点，即没有足够的证据表明保存生育力的治疗对这一特定类别患者是有效的，包括妊娠相关的风险及子代染色体异常的风险[58]。

在癌症治疗前保存生育力是合理的，因为化疗和（或）盆腔放疗可能具有高度的性腺毒性，会严重损害卵巢功能。对于性腺发育不全患者，其益处并不明确。性腺发育不全患者冷冻保存的卵母细胞可能质量不佳，从一开始就不适合受精。目前尚缺乏有关卵巢组织冷冻保存的资料。必须平衡好这些治疗方法的益处与其有创性和潜在风险。

此类患者 FP 的一个主要伦理问题是实施保存生育力手术的年龄。有证据表明，FP 须在儿童 / 青少年时期进行讨论。对于切除卵巢组织和冷冻保存的最佳年龄仍不确定。要权衡好成功率和治疗意义，特别是年轻患者可能没有足够的心理准备，应考虑每个患者的心理成熟度。与任何医疗干预措施一样，也应尊重父母的意愿，在大多数情况下，他们是支持的主要来源。事实上，父母可能会因为不孕不育被人议论，以及害怕自己女儿没有后代[74]。在没有性生活的青少年中，父母和（或）患者可能难以接受经阴道取卵。

有证据表明，生育力保存应该在早期进行，患者很可能在接受生育力保存后不进行冷冻保存（无论是卵母细胞还是组织）。成年后，保存生育力的患者可能会意识到他们的生活目标不是为人父母和建立家庭。虽然一些患者可能觉得保存生育力的决定是正确的，但另一些患者会感到生育后代的压力，他们可能更喜欢未育的生活。

六、其他选择

供卵

直到最近，供卵是经历卵巢衰竭的性腺发育不全患者的唯一生殖选择。TS 女性每一次胚胎移植的临床妊娠率在 16%～40%，这与供卵的妊娠率相似[5]。然而，尽管有成功妊娠的病例，但与接受供卵的非 TS 患者相比，TS 患者的持续妊娠率较低[75]。一项对 23 例选择使用供卵的 TS 女性的回顾报道显示，每次移植的流产率为 44%，活产率为 18%[76]。在大多数接受供卵的 TS 患者的系列研究中，有 33%～60% 的妊娠流产率。这可能与子宫发育不全 / 血管化不足或某些固有的子宫内膜容受性缺陷相关，另外还可能有其他因素，如具有自身免疫病。适当的激素替代疗法能降低性腺发育不全患者接受供卵后的妊娠流产率。一项于 1992—2011 年在 3 个北欧国家（芬兰、丹麦、瑞典）开展的回顾性队列研究，报到了 122 例分娩和 131 名新生儿，其中包括 106 例接受供卵后分娩的 TS 女性[77]。其早产率和低出生体重的发生率与其他 ART 治疗后相似。

七、结论

性腺发育不全患者的 FP 具有极大的挑战性，制订最佳方案和使用适当的技术十分复杂。目前应尽早确定适合提供 FP 治疗的患者，以便及时管理。遗传学领域的未来进展有望实现早期对这些患者进行识别。鉴于关于冷冻配子的数据十分缺乏，应告知患者和家属，FP 治疗的结果需要记录。必须讨论基因遗传风险和妊娠风险，以及给予患者其他选择，如使用供卵和收养。

理解原始卵泡加速凋亡机制是性腺发育不全患者卵巢功能不全的解决方案。搞清楚这些机制，未来就可研究防止卵巢加速衰老的靶向治疗方法。与此同时，由于保存生育力的最佳年龄仍不确定，而且可能取决于患者的情况，因此要将确保潜在患者及时转诊给生育专家。多学科联合和建立强大的生育专家网络可最安全和最成功地管理这些患者。

定义

- 卵巢功能不全：存在原发性或继发性闭经＞4个月，发生在40岁之前，低雌二醇水平（＜50pg/ml）和高促性腺激素水平（FSH＞25U/L，至少间隔4周进行2次测量确定）。
- 性腺发育不良：性腺的胚胎发育缺陷。
- Turner综合征：又名X单体，一个X染色体部分或完全丢失，有些是46，XX胎儿的X染色体丢失，或者是46，XY胎儿的Y染色体丢失。这种疾病有一种"经典"型，其中所有细胞都是X染色体（45，X）单体；还有一种"嵌合"型，其中既有正常细胞系，也有异常细胞系。

实用临床技巧

- 性腺发育不全患者的卵巢功能障碍程度差异很大，可能在很小的时候就开始了。及时诊断是至关重要的。
- 治疗方法应考虑患者的青春期状况、卵巢功能和心理成熟程度。
- 在临床实践中，可进行一项试验，以测试卵泡对促性腺激素刺激的反应，特别是对于基线FSH低于20U/L的患者。
- 性腺发育不全患者的生育力保存可考虑采用重复刺激和积累卵母细胞的综合策略，以最大限度地提高玻璃化冷冻卵母细胞的保存数量。
- 由于许多相关的医学并发症，TS女性的妊娠风险比普通人群更高，应极其谨慎地处理。

归纳总结

- TS患者认为生育问题是他们必须面对的最大挑战之一。其中高达98%的人患有不孕症。
- 卵母细胞冷冻保存已被确认为性腺发育不全患者的一种可能的FP措施。
- 单独进行体外受精可能不适合患有遗传病的患者，可与卵巢组织冷冻保存联合治疗。
- 尽管仍处于试验阶段，但冷冻保存卵巢组织提供了自然受孕的机会，也是唯一可在青春期前女孩中实施并保留卵巢内分泌功能的策略。
- 不孕不育和希望妊娠的心理影响必须与FP手术对性腺发育不全的有效性、与妊娠相关的风险，以及子代染色体异常风险的证据不足相平衡。

临床病例

患者女性，14岁，患有TS，接受了FP手术。患者是嵌合型TS，AMH水平为2.1ng/ml，窦卵泡计数为21。第1～6天，使用300U重组FSH的拮抗药方案进行促排卵。第6天，E_2水平为1566pg/ml。第6～9天促性腺激素的剂量降低至187.5U，这期间开始使用拮抗药。在第10天使用重组hCG扳机，E_2水平为1313pg/ml。扳机后36h取卵。收集20个卵母细胞并冷冻保存。

主要阅读材料

[1] Gravholt CH, Andersen NH, Conway GS, Dekkers OM, Geffner ME, Klein KO, et al. Clinical practice guidelines for the care of girls and women with Turner syndrome: proceedings from the 2016 Cincinnati International Turner Syndrome Meeting. Eur J Endocrinol. 2017;177(3).

[2] Grynberg M, Bidet M, Benard J, Poulain M, Sonigo C, Cédrin-Durnerin I, et al. Fertility preservation in Turner syndrome. Fertil Steril. 2016;105(1):13–9.

第 19 章　物理方法激活卵泡及临床应用
Follicle Activation by Physical Methods and Clinical Applications

Melody Devos　Isabelle Demeestere　Johanne Grosbois　著

吴香仪　陈小燕　译　　郭一帆　校

一、背景

卵巢储备指卵泡池中能够在女性育龄期内受精的卵细胞数量，通常是指休眠卵泡。这些休眠卵泡的一部分通过原始卵泡激活的过程不断被招募到生长池中，为卵巢提供生长的卵泡。这一过程在青春期前就开始了，但生长卵泡的排卵只发生在女性月经初潮到绝经期间。休眠卵泡的数量随着年龄的增长而自然减少。当这种供应几乎耗尽（＜1000 个卵泡）时就到达了更年期[1]。

近几十年来全球女性不孕不育的发病率有所上升[2]。主要原因是延迟生育的社会趋势，这与生育年龄和卵巢储备减少（diminished ovarian reserve，DOR）相关。DOR 与正常生殖能力的丧失有关，随着女性年龄的增长卵母细胞数量和质量下降。相比之下，患有早发性卵巢功能不全（premature ovarian insuffciency，POI）的女性在 40 岁之前会因卵巢储备过早衰竭而完全丧失功能。根据欧洲人类生殖与胚胎学协会（European Society of Human Reproduction and Embryology，ESHRE）指南定义，POI 为至少闭经 4 个月，且至少有 2 次检测 FSH 水平异常（FSH＞25U/L）[3]。POI 患者的育龄期缩短，最终会导致不孕不育。对于患有 DOR 或 POI 的女性，目前除选择供卵之外还没有其他选择。重要的是，DOR 和 POI 患者的卵巢通常有残留的休眠卵泡，因此这些女性可以孕育出健康的后代[4, 5]。因此，生殖医学需要找到挽救这些残留卵泡的方法，让这部分女性拥有自己的遗传学后代。

近年来，一种称为体外激活（in vitro activation，IVA）的新技术成为一种潜在的治疗不孕不育的方法[6, 7]。IVA 依赖于使用物理破坏性的技术来激活 POI 和 DOR 患者的残留卵泡，并促进其发育成熟。IVA 在临床中已经帮助这类患者产下了几名活婴[6, 8-15]。然而，该方法的安全性和有效性尚不清楚，在进入临床实践之前，还需要更多的基础和临床前研究。本章我们讨论了促进卵巢卵泡激活和生长的物理破坏性技术的出现，讨论了它们作为不孕不育治疗的临床相关性和局限性，并确定了未来的工作，以有助于完善当前的 IVA 方案。

二、原始卵泡激活的调控

原始卵泡是由初级卵母细胞及其周围单层扁平的颗粒细胞（granulosa cell，GC）组成[16]。这一基本单位构成了每个女性在出生时就建立的不可再生的生殖储备，位于卵巢皮质区。在出生前卵巢中原始卵泡总数最多达到 700 万，但在出生时仅保留约 100 万个。尽管这些卵泡大多数处于休眠状态，转录和翻译活性较低，但少数卵泡在生殖周期不断被招募到生长池中，这与月经周期和激素环境无关[17]。激活的原始卵泡发展为初级卵泡，其特征是在卵母细胞周围有一层立方体 GC。初级卵泡可通过 GC 的增殖和扩张进一步发育成次级卵泡，再到窦状卵泡期，最终被选为优势卵泡并实现核成熟。然而，大多数生殖细胞由于闭锁而不能继续生长。据估计，只有不到 0.1% 的生殖细胞能到达排卵[18]。因此，青春期只有约 40 万个卵泡保留，当储备剩余约 1000 个卵泡时，就会进入更年期。在生殖过程中，不同形态和功能的卵泡阶段在平衡分子信号的环境中获得受精能力，受促性腺激素刺激后达到排卵条件。由于原始卵泡缺乏受体和有限的血管化[19]，原始卵泡的募集不受垂体促性腺激素控制，受包括卵泡内信号通路和环境信号在内的局部因素的高度调节[20]。

（一）PI3K/AKT/mTOR 信号通路

第一个被发现控制卵泡激活的信号通路是 PI3K/AKT 和哺乳动物的 mTOR 信号通路。PI3K/AKT/mTOR 由不同的细胞生长因子启动，如胰岛素和胰岛素样生长因子（insulin-like growth factor，IGF）、表皮生长因子（epidermal growth factor，EGF）、血小板源性生长因子（platelet-derived growth factor，PDGF）、血管内皮生长因子（vascular endothelial growth factor，VEGF）和 Kit 配体，PI3K/AKT/mTOR 受磷酸化调控，参与调节细胞的增殖和存活等重要过程。配体 - 受体结合激活 PI3K，导致其膜上磷酸肌醇的磷酸化，这一反应被 10 号染色体上缺失的磷酸酶和紧张素同系物（PTEN）逆转（图 19-1A）。这一过程激活了基础信号，诱导了 PDK1 和哺乳动物 mTORC2 在 AKT 上的活性。磷酸化后，AKT 完全激活，并监测几种促进细胞存活和细胞周期进程的效应因子，如叉头盒 O3（forkhead box O3，FOXO3）蛋白、BAD、TSC1/2 和 Cdk 抑制物 p27[21]。值得注意的是，AKT 对 FOXO3 的磷酸化诱导负责控制卵泡休眠的核排斥和抑制信号的丢失。这一功能已在 PI3K 通路的敲除小鼠模型实验中得到证实，并在有 FOXO3 突变的卵巢功能不全患者中得到进一步证实，确定 FOXO3 是导致卵泡衰竭的潜在基因[22, 23]。除核活性外，AKT 还抑制 TSC1/2 复合物导致 mTORC1 激活。另一个重要的蛋白复合物调节 2 个主要效应因子，即 40S 核糖体蛋白 S6（ribosomal protein S6，rpS6）和真核翻译初始化因子 4E（eukaryotic translation initiation factor 4E，

eIF4E），直接作用于蛋白质合成和细胞生长[24]，小鼠模型中的基因缺失突出了 TSC/mTOR 轴的影响。缺乏 TSC1/2 会导致 mTORC1 活性的增加，从而导致大量的卵泡激活[25]。这些结果在人类转录组学分析中得到了证实，其中原始卵泡激活与 PI3K/AKT/mTOR 信号通路的富集相关[26]。卵泡募集被认为是由 GC 和卵母细胞之间通过 Kit 配体 -KIT 受体（c-KIT）相互作用产生的[16]。苏醒信号首先被 GC 感知，并通过激活这些细胞中的 mTOR 级联反应进行处理，导致 Kit 配体的分泌。Kit 配体在卵母细胞表面与其受体 c-KIT 结合，激活卵母细胞中的 PI3K/AKT/mTOR 通路，最终确保卵母细胞与周围 GC 的立方体化和增殖协调生长。

（二）Hippo 信号通路

虽然已知 Hippo 通路被整合到细胞结构环境中，但其在生理卵泡苏醒过程中的作用仍有待确定。高度保守的 Hippo 通路控制器官大小，其中包括负生长调节剂 MST1/2 和 LATS1/2。在基础条件下，激活的 LATS1/2 通过磷酸化和隔离，诱导 YAP 和 TAZ 从细胞核中排出（图 19-1B）。细胞接触或肌动蛋白聚合的破坏干扰了 Hippo 通路，导致 YAP/TAZ 易位到细胞核，在那里与 TEAD 转录因子相互作用，促进增殖基因的转录，如 CCN 和 BIRC。由于卵泡发育、排卵、黄体形成和退化的波动，卵巢间质在每个生殖周期中不断被重塑，并经历重大的结构变化。Hippo 通路被认为可像调节其他器官一样调节卵巢大小。此外，已经发现该通路中的一些蛋白在小鼠和人类卵巢的卵泡中表达[6, 27, 28]。包括基因缺失在内的小鼠模型实验进一步描述了 Hippo 通路与卵泡激活之间的直接联系[20]，而在人类中多囊卵巢综合征的特征是卵巢增大，包含小腔卵泡和早期卵泡密度增加，与 Hippo 信号异常有关[29]。

除了 PI3K/AKT/mTOR 信号通路和 Hippo 信号通路外，卵泡激活也受到其他信号网络的影响，如 TFGβ/SMAD[30-32]、JAK/STAT[33] 及 MAPK

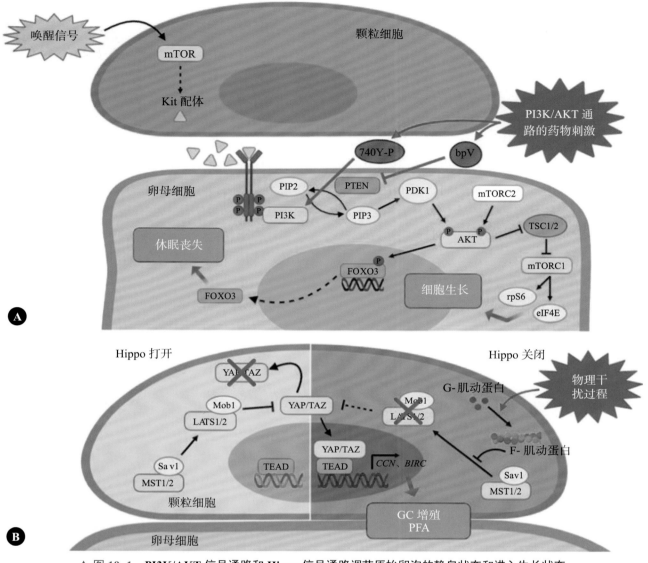

▲ 图 19-1　**PI3K/AKT** 信号通路和 **Hippo** 信号通路调节原始卵泡的静息状态和进入生长状态

A. 颗粒细胞（GC）诱导哺乳动物雷帕霉素靶蛋白（mTOR）分泌 Kit 配体，与卵母细胞上 c-KIT 受体结合，触发磷脂酰肌醇 3- 激酶（PI3K）通路。AKT 通路的激活导致 FOXO3 从细胞核中排出并激活 mTOR 通路，促进原始卵泡激活（PFA）。药物体外激活（IVA）依赖于使用激活 PI3K/AKT 级联反应的药物来促进卵泡激活和生长。B. 在基础条件下（Hippo 通路打开），激活大型肿瘤抑制同源物 1/2（LATS1/2）通过胞质内的磷酸化和隔离，诱导 YAP 和转录共激活因子 PDZ 结合基序（TAZ）被排出细胞核。物理干扰过程会触发 G- 肌动蛋白 /F- 肌动蛋白比例的转换，导致 LATS1/2 活性被抑制。YAP/TAZ 低磷酸化，可易位到细胞核，诱导目的基因如结缔组织生长因子（*CCN*）和含有杆状病毒 IAP 重复序列（*BIRC*）的 TEAD 介导的转录活性，导致颗粒细胞增殖和 PFA（改编自参考文献 [20]）

通路[34-37]。卵泡的激活也受到基质细胞、邻近卵泡和血液供应的几种分泌因子的影响，如生长因子、细胞因子和激素[20]。虽然这些通路都被认为直接或间接参与卵泡激活过程，但应综合考虑细胞信号转导，而不能忽视它们之间潜在的相互作用。

三、体外激活技术的发展

更好地了解控制卵泡募集的因素对于改善目前的不孕不育治疗是至关重要的。尽管在过去的几十年里取得了进展，但该领域仍面临着许多挑战，如对刺激的反应差、体外受精（in vitro fertilization，IVF）失败，以及在 POI 患者中观察到的卵巢不敏感综合征（resistant ovary syndrome，ROS）[7]。利用 POI 和不孕症患者卵巢中残余卵泡的生殖潜力，可使她们能孕育后代。

1935 年，Stein 和 Lventhal 首次报道了促进卵泡生长和成熟的物理治疗作为无排卵期 PCOS 患者治疗方法的优点。通过假设囊肿产生的张力是闭经和不孕的原因，他们指定了一个方案，包括切除 1/2～3/4 的卵巢（卵巢楔形切除），以降低剩余健康卵泡的内部压力。他们的研究中有 7 例患者在手术后恢复月经和 1 例活产[38]。卵巢楔形切除术随后应用于诱导 PCOS 患者排卵，在 1766 例双侧卵巢楔形切除方案中，妊娠率为 59%[39]（表19-1）。通过破坏或切除部分卵巢间质，使雄激素和抑制素的产生和转化减少了抑制因子，恢复了排卵。它还可通过改变卵巢的物理环境和提供更大的空间来缓解对卵泡生长的抑制[44]。腹腔镜卵巢穿刺（laparoscopic ovarian drilling，LOD）使用绝缘针烧灼或激光汽化，能减少对氯米芬治疗耐药的 PCOS 女性的生长卵泡数量和诱导自发排卵。卵巢楔形切除术是切除卵巢的一部分，腹腔镜卵巢打孔术是一种使用热疗（透热）或激光在卵巢表面和内部打孔的技术。与楔形切除术相比，打孔的创伤更小，粘连也更少。超过 70% 的患者在治疗 24 个月后自发性排卵，妊娠率接近 70%[42]（表19-1）。这两种技术都有很好的排卵率、妊娠率及活产率[45]，具有与氯米芬或促性腺激素诱导相同的好处，但没有耐药性或 OHSS 的风险[46]。虽然卵巢楔形切除术和腹腔镜卵巢打孔术提供了治疗的选择，但这些操作长久以往会减少卵巢储备，使盆腔组织粘连，可能会增加不孕不育的风险[47]。

直到最近，发现卵巢碎片化的影响与 Hippo通路的破坏有关。切断小鼠和人的卵巢与肌动蛋白从球状（G- 肌动蛋白）到丝状（F- 肌动蛋白）的聚合增加相关，这导致 LATS1/2 活性受到抑制，细胞核内非磷酸化 YAP 增加，下游生长基因 CCN和 BIRC 表达增加，导致卵泡激活[6, 48-50]。使用肌动蛋白聚合的化学诱导剂茉莉素或鞘氨醇 -1- 磷酸的实验证实了细胞骨架对 Hippo 信号通路调节

的影响[51]。

已经证实，细胞外基质（extracellular matrix，ECM）和局部卵巢厚度是卵泡生长和存活的重要调节因素[52]。此外，ECM 蛋白由 GC 和周围的基质细胞分泌，表明卵泡本身对环境进行了局部调节，以适应其扩张。

与卵巢碎片相似，用降解细胞外基质的酶处理小鼠卵巢会减少组织内部压力和对卵泡的压缩，导致卵母细胞激活[53]。压力调节对卵泡生长的影响在小鼠移植实验中也有报道。有几项研究报道称，卵巢组织碎片在移植后效果比完整卵巢更好[7]。综上所述，物理方法可以调节分子成分并促进卵泡苏醒和生长。

此外控制卵泡激活的信号通路可提高成熟卵母细胞数量。作为生理卵泡激活的主要调节因子，有人用 PI3K/AKT 激活剂处理小鼠卵巢可激活休眠卵泡池[54]（图 19-1A）。为了诱导 PI3K 通路，可使用几种分子在信号通路的不同水平上发挥作用，这些分子包括磷酸酶抑制剂和激酶激活剂。值得注意的是，小鼠卵巢体外接触 PTEN 抑制剂 BpV及 PI3K 激活剂 740Y-p，可诱导激活大量卵泡，并能成功移植和进行 IVF。同样，用 BpV 体外处理人卵巢皮质组织，然后移植到免疫缺陷小鼠中，可使卵泡生长[54]。最后，Kawamura 等将 AKT 刺激物与卵巢切除和 Hippo 通路阻断相结合，可观察到小鼠卵巢卵泡生长的叠加效应[6]。

四、体外激活在临床中的应用

考虑到操作局部环境、PI3K 信号通路和 Hippo信号通路促进卵泡生长的实验结果，IVA 已引入临床，用于治疗不同类型卵巢功能障碍的患者，并取得了不同程度的成功（表 19-2）。

IVA 联合 PI3K/AKT 激活剂和卵巢碎裂的机械压力已被用于治疗长期闭经和卵巢早期继发性卵泡较小的 POI 患者（图 19-2）。在小鼠身上获得成功后，Kawamura 及其同事们临床推广了他们的方案，并在自体移植前用 AKT 激活剂培养了 POI 患者的皮质组织碎片。患者接受促排卵，然后进行

表 19-1　多囊卵巢综合征（PCOS）患者卵巢楔形切除术或打孔结果的研究实例

方　法	患者数量	患者年龄（岁）	自发性周期恢复率（%）	妊娠率（%）	活产率（%）	参考文献
卵巢楔形切除术	1766 例（1935—1983 年）	未知	未知	58.8	未知	[39]
	149 例	未知	未知	83.7	74.4	[40]
	134 例无排卵患者	26.3±6.2	未知	90.3	未知	[41]
	729 例（1983—1993 年）	未知	84	55.7	未知	[39]
卵巢打孔	112 例患者对氯米芬耐药	30.2±4.2	73.2	58	56	[42]
	289 例（2004—2013 年）	30.8（30.3~31.3）	未知	47.4	40.5	[43]

表 19-2　在卵巢功能不全（POI）、卵巢储备减少（DOR）或卵巢反应不良（POR）患者中，使用各种物理破坏体外激活技术的生殖结局

方　式	卵巢组织	患者数量	患者年龄（岁±标准差）	剩余卵泡	卵泡发育	成熟卵母细胞	妊娠（方法）	活　产	参考文献
药物体外激活（IVA）	玻璃化	27 例 POI 患者	37.3±5.8	13/27	8/27	5/27	2/27［体外受精（IVF）］	1/27	[6]
	玻璃化	10 例 POI 患者	未知	7/10	1/10	1/10	1/10（IVF）	1/10	[8]
	新鲜	14 名 POI 患者	29.2±4.2	7/14	6/14	4/14	1/14（IVF）	1/14	[9]
	新鲜	1 例 POI 患者	32	1/1	1/1	1/1	1/1（IVF）	1 例正在进行（25 周）	[10]
	新鲜	1 例 POI 患者	33	0/1	1/1	1/1	0/1	0/1	[55]
	新鲜	20 例 DOR 患者	37.4±2.5	18/20	3/20	1/10	12/20（3 例自然受精，9 例 IVF）	10/20	[12]
无药物 IVA	新鲜	11 例 POR 合并 DOR 患者	36.2±6.0	9/11	11/11	11/11	4/11（1 例自然受精，3 例 IVF）	1/11+2 例正在进行（6 个月和 9 个月）	[14]
	新鲜	14 例 POI 患者	32.79±2.12	3/14	7/14	5/14	4/14（IVF）	3/14+1 例正在进行（33 周）	[13]
	新鲜	15 例 POI 和 DOR 患者	未知	未知	13/15	13/15	6/15（1 例自然受精，5 例 IVF）	4/15+1 例正在进行	[15]
卵巢搔刮	新鲜	80 例 POI 患者	29.36±3.41	12/80	11/80	3/80	1/80（IVF）	1/80	[11]
卵巢切口	新鲜	11 例卵巢不敏感综合征患者	未知	未知	7/11	7/11	4/11（IVF）	3/11+1 例正在进行	[15]

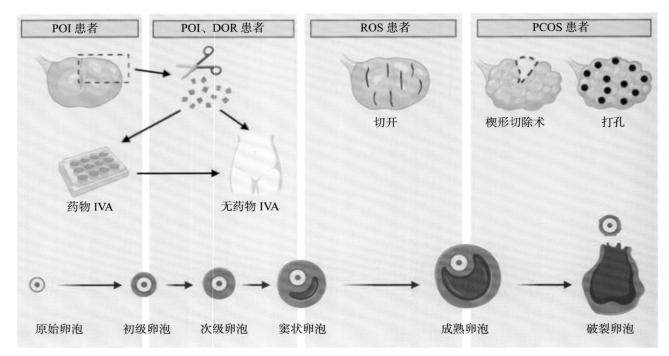

| POI 患者 | POI、DOR 患者 | ROS 患者 | PCOS 患者 |

药物 IVA　　　　　　无药物 IVA　　　　　切开　　　　楔形切除术　　　　打孔

原始卵泡　　初级卵泡　　次级卵泡　　窦状卵泡　　　　成熟卵泡　　　　破裂卵泡

▲ 图 19-2　目前临床用于治疗不孕不育的物理破坏卵巢技术

药物体外激活（IVA）已被应用于卵巢功能不全（POI）患者，这些患者有长时间闭经且卵巢中只有早期卵泡。无药物 IVA 成功地治疗了近期闭经的 POI 患者（这些患者的卵巢包含晚期次级卵泡和较小卵泡），以及卵巢储备功能不良（DOR）患者，其有少数窦状卵泡和早期卵泡。卵巢切开或搔刮对部分促卵泡治疗无效的卵巢不敏感综合征（ROS）患者是有效的，而楔形切除和打孔是诱导多囊卵巢综合征（PCOS）患者排卵的有效方法

取卵和体外受精，并孕育了健康的后代[6]。从那时起，IVA 在不同国家用于治疗 POI 患者，并成功分娩 2 名婴儿[8, 9]。

随后引入了一种简化的无药物 IVA 方案来治疗刚停经的 POI 患者，这些患者的卵巢包含晚期次级卵泡和小卵泡（图 19-2）。这种手术包括取卵巢皮质组织，将活检组织切分成小块，建立一个人工口袋，并将卵巢皮质组织块移植到这个口袋中[15]。这一改进的方案表明，卵巢碎裂足以促进卵泡的生长和成熟。一例 POI 患者的病例报道称在卵巢过度刺激后成功妊娠[10]，另一项研究报道了 14 例 POI 患者中有 4 例成功妊娠，每个卵母细胞的妊娠率为 57%[13]。考虑到 POI 患者卵泡激活的积极作用，可将该方法推广到有少量窦状卵泡、早期窦状卵泡、次级卵泡和早期卵泡但卵巢反应较差（poor ovarian response，POR）的低生育力患者。一项对 11 名 POR 患者使用无药物方案的研究报道称，在 FSH 治疗后，产生多次卵泡数量

的增加。这种激活和促进卵泡生长的加强使获取成熟卵母细胞进行 IVF 成为可能。11 例患者中有 5 例进行了 16 个胚胎移植，产生了 1 例活产和 2 例持续妊娠[14]。然而，Lunding 及其同事最近的一项研究使用同样的方法治疗 DOR 患者，对这一项技术提出了挑战。尽管 20 例患者中有 12 例成功妊娠，但作者对该手术的效果并不满意，认为 10 周后，整个分裂和移植过程并没有增加适宜受精的卵泡数量[12]。本研究的结论提出了关于无药物 IVA 的问题。然而，该研究的分析方法和分析时间（10 周）遭到了质疑，有人认为该时间不足以充分分析卵泡生长[7]。

ROS 患者也可从物理诱导的卵泡激活中获益。这些患者显示可检测到窦状卵泡，但激素水平低对标准促性腺激素刺激方案没有反应[56]（图 19-2）。由于这些患者表现出症状类似于 POI 患者，并且卵巢切片对 POI 和 POR 患者来说是挽救生育力的有效方法，Tanaka 等评估了使用腹腔镜卵巢切

开（LOI）促进 ROS 患者卵泡最终生长的益处。这些操作是在一次手术中完成的，包括原位卵巢皮质组织切片和之后的促排卵[15]。该研究包括了 11 例 ROS 患者，该方法促进了 7 例患者的卵泡生长。简单的卵巢切开能够使这些患者获得成熟卵母细胞进行 IVF/ICSI。然而，它在 POI 患者中效果较差，因为一项包括 80 例 POI 患者的大型试验报道了卵巢切开后只有 1 例活产[11]。

五、体外激活技术的局限性

根据结果发现，不仅 DOR 和 POI 患者可使用 IVA 技术，还可使恶性肿瘤患者和青春期前女孩保存生育力。在未来，IVA 可为越来越多卵巢储备较低的生育晚期女性开辟新的前景。然而，IVA 仍然是一个实验技术，可用的数据有限且是有创手术。关于其在加速卵泡发育和增加妊娠机会方面的适用性和成功的证据是基于有限的少数病例，因此，这些数据应谨慎解释。此外，IVA 的安全性和方便性尚不确定，并在不同方面受到质疑，阻碍了这种新方法在治疗不孕不育方面的广泛应用[12, 57, 58]。

IVA 的重点是孕产妇和新生儿健康方面的安全问题。首先，最初的 IVA 方案依赖于卵巢组织的碎片化，并结合使用 PI3K/AKT 通路药物激活剂，以促进卵泡生长。即使卵巢暂时接触化学兴奋剂，也是一个严重的安全问题。在体外，用 BpV（一种最初用于 IVA 方案的 PTEN 抑制剂）治疗人卵巢皮质，可增加原始卵泡的激活，但损害生长中的卵泡发育，其特征是组织形态异常、类固醇生成缺陷和低存活率[49, 59]。同样，暴露于 BpV 的牛卵泡显示 DNA 损伤增加，DNA 修复能力降低[60]。这种卵巢机械性改变和化学物质暴露对卵母细胞和随后胎儿的长期影响尚不清楚。因此，在这些技术被广泛应用于临床之前，彻底的调查是至关重要的。此外，使用潜在的致癌化学物质需要特别谨慎。事实上，包括妇科恶性肿瘤在内的几种恶性肿瘤中发现 Hippo 和 PI3K/AKT 信号通路的改变[61, 62]。其次，一些作者认为，卵巢皮质体外

培养 2 天可能会引发组织损伤和坏死，从而导致细胞程序性死亡[63]。最后，最初的方案要求进行 2 次腹腔镜手术，一次用于卵巢皮质提取，另一次是自体移植被激活的卵巢皮质碎片。除了手术的破坏性外，活检和移植过程都会损害卵巢储备。最近的一项前瞻性临床队列研究使用卵巢碎片和移植作为手段，在 20 例 DOR 患者中增加可回收的体外受精卵泡数量，报道称，与完整卵巢相比，活检卵巢中的窦卵泡计数较低，这表明由于组织和卵泡去除，活检卵巢可能存在持续损害[12]。移植后卵泡大量和过早激活也很常见[64]，导致大范围的卵泡闭锁（"衰竭效应"）并限制移植寿命。在储备不足的情况下大量原始卵泡损失是一定的。当患者希望立即得到结果时，IVA 的短期方案可能是有益的。然而，它不太可能提供移植后的长期生殖[57]。虽然出现一个新的无药物 IVA 技术，既不需要使用化学物质也不需要培养卵巢组织，可通过一次手术提供更安全更微创的选择，但是关于激活和保存休眠原始卵泡池的问题仍然存在。重要的是，IVA 方法并不能改善与年龄相关的卵子质量下降，包括随着年龄的增长在卵母细胞中积累的遗传损伤和细胞损伤，从而降低了妊娠成功率[65]。

这种手术的效果仍然不确定。POI 患者自然受孕率为 4%～10%[66]。卵巢活检或搔刮的效果在提高生殖能力方面进展甚微。最近一项在 80 例 POI 患者中进行的临床试验显示，该方法的卵泡发育率较低（13.75%），仅报道了 1 例活产（1.25%）[11]（表 19-2）。药物 IVA 在临床实践中的应用取得了一些进展，但还不够。病例系列报道，51 例 POI 患者中，机械和化学刺激卵巢联合治疗促进了 15 例（29.41%）患者剩余卵泡生长，其中有 4 例受孕（7.84%）和 3 例健康婴儿（5.88%）出生[6, 8, 9]（表 19-2）。然而，在移植前处理过的卵巢皮质中存在残留的卵泡是不确定的，导致了这种治疗的疗效较低。根据最新发表的报道[10, 12-15]（表 19-2），将 IVA 方案细化为无药物技术显著改善了 POI 和 DOR 患者的生殖结果，妊娠率为 43.55%（27/62）

和生育率为 29.03%（18/62）。然而，关于这些技术对人类真正有益的证据仍然很少，而且仅限于一些不受控制的试验。此外，Lunding 及其同事们证明，与对照组卵巢相比[12]，活检和自体卵巢组织碎片的移植均不能在术后 10 周增加卵泡的补充。他们报道称，活检组卵巢和对照组卵巢对卵巢刺激的反应相似，排卵数量相似，而未活检卵巢的窦卵泡计数高于活检卵巢组。考虑到该手术的有创性、自体移植的失败及卵巢活检的潜在危害，最近的一篇社论呼吁放弃该手术[67]。总体而言，这些发现强调了并非所有 POI 和 DOR 患者都可以从 IVA 中获益，但也表明亚组患者可能对该方法有反应。确定最合适的候选人并建立实践标准是未来的一个重要挑战。

IVA 仍然被认为是试验性的，考虑在临床中广泛应用之前需要进行彻底的研究。尽管我们对 IVA 的作用模式、潜在机制和潜在的不良反应缺乏了解，但它从试验到临床的转化速度却非常快。优先阐明 IVA 后调节卵泡生长的潜在机制，其中包括阐明 Hippo 通路破坏和机械应激在早期卵泡发育中的作用。此外，只有随机对照试验才能估计出治疗成功的真正程度。因此，迫切需要合作来努力做出临床适用的结论。一旦了解了 IVA 的生物学原理，观察到的临床效果足够有希望，干预措施也足够成熟、安全、可复制，最终就可以考虑该技术的进一步应用和推广。

六、未来前景

（一）Hippo 信号通路的局部传递

IVA 的概念依赖于通过卵巢碎裂和破坏 Hippo 通路来操控卵泡的物理环境，以获得更多的成熟卵母细胞。目前的有创性 IVA 方法的另一种替代方法是将干扰 Hippo 通路或直接靶向 Hippo 成分的分子注射于患者卵巢。在体外，通过促进肌动蛋白聚合来控制 Hippo 通路已成为一种促进卵泡发育的方法。将促微丝聚合剂或 1- 磷酸鞘氨醇用于小鼠卵巢和人类皮质碎片已被证明可成功地破坏 Hippo 信号通路，导致核 YAP 和 CCN2 表达增

加，最终刺激卵泡生长[51]。然而，这些结果最近受到了 Pors 及其同事的质疑，他们证明 1- 磷酸鞘氨醇暴露虽然与 Hippo 紊乱相关，但对卵泡激活动力学并没有显著影响[68]。其他尝试也使用了 CCN 生长因子，通过 YAP/TAZ 易位到细胞核并与 TEAD 因子相互作用，在 Hippo 中断后刺激其转录。已经证明用 CCN2、CCN3、CCN5 和 CCN6 治疗小鼠卵巢外植体可促进卵巢重量的剂量依赖性增加，并支持初级卵泡发育到晚期次级卵泡[6]。Hippo 信号干扰药物的局部传递可为不孕不育症提供新的体内治疗方法，同时最大限度地减少卵巢损伤相关的卵泡损失。然而，在任何临床应用之前，应该仔细考虑这些药物的安全性及对潜在不良反应的评估。

（二）深入了解卵巢的机械力

在不孕症治疗中使用物理破坏技术引起的卵巢损伤类似于每月的卵巢重塑。卵巢是一种机械反应性结构，受卵泡发育、排卵、黄体形成和退化的连续和重复过程的影响。在每个生殖周期中，卵巢都会经历重大的结构变化。卵泡发育的永久更替和随后的排卵不断地改变了卵巢间质内的机械力。卵巢细胞外基质（ECM）是一种天然的三维支架，ECM 的力学方面，包括其局部刚度和弹性，直接影响细胞的行为，而细胞产生这种 ECM 可改变其组织，导致卵巢细胞与其周围微环境之间相互作用[69]。组织学上，在大型哺乳动物（包括人类在内）中，卵泡在卵巢内沿着胶原蛋白梯度分布。大多数原始卵泡位于最外层胶原丰富皮质区域，该区域提供了一个刚性物理环境，支持卵泡结构并限制卵泡扩张，而生长中的卵泡位于内髓质，这是一个更柔软的环境，可促进卵泡扩张和生长[70]。因此，ECM 硬度的改变可能对卵泡死亡有直接影响。最近的一项研究证实，早期卵泡位于胶原蛋白丰富的卵巢皮质，并发现了 ECM 的沉积和重塑以年龄和卵泡阶段相关的方式进化[71]。另一组研究发现了卵巢内卵泡区域化的潜在原因。利用小鼠卵巢，他们证明了原始卵

泡中的卵母细胞被周围分泌细胞外基质蛋白的颗粒细胞压缩，导致高机械压力状态[53]。与碎片化方法类似，原始卵泡在降解细胞外基质的作用下酶结构松动后被激活，通过外源压力压缩恢复卵泡休眠[53]，这表明表面张力的变化可触发卵泡激活。这些发现表明，卵巢皮质的碎片化不仅可破坏 Hippo 信号以促进卵泡生长，还可产生较低的机械压力，创造一个更宽松的环境来促进原始卵泡的激活和生长。

如上所述，卵巢的物理和机械特性在调节卵泡发生的起始和进展中的作用正得到越来越多的认识。因此，卵巢的任何物理或机械方面改变都可能与其疾病相关。有趣的是，PCOS 患者的卵巢通常表现为密集胶原化的卵巢皮质增厚，这可能与肌动蛋白聚合缺陷和（或）细胞外基质蛋白的生物合成异常有关[48]。这些缺陷可能会造成生物力学上不允许的环境，这可能与窦状卵泡生长停滞有关，也可解释 PCOS 患者无排卵的情况。对于设计更精细的治疗方案至关重要的是未来对卵泡内稳态和病理条件下卵泡周围物理环境的研究。阐明潜在的信号通路和对这些机械提示敏感的调控机制，有助于寻找和利用与更宽松环境相关的因子或蛋白质作为潜在靶点的药物，或开发旨在降低表面张力的基于细胞的方法。对卵巢中存在的体内力学和机械的全面描述尚未实现，这对克服女性不孕不育至关重要。随着对细胞及其周围微环境之间关系的更全面认识成为人们关注的焦点，具有未来广泛的治疗和诊断应用的新领域正在出现。

七、结论

IVA 使用物理破坏方法是一项创新和快速发展的技术，为治疗女性不孕症带来了新的希望。机械和化学刺激卵巢分别与 Hippo 和 PI3K/AKT 通路的调节相关，从而促进早期卵泡的激活和生长。该技术的临床应用使患者快速妊娠，到目前为止，在药物 IVA 和非药物 IVA 治疗的 POI 和 DOR 患者中约有 20 名健康婴儿出生。

然而，IVA 仍然是高度试验性的，需要进行有创性手术并且关于结局的数据有限。此外，与 IVA 相关的低妊娠率和致癌作用需要特别注意。如果更大规模的研究证实了 IVA 的优势，且这种干预措施安全和具有可重复性，无论年龄大小，都能够利用休眠的原始卵泡池并促进更大卵泡的发育，可为数百万卵巢储备减少的女性提供新的治疗可能。在未来，更好地理解早期卵泡激活和生长的机制，周围卵巢微环境的影响，以及机械力对卵泡死亡的影响，对于改进当前 IVA 方案和确定最适合该方法的患者选择至关重要。此外，引入针对 Hippo 通路或调节卵巢 ECM 的新药试验，或评估各种物理损伤的影响（如钻孔、搔刮、楔形切除或碎片化）的效果，将进一步改进该技术及其结果。最后，组织培养和移植技术的进步可能有助于防止休眠卵泡池的衰竭，这在卵巢储备较低的情况下可能起决定性作用。

定义

- 卵泡激活：处于休眠状态的卵巢原始卵泡的初始招募和唤醒过程，其特征是卵母细胞的生长与其周围颗粒细胞的立方体化和增殖相协调。这种不可逆的现象是卵泡形成的第一步，与进入生长中的卵泡池相对应。

- 体外激活（IVA）：体外应用信号通路激活剂瞬时处理以促进卵泡激活和生长，最大限度地提高进一步体外受精的成熟卵母细胞的产量。

- 物理破坏方法：一系列技术，如卵巢碎裂、搔刮、活检、楔形切除或打孔，通过诱导不同程度的卵巢损伤，触发局部肌动蛋白细胞骨架和 Hippo 通路的破坏。这种物理和分子滤泡微环境的变化影响卵泡行为，并减低对卵泡激活和生长的抑制。

归纳总结

- 在了解控制卵泡激活的潜在机制方面的进展，使新的临床操作出现，诱导不孕患者休眠卵泡的觉醒和发展。
- 卵巢组织的机械破坏提供了通过作用于细胞骨架蛋白和内部组织压力来诱导残余卵泡激活的选择。
- 物理破坏手术，包括卵巢碎裂、搔刮、活检、楔形切除和打孔，已被引入不同类型卵巢功能障碍不孕患者的临床治疗，并取得了不同程度的成功。
- 卵泡体外激活（IVA）仍然是高度试验性的，关于结果和对有创性手术的要求的数据有限，在广泛应用之前需要进行彻底的研究。
- 未来 IVA 的改进可能涉及使用靶向 Hippo 通路或调节卵巢细胞外基质的新药。

临床案例与实用临床技巧

患者女性，32 岁，试图妊娠 2 年，但没有成功。患者童年时曾因霍奇金淋巴瘤接受化疗。在过去的 1 年里，她月经周期不规律，3 个月没有月经。AMH 值低于检测下限，FSH 水平 2 次高于 25U/ml。过去 6 个月曾尝试过卵巢刺激，但未成功。

- 告知她早发性卵巢功能不全（POI）可能是由于之前的化疗。
- 调查 POI 的其他可能原因。
- 建议采用周期激素替代疗法恢复月经周期。
- 通过腹腔镜对其进行 IVA（卵巢皮质活检、碎片化、再移植），以自身配子实现妊娠作为试验方法。
- 告诉她其他的选择，如捐卵。
- 实用的临床技巧。

应在试验方案中提出 IVA，使用机械技术仅可用于诊断年轻女性 POI 的病例。没有证据表明如果仍然存在很少的生长卵泡，添加激活药物会增加手术的成功率。

主要阅读材料

[1] Kawamura K, Cheng Y, Suzuki N, Deguchi M, Sato Y, Takae S, et al. Hippo signaling disruption and Akt stimulation of ovarian follicles for infertility treatment. Proc Natl Acad Sci USA. 2013;110:17474–9.

[2] Hsueh AJW, Kawamura K. Hippo signaling disruption and ovarian follicle activation in infertile patients. Fertil Steril. 2020;114:458–64.

[3] Lunding SA, Pors SE, Kristensen SG, Landersoe SK, Jeppesen JV, Flachs EM, et al. Biopsying, fragmentation and autotransplantation of fresh ovarian cortical tissue in infertile women with diminished ovarian reserve. Hum Reprod. 2019;34:1924–36.

[4] Zhang X, Han T, Yan L, Jiao X, Qin Y, Chen Z-J. Resumption of ovarian function after ovarian biopsy/scratch in patients with premature ovarian insufficiency. Reprod Sci. 2019;26:207–13.

[5] Griesinger G, Fauser BCJM. Drug-free in-vitro activation of ovarian cortex; can it really activate the 'ovarian gold reserve'? Reprod Biomed Online. 2020;40:187–9.

[6] Grosbois J, Devos M, Demeestere I. Implications of nonphysiological ovarian primordial follicle activation for fertility preservation. Endocr Rev. 2020;41:bnaa020.

第 20 章　儿童和青少年的生育力保护
Fertility Preservation in Children and Adolescents

Isabelle Demeestere　著

张秀芬　译　　纪海云　校

一、背景

虽然观察到儿童恶性肿瘤发病率的增长有所放缓，但在儿童（0—14 岁）中仍以每年 0.54%（0.44%～0.65%）的速度增长，白血病、淋巴瘤和恶性中枢神经系统（central nervous system，CNS）肿瘤的增长非常明显，这些肿瘤占该人群诊断出的恶性肿瘤的 70%[1]。总体而言，每 300 个新生儿中就有 1 个会在 20 岁之前患上癌症。由于肿瘤治疗的进展，80% 的患者在诊断后 5 年内无病，但 2/3 的患者将面临晚期副作用，这可能极大地影响他们的长期生活质量。2015 年，国际儿科肿瘤学会（International Society of Paediatric Oncology，SIOPE）战略计划在欧洲医学肿瘤学会（European Society for Medical Oncology，ESMO）年会上提出，旨在改善被诊断患有恶性肿瘤儿童的生存和生活质量（SIOPE 战略计划）。该计划估计 2020 年近 50 万欧洲公民成为儿童恶性肿瘤幸存者。

对儿童恶性肿瘤幸存者的主要担忧之一是，他们是否会保留未来用自己的配子受孕的可能性。儿童恶性肿瘤幸存者研究（Childhood Cancer Survivor Study，CCSS）纳入了 3500 多例 21 岁前确诊的女性恶性肿瘤幸存者，证实了这一人群不孕的风险升高（RR=1.48，95%CI 1.23～1.78，与兄弟姐妹相比）[2]。无论男女，与不孕高风险相关的因素是盆腔照射和以烷化剂为基础的化疗[3]。

受良性疾病影响的儿童其未来生育力也可能是一个主要问题，因为其中一些儿童需要类似的高风险治疗，如患有血液系统的良性疾病（如镰状细胞贫血、地中海贫血和肉芽肿病）的儿童的造血干细胞移植（haemopoietic stem cell transplantation，HSCT）的调节方案。最后，遗传学的进步为有卵巢功能不全风险的遗传疾病提供了早期诊断，如 Turner 综合征、Komoto 综合征（blepharophimosis-ptosis-epicanthus syndrome，BPES）和半乳糖血症。

这些由于疾病状况或对良恶性疾病的生殖腺毒性治疗而有卵巢过早功能不全风险的年轻患者及其父母，应被告知这一风险和保存生育力的可能性[4, 5]。

二、儿童恶性肿瘤幸存者的不孕风险

由于女性生殖细胞在出生后不能复制，生殖寿命由出生时原始卵泡（代表卵巢储备）的数量和通过闭锁或排卵的卵泡耗竭率决定。卵巢衰竭发生在卵泡池完全耗尽（＜1000 个卵泡）时，要么是在绝经期自然耗尽，要么是由于加速闭锁过程（如遗传疾病）、暴露于生殖腺毒性药物（如化疗和放疗）或卵巢手术而过早失去卵泡储备。该风险可根据性腺毒性药物的剂量和性质来评估。最具性腺毒性的药物是烷化剂类药物。基于这些标准，当烷化剂（alkylating agent，AA）评分达到 3 分或环磷酰胺等效剂量（Cyclophosphamide equivalent dose，CED）达到 $7g/m^2$ 或以上时，化疗被认为具有高性腺毒性（表 20-1）。

在一项包括近 3000 例患者的儿童恶性肿瘤幸存者研究队列的长期随访研究中，作者确定了非手术性卵巢早衰的不同独立危险因素，包

工 具	定 义	衡量标准
烷化剂评分（AA评分）	每平方米体表面积的总剂量——所有药物的评分总和	0：无暴露 1：下三分位数剂量 2：中三分位数剂量 3：上三分位数剂量
环磷酰胺等效剂量（CED）	• 环磷酰胺累积剂量（mg/m²）+0.244 异环磷酰胺累积剂量（mg/m²）+ 0.857 丙卡巴肼累积剂量（mg/m²）+14.286 苯丁酸氮芥累积剂量（mg/m²）+ 15.0 BCNU 累积剂量（mg/m²）+ 16.0 • CCNU 累积剂量（mg/m²）+40 • 美法仑累积剂量（mg/m²）+50 • 塞替派累积剂量（mg/m²）+100 • 氮芥累积剂量（mg/m²）+8.823 白消安累积剂量（mg/m²）	mg/m²

表 20-1　根据烷化剂的剂量和类型评估儿童卵巢早衰的风险[6, 7]

BCNU. 卡莫司汀；CCNU. 洛莫司汀

括暴露于丙卡巴肼≥4000g/m²（OR=8.96，95%CI 5.02～16.00）、卵巢辐射（剂量≥500cGy，OR=8.02，95%CI 2.81～22.85）和 HSCT（OR=6.35，95%CI 1.19～33.93）[8]。为了降低与 HSCT 相关的死亡率和发病率，包括长期影响，在非恶性疾病中已经实施了基于曲奥舒凡、氟达拉滨和胸腺球蛋白或阿仑单抗、氟达拉滨和美法仑[9] 联合的替代降低强度调节（reduced-intensity conditioning，RIC）方案。RIC 治疗后卵巢功能的长期随访资料有限。在一项对 43 例接受 RIC 治疗的儿童进行 2 年以上随访的研究中，9 例符合青春期评估条件的患者中有 1 例面临卵巢早衰[9]。

急性卵巢衰竭被定义为高风险治疗后的永久性原发性或继发性闭经。根据 CCSS 队列的随访，6.3% 的女性恶性肿瘤幸存者出现急性卵巢功能衰竭，定义为诊断后 5 年内卵巢功能丧失[10]。当在青春期前进行肿瘤治疗时，诊断为原发性闭经的儿童可能需要使用激素治疗进行青春期诱导。非手术性急性卵巢衰竭的主要原因包括淋巴瘤或肉瘤的高剂量烷化剂治疗、HSCT 前的预处理、盆腔或脊椎的照射[11]。在接受 HSCT 治疗的大多数血液病患者中观察到急性卵巢早衰，特别是当治疗方案包括白消安或全身照射时（表 20-2）。性腺功能衰竭也常见于接受大剂量化疗和自体干细胞移植的恶性肿瘤幸存者，如神经母细胞瘤[20]。

当治疗和（或）总剂量的性腺毒性是中等的，卵巢功能不全可能发生在生育期后期。虽然大多数儿童会经历自发青春期或在化疗后恢复月经，但卵巢储备通常会因这些中度性腺毒性治疗而受损。卵巢储备减少可导致卵巢早衰（定义为 40 岁前月经停止和 FSH 处于绝经期水平）、不孕症及诊断后数年或数十年对卵巢刺激反应低。Sklar 等的研究表明，与兄弟姐妹相比，在确诊后 5 年以上有自发月经的儿童恶性肿瘤幸存者发生卵巢早衰的风险升高了 13 倍[21]。青春期后女性卵巢储备检查包括抗米勒管激素（anti-Mullerian hormone，AMH）、卵泡刺激素（follicle-stimulating hormone，FSH）和雌二醇（Oestradiol，E_2）的血液浓度测量，以及使用超声进行卵泡计数［窦卵泡计数（antral follicle counting，AFC）］。虽然生理 FSH 浓度在青春期前保持低水平，但 AMH 浓度逐渐增加，在 24.5 岁时达到峰值[22]。关于肿瘤治疗对卵巢储备功能影响的数据仍然有限。一项对诊断为恶性肿瘤的儿童（n=22）队列进行的分析观察到，6～12 个月后 AMH 水平与化疗方案的性腺毒性之间存在相关性。在使用 FSH 或抑制素 B 作为标志物时，未观察到这种相关性[23]。年轻患者的恢复率还与治疗前 AMH 水平有关（基础 AMH 水平<2ng/ml 或≥2ng/ml 分别

作　者	治疗方案	例　数	年龄（范围）	卵巢恢复率（%）	随　访
	表 20-2　青年患者造血干细胞移植后卵巢功能恢复率				
Sanders 等[12]	Cy	103	28 岁（13—58）	56（54.3）	12～204 个月（中位数 36）
	Bu/Cy	73	38 岁（14—57）	1（1.3）	
	Cy + TBI	532	28 岁（11—58）	53（10）	
Sarafoglou 等[13]	Cy + TBI	16	青春期前	9（56）	
Teinturier 等[14]	CT	11	5.8 岁（2—14.8）	7（73）	14～156 个月（中位数 84）
	CT（Bu）	10	12.7 岁（4.7—17.3）	0（0）	
Thibaud 等[15]	CT	8	10.3 岁（3.2—17.5）	3（37.5）	14～138 个月（中位数 72）
	CT + TBI	23		3（13）	
Bath 等[16]	CT + TBI	8	11.5 岁（5.9—15）	2（25）	
Couto-Silva 等[17]	CT+ TBI	22	7.3 岁（1.5—13）	3（13.6）	
	CT	5	5.3 岁（0.6—12.9）	2（40）	
Tauchmanova 等[18]	Bu/Cy	21	13—45 岁	2（5）	12～62 个月（中位数 38）
Jadoul 等[19]	CT+TBI	18	（9.8±5.2）岁（范围 1.2—19.0）	4（22）	（15.5±5.5）年（范围：3.3～33.7 年）
	CT	6		6（100）	
	CT（Bu）	11		5（45）	

Cy. 环磷酰胺；Bu. 白消安；TBI. 全身照射；CT. 化疗

为每月 2.6% 和 11.9%）[24, 25]。因此，与对照组相比，自发恢复月经的儿童恶性肿瘤幸存者（n=10，年龄 16—34 岁）的 AMH 水平明显较低，而基础 FSH 水平较高（n=11）[26]。据报道，约 30% 月经正常的恶性肿瘤幸存者 AMH 水平较低，其中一些女性仍然能够妊娠[24, 25, 27]。AMH 的下降也与 CED 评分增加（环磷酰胺＞7.5g/m^2）、暴露年龄较大和盆腔照射相关。

三、生育力保存

获得适当的咨询和生育力保护程序仍然是儿童面临的一个重要问题。在最近的一项欧洲调查中，包括 38 个发展儿童和青少年 HSCT 专业知识的中心，作者报道说，只有 21 个（55%）有生育力保存程序的标准化方案。接受 HSCT 治疗的患者中，分别有 39% 和 16% 的患者接受了咨询和进行了生育力保存手术[28]。然而，与生育相关的问题是这个年轻群体及其父母的关注的主要问题[29]。

儿童和青少年的生育力保存咨询仍然很复杂。在青春期前女孩中，唯一可用的选择是卵巢组织冷冻保存，这在儿童中仍被认为是试验性的。生育力保存策略将根据青春期状态和疾病进行讨论。

（一）成熟卵母细胞冷冻保存

成人生育力保存的既定选择是，用促性腺激素刺激卵巢和经阴道回收卵母细胞后冷冻保存成熟卵母细胞或胚胎。卵巢刺激（ovarian stimulation，OS）约需要 10 天，但已实施了调整后的方案，使用促性腺激素释放激素（gonadotropin-releasing hormone，GnRH）拮抗药开始治疗，而不考虑月经周期，以避免自发的黄体生成素（luteinizing hormone，LH）峰值。经过约 10 天的 OS 后，定期评估激素水平，并通过经阴道超声（或经腹部，如果经阴道评估不可行）控制卵泡生长，可通过 GnRH 激动药或人绒毛膜促性腺激素（human chorionic gonadotropin，hCG）扳机排卵，以便在 36h 后回收成熟的卵母细胞。如果没有禁忌证，如严重血液疾病或血栓形成高危因素，则该方案被认为是成人的标准方案。此外，这种延迟不应影响肿瘤后续治疗的疗效。在女孩骨髓移植之前，也有人建议采用这种方法。在一个由 8 例 14—18 岁镰状细胞贫血患者组成的病例系列中，作者报道了成熟卵母细胞回收数为 1~30 个。50% 的患者冷冻保存的成熟卵母细胞少于 8 个，这让人怀疑在青少年中使用这种方法的有效性[30]。最近，报道了 41 例 13—21 岁患者接受卵巢刺激以保存生育力的队列数据[31]。共有 38 例患者完成了周期，平均每位患者回收了 10 个成熟卵母细胞（范围为 0~25 个）。虽然该手术在青春期前儿童中不可行，但一个关于卵巢刺激的病例报道表明，该手术在已开始青春期的月经前患者中是可行的。一例 13 岁时被诊断为骨髓增生异常综合征的女孩接受了该手术。卵巢刺激一开始使用 225U 人绝经期促性腺激素（human menopausal gonadotropin，hMG），1 周后使用 GnRH 拮抗药，以避免自发性 LH 激增。通过经腹部超声评估卵泡发育，于 hCG 扳机后在全身麻醉下经阴道进行卵母细胞回收。共获得卵母细胞 20 个，其中成熟卵母细胞 8 个。12 个未成熟卵母细胞体外培养 20h，另外 9 个成熟卵母细胞体外成熟后冷冻保存[32]。在最近的一篇系统综述中，作者发现了 9 篇论文，其中包括 20 例 20 岁以下年轻患者的卵母细胞冷冻保存，说明了该领域的数据匮乏[33]。有几个障碍限制了这一手术在青少年中的使用，包括在这一年轻群体中如何能就诊于合适的生殖中心，OS 需要延迟，经阴道卵巢评估和卵母细胞回收的心理影响，过度刺激的风险，以及在卵巢刺激期间每天进行皮下注射的负担。所有这些限制使得该手术在这一人群中变得复杂，并且通常不可行或不被接受。此外，关于 18 岁以下人群卵母细胞冷冻保存的结局和成

功率的数据非常有限。曾有报道在 17 岁时使用冷冻保存的卵母细胞成功活产[34]。最近的数据显示，35 岁前冷冻保存 5 个和 8 个卵母细胞的成人肿瘤患者的累计活产率分别达到 15.8% 和 32%。尽管该手术的效率与年龄呈负相关，但在青春期前期少女和青少年中该手术的成功率仍不清楚。对绵羊的研究表明，体外成熟（in vitro maturation，IVM）后获得的青春期前动物成熟卵母细胞的能力低于成年动物卵母细胞，主要是由于细胞质成熟异常[35, 36]。在青春期前羔羊中也描述了核不完全成熟，导致低发育能力和高妊娠停滞率[37]。在初潮前或初潮后不久回收的卵母细胞的能力，以及使用这些卵母细胞的妊娠结局，需要在人类中进行进一步的研究，并且应该将该手术作为试验方法告知这些年轻患者及其父母。

（二）卵巢组织冷冻保存

卵巢组织冷冻保存（ovarian tissue cryopreservation，OTC）已被提出作为卵母细胞冷冻保存的替代方法。这是青春期前女孩配子冷冻保存的唯一可行方法，也是青春期后年轻人群中最常见的选择。儿童和青少年（<18 岁）约占在笔者中心接受手术患者的 25%。OTC 的主要适应证是良性或恶性血液病，如镰状细胞贫血、白血病或淋巴瘤，需要 HSCT 或大剂量烷化剂治疗（图 20-1）。

OTC 的优点是不需要事先进行激素治疗或卵巢刺激，并且可在月经周期的任何时间进行。生育力保存咨询和手术之间的延迟可能非常短。此外，与卵母细胞冷冻保存相反，即使化疗已经开始，该手术也可进行。最近的数据表明，18 岁以下女孩在接受一线治疗后的卵泡密度没有变化，尽管年轻女孩和青少年的卵巢表面积分别减少了 10% 和 30%[38]。既往化疗的长期后果仍有待进一步探讨，但一线治疗后回收的卵巢组织移植后可获得妊娠[39-41]。

在 OTC 中，根据患者年龄和外科医生技术水平，在全身麻醉下通过腹腔镜或小剖腹手术收集卵巢皮质。手术可以在儿科中心进行，组织可在

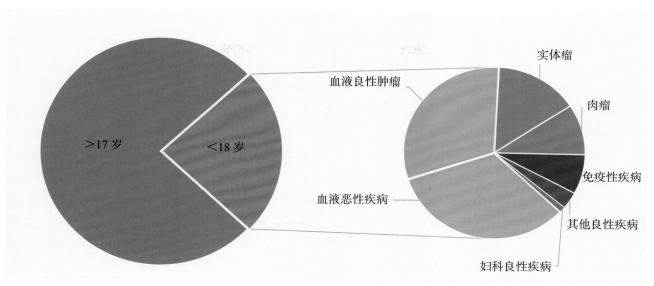

▲ 图 20-1　比利时布鲁塞尔 Erasme 医院儿童卵巢组织冷冻保存比例及适应证（1999—2019 年）

4℃ 下运输长达 24h，然后进行冷冻保存[42]。在大多数国家，OTC 手术集中在具有专门知识和适当基础设施的中心。因此，需要一个组织良好的网络，由肿瘤学家、外科医生和生育专家密切合作来管理这一年轻人群的生育力保存。最近的一项综述报道，在年龄<20 岁的年轻患者中，有43% 的手术采用了部分卵巢切除术，尽管通常建议所有接受 OTC 的青春期前儿童采用单侧卵巢切除术[33]。并发症很少见，但有文献报道了围术期出血[19, 33]。在过去的几十年里，儿童麻醉的安全性也有了显著的提高。然而，在可行的情况下，OTC 手术应始终与其他干预措施相结合，如中心静脉导管插入、活组织检查或肿瘤切除，以避免重复麻醉，特别是在非常年幼的儿童中[19]。儿童麻醉时出现呼吸衰竭的风险较高，麻醉前评估时必须确定危险因素[43]。化疗通常可在 OTC 后的第2 天开始。

该手术旨在冷冻保存大量构成卵巢储备的非生长卵泡（原始卵泡池和初级卵泡池）。卵泡密度与年龄呈负相关，儿童卵泡密度尤其高。已经建立了一个根据年龄来估计卵泡密度和卵巢容量的预测模型。在 16 岁时，非生长卵泡的数量和卵巢体积分别为 147 912 个和 6358mm³，而在 21 岁时，这些数值分别下降到 98 106 个和 7695mm³[44]。

Poirot 等[45] 评估了一组接受 OTC 治疗年轻患者的卵泡密度。在 7 岁以下患者中，非生长卵泡的平均数量为 20.36/mm²（n=6），而在 10—15 岁（n=8）患者中，这一数字下降到 4.13/mm²[45]。然而，不同片段的卵泡密度差异很大。在 2 例 12 岁患者中，卵巢活检显示卵泡池在 110～1138 个，50%～93%的原始卵泡位于组织碎片内[46]。

手术前应该仔细评估手术风险和收益之间的平衡，包括手术导致卵巢功能不全的额外风险。在丹麦 176 例 12—18 岁 OTC 患者中，对 60 例女孩进行了卵巢早衰风险评估。当她们的平均年龄达到 21.1 岁时，分别有 43% 和 10% 的人接受激素替代疗法和口服避孕药治疗[47]。共有 45% 的人表示月经正常。对于 12 岁以下接受 OCT 治疗的患者，71% 需要青春期药物诱导。卵巢切除术或卵巢活检对未来卵巢早衰风险的影响仍不清楚。在排除急性卵巢衰竭患者后，接受单侧卵巢切除术的儿童恶性肿瘤幸存者比未接受单侧卵巢切除术的儿童恶性肿瘤幸存者提前 7 年进入绝经期（中位数42 岁，95%CI 40—46 岁 vs. 中位数 49 岁，95%CI48—50 岁）[48]。这些女性绝经的风险升高 3.7 倍。在接受过保存生育力手术治疗局限性卵巢癌的患者中，诊断时年龄越小，早绝经的风险越高[49]。

此外，在年轻时进行单侧卵巢切除术，如果

发生影响剩余卵巢的疾病（如子宫内膜异位肿瘤、复发性卵巢囊肿、肿瘤和扭转），则在生殖期发生手术相关绝经的风险升高。另外，卵巢皮质活检更为复杂，应避免凝血，以防止低温保存的皮质和剩余卵巢受损。剩余卵巢出血应谨慎处理，以保持最佳的卵巢储备。对于青春期前女孩，该手术不可行，通常采用单侧卵巢切除术[40,41]。

缓慢冷冻是冷冻保存成人和儿童卵巢组织的标准操作。在解冻并移植到小鼠体内后，约80%的卵泡存活下来[50]。玻璃化已成为卵母细胞和胚胎冷冻保存的标准，最近已成为卵巢组织冷冻保存的一种潜在技术。在一项比较两种技术的Meta分析中，作者得出结论，这两种技术在完整卵泡的比例方面相似，但玻璃化与较少的DNA损伤和更好的基质细胞形态相关[51]。然而，方案没有标准化，难以进行比较，移植后获得的活产数量仍然有限。

1. 冻存卵巢组织移植的结果

目前，原位移植和异位移植是利用低温保存的卵巢组织恢复生育力的唯一可行选择。据报道，在成人卵巢组织移植后，已有超过130例活产，总体成功率约为40%[52]。关于儿童时期回收的冷冻保存卵巢组织移植结局的数据仍然非常有限。据报道，对于青春期诱导的首次移植是在一例10岁时进行OTC的青春期前女孩。该手术在镰状细胞贫血的HSCT前进行，患者27个月后复诊，使用冷冻保存组织进行内分泌恢复。另一例经冷冻保存卵巢组织移植后发生青春期诱导的病例为一例9岁患者，在接受尤因肉瘤治疗前进行OTC[53]。在这2例病例中，随着青春期进展，暂时观察到激素功能，尽管该适应证引起了几个问题。首先，该手术是有创性的，在恶性肿瘤幸存者中可能有恶性细胞传播的风险，而安全的激素药物可作为诱导青春期和初潮的既定方法。其次，移植后卵巢功能恢复的时间有限，应保留卵巢组织，以便后期恢复生育力。最后，雌二醇的突然非生理性升高可能导致青春期提前，导致过早生长停滞和明显的体重增加[54,55]。因此，不建议为此目的进行卵巢组织自体移植。

仅有3例月经初潮前冷冻保存卵巢组织自体移植后成功恢复生育力的报道。2015年报道了首例活产婴儿。一例13岁11个月的镰刀状红细胞贫血患者在接受HSCT前行单侧卵巢切除术。她已经进入青春期，但还没有初潮。18个月后，她被诊断为急性卵巢早衰，通过激素替代疗法诱导月经。10年后，在确认绝经后，她接受了卵巢组织移植以恢复生育力。术后5个月出现自发月经，移植手术后第2年和第5年自然受孕并生下2名健康婴儿[56]。据报道，卵巢组织移植后的第二次活产发生在一例10岁时接受OTC的女性患者中[57]。妊娠是通过卵胞质内单精子注射（intracytoplasmic sperm injection，ICSI）获得的。文献报道了另外3例使用在儿童时期冷冻保存的组织进行卵巢组织移植但未获得妊娠的患者：1例在移植手术4个月后出现疾病复发，1例在首次移植后内分泌功能未恢复，1例在报道时仍在监测中[33,40,41]。在接受OTC治疗的21岁以下青春期后人群中，共报道了15例卵巢组织移植。总体而言，56%的患者至少有过一次活产，其中60%是自然受孕。

关于卵巢组织移植手术，有几个问题需要考虑。首先，必须仔细评估由于恶性细胞的潜在传播，疾病复发的风险。这种风险取决于疾病的类型和定位，一般认为白血病、神经母细胞瘤、伯基特淋巴瘤和伴远处转移或累及骨盆肿瘤的风险较高。白血病是儿童OTC的主要适应证之一。在分子检测后，在50%以上的病例中观察到卵巢组织中存在肿瘤细胞[58]。然而，在一线化疗后冷冻保存卵巢组织可降低这种风险[59]。最近报道，在一线化疗后完全缓解时收集的卵巢组织首次成功移植[60]。不过，对于高危患者应采取谨慎态度，在可能的情况下，应使用最敏感的技术（如PCR）对卵巢皮质和残余髓质进行适当的分析。其次，青春期前儿童卵巢组织移植后的结果仍不确定。虽然组织中含有大量非生长的卵泡，但在幼儿中有高比例的异常卵泡。Westergaard等对25例4—39岁患者的卵巢皮质进行分析后发现，卵母细胞直径随着年龄的增长而增加，初生卵泡周围的颗粒细胞数量也增加，而卵母细胞核直径似乎不受年龄的影响[61]。另一项研究观察到，与青春期女孩相比，青春期前的原始卵泡中异常率更高，包括无核、囊泡生发差或多核卵泡（青春期前组组织中非生长卵泡中的卵母细胞异常率为 19.4% ± 5.6%，青春期组织中非生长卵泡中的卵母细胞异常率为 4.8% ± 1.6%）。体外培养后，青春期前组卵泡也表现出有限的生长激活，其生长速度不如青春期组卵泡[62]。最后，动物研究表明，来自青春期前生长卵泡的卵母细胞能力较差，导致囊胚发育率较低（表 20-3）。这可能与线粒体分布和密度的差异有关[35]。

2. 卵巢组织与卵母细胞联合冷冻保存技术

卵巢组织冷冻保存可与体外未成熟卵母细胞回收相结合，因为即使在青春期前也可观察到窦状卵泡[69, 70]。这些卵母细胞可在体外成熟并冷冻保存，以备将来体外受精。虽然有些使用成年患者体外回收的未成熟卵母细胞体外成熟获得的妊娠，但成功率可能非常低。最近的一份报道显示，在成人卵巢组织冷冻保存过程中回收的 35 个胚胎和 8 个来自未成熟卵母细胞的成熟卵母细胞解冻后的结果显示，解冻胚胎的存活率为 82%，但仅获得 1 例妊娠[71]。儿童的成功率可能更低，因为与成人未成熟的卵母细胞相比，成熟率更低（10.3% vs. 28.8%）。此外，成熟过程延迟，因为在青春期前和青春期后患者中，大多数卵母细胞分别在 48h 和 24h 后成熟[70]。动物实验也证明了这一点，当在青春期前动物中回收未成熟卵母细胞时，成熟率较低且延迟（表 20-3）。最后，在 5 岁以下儿童中通常找不到健康的卵母细胞[70]。

（三）卵巢转位

卵巢转位是治疗恶性肿瘤（如盆腔肉瘤或霍奇金淋巴瘤）的儿童需要高剂量盆腔照射时的第一个手术。然而，在这一人群中只有 6 项研究被报道。它通常在辅助治疗和肿瘤切除后进行[72]。使用剖腹手术或腹腔镜检查将卵巢重新定位在距

表 20–3 人类或动物研究中观察到的青春期前卵巢卵泡特征	
特　征	**参考文献**
所有阶段均存在高密度卵泡（排卵前卵泡除外）	[63]
原始 / 过渡卵泡 / 卵母细胞的直径随女性年龄（从 4 岁到 30 岁左右）增长而增加，但细胞核大小不受年龄影响	[61]
小卵泡中的颗粒细胞数量随年龄增长而增加	[61]
异常卵泡率高	[62, 64]
生长卵泡对卵泡刺激素不敏感	[65]
体外培养后获得的生长卵泡 / 卵母细胞比年轻成人的小	[62, 66]
• 卵母细胞成熟延迟 • 卵母细胞 ATP 浓度低（成熟卵母细胞中线粒体较少） • 自发孤雌激活率高 • 多精率高	[35, 67, 68]
• 囊胚发育较低，但胚胎形态相似 • 整体甲基化减少 • 高流产率	[37]

照射野一定距离处，以避免直接损伤。该手术在这一人群中的成功率尚不清楚。之前报道的儿童失败率为 10%～14%[72]。然而，欧洲儿科肿瘤学会（International Society of Paediatric Oncology，SJLIFE）中霍奇金淋巴瘤治疗的长期随访并没有显示出对卵巢早衰的真实获益，这很可能与性腺毒性化疗相关[73]。另一项长期研究观察了 18 例接受卵巢转位的年轻患者的卵巢功能，平均随访（8.6 ± 0.9）年，发生 2 次妊娠，尽管 18 例患者中有 15 例接受了化疗[74]。

观察到的并发症包括肠梗阻、性交困难、功能性卵巢囊肿和盆腔粘连伴输卵管阻塞。

（四）药物保护治疗

药物保护治疗旨在减少化疗的性腺毒性作用。虽然这似乎是一种非常有吸引力的方法，因

为它是无创的，并且允许在肿瘤治疗后卵巢功能自发恢复，但只有一种药物在临床试验中测试了这种适应证。促性腺激素释放激素激动药（gonadotropin-releasing hormone agonist，GnRHa）已被用于青春期后患者，以模拟青春期前状态，并减少化疗期间的卵泡激活。

其他人认为 GnRHa 可能通过 GnRH 受体直接作用于卵巢以减少细胞凋亡。然而，这些潜在的作用机制都没有被实验研究证实[75]。此外，没有合理的理由为青春期前儿童提供这种选择。包括成年患者在内的所有随机对照试验都显示出有争议的结果。虽然在淋巴瘤患者中获得的结果并没有证实该治疗对预防卵巢早衰的有效性，但乳腺癌的患者数据显示，在短期随访期间闭经率降低[76, 77]。总体而言，最近的建议表明，这种选择可提供给乳腺癌患者，但不应该取代其他生育力治疗。

四、结论

尽管关于儿童生育问题的咨询很复杂，选择也有限，但应向所有接受高性腺毒性治疗的年轻患者提供生育力保存。青春期前儿童唯一可用的选择是卵巢组织冷冻保存。可考虑在青少年中进行卵母细胞冷冻保存，但其操作可能更加复杂，与卵巢组织冷冻保存相比，尚未证明有更好的疗效。决策应考虑到患者的年龄和成熟度、疾病类型和部位，以及肿瘤治疗方法和必要性。

定义

- 卵巢储备：卵巢中休眠卵泡（原始卵泡和初级卵泡）的数量。卵巢储备功能在整个生命周期中进行性下降，直至绝经。卵巢储备可通过盆腔超声（窦卵泡计数）和激素水平［抗米勒管激素、基础卵泡刺激素（FSH）、在自然月经周期开始时测量的雌二醇水平］进行评估。

- 早发性卵巢功能不全（premature ovarian insufficiency，POI）：POI 是卵巢储备耗尽的结果。根据 ESHRE 标准，在至少闭经 4 个月且 2 次 FSH 值高于 25U/L（间隔 1 个月）后确诊 POI。

- 生育力保护：旨在保存需要治疗或手术的患者的生育力，这些治疗或手术可能会损害卵巢，或已被诊断患有可导致卵巢早衰和不孕的疾病。生育力保存包括几种策略，如降低毒性（卵巢移位、辐射防护、药物保护）或者配子（卵巢组织、卵母细胞、精子、睾丸组织）或胚胎的冷冻保存。

归纳总结

- 所有接受过性腺毒素治疗和卵巢手术或被诊断患有可能加速卵泡耗竭疾病的儿童及其父母，都应被告知卵巢早衰的风险。应对青春期、月经、未来避孕和生育的影响予以讨论。

- 对于卵巢早衰高危患者应采取生育力保存策略。应与生殖专家密切合作，尽快转诊。

- 卵母细胞冷冻保存是成人生育力保存的第一个确定的选择。然而，在青春期后青少年中，该手术的疗效、成功率和耐受性需要进一步研究。

- 卵巢组织冷冻保存被认为是试验性的，但它是年轻患者最常被提供的选择。这是青春期前患者或者由于禁忌证、时机或心理问题而无法进行卵母细胞冷冻保存时唯一可用的选择

- 关于使用儿童时期冷冻保存卵巢组织进行移植后的生育结局的认识非常有限。

临床病例与实用临床技巧

　　患者女性，15 岁，被诊断患有霍奇金淋巴瘤，并接受了 2 个周期 ABVD（多柔比星、博来霉素、长春碱和达卡巴嗪）治疗。尽管进行了化疗，但疾病迅速进展，促使肿瘤学家改变治疗方法，使用博来霉素、依托泊苷、多柔比星、环磷酰胺、长春新碱、丙卡巴肼和泼尼松方案（升级的 BEACOPP）。她和父母被推荐去进行生育力保存咨询。

• 告知他们不建议对低促性腺毒素治疗（如 ABVD）保存生育力。然而，升级的 BEACOPP，包括高剂量的烷化剂，是生育力保存的指征。

• 为他们提供卵巢组织冷冻保存的选择。

实用临床技巧

• 卵巢组织冷冻保存是儿童化疗已开始或低性腺毒性化疗方案后唯一可提供的选择。一例 18 岁的年轻患者，诊断为 AML 并伴有严重的全血细胞减少，需要一线化疗后进行 HSCT。
  □ 告知患者 HSCT 后卵巢早衰的高风险。
  □ 讨论生育力保存方案。
  □ 建议一线化疗后进行卵巢组织冷冻保存。
• 当肿瘤治疗应在短时间内开始或健康状况禁止卵巢刺激时，卵母细胞冷冻保存不可行。
• 建议白血病患者一线化疗后进行卵巢组织冷冻保存，以降低冷冻保存卵巢组织发生疾病污染的风险。

主要阅读材料

[1] Corkum et al. [33].
[2] Diesch et al. [28].
[3] El Issaoui et al. [38].
[4] Demeestere et al. [76].
[5] Irtan et al. [72].
[6] Sklar et al. [21].

第 21 章　选择性卵子冷冻
Elective Egg Freezing

Marcia C. Inhorn　Daphna Birenbaum-Carmeli　Pasquale Patrizio　著

张秀芬　译　　纪海云　艾　觅　校

生育力保存（fertility preservation，FP）已经成为生殖医学的一个专门分支，旨在保护女性的生殖潜力和未来的遗传母性。2012 年 10 月，美国生殖医学会（American Society for Reproductive Medicine，ASRM）取消了卵母细胞冷冻（卵子冷冻）的试验标签，从而允许进行医学卵子冷冻（medical egg freezing，MEF）和选择性卵子冷冻（elective egg freezing，EEF）（尽管后者没有 ASRM 的官方认可）[1, 2]。如今，不仅在美国，在全球许多其他国家[5]，越来越多的健康单身女性正在使用这种生育力保存方案[3, 4]。

本章我们先描述实验室在卵母细胞冷冻保存中的作用。然后，我们转向女性追求 EEF 的原因，认为"缺乏伴侣"是关键因素，正如许多定量和定性研究所显示的那样[6-18]。我们探讨了单身女性面临的 EEF 困难，从而强调了在体外受精（in vitro fertilization，IVF）诊所中需要支持和以患者为中心的 EEF 护理方法[19]。

一、实验室作用：缓慢冷冻和玻璃化冷冻

人类卵母细胞是一个约 120μm 的球形细胞，表面积与体积比很小。为了进行冷冻保存，细胞内的水需要通过暴露于低温保护剂（cryoprotective agent，CPA）来去除。这是非常重要的一步，因为在冷冻（或玻璃化）和解冻（或升温）过程中，细胞内残留的水会导致细胞内冰晶的形成[20]。除细胞内冰晶外，卵泡膜的通透性也可能受到温度变化的影响，从而在低温保存和解冻后降低卵母细胞的存活率和活力。在缓慢冷冻脱水和再水化过程中出现的渗透压已经被注意到影响 MⅡ纺锤体结构，低渗和高渗条件都导致具有正常微管结构的卵母细胞比例减少。

随着时间的推移，人们尝试了许多缓慢冷冻方案，其中较低的蔗糖浓度（0.1mol/L）的方案与较高的正常纺锤体和染色体构型相关。在缓慢冷冻的情况下，由于冷冻溶液中蔗糖浓度有 0.1～0.3mol/L 的差异，卵母细胞的存活率可低至 35%～40%，高至 70%～75%。然而，在 0.3mol/L 蔗糖浓度下，解冻后卵母细胞存活率提高，受精效果更好，但在较低蔗糖浓度（0.1mol/L）下，胚胎着床率较高[21, 22]。

因此，玻璃化冷冻技术的出现改变了卵子冷冻过程的效率和简化程度。玻璃化过程解决了缓慢冷冻过程中造成卵母细胞损伤的两个主要问题，即膜冷损伤和致命的冰晶形成。在玻璃化过程中，通过快速冷却（将卵母细胞快速浸泡在液氮中）和快速升温避免了卵母细胞的冷损伤，这一过程超过了膜相变发生所需的时间[23]。冷冻保护剂溶液的高黏度及通过将生物样品保持在最小化冷冻体积（minimal drop size，MDS）避免了冰晶，这与高冷却速度一起使玻璃化过程发生[24]。

采用这种新的实验室方法，复温后的卵子存活率从 70% 提高到 90%，妊娠率几乎接近使用新鲜卵子的情况[25-29]。目前，卵子玻璃化/复温是全球 EEF 和 MEF 最常用的方法。

二、（缺席）伴侣的作用：女性选择卵子冷冻的动机

健康女性的卵母细胞冷冻被称为"社会卵子冷冻""非医学卵子冷冻""选择性卵母细胞冷冻保存""选择性生育保存""预期配子耗尽的卵母细胞库""计划性卵母细胞冷冻"[8, 17, 27, 30]。鉴于目前对最佳命名法缺乏一致意见，我们建议将"选择性卵子冷冻"（EEF）添加到公认术语表中[3, 4]，因为它最接近地反映了女性的首选用法。

如上所述，随着实验室玻璃化技术的进步，对 EEF 的需求正在稳步增长。例如，根据美国辅助生殖技术协会（Society for Assisted Reproductive Technology，SART）最新的统计数据，2013—2018 年，MEF 和 EEF 的冷冻卵子周期总数从 5000 次上升到 12 390 次[31]。MEF 和 EEF 在全球各地出现的频率也越来越高。例如，在向国际生育学会联合会（International Federation of Fertility Societies，IFFS）2019 年调查报告的 82 个国家中，68 个（83%）国家允许将卵子冷冻用于医学生育力保存，56 个（68%）国家允许将卵子冷冻用于非医学适应证，42 个国家中有 18 个（43%）国家也报告了在其诊所频繁进行卵子冷冻循环[5]。

全球 EEF 周期激增背后的原因是什么？几项匿名调查提供了明确的证据，表明伴侣关系问题和推迟生育年龄在女性的 EEF 决策中起着重要作用。例如，一项对 183 例在 2005—2011 年至少完成了 1 个周期 EEF 的美国女性的调查显示，84% 的女性年龄在 35 岁及以上，88% 的女性因为缺少伴侣而完成了至少 1 个周期 EEF[18]。另一项针对比利时 86 例女性的调查发现，女性的平均年龄为 36.7 岁，绝大多数人（81%）缺乏伴侣。同样，在澳大利亚，一项对 96 例在 1999—2014 年完成 EEF 女性的调查显示，近一半（48%）的女性年龄在 38 岁或以上，90% 的女性没有伴侣，94% 的女性没有返回使用她们的冷冻卵子，因为她们对成为单身母亲不感兴趣[6, 7]。

在我们自己的大规模、基于访谈的定性研究中，我们对 150 例通过 4 家美国 IVF 诊所和 3 家以色列诊所完成了 EEF 的女性进行了研究，我们发现 85% 的女性在平均 36 岁时进行了 EEF，因为她们缺少一个可以结婚生子的伴侣[3]。在这些单身女性中，发现了 6 种主要的 EEF 原因（单身、离婚、分手、海外派驻、单身母亲、职业规划师）。只有 2% 的女性提到职业规划，这是最不常见的原因。同样，在 15% 的 EEF 时有伴侣的女性中，发现了 4 种 EEF 的原因（关系太新或不确定，伴侣没有准备好要孩子，伴侣拒绝要孩子，伴侣有多个伴侣），再次证明女性的"伴侣关系问题"阻碍了她们的婚姻和生育前景[4]。

简言之，我们的研究表明，伴侣关系问题，而不是职业规划，是健康女性进行 EEF 的主要原因。在少数案例中（我们的研究中有 6 例），无法找到伴侣的女性在成为单身母亲的过程中决定冷冻卵子。然而，这种由 EEF 辅助的"自主选择的单身母亲"（single motherhood by choice，SMBC)[32] 是否会继续增长尚不确定。

总之，缺乏一个忠诚的男性伴侣是女性追求 EEF 的主要原因，通常是在她们的生殖寿命结束时。尽管在公共卫生学术[33] 中已经很好地定义了"男性作为生殖伴侣"的问题，但在辅助生殖文献中却没有得到充分的解决。

三、诊所的职责：以患者为中心的选择性卵子冷冻需求

目前对接受生育力保存患者的特定需求没有给予足够的关注，因为她们经常独自应对卵巢检测、刺激和取卵的各种挑战。在过去的 10 年中，以患者为中心的临床医疗需求已得到了充分证明，现在被认为是优质医疗的 6 个关键维度之一，其他几个维度是安全性、有效性、及时性、效率和公平性。

在我们最近对 EEF 患者的研究中，我们遵循"以患者为中心的不孕症治疗"的概念框架[19]，确定了以患者为中心的 EEF 治疗的两大类和 11 个具体维度，正如我们研究中的女性所确定的那样。这些因素包括：①系统因素，即信息、诊所和工

作人员的能力、协调和整合、可达性、身体舒适度、连续性和过渡性及成本；②人为因素，即与工作人员的态度和关系、沟通、患者参与和隐私、情感支持。

我们的研究表明，EEF 患者与 IVF 患者有着本质的不同，前者一般是单身，而后者一般是已婚（或有伴侣）。寻求 EEF 的女性受到单身的影响。如上所述，这正是大多数女性主动寻求 EEF 的原因。对于许多女性来说，由于缺少男性伴侣而冷冻卵子是一件很困难的事情，她们可能会经历伴侣关系问题的困难、沮丧和情感上的痛苦。此外，这些大多是单身的 EEF 患者可能会在以夫妻为导向的 IVF 世界中感到孤立和孤独，在那里他们缺乏男性陪伴，这是"伤害的侮辱"。因此，为 EEF 患者服务的生育诊所必须对 EEF 患者的生活状况高度敏感[19]。在力所能及的范围内，诊所应该尽一切努力为大部分单身的 EEF 人群提供专门设计的空间、材料和支持。

在伦理层面上，以患者为中心的 EEF 治疗还应包括保护 EEF 患者免受不统一的实践标准和成功承诺的影响，企业家试图利用女性如果不冷冻卵子就会失去生育机会的恐惧（例如，在马提尼鸡尾酒会上发表"聪明的女人会冷冻"之类的言论）[34]。不提供充分的信息并鼓励女性过分相信这些技术，这在道德上是不负责任的，这些技术虽然令人兴奋，甚至是解放的，但没有保证成功率，而且费用很高，往往不在保险范围内。

提供卵子冷冻服务的医生和诊所应提前告诉患者他们需要知道的事情[35]。这包括：①产生足够卵子所需的周期数；②包括药物在内的每个冷冻保存周期的费用；③每年储存卵子的成本；④已知和未知的不同年龄卵子冷冻的成功率；⑤与将来将冷冻卵子用于卵胞质内单精子注射（intracytoplasmic sperm injection，ICSI）相关的费用；⑥卵巢刺激期间的潜在风险，如卵巢过度刺激综合征（ovarian hyper stimulation syndrome，OHSS）；⑦该手术可能不起作用，也不会产生冷冻卵子的婴儿。

临床医生还应清楚在发生死亡、严重残疾、危及生命的疾病发生或复发或决定不使用冷冻卵子的情况下如何处置冷冻卵子。如果没有绝对的信心和信任，没有对结果透明度的要求，没有标准化的治疗，寻求 EEF 的患者将继续感到困惑，在许多情况下，会感到失望[35]。

四、未来方向

卵母细胞玻璃化冷冻的成功为健康单身女性保留生殖潜力提供了可能。然而，在扩大 EEF 选择之前，仍有许多未解决的问题需要进一步研究。

首先，应该在什么年龄提供 EEF？迄今为止的成本效益分析表明，35 岁女性最有可能使用她们的冷冻卵子。因此，在 30 岁初冷冻卵子可能是理想的，而 20 多岁女性不应被鼓励作为该手术的候选人[36]。

其次，谁应告知育龄期女性与年龄相关的生育率下降？这些女性应与谁讨论她们的生育目标和愿望？最近一项关于妇产科住院医生的知识和态度的调查显示，在生殖老化的知识方面存在巨大的差距，以及不熟悉如何在不被视为侵扰或"强迫"成为母亲的情况下与女性患者进行讨论[37]。

再次，是否应将卵巢组织冷冻单独或从卵巢皮质回收的卵母细胞与体外成熟相结合起来，作为卵子冷冻的替代方案[38]？初步研究表明，平均体外成熟率约为 30%，到目前为止，在病例报道中已经描述了许多活产[39, 40]。然而，人们对这些卵母细胞的发育能力知之甚少，还需要更多的研究。

最后，下一代 EEF 用户将是谁？随着 EEF 继续在全球传播，需要更多的研究来跟踪玻璃化技术在全球的传播，以及女性追求生育力保存的原因。她们会是没有伴侣的"30 多岁"女性吗？她们会是规划职业生涯的年轻女性吗？EEF 的这些全球社会维度构成了 21 世纪 20 年代及以后的关键研究方向。

临床病例与实用临床技巧

病例 1：缺乏以患者为中心的 EEF 护理

Julie 是硅谷一家大型科技公司的 IT 总监，该公司只向已婚夫妇提供生育保险福利。她 36 岁时单身，担心自己的生育力，Julie 选择了 EEF，但没有保险。作为一个努力保留自己剩余生育潜力的单身女性，Julie 感到了歧视和羞辱。在与 IVF 诊所工作人员和其他患者的临床互动中，她的羞耻感被放大了，所有人都以为她已婚。"我真的觉得他们甚至不知道如何提问"，Julie 解释说，"我的意思是一切都是关于'你的伴侣'……不仅是在保险方面，甚至当我参加如何给自己注射等课程学习时。我是说，我是那里唯一单身的人。我甚至记得有个女人对我说：'好吧，你知道，别担心，我丈夫也没有和我一起去上第一节课'。我说：'其实我还没结婚，我没有伴侣'。事实上，我之所以要经历这一切，是因为我将冷冻我的卵子。这已经是一个情绪化的时刻，也是一个情绪化的问题。而且，就像我说的，对很多人来说，这感觉就像'我怎么了？'。你会觉得这是你应该能做的事情，你应该能够生育，这是如此的顺理成章。还有他们所有的问题！我的意思是，他们会问：'你多久做爱一次？'他们提出问题的方式和表达问题的方式真的有必要吗？在你已经情绪激动，不知所措的时候，这是非常具有侵略性的。这是一个非常敏感的话题，他们对如何处理这件事是不敏锐的。"

临床技巧：确保所有 IVF 临床工作人员，包括医生和护士，都知道哪些患者正在进行 EEF，特别是那些没有伴侣的患者。删除针对 EEF 患者的临床协议和文件中的"伴侣"语言和问题。在力所能及的范围内，所有 IVF 诊所都应该尽一切努力为大部分单身的 EEF 人群提供专门设计的空间、材料和支持。

病例 2：以患者为中心的 EEF 治疗和结局

Janice 是一名美籍华裔学术医生，她 37 岁时成功地进行了 2 次卵子冷冻，最终储存了 44 个成熟卵子。她最近有了伴侣，但对未来的关系不确定，她在以患者为中心的 IVF 诊所工作人员的帮助下独自进行了 EEF。作为一名进行 IVF 的未婚女性，Janice 解释说："有时很容易开始感到有点羞辱，只是因为你知道，你不想在那里。有很多关于美洲狮的描绘，他们的绝望，他们总是高度紧张，有点专横，是 A 型人格。他们总是到处跑，试图抓住那个人，然后说，我怎么了？你知道吗？就是那种神经质的疯子。所以你知道，刚开始是很可怕的，感觉你可能会被定型成那样。不过至少在 IVF 诊所里，护士很好，医生也很好。他们从来没有哪怕一秒钟让我觉得我在做一些奇怪的、疯狂的或不正常的事情。这件事真的让我很放松，我真的很高兴我做到了。我只是希望我能早点这么做。我相信你以前也听说过！"。

临床技巧：要知道，像 Janice 这样 30 多岁的单身女性会对独自进入 IVF 诊所感到恐惧，因为在那里她们可能会被定型和同情。我们要规范单身患者的 EEF 体验，以减少耻辱感，提高患者满意度，使以患者为中心的 EEF 成为临床治疗标准。

归纳总结

- 玻璃化冷冻已经改变了卵母细胞冷冻保存的世界，简化了实验室程序，使卵子冷冻过程更有效，将卵子重新升温后的存活率从70%提高到90%，并导致妊娠率几乎接近新鲜卵子。
- 在世界各地，越来越多的女性将选择性卵子冷冻（EEF）作为一种保存生育力的方式，她们大多30多岁，没有承诺结婚和生育的男性伴侣。
- 在以夫妇为导向的体外受精（IVF）诊所中，没有男性伴侣情况下追求EEF的单身女性需要以患者为中心的支持。
- 以患者为中心的EEF治疗还应包括保护EEF患者不受不统一的实践标准和成功承诺的影响，特别是考虑到EEF的高昂费用往往不在保险范围内。

定义

- 生育力保存（FP）：生殖医学的一个专门分支，旨在保护女性的生育潜力和未来的遗传母性。
- 医学卵子冷冻（MEF）：通过卵母细胞冷冻保存（又名卵子冷冻）技术保存生育力，用于医疗条件或治疗（如癌症化疗）威胁其未来生育力的女性。
- 选择性卵子冷冻（EEF）：健康女性为保存生育力而选择性地进行的生育力保存，通常是在近40岁并且没有男性伴侣情况下进行，EEF最能反映了这些女性的选择倾向。
- 玻璃化冷冻：先用不同浓度的冷冻保护剂处理卵母细胞以防止冰晶形成，然后迅速浸入液氮（−196°C）中冷冻保存的过程。玻璃化冷冻已被证明是卵母细胞冷冻保存领域的"游戏规则改变者"，它简化了程序，提高了效率。

主要阅读材料

[1] See References [1, 3, 19, 27, 29, 30, 35].

第 22 章　通过建立卵巢组织库推迟更年期
Ovarian Tissue Banking to Postpone Menopause

C. Yding Andersen　S. Jouhari　L. S. Mamsen　S. O. Skouby　著
郭一帆　译　　张秀芬　校

缩略语	英文全称	中文名称
cMHT	cellular hormone replacement therapy	细胞激素替代疗法
CVD	cardiovascular disease	心血管疾病
ER	estrogen receptor	雌激素受体
GPER	G protein–coupled estrogen receptor	G 蛋白偶联雌激素受体
pMHT	postmenopausal hormone therapy	绝经后激素治疗
PR	progesterone receptor	孕酮受体
SERM	selective estrogen receptor modulator	选择性雌激素受体调节药
WHI	Women's Health Initiative	女性健康倡议

一、背景

卵巢的生理功能是将遗传物质从一代传给下一代。卵巢通过提供 2 个主要功能来承担这一作用：它们以成熟卵母细胞的形式产生单倍体生殖细胞，在受精后发育成胚胎，并可以维持胎儿继续发育；分泌多种激素，促进胚胎植入子宫内膜并在体内发挥其他功能，特别是分泌性激素，包括成功生育所必需的雌激素和孕激素。

绝大多数雌激素是由卵泡期及卵泡期前的卵巢组织产生的，月经周期的卵泡期产生体内 90% 以上的雌激素。雌激素是一类 C_{18} 高度保守的类固醇激素，在所有脊椎动物中产生，在植物和饮食中广泛存在各种激动剂和拮抗剂。在哺乳动物中发现了 4 种主要形式的雌激素，即 17β- 雌二醇、17α- 雌二醇、雌酮和雌三醇。雌激素通过雌激素受体（ER）介导其作用，目前已鉴定出 3 种不同类型的雌激素受体[1]。

孕激素的主要形式包括孕酮、17- 羟孕酮、20α- 孕酮和孕酮的各种其他代谢物。孕激素通过孕激素受体（PR）发出信号，PR 是女性生殖组织的主要调节因子之一，调控生殖周期和孕期细胞发育过程中的细胞增殖和分化[2]。

二、人口老龄化的挑战

每个女性的卵巢储备（即静息状态原始卵泡的数量）是在胎儿生命期间确定的，并将决定她随后的生殖潜力。这些卵泡将支持整个生殖寿命。一旦静息卵泡耗尽，无论女性的实际年龄如何，卵巢功能都将丧失，包括无法生殖和无法分泌卵泡和黄体来源的性激素和生长因子。这是导致更年期的原因，反映出卵巢中不再存在卵泡。绝经年龄多年来一直保持不变，平均而言，女性在 51 岁左右进入绝经期[3]。

这种恒定的更年期年龄与工业化国家人口寿命的增加形成鲜明对比，工业化国家人口的预期寿命远远超过既往历史记录。现在许多西方国家 50% 以上的女性新生儿预期寿命超过 100 岁[4]。在美国，85 岁以上的人口群体快速增长。目前，日本女性的平均预期寿命从第二次世界大战后的 50 岁左右增加到目前的 87 岁以上，并且还在继续增加，目前超过 70 000 名女性超过 100 岁，比过去 20 年增加了 7 倍。据估计，未来 30 年，工业化国家 65 岁以上的人口将翻一番，占总人口的 20% 以上。工业化国家预期寿命的显著提高可能是 20 世纪发生的最重要社会变化。这意味着许多女性将在更年期后继续生活三四十年甚至更长时间，这无疑会增加经历更年期综合征的女性数量。事实上，绝经和卵巢性激素分泌停止会导致许多疾病风险升高，包括骨质疏松症和心血管疾病（cardiovascular disease，CVD）的风险[5]。

三、通过存储自体卵巢组织推迟绝经：一种新的替代解决方案

预期寿命的延长可能预示着严重的女性健康问题，主要是由于绝经后身体各个部位缺乏性激素的影响（见下文）。本章讨论如何解决这些问题。由于这些问题影响到大量女性，可能不仅有一种措施或方法适用于所有人，而且应考虑不同的和潜在的新选择。本章提出了经过讨论的新选择，这些选择可能更适合某些女性群体而不是其他群体。2014 年的"更年期日"总结说，个体化和预防是重点，并具有以下关键点[6]：①从医学经济学的角度来看，预防疾病比治疗更可取；②绝经后发生重大慢性病；③其中一些疾病（CVD）仅在绝经后女性中加速，而其他疾病（恶性肿瘤）在男性和女性中均随着年龄的增长而增加；④我们的目标是对抗绝经后的所有疾病，不仅要延长绝经后女性的寿命，还要提高其生活质量。

可以说，多年来已经以药物进行绝经后激素替代治疗（postmenopausal hormone therapy，pMHT）的形式制订并实施了预防措施[5]。pMHT 已被证明对更年期相关疾病，特别是 CVD 具有有益作用[7]，不过 pMHT 也有其缺点。pMHT 仅提供卵泡 / 黄体分泌的一小部分性激素，并且通常含有人工激素，这些激素发挥了天然激素的一些作用，但不是全部[6]。此外，人工合成性激素与天然性激素发挥的作用不尽相同。同样重要的是，事实证明，在激素替代治疗几年后，许多女性不愿意继续治疗，经常在医学适应证表明终止之前停止服用药物。此外，21 世纪初发表的女性健康倡议（WHI）研究的初步数据报告说，使用 pMHT 会增加患乳腺癌的风险，此风险在终止 pMHT 后急剧下降[8, 9]。尽管在总体结果和亚研究中进行了一些调整，涵盖了乳腺癌风险和 WHI 人群的 CVD 风险，并显著消除了仅雌激素治疗的风险[10]，但女性对使用 pMHT 仍有相当大的抗拒性，因此有必要采用另一种方法来预防绝经相关疾病。

几个不同的研究小组提出了另一个解决方案[11, 12]，这些小组关注这样一个事实，即早期育龄女性卵巢中的原始卵泡大量可用。卵泡池中 99% 的卵泡终将闭锁，不会达到排卵前阶段，对女性毫无用处，无论是生育力还是激素分泌方面。有人认为，这些闭锁卵泡与占主导地位的排卵前卵泡相比质量较差，后者含有可能受精并支持妊娠的卵母细胞概率更大。然而，现在有充分的证据表明，许多未被选用于排卵的卵泡也会产生符合与卵巢刺激和辅助生殖相关植入标准的卵母细胞和性激素。因此，在此讨论的是，卵巢皮质组织及其原始卵泡可在生殖活跃期间收集并储存到更年期，到那时可将组织种植回女性体内并额外维持卵巢功能一段时间，本质上，能够在超过更年期年龄的时间范围内延长使用卵巢卵泡池。此方法被称为细胞激素替代疗法（cellular hormone replacement therapy，cMHT），并已在不同的小鼠和大鼠研究中成功测试[13-15]。为了使 cMHT 成为女性有吸引力的选择，应考虑许多条件，其中包

括：①更年期年龄；②女性在育龄期的卵巢储备；③技术上可行，卵巢组织冷冻后卵泡存活恢复良好；④安全，副作用最小，并且最初对某些特定患者群体更为有效，例如，由于遗传或家庭相关疾病，可能患更年期相关疾病（如骨质疏松症和心血管疾病）的风险较高患者。

1. 有实验数据支持，切除单侧完整卵巢对绝经年龄的影响很小，约为 1 岁，因此，切除单侧完整卵巢的女性可能不会平均在 51 岁时进入绝经期，而是可能提前到 50 岁左右 [16]。这反映了切除卵巢组织后剩余的卵泡池仍然有大量的卵泡能够维持女性的正常周期和每月排卵，直到正常的绝经年龄。

2. 有数据表明，在 IVF 期间，有 1 个卵巢的女性与有 2 个卵巢的女性有相似的结果 [17]。有趣的是，与有 2 个卵巢的女性相比，有 1 个卵巢的女性发育了约 80% 的卵泡，这反映了有 1 个卵巢的女性的闭锁率降低，可能是由于垂体反馈抑制减少引起 FSH 水平略有增加。

3. 现已开发出有效冷冻卵巢组织的方法，当解冻并移植到女性体内时，通过循环释放性激素和其他激素，重建卵巢功能，包括生育和月经周期 [18]。虽然冷冻过程现在已被认为非常有效 [19]，但只有一小部分移植的卵泡在移植过程中存活下来，这显然是一个缺点。然而，移植效果在未来几年可能会有所改善，现在许多接受冷冻 / 解冻卵巢组织移植的女性已经发挥了数年的卵巢功能，有些已经持续了 5～10 年，在此期间她们经历了月经周期和性激素释放 [20]。

4. 接受手术总是存在风险，但手术切除卵巢组织的安全性似乎相对可靠。德国最近的一项研究发现，在 1302 例涉及切除卵巢组织的外科手术中，只有 2 例出现了并不严重的并发症 [21]。

本章的目的是讨论这种新解决方案与现有主流和经过充分验证的 pMHT 方法的利弊，并评估新的 cMHT 方法是否可通过新的研究和临床试验进一步发展，以提供对于自体移植卵巢组织效果的更多了解。

为了回答这个问题，我们专注于雌激素对身体的整体影响，重点关注以 pMHT 形式持续接触雌激素而患乳腺癌的风险。

四、雌激素的影响

卵巢分泌的雌激素对整个身体有许多影响 [1, 22]。雌激素通过雌激素受体发挥其作用（见下文）。这些在所有靶器官中表达，它们具有多种功能。为了更好地了解雌激素如何发挥其许多不同的功能，下面介绍了雌激素作用的一些主要部位。

① 大脑：大脑表达所有 3 种雌激素受体，雌激素直接影响大脑功能。雌激素具有神经保护作用，通过减弱神经元和神经胶质细胞的损伤，直接影响疼痛，并在多个区域影响脑功能记忆 [1]。

② 心脏：心脏表达所有 3 种雌激素受体，雌激素的作用是预防心肌细胞功能障碍，其中 GPER 最近特别受到关注。CVD 是发达国家女性死亡的主要原因，绝经后风险升高，雌激素可能发挥保护作用。流行病学证据进一步表明，过早绝经或提前自然绝经 [22, 23] 和较短的总生育期与心脏事件呈正相关 [24]。最近有人建议，不仅应通过观察雌激素水平，还应通过观察雌激素与雄激素的相对比例来评估 CVD 的风险。

③ 骨骼肌：骨骼肌表达所有 3 种雌激素受体，使得雌激素对损伤和炎症具有保护作用。

④ 骨骼：在骨骼中，雌激素调节骨骼生长，最重要的是减弱骨质疏松症的发展，并具有通过所有 3 种受体传导信号通路的可能性。

⑤ 血管系统：在周围血管系统和冠状动脉中，雌激素增加血管舒张，同时抑制动脉粥样硬化的发展和血管对损伤的反应，雌激素受体介导的 microRNA 调节抑制血管平滑肌细胞的增殖。

⑥ 乳房：正常和肿瘤性乳腺上皮在雌激素刺激时都会增殖。

⑦ 脂肪组织：脂肪组织的代谢受雌激素的影响。

许多观察性研究表明，pMHT 对上述器官及其他器官都有益处 [1, 22]。与这些积极影响相反，

pMHT 被认为显著增加患乳腺癌的风险，特别是包括孕激素在内的方案。然而，为了了解雌激素的预期效果和不良影响，详细观察雌激素信号转导和靶细胞可能会促进对其理解。

五、雌激素受体

雌激素通过 3 种可识别的雌激素受体介导其作用[25]。雌激素受体亚型 α（oestrogen receptor subtypes α，ERα）和雌激素受体亚型 β（oestrogen receptor subtypes β，ERβ）是经典的雌激素受体，与雌激素结合后从细胞质转移到细胞核以启动靶基因的表达[26, 27]。此外，ER 可通过与脂肪酸（如棕榈酸）的共价偶联及与膜结合蛋白的氨基酸偶联在细胞膜上发现。在细胞膜上，ER 促进快速细胞内信号转导的激活，这可能与经典的信号转导通路不同[28, 29]。

此外，最近在细胞核外发现了不同于 ERα 和 ERβ 的膜结合 ER，并被鉴定为独立受体 GPR30，命名为 G 蛋白偶联雌激素受体（G protein-coupled estrogen receptor，GPER）[28, 30, 31]。GPER 是一种新型膜结合受体，可促进雌激素（包括 17β- 雌二醇）的非基因组作用。虽然 GPER 启动的确切信号转导和转导途径尚不完全清楚，但与其他 2 种 ER 相比，其作用被认为取决于细胞类型、作用位点和相对浓度[32]。所有 3 种受体都以相似的亲和力与雌二醇结合。

ERα 和 ERβ 作为单体存在于细胞质中的蛋白质复合物中。在被雌激素激活后，ER 单体与这些复合物解离并与其他游离单体结合成二聚体。因此，不同的二聚体可以形成 ERα-ERα 或 ERβ-ERβ 同源二聚体或 ERα-ERβ 非同源二聚体。这些二聚体进入细胞核并通过基因转录引起信号转导。诱导或抑制的特异性表达取决于受体类型、细胞类型、雌激素类型和浓度，以及形成的二聚体类型和不同转录因子的存在。此外，现在有选择性 GPER 激动剂在很宽的浓度范围内不能激活经典 ER[33]，这表明雌激素的作用非常复杂，可能不容易被雌激素的外源性给药所替代。此外，几种选择性雌激素受体调节药（selective estrogen receptor modulator，SERM）也已被鉴定。开发这些调节药是为了发现对特定组织（如骨骼和心血管系统）具有有益雌激素作用的化合物，减少其有害的副作用，再次说明雌激素作用确实是多方面的，并且在现有认知程度很难被明确定义。

使雌激素作用进一步复杂化的情况，已经证明 ERα 和 ERβ 中都存在单核苷酸多态性（single-nucleotide polymorphism，SNP），与各种疾病的患病率有明显的关联[33]。

综上所述，雌激素刺激对不同细胞类型的确切结果很难概括。它取决于浓度和类型、雌激素配体及表达的受体类型和浓度。外源性雌激素如何以激素替代疗法形式给药的影响显然与预测差异很大，这使得开发对女性普遍有效的 pMHT 方案成为一个挑战。

六、孕激素和孕激素受体的影响

顾名思义，孕激素是孕期建立和维持不可缺少的，孕激素及其代谢产物在月经周期中发挥着重要作用。孕激素主要通过经典信号通路起作用，该通路涉及配体依赖性转录因子（PR）核受体家族的经典成员，类似于 ERα 和 ERβ，其在配体结合后导致含有孕激素反应元件（progesterone response element，PRE）的基因随后激活[34, 35]。经典 PR 有 2 种亚型，即 PR-A 和 PR-B。PR-B 在氨基末端含有另外 164 个氨基酸[36]。这 2 种异构亚型在人类中通常在乳腺与卵巢中表达水平相似，但小鼠研究表明，PR-B 对乳腺功能很重要，而 PR-A 对卵巢功能很重要[37]。有人提出，PR 以环境依赖性方式介导对孕激素的不同反应，并且特异性 PR 亚型表达可能参与这些差异。此外，最近的一项综述得出结论，PR 的功能多样性可能与 PR 结构的构象灵活性有关，并且独特的信号转导机制有助于孕激素的细胞特异性作用[38]。

综上所述，孕激素作为 PR 配体提供的细胞信号是错综复杂的，取决于靶细胞和 PR 表达的局部环境。除这种不同的孕激素配体之外，配体的绝对浓度和相对浓度使得以天然分泌配体形式或作为与 pMHT 相关配体形式对孕激素配体的反应变得更加复杂。

七、乳腺癌和持续雌激素暴露

在开处方者和使用者中，乳腺癌被认为是与 pMHT 相关的主要风险，因为它是一种激素依赖性肿瘤[39]。在绝经后女性中，约 80% 的病例为雌二醇受体阳性。在队列研究中，只有雌二醇受体阳性乳腺癌与 pMHT 相关。随机试验和观察性研究显示，纯雌激素治疗和雌激素 + 孕激素联合治疗存在不同风险水平[21, 40, 41]。生物学机制可能是促进肿瘤生长而不是诱导[42]。同时，如上所述，对其他重要器官功能的各种积极影响已经相当确定。在临近绝经时启动 pMHT 似乎可降低全因死亡率和心源性死亡，但没有证据表明乳腺癌死亡率增加[43]。然而，pMHT 似乎会增加乳腺癌的发病率，这取决于 pMHT 的类型[44, 45]。最近，乳腺癌激素因素合作小组发表了一项新的 Meta 分析，包括 1992—2018 年的前瞻性研究[21]。总体结论是，pMHT 对乳腺癌风险的影响可能取决于 pMHT 的类型、剂量、使用持续时间、方案、给药途径、既往暴露和个体特征。

一项研究比较了绝经前后开始使用 pMHT 女性与从未使用过 pMHT 女性的乳腺癌病例患病率[21]。从未使用过 pMHT 女性，从绝经年龄开始，20 年以上（年龄范围为 50—69 岁）患乳腺癌的风险为 6.3%。表 22-1 显示了从 50 岁开始使用 pMHT 5 年或 10 年的女性，然后是 15 年或 10 年，具体取决于所使用的 pMHT 类型。

除阴道雌激素外，所有类型的 pMHT 都与患乳腺癌的风险升高有关。与纯雌激素制剂相比，雌激素 - 孕激素制剂的风险更大（RR=2.08，CI 2.02～2.15 vs. RR=1.33，CI 1.28～1.38），特别是孕激素按日而非间歇给药（表 22-2）[41, 45, 46]。

乳腺癌的风险也与女性的高体重和低体重相关，肥胖女性和瘦女性的风险都降低。此外，雌激素受体阳性肿瘤的乳腺癌风险与 pMHT 之间的相关性远强于雌激素受体阴性肿瘤[21]。

综上所述，这些数据强化了服用 pMHT 会显著增加患乳腺癌的风险。这种风险取决于许多条件，如 pMHT 时的年龄、所施用的 pMHT 的特定

表 22-1　pMHT 使用 5 年或 10 年后被诊断为癌症的相对风险			
pMHT 类型	不使用者乳腺癌发病情况（%）	使用 5 年者乳腺癌发病情况	使用 10 年者乳腺癌发病情况（%）
E_2+P_4（每天）	6.3	8.3%（RR=2.30，CI 2.21～2.40）	10.3
E_2+P_4（间歇）	6.3	7.7%（RR=1.93，CI 1.84～2.01）	9.2
E_2	6.3	6.8%（RR=1.33，CI 1.28～1.37）	7.4

pMHT. 绝经后激素治疗；E_2. 雌激素；P_4. 孕激素
改编自 Collaborative Group on Hormonal Factors in Breast Cancer（2019）.

表 22-2　与 pMHT 持续时间相关的相对乳腺癌风险					
pMHT 类型	使用 1 年者 RR	使用 1～4 年者 RR	使用 5～9 年者 RR	使用 10～14 年者 RR	使用≥15 年者 RR
E_2+P_4	1.20（1.01～1.43）	1.60（1.52～1.69）	1.97（1.90～2.04）	2.26（2.16～2.36）	2.51（2.35～2.68）
E_2	1.08（0.86～1.35）	1.17（1.10～1.26）	1.22（1.17～1.28）	1.43（1.37～1.50）	1.58（1.51～1.66）

pMHT. 绝经后激素治疗；E_2. 雌激素；P_4. 孕激素；RR. 相对风险
改编自 Collaborative Group on Hormonal Factors in Breast Cancer（2019）.

类型，以及孕激素成分也显得尤其重要。

乳腺癌激素因素合作小组提供的数据（表22-1至表22-3）显示了与pMHT的相关性，然而所使用的pMHT制剂有些已退出市场，或使用剂量高于目前推荐的剂量。此外，与最近的Cochrane评价相比，相对风险不一致或更高[47]。这使得我们仅仅了解了乳腺癌风险升高的一部分机制。这可能是对乳腺细胞的几种不同影响的结果，反映了信号转导可被调节的复杂性和多种方式，并且可在不同的性激素受体间发生。这意味着，除使用冷冻保存的天然来源的内源性雌激素可能性外，还需要进一步有量身定制的方法，包括个体化医疗的原则[48,49]。

八、结论

显然，随着工业化国家人口寿命的延长，一个重要的健康挑战正在出现。更多的女性将进入更年期生活，未来几年与更年期相关的疾病负担将不可避免地增加。现有的疗法（即pMHT、生活方式改变和替代药物）似乎也有其缺点，并且只能有限地解决问题。目前需要新的改进解决方案。在生殖活跃期间储存卵巢组织以用作自然绝经后自体卵巢性腺激素来源，这是一种新的激进方法，在一定程度上显然存在争议，并且涉及要通过手术完成。从本质上讲，这种方法将减少育龄期招募的卵泡数量，但不会降低生育潜力。女性仍将有正常的月经周期，每个月经周期有一个排卵前卵泡。冷冻储存的卵巢组织与静止卵泡可在需要的时候移植回体内并延长月经周期发生的时间，以此保持非更年期女性自然来源的性激素功能。这种方法的一个优点是，它提供了从排卵前卵泡和随后黄体所分泌的所有激素的自然功能，因此可能代表雌激素和孕激素的持续生理刺激。结合靶细胞中雌激素信号转导的复杂性和可变性，特别是在不同的器官和部位，与pMHT方法提供的有很大选择性和有时非自然类型性激素相比，能够保持释放的配体的自然组成，这是有很大吸引力的。然而，pMHT是一种具有多年使用经验的成熟方法，而cMHT方法是全新的，需要谨慎对待。cMHT可能不太适合一小部分女性（例如，最初具有已知POI遗传倾向的女性和已经储存卵巢组织的女性或在剖腹产期间可能选择进行卵巢活检的女性）。事实上，我们仍需要更多关于cMHT的许多特征性数据，包括使用cMHT推迟绝经时患乳腺癌和其他癌症的风险。潜在的其他不良反应也需要更详细地研究。此外，需要更详细地评估冷冻/解冻卵巢组织寿命与年龄、性激素参数和遗传倾向相关的更精确信息。

这两种方法都有优点和缺点，这些方法在未来是否会受到越来越多的关注目前还无法预测，

表 22-3 pMHT 与先前使用 pHTR 相关的相对乳腺癌风险

	既往使用者：末次使用＜5年				既往使用者：末次使用5～9年				既往使用者：末次使用≥10年			
	D:＜1年	D:1～4年	D:5～9年	D:≥10年	D:＜1年	D:1～4年	D:5～9年	D:≥10年	D:＜1年	D:1～4年	D:5～9年	D:≥10年
E$_2$+P$_4$	0.98（0.85～1.14）	1.18（1.09～1.29）	1.21（1.14～1.29）	1.30（1.25～1.37）	1.00（0.89～1.14）	1.06（0.98～1.15）	1.23（1.15～1.30）	1.28（1.19～1.38）	1.06（0.95～1.19）	1.09（1.00～1.18）	1.19（1.10～1.28）	1.28（1.15～1.43）
E$_2$	1.12（0.93～1.36）	1.03（0.92～1.15）	1.06（0.97～1.16）	1.21（1.12～1.30）	1.06（0.88～1.28）	1.07（0.96～1.20）	1.06（0.97～1.16）	1.20（1.12～1.30）	0.99（0.87～1.12）	1.04（0.95～1.13）	1.14（1.04～1.25）	1.29（1.16～1.42）

D. 使用时间；pMHT. 绝经后激素治疗；pHTR. 激素替代治疗；E$_2$. 雌激素；P$_4$. 孕激素
改编自 Collaborative Group on Hormonal Factors in Breast Cancer（2019）。

女性自己的个人意愿可能成为一个重要的参数。

实用临床技巧（即在临床病例中）

尚无。

归纳总结

- 随着世界大部分地区的预期寿命远远超过 51 岁的正常绝经年龄，整个社会面临重要的健康挑战。
- 更年期相关疾病的发病率将不可避免地增加，包括骨质疏松症、心血管系统疾病、认知能力下降等。

- 现有疗法（即 pMHT、生活方式改变和替代药物）似乎有其缺点，需要新的替代疗法。
- 本文表明，在生殖活跃年龄冷冻储存卵巢组织是一种激进的解决方案，某些女性群体可能对此感兴趣，但需要进一步研究才能在更大范围内实施。

临床病例

最初，具有已知 POI 遗传易感性的女性、已经储存卵巢组织的女性或在剖腹产期间选择进行卵巢活检的女性可能对这种新方案更加感兴趣。

主要阅读材料

[1] See refs [1, 2, 4, 6, 8, 11, 13, 18, 21, 33, 45].

第 23 章　难治性 Asherman 综合征的干细胞治疗
Stem Cell Therapy to Approach Refractory Asherman's Syndrome

Xavier Santamaria Costa　著

相轩璇　译　　李佳璐　郭新宇　校

一、背景

子宫内膜是一种高度再生的组织，每次月经周期后都会再生。它的主要功能是使胚胎在合适的时间能够着床。如果胚胎没有着床，子宫内膜就会被部分破坏，月经来潮，在下一个月经周期中产生新一代组织（上 2/3）。这种子宫内膜更新（自我更新）在女性生殖期的 400～500 个周期中主要受到激素的调节。只有具有高细胞周转率的组织，如表皮、肠道上皮和骨髓，才有这种高细胞周转率。越来越多的证据支持这一过程是由子宫内膜来源干细胞（endometrium-derived stem cell，EDSC）[1] 调控的。子宫内膜分为基底层和功能层两层。功能层对孕酮和雌二醇有反应，这一层在月经期间完全脱落。基底层对激素没有反应，也不会发生脱落，从而再生黏膜。最近的研究[2]描述了子宫内膜单细胞水平的转录组特征，显示子宫内膜由 6 种主要的细胞类型组成，包括纤毛上皮细胞、非纤毛上皮细胞、间质细胞、内皮细胞、淋巴细胞和巨噬细胞。有趣的是，在本研究中，描述了子宫内膜转化的 4 个主要阶段，并为蜕膜化过程中基质纤维细胞与淋巴细胞之间的直接相互作用提供了证据。此外，在非纤毛上皮细胞的分泌中期，植入窗的转录组突然打开。

月经周期的生物学是一个协调而复杂的事件序列，涉及下丘脑、垂体、卵巢，最后是子宫内膜。在月经周期中，子宫内膜的破裂和修复在一个精心调节的平衡下同时发生，这被称为"有序炎症"[3]。这些过程之间的平衡对于理解月经和月经周期生理学[4] 至关重要，其子宫内膜的最终功能是允许胚胎着床。然而，胚胎着床并不是一个有效的过程，因为每个周期只有 25% 的移植胚胎着床。据估计，约 2/3 的着床失败是由子宫容受能力不足导致的，而胚胎本身只导致了这些失败的 1/3[5]。

这种复杂的子宫内膜稳态是由干细胞调节的，而干细胞最终是由生态位控制的。生态位被定义为特定的生理微环境，其中生态位细胞分泌分子以调节干细胞增殖，并根据组织需要决定细胞命运[6]。根据多项研究[7, 8]，干细胞的生态位似乎位于子宫内膜的基底层。这个基底层主要由螺旋动脉形成血管化。

从这个意义上说，一些研究小组提出了不同的子宫内膜干细胞 / 祖细胞候选细胞，包括上皮细胞、间质细胞和内皮细胞，这可能有助于月经后子宫内膜的快速再生[8-11]。此外，其他研究小组已成功证明了某些子宫内膜细胞能够从 3 种不同的胚层分化为细胞类型，如软骨细胞、神经元[12]和胰岛素产生细胞[13]。

此外，侧群（side population，SP）细胞〔即被鉴定为具有通过 ATP 结合盒转运体 G2（ATP-binding cassette transporter G2，ABCG2）挤压 DNA 结合染料 Hoechst 的能力，且通常具有干细胞样表型的细胞〕有助于动物模型和人类体内外子宫内膜的再生[14, 15]。此外，已有证据表明，骨髓来源干细胞（marrow-derived stem cell，BMDSC）有助于组织和器官[16] 的修复和再生，包括鼠[17-19]

和人类子宫内膜[20-24]。这些发现表明，BMDSC 有能力分化为功能完整的子宫内膜间质细胞和上皮细胞。

最后，某些病理实体，如 Asherman 综合征（Asherman's syndrome，AS）是由功能性子宫内膜缺失导致不孕的。因此，以改善子宫内膜功能为最终目标的干细胞疗法可能是一种很有前途的治疗方法。

二、Asherman 综合征

AS 是一种出现宫内粘连（intrauterine adhesions，IUA）的获得性疾病，即由于以前的刮除或感染（子宫内膜炎），子宫内膜干细胞丢失，导致子宫壁相互粘连，是一种慢性衰弱性疾病。AS 与盆腔疼痛、复发性流产、不孕症、闭经和与这些症状相关的心理困扰相关。AS 也可被称为宫内粘连 / 瘢痕、粘连或 Fritsch 综合征[25]。

AS 的患病率在不同国家可能有显著差异，主要是由于不同国家的病因不同，这些国家的妇科治疗不是最先进的（如使用锋利、钝器或吸力刮宫进行经产和产后排空），或者非法干预（如堕胎）进行频率高于工业化国家或标准低于工业化国家。此外，其他致病因素，如生殖器结核，在一些国家的患病率也可能较高。在欧洲，由于缺乏高质量的不孕女性子宫病理诊断指南，其患病率难以计算。然而，欧洲药品管理局（European Medicines Agency，EMA）最近已经确定，AS 在欧盟的患病率为每 10 000 人[26]中就有 4 人。值得注意的是，这一估计值低于 EMA 确定的罕见疾病阈值，即患病率低于 5/10 000。因此，基于这些标准，AS 被认为是一种"罕见疾病"，并被列入 ORPHA137686[27]注册表下的孤儿病数据库。

组织学上，AS 引起子宫内膜纤维化，其中间质大部分被纤维组织取代，腺体被失活的子宫内膜上皮取代。功能层和基底层难以区分，功能层被对激素刺激无反应的单层上皮所取代，并在整个腔内形成纤维粘连。组织通常无血管，但可观察到薄壁毛细血管扩张[25]。

有时，子宫内膜、子宫肌层或结缔组织的不同层可能参与宫内粘连。在最严重的病例中，粘连可能由胶原束、纤维条或与正常子宫肌层[25]具有相同特征的肌团组成。宫内粘连患者的活检标本含有的纤维组织比无宫内粘连的患者多 50%～80%，限制了子宫肌层活性，减少了性类固醇的灌注，导致[28]萎缩。

宫腔镜被认为是诊断 AS 的金标准，可提供子宫腔的实时视图，允许细致地识别任何粘连的位置、范围和特征，是评估子宫内膜的最佳工具。目前，该技术可在门诊环境中进行，不适程度低于盲法子宫输卵管造影（hysterosalpingogram，HSG），在某些有利情况下也可立即进行治疗[29]。此外，放大倍数和粘连的直接视图允许更精确和更安全的治疗。

最重要的是，AS 应由经验丰富的外科医生进行治疗，他们使用宫腔镜切除瘢痕组织。然而，粘连有改变的趋势，特别是在更严重的情况下。目前已经提出了几种不同的方法来防止 AS 术后再瘢痕形成。从这个意义上说，宫腔镜治疗 AS 提供了良好的结果，并解决了大多数[30]病例的月经紊乱。宫腔镜治疗后的生育恢复似乎受到几个因素的影响，如术前后月经模式、粘连严重程度和治疗后粘连复发率。在大多数情况下，关于生殖结局的数据来自非随机或前瞻性研究。先前描述的总体妊娠率为 40%～63%[29, 30]。根据两项前瞻性试验，共有近 750 例患者，中度至重度 AS 患者的妊娠为[31]为 66%[32]和 30%～35%。此外，其他回顾性研究也评估了宫腔镜检查后的生殖结局，中度和重度[33]病例的妊娠率相似。此外，AS 的其他生殖结局，如复发性流产、宫内生长受限、胎盘增生等，也是众所周知的[34]。

由于粘连复发的可能性，所有因宫内子宫内膜粘连或子宫内膜纤维化而接受手术的患者都应考虑再次手术的可能性。这种情况最有可能发生在粘连严重的情况下，因为手术的难度大，粘连的重建率高[35]。其他额外的治疗方法，如雌激素补充，置入宫内节育器（intrauterine device，IUD）

和宫内球囊，以及透明质酸等，也被某些研究建议用于防止宫内粘连[36]的复发。

三、干细胞治疗

许多成人组织中含有大量干细胞群，这些干细胞群在创伤、疾病或衰老后具有更新能力。这些细胞可能存在于组织内或充当干细胞储存库[16]的其他组织中，具有在体内和体外均增殖为未分化细胞（自我更新）的能力，并分化为成熟的特化细胞[37]。

成人骨髓干细胞是血管祖细胞的一个重要库，在不同的生理和病理生理过程有助于新生血管生成，如伤口愈合和肢体缺血、心肌梗死后血管移植物的内皮化、动脉粥样硬化、视网膜和淋巴器官新生血管，以及在新生儿生长和肿瘤生长期间的血管化[38]。来自骨髓的细胞表达不同的生物标志物，包括具有内皮祖细胞功能的 CD133 细胞，被称为内皮祖细胞（endothelial progenitor cell，EPC）[39]。此外，这些细胞可作为循环内皮祖细胞（circulating endothelial progenitor cell，CEPC）被动员到外周循环中，并改善原有内皮细胞提供的新生血管的发生。从这个意义上说，CD133+ 和 CD34+ 在 SCID 小鼠分化为非造血细胞谱系，具有长期再增殖潜力[40]。也有证据表明，对于以前接受过骨髓移植的女性，骨髓源干细胞可移植并完全分化到子宫内膜中[22, 24]。

基于这一证据和先前的生理学背景，干细胞生物学似乎与理解子宫内膜生理学有关，因此，细胞治疗为治疗 AS 提供了一个有吸引力的替代方法，因为子宫内膜组织具有内在的再生能力。

如前所述，文献中有大量证据表明，成人子宫内膜组织包含上皮祖细胞和间充质 / 基质细胞（mesenchymal/stromal cell，MSC）[11]，这可能是一种特殊治疗的靶点，以便在功能失调或受损的情况下再生子宫内膜组织。

病例报道描述了一例用患者自身骨髓分离的自体干细胞治疗严重 AS 的病例[41]。简单地说，一例患有不孕症和月经过少的女性因严重宫内粘连接受了宫腔镜治疗，并在宫内放置节育器 6 个月。在此期间，她还接受了雌激素和孕酮（乙炔雌醇和甲羟孕酮）的联合治疗。最后，在激素治疗恢复子宫内膜失败后，在月经周期的第 2 天刮宫后将骨髓干细胞植入子宫内。在一次异源胚胎移植后获得了临床妊娠。这些开创性的发现可能为 AS 的治疗开辟一个新局面，尽管更多的证据是强制性的。在这方面，我们小组发表了一项使用 CD133+ BMDSC 的概念研究，证明在前 3 个月，使用 CD133+ BMDSC 结合激素替代治疗的自体细胞治疗增加了月经量和持续时间，增加了子宫内膜的厚度和血管生成过程，降低了宫内粘连评分[42]，表明了这些细胞疗法的潜力。

四、干细胞治疗的临床背景

目前的 AS 细胞治疗采用了多种来源的基质细胞和造血细胞群，包括月经血来源基质细胞（menstrual blood-derived stromal cell，menSC）、脐带（umbilical cord，UC）来源间充质基质细胞、骨髓来源单核细胞（bone marrow-derived mononuclear cell，BMMNC）和外周血来源移动细胞群[43]。

在由 7 例重度 AS 患者组成的队列中，使用子宫内膜来源基质细胞进行的某些先导性临床试验已被证明是安全和潜在有效的[44]，体外扩增的自体 menSC 被输送，经超声检查，显示子宫内膜厚度增加，并在一轮或多轮细胞治疗后三次受孕。尽管这是一项研究人群有限的研究，但未报道显著不良事件。

另外，我们的小组进行了造血干细胞的研究，即在 AS 和子宫内膜萎缩（endometrial atrophy，EA）患者的临床验中，测试了精确的自体骨髓来源的 CD133+ 干细胞。

CD133+ 骨髓来源干细胞

自体 CD133+ BMDSC 代表了一种称为内皮祖细胞（endothelial progenitor cell，EPC）的细胞亚群，具有内皮祖细胞能力[39]，可动员到循环中，改善前原有内皮的新血管生成。CD133+ BMDSC 此前已用于非血液系统再生医学的临床试验，在伤口愈合和肢体缺血、心肌梗死后、血管移植内皮化、动脉粥样硬化、视网膜和淋巴器官新生血管、肿瘤生长等过程中发挥功能[38]。大量临床证据也表明，CD133+ 细胞（CD34+ 祖细胞子集）的作用是直接分化为新形成的血管，主要通过间接旁分泌机制（如骨形态发生蛋白 6、血小板衍生生长因子 β、血小板反应蛋白 1、TNF-α、IGF-1）[45]间接激活促血管生成信号。通过这种联合的作用机制，这些细胞能够诱导邻近子宫内膜细胞的增殖，主要是在上皮腔室中。

此外，CD133+ 细胞已能够增强小鼠脊髓损伤模型[46]中的血管生成、星形胶质细胞增生、轴突生长和功能恢复。在另一项研究中，当 CD133+ 细胞嵌入硅胶管内（硅胶管用于桥接无胸腺大鼠坐骨神经 15mm 缺损）时，坐骨神经结构和功能能够在 8 周内再生，移植 CD133+ 细胞分化成施万细胞[47]。最后，在肌肉损伤大鼠模型中，G-CSF 动员的外周血 CD133+ 细胞显示出通过间接贡献促进肌肉再生[48]的环境，增强骨骼肌损伤的组织学和功能恢复的潜力。

从这个意义上说，当细胞或组织受到化学、物理或突变原因的损伤时，CD133+ 祖细胞或干细胞被激活以自我更新、增殖和分化，以响应细胞微环境[49]的变化来修复这种损伤。重要的是，这些 CD133+ 细胞已经从骨髓、脐带血、外周血及组织和肿瘤中分离出来，并已在动物模型和人体临床试验中进行了测试，试图修复损伤组织。

在我们[50]组的一项临床前研究中，我们观察到无论给药治疗途径如何，CD133+ BMDSC 治疗后的角中 Ki67+ 细胞均有统计学意义的显著增加。宫内注射后，给药 90 天，增殖率从 14%±10.37% 增加到 23.15%±10.89%（$P<0.01$），而尾静脉注射后，给药 12 天，Ki67+ 细胞从 6.92%±7.03% 增加到 20.55%±10.89%（$P<0.05$）。此外，Thbs1 的表达上调（2.065 倍变化 vs. 0.752 倍变化；$P<0.05$），而 IGF-1 的表达下调（0.651 倍变化 vs.

0.995 倍变化；$P<0.05$），与未处理的受损角相比，表明人类 CD133+ BMDSC 主要在上皮室诱导受损子宫内膜中邻近子宫内膜细胞的间接增殖。

在临床方面，子宫内膜干细胞生态位位于基底层[51]的螺旋小动脉内皮上。在这方面，有 2 篇已发表的病例报道，表明骨髓干细胞在治疗某些子宫内膜病变[41]中的治疗效用。我们小组设计了一项前瞻性、试验性、非对照、开放标记研究，包括 18 例 30—45 岁难治性 AS 或 EA 患者，其中 16 例完成了[42]研究。研究终点是评估使用 CD133+ BMDSC 作为 AS 和 EA 难治性病例的潜在治疗方法。在入组前，11 例诊断为 AS 的患者中有 8 例和所有诊断为 EA 的患者之前平均接受了 2 次（范围 1~9 次）宫腔镜检查，并在每次宫腔镜检查后接受了 2 个周期的 HRT 治疗，均无临床和超声改善。

本研究总结见图 23-1。简单地说，一旦患者被纳入研究，就在增殖期进行了初步的生态学和宫腔镜诊断。按照美国生育学会的分类评估子宫腔。一旦评估，在 AS 中用锋利和钝的剪刀切除粘连。所有患者术后立即接受激素替代治疗（hormone replacement therapy，HRT）2 个月。

宫腔镜检查后几天，所有入选患者均给予重组人粒细胞集落刺激因子（granulocyte colony-stimulating factor，G-CSF）10μg/(kg·d)，连续 5 天诱导 BMDSC 动员。G-CSF 是细胞因子，广泛应用于自体和异基因供体。最后一次注射后 1 天，通过外周静脉通路单采分离 PBMC，然后分离 CD133+ 细胞。平均 12 439 万细胞（范围 420 万~2.36 亿）通过与子宫内膜干细胞龛附近的导管进入螺旋小动脉，是一种有效的微创方法，可将这些细胞均匀地植入子宫内膜龛旁。

干细胞灌注 3 个月后，在该周期的增殖期进行了第 2 次宫腔镜检查，并根据美国生育协会的分类对子宫内膜腔进行了重新评分。一些患者需要在干细胞植入 5~6 个月后进行第 3 次宫腔镜检查。所有患者的评分和分期均有改善，但并非所有病例的宫腔都完全恢复正常。具体而言，所有

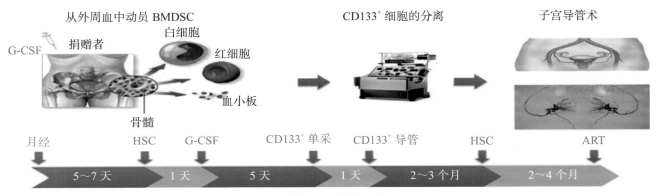

▲ 图 23-1 研究总结

一旦患者被纳入研究，在增殖期进行初步的生态学和宫腔镜诊断。然后，通过重组人 G-CSF 的药物作用，诱导所有入组患者骨髓来源干细胞（BMDSC）的动员。在第 2 次宫腔镜检查后，采用了辅助生殖技术（ART），并评估了生殖结局和子宫内膜厚度

G-CSF. 粒细胞集落刺激因子；HSC. 宫腔镜检查

诊断为Ⅲ期 AS 的患者均改善到 I 期，而 2 例Ⅱ期患者中有 1 例子宫内膜腔完全正常，另一例改善到 I 期。其余最初 I 期患者的合格评分有所改善。

然而，月经的持续时间和强度从第 1 个月的平均 5.06 天（3～7 天）逐渐缩短到细胞治疗后第 3 个月的 3.25 天（1～3 天）。在第 3 个月，每天的月经量也从平均 2.69 个卫生巾（1～5 个）减少到 1.75 个卫生巾（1～4 个）。

此外，AS 患者子宫内膜厚度从 4.3mm（范围 2.7～5.0mm）增厚到 6.7mm（范围 3.1～12mm；$P=0.004$），有统计学显著改善。在 EA 组中，子宫内膜厚度从 4.2mm（范围 2.7～5.0mm）增厚到 5.7mm（范围 5～12mm；$P=0.03$）。

由于 CD133+ BMDSC 被描述为循环内皮祖细胞（circulating endothelial progenitor cell，CEPC），具有改善新生血管生的能力，也对子宫内膜的血管生成进行了评估。干细胞灌注 3 个月后，子宫内膜血管数量有统计学意义的增加，子宫内膜基质和上皮层组织学明显改善（图 23-2）。然而，在细胞治疗后 6 个月，随着月经的持续时间和强度的增加，这一过程似乎有所减少。在初步研究中，每个患者都作为自己的对照组。患者经历了几轮阴性生殖治疗，但没有一例患者在宫腔镜或超声诊断[42]后妊娠。所有患者在观察到第 2 次宫腔镜检查的改善后均行辅助生殖技术治疗，在研究期间没有观察到与治疗相关的副作用。

在干细胞治疗后，用 ART 结果评估治疗后子宫内膜的功能。3 例患者在细胞治疗后 2 个月、4 个月和 19 个月自然妊娠，生出了 2 名健康婴儿，一例在第 17 周因胎膜早破而流产。14 次胚胎移植后获得 7 例阳性妊娠，3 例生化妊娠，1 例在第 9 周由于染色体异常胚胎而流产，1 例异位妊娠，2 例患者中有 3 名健康新生儿出生，其中 1 例为双胎妊娠。在一个病例中，由于所有胚胎的染色体异常，胚胎移植被取消；在另一个病例中，由于细胞治疗失败，没有进行移植。

此外，其他研究也表明[41, 52]，用从骨髓中分离的自体干细胞治疗 AS 的积极结果。病例报道[41] 显示，用通过 CD9、CD40 和 CD90 表达从骨髓中分离并将其放入子宫内膜腔中的自体干细胞治疗 AS，结果是阳性，而另一系列病例则描述了用针将非特征性单核干细胞直接放置于子宫内膜下区。在后一项研究中，6 例 25—35 岁患有难治性 Asherman 综合征的女性接受了单核细胞（mononuclear cell，MNC）治疗，并得到了统计学意义的恢复。将 5/6 名[52] 女性的子宫内膜厚度（endometrial thickness，ET）与基线测量值（$P<0.05$）进行了比较。采用 Ficoll 密度分离法分离 MNC，并将 3ml 的 MNC 植入子宫内膜下区肌层 2～3 个部位（肌层的底部、前部、后部）。然而，

治疗前   治疗后

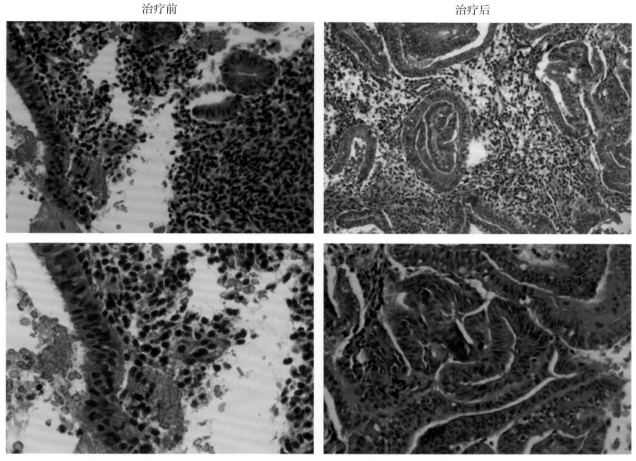

▲ 图 23-2　子宫内膜在月经周期中具有重建气孔和上皮腔室的独特能力。宫内粘连可由子宫内膜组织、结缔组织或肌肉组织形成。宫腔镜检查被认为是诊断子宫内膜粘连的金标准。在严重的情况下，空腔实际上可被纤维化和广泛的病变所阻塞。本显示了干细胞治疗后患者的组织学改善

在本研究中没有评估生殖结果。

综上所述，提示自体细胞疗法可用于治疗难治性 AS 和 EA 患者的不孕症。事实上，欧洲药品管理局（European Medicines Agency，EMA）及美国食品药品管理局（Food and Drug Administration，FDA）已承认这一结果，并发表了积极的意见，认为 CD133+ 细胞是治疗 AS 的一种罕见设计（orphan drug-designed，ODD）疗法，将这些细胞归类为高级治疗药物（advanced therapy medicinal product，ATMP），并正在进行监督的Ⅰ/Ⅱ期和Ⅲ期试验[26]。显然，最终将这种疗法整合到卫生系统中涉及许多步骤，如确定最佳剂量、长期随访和随机试验，但这可被认为是第一个有重点的原理证明研究。目前，正在进行一项Ⅰ/Ⅱ期临床试验，以评估长期安全性、最佳剂量及确定不同的作用机制。

第24章 在保存生育力条件下进行子宫移植
Uterus Transplantation in the Context of Fertility Preservation

Mats Brännström 著

相轩璇 冼业星 译 李佳璐 陈世钦 校

一、背景

子宫移植（uterus transplantation，UTx）是一种将子宫移植到患有绝对子宫因素不孕症（absolute uterine factor infertility，AUFI）女性体内的手术。这种类型的不孕症是由出生时或子宫切除术后没有子宫而引起的。它也可存在于没有妊娠能力的子宫中。截至目前，绝大多数接受 UTx 治疗的患者都患有 Mayer-Rokitansky-Küster-Hauser（MRKH）综合征，这是一种子宫和上阴道发育不全的疾病。

子宫移植也可应用于已接受子宫 / 宫颈恶性肿瘤治疗的患者，这些患者无复发或免疫抑制激活疾病的风险。只有 1 例既往诊断为恶性肿瘤的患者接受了 UTx，该患者参与了最初的瑞典 UTx 试验，手术主要在 2013 年[1]上半年期间进行。患者在 25 岁时为宫颈癌 1b 期，并行根治性子宫切除术伴淋巴结清扫。32 岁时，她自愿成为瑞典最初 UTx 试验中第一个接受手术的患者，她的 UTx 来源于她 50 岁的母亲，当时母亲仍有规律月经。在 UTx 之前，她和她的伴侣进行了 2 次 IVF 刺激，在移植前冷冻了 10 个胚胎。患者最初有一次轻度排斥反应[2]，经皮质类固醇治疗后逆转，但除此之外，移植后期间平安无事。移植后 8 个月以来，患者仅接受低剂量他克莫司进行单次免疫抑制。她接受了 2 次正常妊娠和选择性剖宫产，在 2014 年第 35 周分娩一名男孩，然后在 2016 年[2]第 37 周分娩一名女孩，在最后一次剖宫产手术时进行了子宫切除术。

在这种情况下，应该强调的是，UTx 只有在几乎没有宫颈癌复发或子宫恶性肿瘤风险的女性中考虑。接受同种异体子宫移植的女性将接受免疫抑制治疗 2～5 年，不能排除药物治疗会影响免疫机制，而免疫机制可能是预防复发的有效手段。一项包括实体器官移植受者研究在内的 Meta 分析表明，与既往无恶性肿瘤[3]病史相比，移植前恶性肿瘤与癌症特异性死亡率和新生恶性肿瘤的风险升高相关。瑞典一项在 1970—2008 年以人口为基础的研究包括所有（超过 1 万）实体器官移植，发现有恶性肿瘤患者的死亡风险升高了 30%，这种风险升高是由癌症特异性死亡[4]驱动的。然而，妇科癌症被归类为低复发风险。研究还发现，恶性肿瘤后延迟移植超过 5 年可进一步降低风险。这与我们建议的因癌症子宫切除后至少等待 5 年的时间一致。

UTx 领域的现代研究始于 20 世纪 90 年代末的一些地方，约在同一时间，带血管化复合同种异体移植（vascularized composite allografts，VCA），如手[5]和喉[6]被引入。这些类型的移植（最初的病例是在 1998 年进行的）自然不会挽救一个人的生命，如重要器官（心脏、肝脏）的移植，但将提高生活质量。子宫移植是一种提高生命质量和赋予生命的移植手术

UTx 的临床前研究活动涉及对几种动物物种的研究，包括啮齿动物（小鼠、大鼠）和非人类灵长类动物（狒狒、猕猴）。这些努力有助于在临床引入前优化 UTx 程序。具有高影响的临床前研

究将在下文提到。

与 VCA 组中其他类型的移植相比，UTx 有一些特殊的特征，其中 UTx 也被分组。专门针对 UTx，不仅可使用已故供者（deceased donor，DD）移植物，还可使用活体供者（live donor，LD）移植物。使用来自 LD 的器官 / 组织的可能性也提供了许多好处，如亲属之间的低组织相容性不匹配、最小的冷缺血、有足够的时间来研究移植物是否正常和无癌前 / 病理状况，以及选择性移植操作的能力。然而，主要缺点是，对于没有直接获益于该手术的人而言，将面临巨大的手术风险，以及相关的发病率和死亡率。所有非子宫类型的 VCA 和实体器官移植都适用于整个生命，但 UTx 是一种短暂的移植，只用于少数妊娠。然后可在停止免疫抑制后切除子宫，这将最大限度地降低免疫抑制长期副作用的风险，如肾毒性和恶性肿瘤风险。重要的是，慢性排斥反应是传统 VCA 中的一个主要问题，但很可能不适用于 UTx。

二、动物研究

动物 UTx 研究活动是在几种动物物种中进行的，并采用了一种系统的方法，开发了一种适合人类使用的安全和有效程序。尽管在这项研究中使用了几种动物物种，但在啮齿动物（小鼠、大鼠）中进行的研究结果（用于初步调查 UTx 过程的基本方面），以及在非人灵长类动物（狒狒、猕猴）中进行的研究结果（用于在类似人类的情况下进行手术和优化免疫抑制），对 UTx 的开发至关重要

在啮齿动物研究中，由于需要采集主动脉 / 腔静脉（小鼠）或髂静脉（大鼠）的部分，以达到可进行吻合的血管大小，因此只采用 DD 模型。在小鼠中，将移植物放置并通过主动脉 – 主动脉和腔静脉[7]与原生子宫端对侧吻合。在最初的方法中，子宫颈游离在腹部，但子宫引流不是最理想的[7]。该方法已进行了改进，将子宫置于腹壁[8]。2002 年[7]已经在同基因小鼠模型中证实了 UTx 后的生育力，并在 1 年后的后续研究中证明了后代

出生体重和生长轨迹正常[8]。此外，在同基因小鼠模型中，于移植前低温条件下将子宫离体外 24h 后出生的后代，对冷缺血条件[9]有很大的耐受性。在大鼠 UTx 模型中，移植物的髂骨动脉端侧与受者[10]的髂总动脉吻合。在大鼠 UTx 模型[11]中发现，对缺血的耐受性至少为 5h。与其他类型的器官移植相比，这是一个长时间的热缺血耐受性，因此表明子宫是一个与缺血损伤相关的坚韧器官。同基因模型[12]首次显示了大鼠接受 UTx 治疗后的生育力。第一个在非同基因 / 自体 UTx 情况下检测妊娠潜力的 UTx 模型是大鼠异基因 UTx 模型，同时也添加了免疫抑制和排斥应激。首次在非妊娠模型中，测试了钙调磷酸酶抑制药他克莫司的单一治疗可以预防子宫排斥[13]，中期妊娠可得到调节[14]。在一项后续研究中表明，妊娠过程顺利，异体大鼠 UTx 模型后代的生长轨迹正常[15]。

子宫移植也在非人灵长类动物中得到了广泛的探索，通过自体移植在狒狒 LD UTx 模型中进行了初步实验，实验利用髂内动脉和卵巢静脉端 – 侧吻合到髂外血管[16]。该狒狒的 LD UTx 模型后来被用于同种异体移植[17]，后来在 DD 模型中扩展到同种异体 UTx，使用主动脉和腔静脉[18]的大血管修补技术。对较小食蟹猕猴也在自体 UTx 实验中进行了测试，子宫血管与髂外血管[19]端 – 侧吻合，外缘为卵巢静脉[20]。异体 UTx 最近被应用于食蟹猕猴与类似的手术技术[21]。一系列实验表明，非人灵长类异体 UTx 模型需要诱导免疫抑制，然后采用三重免疫抑制治疗来防止排斥[17, 18, 21]，这表明与啮齿类动物相比，灵长类子宫对免疫调节抑制排斥的要求更高（见上文）。在非人灵长类物种中，UTx 后的活产仅在猕猴[22]的自体 UTx 模型中得到证实。

三、人活体供者子宫移植

第一次的人 UTx 尝试是 2000 年在沙特阿拉伯进行的 LD 手术，这涉及供者和受者[23]的经典剖腹手术技术。一名 46 岁的捐赠者，由于卵巢囊肿计划进行择期手术，她将子宫捐赠给了一例 25

岁左右的女性患者，该患者在分娩时因子宫无张力出血而接受了紧急围产期子宫切除术。供者和受者的手术除供者输尿管撕裂外，其余都很顺利。并且使用插入隐静脉移植物到达受者的外髂骨。然而，可能是由于血流差，在 UTx[23] 后 3 个月切除了坏死子宫。

2013 年，瑞典团队通过传统的剖腹手术技术启动了临床 LD-UTx 试验（1），试验包括 9 对受者（27—38 岁）和供者（27—38 岁），其中有 7 名供者有遗传关系（5 位母亲、姐妹和姑姑），2 名供者没有遗传关系（婆婆和家庭朋友）。除 1 例受者外，所有受者均患有 MRKH 综合征，其中 1 例因宫颈癌接受子宫切除术，如背景部分所述。通过剖腹手术进行的供者手术（10～13h）包括切除子宫，子宫深层血管与髂内血管段相连。手术时间长，主要是由于子宫深静脉的解剖非常复杂，其边缘附着在周围的组织上，在分离的静脉之间有几个小分支。LD 器官摘取的 9 例手术均无围术期并发症。然而，有 1 名供者在器官捐献 2 周后发生了输尿管 - 阴道瘘，随后通过膀胱再植术修复。受者手术（持续时间 4～6h）也同样通过剖腹进行，包括阴道穹窿解剖、髂内血管段与髂外血管端侧吻合、阴道开放和吻合，以及在保存生育力的背景下固定移植的子宫韧带。术后一个子宫因血管血栓形成在 1 周内被切除，另一个子宫在 3 个月后因宫内感染发展为脓肿而被切除。因此，9 例受者中有 7 例移植后子宫长期存活，他们在移植后 2 个月左右开始月经规律，并计划在 UTx 手术后 1 年进行胚胎移植（embryo transfer，ET）。

2014 年，捷克共和国启动了第二项 LD UTx 试验，获得了 5 项手术的初步结果，仅包括 MRKH 患者（23—30 岁）作为[24]受者，母亲 / 母亲的姐妹（47—58 岁）作为供者。手术进行了一些修改，一些病例的静脉流出通过子宫 - 卵巢静脉，而不是子宫深静脉，剖腹手术时间比在瑞典进行的初步试验要短得多（5.5～7h）。接受手术时间为 4～5h，包括移植血管与髂外吻合（4 例），移植血管和髂内吻合（1 例）[24]。其中 1 例因子宫血管血栓形成而在 2 周后切除移植物，另外 4 例在 2 个月内恢复了月经。

在德国的一项试验中报道了 2 种 LD UTx 手术，包括 2 例 MRKH 受者和捐赠母亲[25]。手术技术和获得的静脉与瑞典试验相似。第 1 例和第 2 例的供者和受者手术时间分别为 9h+4.5h 和 12h+6h。2 例受者在 UTx 后 6 周出现月经。无供者并发症的报道。

在美国[26]进行的首次 LD UTx 试验中，共报道了 13 例供者手术，其中 5 例患者提供了与受者手术和早期结局相关的数据。供者年龄为 32—56 岁，其中 7 名（<40 岁）明显处于为可生育年龄[26]。1 名供者（48 岁）为绝经后，分娩次数在 1～7 次，其中 2 名供者[26]进行了 2 次剖宫产。手术采用脐下中线切口，手术包括采集动脉血管蒂，含子宫动脉和髂内动脉斑块，以及子宫深静脉和（或）子宫 - 卵巢静脉的静脉血管蒂。手术时间为 5.5～7.5h。随访时间为 6～24 个月，报道了术中和术后并发症。2 名供者有急性失血相关的严重术中并发症，2 名供者有严重的术后并发症（粪便嵌塞和阴道袖带裂开），这需要在全身麻醉[26]期间进行新的手术。还描述了 5 种初始 UTx 手术的概况和手术方式[27]。不同动脉的吻合技术有一定的差异。前 3 次手术包括将移植物的髂内动脉端 - 侧缝合到髂外动脉，在接下来的 2 个病例中，使用了移植物的髂内动脉段。前 3 例静脉流出由子宫深静脉和部分子宫卵巢静脉联合进行，而在后 2 例中，子宫卵巢静脉的近端静脉是唯一的静脉流出。前 3 次 UTx 术后不久出现血管血栓和子宫坏死，导致早期子宫切除术。作者指出，这 3 种失败的原因主要与静脉流出段[27]的采集和吻合有关。在最初几个月的随访中，2 例受者出现了子宫功能和自发性初潮。

四、人活体供者子宫移植微创手术

供者手术中的微创手术（minimal invasive surgery，MIS）可能对手术组织创伤、失血量、手术时间和住院时间都有好处。UTx 的第 1 例 MIS

发生在中国，包括供者的完全机器人辅助腹腔镜手术，手术持续 6h[28]。血管蒂为子宫/髂前内动脉和完整的子宫-卵巢静脉，需要对绝经前子宫捐献的母亲进行卵巢切除术。受者手术采用常规剖腹手术，但持续时间较长（9h），可能是由于薄壁子宫-卵巢静脉与髂外静脉难以吻合。移植的女儿在最初的 UTx 后[28]1 年有规律的月经间隔。然而，由于双侧卵巢切除术是在绝经前的供者——母亲中进行的，因此对该病例存在一些争议，一般来说，这将大大增加供者心血管疾病的发病率和总死亡率[29]。

4 例供者手术均采用了经典腹腔镜[30, 31]手术，受者包括 3 例 MRKH 患者（21—30 岁）和 1 例 Asherman 综合征患者（26 岁）。所有受者都接受了绝经前（42—48 岁）母亲的子宫治疗。Ld 的手术大大简化了，只采集子宫-卵巢静脉，而不是子宫深静脉作为流出段。然而，这就需要对绝经前供者进行卵巢切除术。与中国[28]的病例存在类似的争议，心血管发病率和死亡率[29]的风险升高。在所有 4 例病例中，患者的供者手术均转为剖腹手术，最终进行血管剥离并摘取器官。腹腔镜-剖腹联合供者手术的手术时间（3～4h）与受者的开放手术时间（4～4.5h）相当。受者手术的前 2 例[30]吻合髂外血管，后 2 例[31]吻合髂内血管。所有病例均可在 2 个月内恢复月经。

五、人已故供者子宫移植

世界上第一例 DD UTx 病例发生于 2011 年的土耳其，受者为一例 21 岁 MRKH 女性，供者为一例 22 岁未分娩、多器官捐赠者，既往没有妊娠[32]。捐献手术和受者手术包括髂内血管与髂外血管端-侧吻合，分别耗时 2h 和 6h。受者 2 个月内开始月经。从未有任何临床妊娠报道，也不清楚何时取出移植物。

几年后，在布拉格[24]进行的一项试验报道了 4 次 DD UTx 尝试的第一个系列，其中 MRKH 受者 25—33 岁，供者 20—57 岁。受者的手术需要 4～5h。2 个年龄最大供者的子宫移植失败，57 岁供者子宫在 1 周后因血管血栓形成而被切除，56 岁供者子宫出现疱疹感染，没有获得周期性子宫内膜生长。后者在 UTx 术后 6 个月行子宫切除术。年龄较轻供者的两个子宫（20 岁和 24 岁）在 UTx 后的几个月内有正常的月经[24]。

2016 年，巴西进行了另一项 DD UTx 手术，一例 32 岁 MRKH 受者接受了一名 45 岁产 3 脑死亡女性[33]的子宫。子宫经双侧髂内动脉（从子宫动脉延伸）和 4 个静脉流出段通过双侧子宫深静脉和子宫卵巢静脉采集。该器官在医院移植后，冷缺血时间长达 6.5h。受者手术包括将[33]2 条动脉和 4 条静脉端-侧吻合到受者髂外血管，子宫植入时间为 2h，受者总手术时间为 10.5h。这一时间差意味着该器官有多个漏点，必须缝合以达到可接受的止血效果。受者术后第 37 天开始恢复月经。

六、人活体供者子宫移植后的活产

UTx[34]后的第一次活产发生在 2014 年 9 月 4 日，在最初的瑞典 LD UTx 试验（1）中，这个特殊病例发生于 2013 年 2 月 UTx 后。这位患有 MRKH 的母亲在 UTx 时 35 岁，当时她接受了一名 61 岁家庭友人的子宫。第一次冷冻 ET 是第 2 天的胚胎，4 个卵裂球有 3 个在解冻中存活下来。移植处于自然周期，但子宫内膜厚度不理想（6mm）。患者在妊娠第 18 周出现了轻微的排斥反应，并随着糖皮质激素剂量的暂时增加而逆转。妊娠期超声监测显示胎儿生长正常，无宫颈缩短[34]的迹象。在妊娠 31+5 周，子痫前期明显，第 2 天进行剖宫产。孕龄体重正常（1775g），Apgar 评分为 9-9-10 的健康男孩分娩[34]。受者分娩后 3 个月摘除子宫。

2014 年 11 月，世界上第二次活产[35]来自瑞典 LD UTx 试验（1）中一例 28 岁 MRKH 女性（1），她从 50 岁的母亲那里移植了子宫。移植受者在第一次 ET 中妊娠，伴有囊胚。妊娠正常进行，直到妊娠第 34 周，此时出现妊娠期肝内胆汁淤积。第 34+4 周剖腹产，产下一名健康男孩（体重：2335g；Apgar 评分：9-10-10）。分娩后 3 个月受者进行子宫切除术[35]。

此外，2014—2020 年在瑞典试验（2）的 7 例患者队列中，共有 7 名健康婴儿出生，这些患者接受了体外受精、UTx 和 ET 的全面治疗。

还有一份来自美国[36] 的 LD UTx 试验的活产报道发表。我们对一例 23 岁患有 MRKH 的女性进行了子宫移植，子宫来源于一名 35 岁左右利他主义的子宫捐赠者。子宫受者在第一次 ET 尝试时妊娠，在 UTx 后 6 个月进行，产生了整倍体囊胚，囊胚接受了植入前非整倍体基因检测。在妊娠 33^{+1}周进行早期选择性进行剖宫产，分娩一名健康男孩（体重：1995g）。受者分娩的同时进行子宫切除术。

七、人已故供者子宫移植后的活产

2016 年 9 月，在巴西进行了 UTx 术后[33] 唯一科学报道的 DD UTx 后活产。32 岁 MRKH 女性接受了 UTx，37 天后首次月经。随后，在 UTx 术后 7 个月，在自然周期中进行了单次囊胚 ET，这导致了临床妊娠。在第 35^{+3}周进行早期选择性剖宫产，分娩一名健康女孩（2550g；Apgar 评分：9–10–10）。计划在分娩后立即进行子宫切除术。

八、结论

总之，UTx 是唯一可用的因宫颈／子宫恶性肿瘤进行子宫切除女性生育力恢复／保存的方法。到目前为止，这一过程只在一个宫颈癌病例中被证明是成功的。绝大多数成功接受 UTx 的患者都是 MRKH 女性，在这组女性中，UTx 应该被视为纯粹的不孕治疗。虽然 UTx 仍然是一种试验性的临床生育力保存手术，但 UTx 领域很可能会扩展到新的患者群体。

定义

- 绝对子宫因素不孕症（absolute uterine factor infertility，AUFI）：由于子宫解剖缺失或存在与着床或妊娠无关的子宫而引起的可逆性不孕症。

- 子宫移植（uterus transplantation，UTx）：通过血管吻合术将子宫从一个人移植到另一个人。
- 活体供者子宫移植（live donor uterus transplantation，LD UTx）：来自健康女性的子宫移植，通常是家庭成员或友人的直接捐赠，但也存在利他主义和非定向的匿名捐赠。
- 已故供者子宫移植（deceased donor uterus transplantation，DD UTx）：从已被宣布死亡的女性身上移植子宫，目前只在脑死亡后进行，但将来也可能在心脏死亡后进行。

归纳总结

- 子宫移植已被证明是一种成功的不孕症治疗方法，其器官分别来自活体供者和已故供者。
- 到目前为止，绝大多数接受子宫移植的患者都患有 Mayer-Rokitansky-Kuster-Hauser（MRKH）综合征，但也有宫颈癌根治性子宫切除术后的成功病例。
- 子宫移植是最短暂的移植类型，在所需数量的孩子出生后，移植物会在受者体内停留有限的时间。这将减少免疫抑制的暴露期，并伴随着肾毒性的相关长期不良反应和增加某些恶性肿瘤的风险。
- 子宫移植仍然是一种试验性临床手术，任何新的尝试都应该在临床试验中进行，所有的结果都将在科学期刊上发表。
- 子宫移植中供者和受者的手术传统上都是通过剖腹手术进行的，但在活体供者子宫移植手术中，目前正向着微创手术，特别是机器人辅助腹腔镜手术方向过渡。
- 子宫移植很有可能在 5 年内成为几个国家的临床不孕症治疗方法。

临床病例

　　患者女性，16 岁，因原发性闭经而接受检查。妇科检查发现阴道缺失，进一步的诊断成像 / 腹腔镜检查发现患者无正常的子宫，但存在正常的卵巢。核型正常。患者被诊断为 MRKH 综合征。向年轻女性提供的有关这一诊断的信息自然会造成心理困扰，应向患者提供心理支持。这个年龄的重点应该是创造一个功能性阴道，这样她就可在未来的岁月里体验正常的性生活。阴道既可通过自我扩张，也可通过几种手术方法中的一种来创造。重要的是要给她建议，她将来子宫移植后妊娠和生育子女的机会比较大。目前的研究表明，80% 以上接受手术成功子宫移植的 MRKH 女性，将在移植后的 5 年内分娩。未来的效率很有可能会更好。患有

MRKH 的女性应在相对年轻的时候就开始计划妊娠，以便增加在其亲密家庭中找到合适和健康捐赠者（如母亲）的机会。如果她因缺乏合适的供者或其他情况而不得不推迟移植，也可建议她在 35 岁之前冷冻保存未受精的卵母细胞或胚胎。

实用临床技巧

- 在生育年龄子宫切除术的患者，如宫颈癌，应尽早提出子宫移植以恢复生育力的可能性，并将其作为 MRKH 女性的生育治疗。
- 患有子宫颈癌 / 子宫癌的患者从子宫切除术到可能接受子宫移植，应至少等待 5 年，并且没有复发的证据。

主要阅读材料

[1] Brännström M, Johannesson L, Dahm-Kähler P, et al. The first clinical uterus transplantation trial: a six months report. Fertil Steril 2014;101:1228–1236.

[2] Brännström M, Johannesson L, Bokström H, et al. Livebirth after uterus transplantation. Lancet. 2015;14:607–616.

[3] Mölne J, Broecker V, Ekberg J, et al. Monitoring of human uterus transplantation with cervical biopsies: a provisional scoring system for rejection. Am J Transplant 2017;17:1628–1636.

[4] Ejzenberg D, Andraus W, Baratelli Carelli Mendes LR, et al. Livebirth after uterus transplantation from a deceased donor in a recipient with uterine infertility. Lancet. 2019;392:2697–2704.

[5] Ramani A, Testa G, Ghouri Y, et al. DUETS (Dallas uterus transplant study): complete report of 6–month and initial 2–year outcomes following donor hysterectomy. Clin Transplant 2029;00:e13757.

第 25 章　保护卵巢的药物治疗
Medical Treatments for Ovarian Protection

Charlotte Sonigo　Isabelle Beau　Nadine Binart　Michael Grynberg　著
李佳璐　译　柳禹　李微　校

一、背景

在治疗开始之前，应向年轻的癌症患者提出几种保留配子的技术，用来避免化疗引起的卵巢损伤[1]。如卵母细胞或胚胎冷冻保存伴或不伴卵巢刺激或者卵巢皮质冷冻保存技术，这些生育力保存（fertility preservation，FP）技术的应用可能受到年龄、青春期状态、疾病和紧急情况的限制。此外，由于未来低温保存生殖细胞的有效性仍不确定，这些技术可能难以执行。因此，改进现有的 FP 策略和开发新的 FP 方法是肿瘤生育方面的主要挑战。

化疗药物对卵巢有直接毒性，故区分这些药物的短期效果和长期效果是很重要的。一方面，化疗在治疗开始后迅速诱导生长卵泡的细胞凋亡，这会导致暂时性闭经。另一方面，化疗可能导致治疗数年后的不孕不育。治愈后药物对生育力的影响涉及对原始卵泡储备的影响，因为这些治疗可能会导致卵巢储备过早丧失，在最糟糕的情况下，会导致原发性卵巢功能不全（primary ovarian insuffciency，POI）。卵巢损害的程度取决于几个因素，其中最重要的是药物类型、剂量和方案，以及治疗开始前的卵巢储备[2]。化疗药物可分为五大类，包括烷化剂、铂类药物、抗肿瘤抗生素、抗代谢药物和紫杉烷类。这些分子的性腺毒性机制已经在不同的实验模型中被探索，如化疗后的组织学女性卵巢切片分析、注射治疗的动物模型、异种移植模型或存在化学试剂活性代谢物的细胞培养[3]。不过，这些机制还没有完全研究清楚，因此已经有部分学者提出了几个共存关系的假说。首先提出的假说是，药物对原始卵泡产生直接毒性作用，会引起 DNA 损伤和随后的细胞凋亡。最近研究表明，这些药物可能是通过原始卵泡过度补充引起卵巢储备衰竭。随着对化疗引起卵巢损伤的可能机制研究不断增加，促进了一种名为生殖保护（fertoprotective）[4]的新疗法开发，旨在减少化疗对卵巢储备功能的影响[5]。

二、提示

（一）卵泡卵巢储备及其调控

卵泡卵巢储备由原始卵泡组成，在生命早期建立，然后在整个生殖期内有规律地下降。每个原始卵泡可保持静止数年，被激活并进入生长过程，或者从休眠阶段直接闭锁[6]。大量静止原始卵泡的存在维持着女性生殖功能，并持续抑制原始卵泡激活进入早期生长卵泡阶段。这种激活始于人的胎儿时期，由抑制因子和刺激因子控制。由卵母细胞和（或）颗粒细胞生成的许多因子，如生长因子、激素、转录因子或细胞因子，以自分泌、旁分泌或内分泌方式发挥作用[7]。原始卵泡的静止由几种分子维持，包括 10 号染色体上缺失的磷酸酶和紧张素同系物（PTEN）、结节性硬化症复合体 1-2（tuberous sclerosis complexes 1-2，Tsc1-Tsc2）、叉头盒蛋白 O3A（forkhead box protein O3A，Foxo3A）、p27、抗米勒管激素（anti-Müllerian hormone，AMH）和叉头盒 L2（forkhead box L2，FoxL2）[6]。许多研究表明卵细胞磷脂酰肌醇 3 激酶（phosphatidylinositol 3-kinase，PI3K）信号通路在控制卵泡激活中发挥关键作用[8]。转录因子 Foxo3A 主要在静息卵泡的卵母细胞中表达，作用于 PI3K 信号通路的下游，它可能是卵泡激活的主要参与者[7]。与此同时，原始卵泡的存活是由其他机制维持的，包括 PDK1 信号、rpS6 或自噬过程。同样地，原始卵泡存活或凋亡源于生存（抗凋亡）因子和促凋亡因子表达之间的平衡。在这些因素中，B 细胞淋巴瘤 2 蛋白（B-cell lymphoma 2，Bcl-2）和 Bcl-2 相关 X 蛋白（Bcl-2-associated X protein，BAX）可能起着关键作用。因此，需要通过多种抑制分子和激活分子来协调抑制卵泡激活，以保持与维持休眠过程相关的原始卵泡储备。这些机制的任何紊乱都可能导致滤泡储备的过早丧失[9]。

（二）化疗所致卵巢损伤的病理生理学研究

化疗的性腺毒性评估通常基于体外的器官模型或细胞培养模型。此外，啮齿动物体内研究及人类卵巢异种移植模型也常用于研究化疗对原始卵泡的影响。这些基础研究中使用的主要化疗药物是顺铂、环磷酰胺或多柔比星。因此，在过去的几十年里，提出了一些关于化疗引起的卵巢损伤的假设。

1. DNA 改变、卵泡闭锁和细胞凋亡

化疗中使用的分子诱导的 DNA 改变主要是双链断裂（double-stranded break，DSB）。反过来，DSB 可通过凋亡或 DNA 修复通路来导致细胞死亡或允许细胞存活[10]。DNA 修复通路因化疗药物因素而异，可能涉及 pATM、RAD51 或 PARP1 蛋白[10]。当修复通路未被充分激活时，DNA 损伤会诱导细胞凋亡。这一机制主要是由 p63 蛋白（更具体地说，是 TAp63 亚型）介导的，它激活 BAX 和 Bcl-2 拮抗剂杀手蛋白（Bcl-2 antagonist killer，BAK）[11]。这些机制在卵巢内特别复杂，根据化疗分子的类型而有所不同。最近一篇规模大的综述讨论了卵巢 DNA 损伤的诱导和修复[10]。

研究表明，化疗药物会使生长中的卵泡内发生 DNA 损伤[5, 12]。几乎所有类型的化疗药物都会诱导颗粒细胞和（或）卵母细胞的 DNA 改变，导致生长中的卵泡凋亡或致突变卵母细胞的存活。在临床上，这种现象表现为治疗开始后迅速出现的短暂闭经[13]。更罕见的是，如果在药物暴露期间发生受精，则可能导致自然流产或后代先天性异常[14]。然而，在治疗方案结束后的几个月或几年里，受精对后代来说似乎是安全的，因为这些妊娠是由处于休眠状态的卵母细胞实现的，这些卵母细胞在基因上仍然没有受损[15]。

虽然生长中的卵泡对化疗药物反应中的细胞凋亡和闭锁已经得到了很好的研究，但这些机制在静止卵泡中的本质仍然存在争议[10]。研究表明，化疗药物通过直接影响原始卵泡大量闭锁而导致卵泡衰竭[10]。总的来说，我们可通过采用体外卵巢培养、啮齿动物模型及人卵巢异种移植模型的方法来研究化疗对原始卵泡的影响。

环磷酰胺是一种广泛使用的烷化剂，是公认的性腺毒性最强的药物之一。环磷酰胺已被证明在人卵巢异种移植模型中诱导 DNA 的 DSB 和随后 DNA 的损伤反应[16]。这些结果在体外卵巢环磷酰胺活性代谢物培养[17-19]或体内环磷酰胺注射[20]后得到证实。在新生小鼠卵巢体外注射[21, 22]或者新生小鼠或成年小鼠体内注射顺铂后[11, 20]，也发现了与以前相同的结果。最近，一个裸鼠卵巢皮质异种移植模型显示了相同的结论[23]。至少，在类似的模型中也发现了多柔比星暴露后的类似效应[24, 25]。

2. 卵泡激活

最近，一种称为"衰竭效应"的新理论认为，化疗药物通过休眠卵泡的大量生长导致了卵泡枯竭，其过程与生长卵泡的凋亡同时发生[26]。原始卵泡的募集可能是 PI3K 信号通路激活的次要作用，其在卵泡静止中的作用已被许多敲除小鼠模型及对人类卵巢皮质碎片的体外研究所证实[7, 27]。此外，如上所述，细胞毒性药物破坏生长中的卵泡，导致 AMH 分泌减少。由于这种激素被认为抑制原始卵泡的招募，它的减少放大了卵泡的激活和随后的卵泡储备耗尽。未见原始卵泡出现凋亡信号[26]。在使用相同小鼠模型的其他研究中，结果与环磷酰胺或顺铂治疗[3, 28]继发的"衰竭效应"一致[28]。考虑到这一理论，Lande 等指出，在体外，磷酰胺芥末（一种环磷酰胺的代谢物），增强发育卵泡中人类原始卵泡的激活[29]。这一假说也可解释卵巢子宫内膜异位症患者的卵泡储备耗尽[30]或卵巢皮质移植后继发的大量卵泡损失[31, 32]。然而，化疗激活原始卵泡内 PI3K 通路的分子机制目前却仍不清楚。

3. 血管损伤

卵巢间质的改变和血管形成是化疗导致卵泡衰竭的另一个潜在机制[3, 13]。事实上，血管损伤表现为卵巢血流量减少和卵巢大小缩小，这一理论已在研究中得到证实[33]。此外，对既往接受化疗者的卵巢组织学分析显示，皮质间质血管增厚和玻璃化与卵巢皮质血管紊乱和皮质纤维化有关[34]，我们在给予多柔比星的小鼠卵巢中也观察到了同

样的结果[35]。

三、卵巢保护剂

提高对化疗诱导卵巢损伤的分子机制的认识，可促进限制体内卵泡损耗的治疗方法的发展[3, 13, 28, 36]。涉及这些不同药物的保护作用的分子机制或多或少是清楚的。表 25-1 总结了小鼠模型中参与评估的主要卵巢保护剂及其作用机制与解释保护卵巢功能的潜在机制。

（一）抑制原始卵泡细胞凋亡的分子

对化疗诱导的卵巢损伤中特异性凋亡和 DNA 修复通路的认知提高解释了保护剂减少或防止卵泡衰竭的靶点[3]。

1. 鞘氨醇 -1- 磷酸和神经酰胺 -1- 磷酸

鞘氨醇 -1- 磷酸（sphingosine-1-phoshate, S1P）是一种膜鞘糖脂，参与多种生理过程，包括卵巢卵泡的凋亡。已经证明，鞘磷脂通路调节卵母细

表 25-1 在啮齿类动物体内模型中评估了限制化疗诱导的卵泡耗竭的主要分子		
卵巢保护剂机制	**卵巢保护剂及其作用机制**	
抑制原始卵泡再生	西罗莫司	mTOR 抑制药
	依维莫司（和 INK128）	mTORC1/mTORC2 抑制药
	褪黑激素	松果体激素
	AS101	PI3K 调整剂
	AMH	卵巢激素
抑制原始卵泡凋亡	GNF2	c-Abl 激酶抑制剂
	LH	促性腺激素
	伊马替尼	竞争性酪氨酸激酶抑制药（c-Abl 激酶抑制药）
	神经酰胺 -1 磷酸	膜鞘糖脂
提出几种机制 • 血管效应 • 抑制卵泡募集等	GnRH 激动药	抑制垂体 - 性腺轴
血管效应	G-CSF	刺激粒细胞集落
防止化疗细胞核活化	硼替佐米	蛋白酶体抑制药

AMH. 抗米勒管激素；LH. 黄体生成素；GnRH. 促性腺激素释放激素；G-CSF. 粒细胞集落刺激因子

胞的发育性死亡，S1P 保护卵巢卵泡储备免受放射损伤[37]。此外，S1P 似乎减少了在人类卵巢皮质条缓慢冷冻和解冻过程中发生的原始卵泡闭锁[38]。

多项研究表明，S1P 对化疗所致的卵巢损伤具有保护作用。小鼠卵巢直接注射 S1P 可减少原始卵泡凋亡并保护经环磷酰胺治疗后的生育力[39,40]。在人卵巢异种移植模型中，S1P 可阻断多柔比星和环磷酰胺诱导的卵泡凋亡，保护卵巢储备[41,42]。最近，另一种鞘磷脂神经酰胺 -1- 磷酸（ceramide-1-phosphate，C1P）也被发现是一种潜在的卵巢保护剂，其卵巢给药可通过抑制卵泡凋亡和改善基质血管来减轻环磷酰胺引起的卵泡衰竭[43]。然而，一项在环磷酰胺腹腔注射治疗大鼠模型中的研究却得到了相互矛盾的结果[44]。这些治疗方法的主要局限性之一是，它们必须直接进入卵巢或通过持续给药才可实现药效。最近已经开发出一种口服长效 S1P 类似物，使这些分子潜在地适合人类使用[45]。

2. 伊马替尼

伊马替尼是一种竞争性酪氨酸激酶抑制药，更具体地说，它是一种 c-Abl 激酶抑制药。它与 DNA 损伤诱导的凋亡通路有关，可激活 TAP63 的转录活性，临床上多用于恶性肿瘤的治疗；尤其是血液病的治疗。基于其作为 c-Abl 激酶抑制药的作用，伊马替尼被评估为顺铂诱导的原始卵泡损失的卵巢保护药。事实上，这种药物被证明可通过激活 TAP63，在原始卵泡中诱导 DNA 损伤和随后的细胞凋亡。因此，我们推测伊马替尼可阻止顺铂诱导的 TAP63 积累和激活，从而抑制卵泡凋亡。Gonfloni 等在 2009 年首次评估了这个结论[21]。他们观察到在顺铂治疗的小鼠中出现了大量的原始卵泡和初级卵泡耗竭，而同时使用顺铂和伊马替尼治疗的小鼠卵巢中这些卵泡得到了显著的拯救。此外，他们的研究结果还表明，这种治疗对生育力和生殖结局有长期影响。同一个研究小组在 2012 年[46]证实了这些结果，其他人在体外新生儿卵巢培养[47]和小鼠卵巢体外培养及肾下移植[48]中发现了类似的效果。然而，这两项研究发

现，伊马替尼不能保护原始卵泡免受顺铂诱导的凋亡，也不能防止生育力受损[23,49]。因此，由于存在相互矛盾的结果，需要进一步的研究来评估伊马替尼是否可以作为一种限制顺铂性腺毒性的新疗法。此外，由于伊马替尼干扰凋亡通路，证明伊马替尼不干扰顺铂的抗肿瘤活性将是至关重要的。

（二）干扰 DNA 修复通路的分子

DNA 修复通路的效率是细胞在自发或化疗诱导 DNA 损伤后存活的关键决定因素。因此，一些研究试图开发旨在诱导 DNA 修复而非细胞凋亡通路的分子，以保护卵泡的存活和限制卵泡的耗竭。

例如，RAD51 是一种涉及 DSB 后 DNA 修复的蛋白质。结果表明，在体外卵母细胞培养模型中，卵母细胞具有通过 RAD51 激活修复多柔比星引起 DNA 损伤的机制和能力[50]。因此，操控 RAD51 可能是限制化疗导致的卵泡衰竭的潜在候选方案。

最近，Rossi 等报道了黄体生成素对青春期前小鼠卵巢原始卵泡池的保护作用，以对抗顺铂引起的卵泡衰竭[22]。研究者们进行了体外分析，结果表明，黄体生成素处理青春期卵巢碎片产生了抗凋亡信号，进而降低了卵母细胞中促凋亡的 TAp63 蛋白水平，并有利于卵母细胞 DNA 修复。此后，他们发现，在注射顺铂的同时对青春期前雌性小鼠单次注射黄体生成素，可限制原始卵泡池的消耗。

（三）抑制卵泡过度募集的分子

根据衰竭效应，一些研究已开始开发通过抑制 PI3K 通路和卵泡激活来保存卵巢储备的新分子[3,36]。

1. 三氯（二氧乙烯 -o，o′）碲酸铵

三氯（二氧乙烯 -o，o′）碲酸铵［ammonium trichloro（dioxoethyleneo，o′）tellurate，AS101］是一种免疫调节化合物，可调节 PI3K-PTEN-AKT 通路[51]。该分子被测试用于防止环磷酰胺诱导的

卵泡损失，因为该药物被发现可以激活 PI3K 通路，诱导原始卵泡募集和随后卵巢储备的卵泡耗尽[26]。用 AS101 在小鼠体内治疗可减少环磷酰胺诱导的卵泡耗竭。此外，在先前使用 AS101 治疗的小鼠中没有观察到胎儿畸形增加，表明这种治疗对后代是安全的。

2. 抗米勒管激素

抗米勒管激素（anti-Müllerian hormone，AMH）是一种由卵母细胞周围的颗粒细胞表达的糖蛋白激素。它是由卵泡从发育的初级阶段到优势选择阶段产生的。在体内或体外小鼠模型中，它已被证明限制原始卵泡的激活[52-54]。最近的 3 项研究表明，这种激素可能是限制化疗诱导性腺毒性的一种选择[55-57]。由于仅由卵巢产生，并通过主要由卵巢表达的特定受体起作用，AMH 可能特别有意义，它可作为一种靶向治疗，而不干扰生理机制或化疗疗效。

Kano 等报道了超生理剂量的 AMH（通过渗透泵或基因治疗经重组蛋白传递）可限制由环磷酰胺、多柔比星或顺铂在小鼠中诱导的原始卵泡损失[55]。在本研究中，AMH 的保护作用因药物而异，这表明化疗引起卵巢损伤的机制因药物而异。最近，Sonigo 等评估了 AMH 对环磷酰胺治疗青春期小鼠的保护作用[56]。在该模型中，环磷酰胺治疗小鼠卵巢原始卵泡减少，而原始卵泡和早期生长卵泡的数量与同时注射环磷酰胺和 AMH 治疗小鼠的对照组相似。至少，环磷酰胺治疗小鼠卵巢刺激后的排卵数量显著减少，AMH 联合给药挽救了小鼠的这一趋势。他们对这些效应的分子机制进行了探讨。这项研究还提供了数据，表明 AMH 调节 Foxo3A 的磷酸化，并诱导卵巢中的自噬。这些结果与其他研究结果一致，表明自噬参与了卵泡卵巢储备的调节[58, 59]。后来，Roness 等在相同的小鼠模型中证实了重组 AMH 的生殖保护作用，因为在化疗期间服用 AMH 减少了卵泡激活和原始卵泡损失，并显著改善了生殖结局[57]。有趣的是，他们还表明 AMH 不会干扰化疗的治疗作用。

3. 褪黑素

褪黑素是松果体的一种分泌产物，最初一般用于各种生物过程，如治疗失眠。此外，它还可在化疗过程中用作潜在的治疗辅助剂，因为它已被证明可减少药物的一些不良反应[60]。有趣的是，褪黑激素也在各种组织中产生，包括卵巢等生殖组织[61]，褪黑素受体存在于包括人类在内的各种物种的卵母细胞和颗粒细胞中[62, 63]。最近，褪黑素被认为是一种新的抗化疗所致卵巢损伤的保护剂[36, 64, 65]。

Jang 等评估褪黑素对顺铂治疗小鼠卵巢的保护作用[64]。他们证明，褪黑素和顺铂联合治疗显著防止了顺铂治疗的卵巢中原始卵泡的损失。研究者们还分析了褪黑素的分子机制，认为褪黑素的保护作用是通过激活 PI3K-AKT-Foxo3A 信号通路来抑制卵泡募集而实现的。作者最近证实了这些结果，并发现胃泌素增强了褪黑素对顺铂诱导的卵巢衰竭的保护作用[65]。

4. mTOR 抑制剂

mTOR 是一种丝氨酸/苏氨酸激酶，它与细胞生长、增殖、自噬和细胞生存等关键过程息息相关[66]。在动物模型中，mTOR 刺激剂增加了原始卵泡的激活，而 mTOR 抑制剂阻断了原始卵泡向初级卵泡的转化[67, 68]。最近的研究使用 mTOR 抑制剂来保护环磷酰胺诱导卵泡耗竭小鼠的卵巢储备[69-71]。Goldman 等探讨了使用临床批准的药物依维莫司（RAD001）或实验性药物 INK128 的疗效，结果显示 mTOR 抑制剂可保留卵巢储备，可通过原始卵泡数和血清 AMH 水平进行测量[69]。此外，环磷酰胺与 mTOR 抑制剂的共同治疗也保留了正常的生育力。在体内小鼠模型中，依维莫司对顺铂引起的性腺毒性也有保护作用[71]。依维莫司可用于一些乳腺癌的治疗，这种方法代表了在常规化疗期间保存生育力的一个非常有吸引力的选择。另外，Zhou 等观察到，同时给予化疗和另一种 mTOR 抑制剂雷帕霉素能够显著减少原始卵泡的损失[70]。

（四）其他候选分子作为卵巢保护剂

1. 粒细胞集落刺激因子

针对化疗所致的血管损伤，粒细胞集落刺激因子（granulocyte colony-stimulating factor，G-CSF）常用作卵巢保护剂。结果表明，G-CSF 治疗可减少化疗引起的卵巢卵泡损失，并延长了环磷酰胺和白消安处理雌性小鼠早发性卵巢功能不全（premature ovarian insufficiency，POI）的时间[72]。后来发现，与单独使用顺铂的小鼠相比，接受顺铂和 G-CSF 治疗小鼠的卵泡计数显著增加和血清 AMH 水平显著升高，证实了这种卵巢保护作用[73]。

2. 促性腺激素释放激素激动药

1995 年，研究者们在恒河猴身上进行了测试，发现促性腺激素释放激素（gonadotropin releasing hormone，GnRH）激动药是第一个被认为可能是对抗环磷酰胺卵巢损伤的化学保护分子药物[74]。后来，在啮齿动物模型中，几项研究评估了这种治疗可能的保护作用，但观察到相互矛盾的结果[75-80]。最近的一项研究证明，即使在没有 FSH 的情况下，卵巢也会发生损伤，这表明在 GnRH 激动药治疗期间，垂体 - 性腺轴的抑制与卵巢保护无关[80]。然而，其他可能与这种保护作用有关的机制被认为是血管效应或抗凋亡分子的上调[81-83]。

研究者们已进行了一些临床研究来评估这种治疗对保护卵巢免受化疗卵巢损伤的疗效。在化疗时接受或未接受 GnRH 激动药的癌症患者中评估 POI 发生率、化疗引起的闭经、月经恢复或妊娠率。研究报道了相互矛盾的结果[82, 84]，随机临床试验的 Meta 分析揭示了关于 GnRH 激动药保持生育力的不同结论[85-88]。然而，尽管这种治疗有效性的临床证据仍在争论中，但这种策略的安全性已经得到了明确的证明。因此，这种治疗方法可适用于所有需要化疗的年轻女性，尽管如果可能的话，对于想保持生育力的女性，应该进行配子冷冻保存。

3. 他莫昔芬

他莫昔芬是一种雌激素受体拮抗药，目前用于激素敏感性乳腺癌的辅助治疗。在啮齿动物模型中，给予他莫昔芬显著减少了多柔比星或环磷酰胺诱导的卵泡损失[89]。在培养的大鼠卵巢中也发现了类似的结果[90]。然而，化疗期间这种保护作用的分子机制尚不清楚。

4. 其他分子

在过去的几年里，为了保护生育力，其他一些分子也被用于减少化疗引起的卵巢损伤，包括中草药[91]、茴香[92]、枸橼酸西地那非[93]、生育三烯醇[94]、染料木素[95]和促红细胞生成素[96]。

四、结论

限制卵泡损失和保护卵巢的新疗法将对患有癌症的年轻女性有很大吸引力。无论年龄、病理或建议的治疗方法如何，它们可与目前可用的生育力保存技术结合使用。它们可预防激素缺乏及其后果（如青春期延迟、骨质疏松症）。此外，这些治疗可吸引因卵巢储备功能改变而无法保存生育力的女性。

我们虽然已经测试了几种分子来限制化疗引起的小鼠卵巢损伤，但它们在临床实践中的应用是复杂的。首先，因为治疗方案包括几种药物的组合，得到的结果应被小心使用于女性身上，在解释这些发现的临床相关性时应该谨慎观察。事实上，由于卵巢生理和对治疗反应的不同，模仿用药剂量和方案是比较困难的。其次，这些分子要用于临床实践并在女性身上进行研究，必须不干扰化疗的治疗作用或重要的生理过程。然而，由于凋亡是抗癌作用的主要机制，凋亡抑制剂会降低化疗的抗癌作用。通过阻止 DNA 改变的卵母细胞死亡，一些分子可促进受损生殖细胞的存活，从而促进不孕，增加自然流产或胎儿畸形的风险。最后，PI3K 通路是一个普遍存在的通路，调节该通路的分子可以干扰各种生理过程。

定义

- 卵巢保护剂：旨在减少化疗对卵巢储备影响的分子。

实用临床技巧（临床病例）

- 如果这些策略看起来很有希望，在目前可能应用于女性之前，应进行一些研究。

归纳总结

- 关于化疗的性腺毒性，目前已经提出了几种理论：①对原始卵泡的 DNA 直接破坏而导致凋亡；②休眠卵泡大量生长，然后被破坏；③血管性卵巢损伤。对相关机制认识的提高使人们能够开发出旨在限制化疗对卵巢产生负面影响的分子。

临床病例

除 GnRH 激动药外，目前没有任何治疗方法用于接受化疗的女性。

主要阅读材料

[1] Roness et al. [3].

[2] Woodruff [4].

[3] Roness et al. [5].

[4] Winship et al. [10].

[5] Blumenfeld [82].

Christiani A. Amorim　Parinaz Asiabi　Emna Ouni　Janice Vilela　Alessandra Camboni　Maria C. Chiti　著

柳　禹　欧　莹　译　　监小荣　校

一、背景

癌症是世界范围内的主要健康问题之一，根据所调查的世界区域，癌症是第一或第二大死因。事实上，国际癌症研究机构估计，2018 年，欧洲超过 276 000 名 44 岁以下的人被诊断出患有癌症 [1]。在这些较年轻的年龄组中，女性（65%）的发病率明显高于男性（35%）（图 26-1）。然而，由于癌症治疗的巨大进步，现在成人的 5 年生存率为 65%，儿童高达 83% [2]。考虑到已知的一些癌症治疗的性腺毒性和越来越多的癌症幸存者，生育力保存正在成为肿瘤学实践中的临床和道德责任。

虽然大多数癌症患者可选择不同的生育力保存策略，但对于不能延迟开始化疗或放疗的青春期前患者和部分女性，只能依赖卵巢组织冷冻保存，一旦治愈后再进行原位再植 [3]。尽管这种方法有成功的报道，迄今为止已有 130 多例活产 [3]，但它仍不能被广泛推广。事实上，在某些类型的癌症中，卵巢中可能存在恶性细胞，因此不建议移植冷冻解冻的卵巢组织 [4]。虽然大多数育龄受试者的恶性肿瘤不会转移到卵巢，白血病和伯基特淋巴瘤等血液系统恶性肿瘤及神经母细胞瘤仍具有很高的卵巢转移风险 [5]。白血病是欧洲 19 岁及以下年轻女孩中最常见的癌症，在育龄女性（20—44 岁）中排名第七，占所有女性癌症病例的 5%。由于早期诊断和治疗改进，近 50% 的患者得以存活 [1]。Burkitt 淋巴瘤约占所有儿童恶性非霍奇金淋巴瘤的 50% [6]，估计每年有 3000 名 0—14 岁女孩发病 [1]。幸运的是，约 85% 的患者在治疗后存活 [6]。神经母细胞瘤约占 15 岁以下儿童实体瘤的 10%，每 70 000 人中就有 1 人发病 [7]。对于 1 岁以上的患者，某些局限性肿瘤的 5 年生存率可达 95% [7]。

研究表明癌细胞能够抵抗冻融操作并在异种移植后在宿主中扩散 [8]，因此冷冻保存组织的自体移植可能导致疾病在患者体内复发。可悲的是，目前没有可用的选择来恢复这些女性的生育力。不过，有两种主要方法正在开发中：一是窦前卵泡的体外生长；一是卵母细胞的体外成熟（见第 29 章），或分离的窦前卵泡移植，也被称为人工卵巢。在过去的 10 年里，改造卵巢的想法越来越流行，全世界越来越多的研究团队一直在集中精力开发这一策略。因此，本章的目的是讨论这种新兴的生育恢复方法在该领域的最新进展和未来方向。

二、可移植人工卵巢概念

根据定义，可移植人工卵巢具有替代原生器官的重要作用，从而允许完全的卵泡发生，产生可受精的成熟卵母细胞和分泌性激素。为了构建组织人工卵巢，我们需要考虑三个要点：①安全分离大量窦前卵泡；②存在不同的卵巢细胞群；③创建三维（three-dimensional，3D）可生物降解基质，用于封装孤立的卵泡和细胞，并在移植期间和移植后保护它们。

实际上，在患者病情缓解后，患者被冷冻的

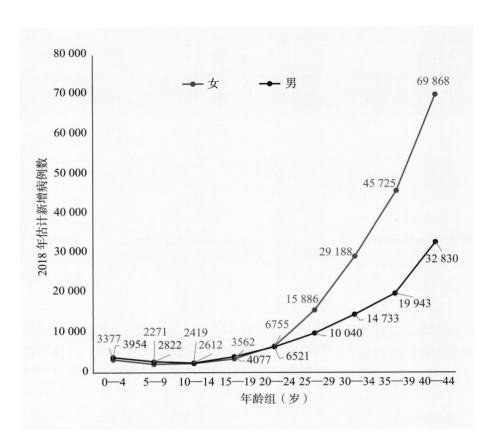

◀ 图 26-1 预计新增肿瘤患者例数和与年龄相关的肿瘤发生率

卵巢组织碎片将被解冻，以进一步分离卵泡。与此同时，在患者接受癌症治疗后，将对患者进行第二次卵巢活检，用以分离细胞。这样，我们可确保只添加卵巢细胞到可移植人工卵巢，因为所有恶性细胞都会被化疗或放疗破坏。然后将分离出的窦前卵泡和卵巢细胞包裹在基质内并移植回患者。

三、移植后孤立的卵泡能否存活并恢复卵泡发生

卵泡是卵巢的功能单位，有 2 个主要功能，即负责激素的产生和为卵母细胞的生长发育提供理想的环境。卵巢中存在于不同阶段的卵泡，即原始卵泡、初级卵泡、次级卵泡和窦状卵泡。窦前卵泡（原始卵泡、初级卵泡和次级卵泡）占所有卵泡的 90%～95%，但是在这些卵泡中，只有 0.1% 会继续发育至窦状卵泡，其余则发生闭锁。为什么注定要排卵的卵泡如此之少仍然是个谜。然而，众所周知，不仅卵泡本身，卵巢的周围细

胞和细胞外基质（extracellular matrix，ECM）在此过程中也发挥了作用。

窦前卵泡的分离可能使我们能够在可移植人工卵巢中安全地使用这些结构，因为它们被封闭在基底膜内，可防止它们的颗粒细胞和卵母细胞接触毛细血管、白细胞和神经突起[9]。然而，正如一些体外培养研究所显示的，他们不能单独生存。事实上，虽然包裹在胶原凝胶基质中的分离小鼠卵泡能够在体外存活至少 2 周，但当它们生长到多层阶段时，它们会出现退化迹象，并且没有窦或卵泡膜细胞形成[10, 11]。另外，当分离的小鼠卵泡与卵巢细胞一起移植时，它们在 3 天内成功到达窦状卵泡期，移植 5 天后出现血管，移植 6 天后出现卵泡膜细胞[11]。10 天后，回收了 16 个卵母细胞用于体外受精，其中 12 个发育到双细胞胚胎阶段[11]。

在将小鼠卵巢组织消化物（分离的卵泡和卵巢细胞）掺入血浆凝块后，Gosden[12] 将它们移植到不育小鼠的卵巢囊中。这些小鼠在交配后成

功妊娠并分娩后代，说明这些构建体能恢复宿主的生育力。在移植物移除后，作者发现了卵巢样结构，其中卵泡处于不同的发育阶段。Carroll 和 Gosden[13] 随后使用冻融卵巢也获得了相似的结果。

在从人体组织中分离出卵泡，将窦前卵泡包裹在血浆凝块中，并异种移植到免疫缺陷小鼠体内后，Dolmans 等[14, 15] 也报道了卵泡存活和生长。此外，形成了人类来源的基质样组织，表明在构建体中存在分离的人类基质细胞。事实上，在提取孤立的卵泡时，我们也可能不经意地拾取孤立的细胞[16]。人们发现这些构建体在异种移植 1 周后已经很好地血管化[14]，并且像在小鼠中一样[12, 13]，观察到卵巢样组织[14, 15]。

基于这些开创性研究，我们可确认窦前卵泡在分离和移植后能够存活并恢复生长，但它们需要与伴随的卵巢细胞一起移植并封装在 3D 矩阵中。

四、移植后我们如何促进孤立卵泡的存活和生长

上述开创性研究揭示了移植后离体卵泡存活的基本要求。近年来，许多实验研究了用于开发可移植人工卵巢的基质材料和细胞群。

（一）基质材料：从聚合物到脱细胞卵巢组织

开发可移植人工卵巢的关键步骤之一是找到合适的基质材料来封装孤立的卵巢窦前卵泡。不同的水凝胶已被用于分离卵泡的移植，以试图提高疗效[11, 12, 17-22]。尽管取得了很大进步，但我们尚未确定支持完整人类卵泡发生的最佳基质材料。事实上，我们对人类卵巢组织的了解仍然不够，当将小鼠和人类卵泡移植到人工卵巢原型中时，出现了巨大差异[23]。因此，这里我们将首先简要介绍用于培育被分离窦前卵泡的 3D 基质的一般特征，然后讨论在各种从小鼠和人类卵巢卵泡体内研究中获得的主要发现。无论基质的性质如何（生物材料、合成材料或混合材料），在选择一种材料而不是另一种材料之前，还需要考虑其他关键点。首先，我们必须研究生物相容性和生物降解性，这两个特征通常密切相关。天然聚合物（胶原蛋白、明胶、藻酸盐、纤维蛋白、脱细胞 ECM）已证明比合成聚合物［聚乙二醇（poly ethylene glycol，PEG）］具有更好的生物相容性和生物降解性，因为细胞金属蛋白酶切割它们而不会产生可能影响细胞存活的有毒化合物[24, 25]。事实上，文献中记载了生物基质比合成支架更广泛的应用[26]。此外，由于含有精氨酸 - 甘氨酸 - 天冬氨酸（peptides containing arginine- glycine- aspartate，RGD）氨基酸序列的多肽参与细胞表面整合素结合，天然水凝胶（如胶原蛋白或纤维蛋白）比合成水凝胶具有更好的细胞黏附性。水凝胶结构的构造及其黏弹性和生化结构也是关键要素。网络的组成和孔隙率不仅决定了营养物质、气体和代谢废物通过水凝胶的速度，还决定了卵泡的存活率和发育将受到何种影响。最近的一项研究[27] 显示了应用支架的受控微孔几何形状如何影响小鼠卵泡在体外的存活、生长和成熟。卵巢环境确实是高度动态的。与体内任何其他细胞复合体不同，人类卵巢卵泡一旦被激活，在生长过程中大小会增加 600 倍，并释放各种蛋白酶，这些蛋白酶对于修饰其周围的卵巢 ECM 至关重要，并为其完整发育产生更顺从的环境。因此，水凝胶的黏弹性是选择基质材料时要考虑的关键参数。在这种情况下，理想的基质材料应足够坚硬，以在移植后的最初几天模拟富含胶原蛋白的卵巢皮质的硬度，然后提供足够的弹性以允许完整的卵泡生长和蛋白酶降解。一个更具挑战性的目标是模仿原生卵巢环境。最近的一项研究[23] 能够区分人类卵巢中的 1508 种不同蛋白质，其中超过 80 种来自卵巢 ECM。虽然我们关于卵巢组织生化成分的知识研究仍处于起步阶段，完整的卵巢卵泡微环境对于设计与原生组织相似的人工卵巢至关重要。

1. 动物实验

在 Gosden 小组[11-13] 对离体小鼠卵泡的移植进行了开创性研究后，几十年过去了，人们才开始尝试移植这些结构。Laronda 等[27] 使用 3D 生

物打印机开发了一种基于明胶的基质，选择特定的结构以最大化卵泡 – 基质的相互作用。当将小鼠卵巢卵泡移植到该基质内时，生育力得以恢复，证明了支撑支架结构对于小鼠卵泡完整发育的重要性。

基于藻酸盐的基质在体外培养后对小鼠和非人类灵长类动物的卵泡显示出令人鼓舞的结果[28]，但在体内研究中效率有所降低。Vanacker 等[18, 29]是第一个在藻酸盐中封装和移植分离小鼠窦前卵泡的人。尽管这些卵泡能够生长到窦状卵泡期，但在自体移植 1 周后人们发现了基质降解和血运重建不良的现象。更软和更硬的藻酸盐仍然是分离培养小鼠[30] 和人类[31-33] 卵泡的良好选择，但卵泡移植需要新的水凝胶。在这种情况下，纤维蛋白基质得到了更广泛的应用。与前面提到的原生基质材料不同，这种蛋白质显示出许多优点。首先，它已经应用于各种手术环境。其次，由于其两个主要成分的组合，即凝血酶和纤维蛋白原的组合，纤维蛋白配方和结构可根据所需的应用进行调整[34]。事实上，较软的纤维蛋白制剂（由较低的纤维蛋白原和凝血酶浓度制成）被发现最适合小鼠卵泡移植[17, 35, 36]，当血管内皮生长因子（vascular endothelial growth factor，VEGF）被移植时，也可恢复内分泌和生殖功能，与基质交联并在移植后逐渐释放[19]。

迄今为止，只有一种合成水凝胶作为人工卵巢的材料进行了测试。合成的 PEG– 乙烯基砜（PEG-vinyl sulfone，PEG-VS）基质，具有整合素结合肽，正如 RGD 利用蛋白酶敏感肽交联 PEG-VS，被用于在移植到小鼠之前封装部分分离的小鼠窦前卵泡[37]。30 天后，观察到多个窦状卵泡、黄体和促卵泡激素水平降低，表明 PEG-VS 能够支持卵泡生成和类固醇生成。此外，在第 60 天，仍可在移植物中检测到约 60% 的原始卵泡和初级卵泡，证明随着时间的推移发生了选择性卵泡募集[37]。

新一代基质源自脱细胞卵巢 ECM。理想情况下，同种异体[22, 38] 甚至异种无细胞基质保留原生组织的自然结构，并在不同程度上保留原生 ECM 内的大部分生理成分。一些研究报道了鼠类[39]、猪[40]、牛[38] 和人类[22, 38, 41] 卵巢组织的脱细胞化。需要强调的是，脱细胞方案已被证明会以不同方式影响基质组成，改变胶原蛋白、糖胺聚糖（glycosaminoglycans，GAG）和弹性纤维的浓度[39]。当啮齿动物卵巢细胞被接种在这样的基质中时，它们能够存活、增殖、合成雌二醇[38, 40]，甚至在移植后诱导小鼠进入青春期[38]。该基质还成功被用在离体小鼠卵泡移植的情况下[22]。

2. 人体试验

虽然使用人工卵巢模型恢复生育力已在小鼠身上得到证实[12, 13, 19, 27]，但在人体上的研究却更具挑战性[14, 20-22, 31]。主要原因之一是啮齿动物和人类在卵泡发生和卵巢方面的生理差异。因此，将小鼠模型的数据外推到人类是不可靠和令人失望的。

为了移植分离的人类窦前卵泡，血浆凝块[14, 15] 被纤维蛋白基质取代，因为血浆凝块被证明具有高度可变的成分和快速的降解速度，但它会导致卵泡损失和移植后的不规则结果。此外，由于其非常脆弱的结构，在腹腔镜手术过程中可能会损坏它。

尽管较软的纤维蛋白制剂已成功用于移植分离的小鼠卵泡[17, 35]，但我们的经验表明，分离的人类卵泡需要较硬的纤维蛋白基质。将它们异种移植到含有增加的纤维蛋白原和凝血酶浓度的纤维蛋白基质中后，卵泡恢复率为 20%～35%[20, 21]，与人类卵巢组织的异种移植结果相当[42]。

与啮齿动物一样，脱细胞卵巢 ECM 也作为移植分离的人窦前卵泡的替代品进行了测试。然而，当整个卵巢或卵巢组织碎片被脱细胞后[38, 41]，我们获得了与原结构不一致的同时有小孔和极大孔的组织结构，这些孔曾经被不同大小的卵泡占据（图 26-2）。由此，不能应用常规细胞接种方案来重新填充基质[43]。相反，有必要采用不同的策略，这些策略实际上可能会破坏得到的脱细胞基质的最佳特征之一，即结构。事实上，当 Pors 等[22] 在脱细胞的人卵巢 ECM 中用手术刀制作的

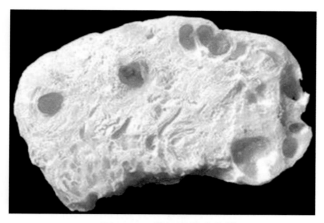

▲ 图 26-2　脱细胞的人卵巢

口袋插入分离的人卵泡，在移植到小鼠后，他们没有发现任何卵泡。当分离的卵泡在倾倒于构建体上之前被嵌入 Matrigel 中时[22]，才能获得阳性结果。这表明需要与脱细胞卵巢 ECM 一起使用另一种材料。然而，需要牢记的是，在临床实践中使用未经批准的 Matrigel 也可能对这些发现产生影响。

利用卵巢 ECM 的生化特点的另一种策略是它以脱细胞水凝胶的形式应用。研究表明，这些水凝胶可促进功能组织的再形成[44]，因为它们保留了生物学特性并促进组织再生[45]。在脱细胞后过程之后，水凝胶中可发现许多来自原生组织的 ECM 蛋白[45]，以及储存在组织或细胞中的细胞因子[46]，这可能会促进组织生长，因为它们在水凝胶过程中被释放到再生组织中改造[45]。我们最近开发了一种脱细胞牛卵巢 ECM 水凝胶[47]，它可以很容易地接种卵巢卵泡和细胞。我们的初步结果表明，经过 10 天的体外培养，窦前卵泡在水凝胶中保持活力[47]。

（二）卵巢细胞及其在可移植人工卵巢中的作用

虽然创造可移植人工卵巢的主要参与者是分离的窦前卵泡，但细胞的共存可能是实现完全卵泡发生和改善卵巢再生的基础。事实上，一些研究指出，人工卵巢中卵巢细胞的数量和空间分布似乎在卵泡发育中起着关键作用[48-50]。

1. 卵巢基质细胞

Gosden 小组[11-13] 的初步研究第一个提供了卵巢基质细胞在可移植人工卵巢中作用的证据。这些细胞是卵巢组织重建所必需的，并且可能对卵泡发育有影响。实际上，基质细胞可合成许多调节原始卵泡激活的因子[51]。反过来，生长的初级卵泡中的颗粒细胞和卵母细胞会分泌生长因子以募集和分化细胞从卵巢间质室进入卵泡膜细胞[52, 53]，这对于进一步的卵泡发育至关重要。

自体基质细胞可以很容易地从新鲜或冷冻解冻的卵巢组织活检样本中分离出来[54]。最安全的选择是从患者疾病缓解后（即癌症治疗后）收集的卵巢样本中采集它们，因此人工卵巢不存在被恶性细胞污染的风险。然而，有些患者可能没有任何剩余的卵巢组织来收集这些细胞。在这种情况下，在化疗或放疗前可从组织样本中提取基质细胞进行冷冻保存。取卵泡后可分离细胞[20, 21]，但需要筛选步骤以避免任何可能的恶性细胞污染[55, 56]。Soares[57] 比较了从癌症治疗后患者的新鲜卵巢组织与解冻冷冻卵巢样本中收集的基质细胞。该作者未观察到两组细胞在存活方面存在任何差异[57]。此外，分离的卵巢基质细胞在移植到不同基质后可成功增殖[17, 18, 20, 21, 29, 35, 57-59] 并且已被证明有助于基质降解和 ECM 合成（图 26-3）。

2. 卵巢上皮细胞

来自 Dath 等的研究是第一个证据，表明从卵巢组织中分离出的内皮细胞在人工卵巢中发挥重要作用[59]。在比较含有分离基质细胞和不含有内皮细胞的移植物后，他们早在移植 1 周后就观察到一个大的移植区域，显示出数量可观的血管[59]（图 26-4）。Soares 等[54] 随后评估了内皮细胞浓度对血管面积的影响，并证明在免疫缺陷小鼠异种移植 7 天后移植的分离细胞数量与血管形成呈正相关[54]。由于卵巢皮质中的内皮细胞浓度非常低，正如 Soares 等所建议的那样，我们可考虑将这些细胞从髓质中分离出来[54]。

虽然可移植人工卵巢中的血管形成最初可通过封装在基质中的分离内皮细胞来诱导，但重要

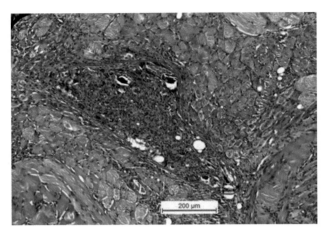

▲ 图 26-3 将人卵巢基质细胞包埋在纤维蛋白基质中（红色轮廓），并将其异种移植在免疫缺陷小鼠体内 7 天

的是要强调血管的数量也可能受到卵泡生长的影响[60]。事实上，当分离的小鼠次级卵泡与小原始卵泡和初级卵泡分开移植时，移植物表现出更大的血管表面面积和更多的血管[60]，可能是由于这些生长的卵泡表达血管生成因子如 VEGF[61]。

五、解构原生人类卵巢以构建人工卵巢

（一）卵巢基质体

卵巢卵泡和细胞本质上被形成 ECM 的复杂蛋白质网络所包围，而 ECM 被分离程序破坏。因此，为了开发可移植、可提供被分离的人类卵泡能够在其中生存和生长的人工卵巢环境，提供仿生 ECM 的环境就显得很有必要。虽然不同研究团队的无数次尝试已经证明了这一概念的可行性[17, 18, 29, 34]，但他们还发现，开发人工卵巢需要的不仅仅是简单地使用生物材料和应用组织工程策略。事实上，复制卵巢复杂的功能一个基本要求是全面了解人类卵巢 ECM 的组成、结构和可塑性，这是我们目前尚未达成的。因此，解构卵巢细胞和卵泡的微环境是必要的构建仿生人工卵巢的先决条件。

蛋白质组学是一种强大的工具，在没有先验知识的情况下用于仔细检查卵巢 ECM 的组成，这与使用特异性抗体的靶向研究形成对比[62]。最近，蛋白质组学被用于特征化生育年龄受试者的

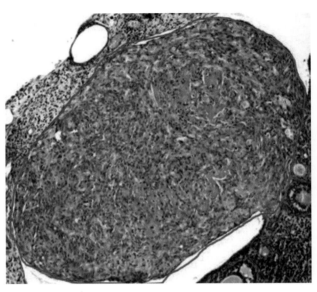

▲ 图 26-4 将人卵巢基质细胞和内皮细胞包埋在血浆凝块中（红色轮廓），并将其异种移植在免疫缺陷小鼠体内 7 天

人类卵巢组织的组成，并初步形成了人类卵巢基质体的模型[23]。基质体本质上是 ECM 的延伸概念[63]，不仅包括所有 ECM 结构的成分，还包括能够调节和重塑 ECM 的蛋白质。它可分为以下几类：①核心基质蛋白，包括 ECM 糖蛋白、胶原蛋白、蛋白多糖。② ECM 相关蛋白，即显示与 ECM 蛋白具有生化和结构相似性或已知相关的蛋白；ECM 调节因子，即负责 ECM 周转的蛋白质；分泌因子，即与核心 ECM 蛋白相互作用的分泌蛋白。

Ouni 等的研究表明，人卵巢基质体由 49% 的胶原蛋白、7% 的蛋白聚糖、15% 的糖蛋白、18% 的 ECM 相关蛋白、10% 的 ECM 调节因子和 1% 的分泌因子组成[23]。事实上，约有 100 种蛋白质构成了卵巢基质体，因此开发仿生人工基质的任务非常具有挑战性。选择标准需要关注关键蛋白质，这些蛋白质在人工卵巢中是绝对必需的。只有不同年龄组之间的比较研究才能阐明育龄期卵巢的具体特征，使其比年轻和年老的卵巢更倾向于卵泡存活和发育。

了解卵巢基质体的组成不足以构建仿生人工卵巢。卵巢卵泡另一个值得关注的特殊点，是它们在卵泡发生过程中可长到其大小的 600 倍左右

（例如，人类卵泡从原始阶段的 30μm 长到准备排卵时的 18～24mm）。因此，探索人类卵巢的内在弹性非常重要。与蛋白质组学相反，很少有研究调查人类卵巢组织的弹性[64, 65]。直到最近，Ouni 等（未发表的结果）揭示了真正的弹性系统组成，这些成分赋予生物组织固有的机械特性，包括胶原蛋白，它是组织抗拉强度的关键。另外，已知弹性蛋白、弹性蛋白微纤维界面定位蛋白 1（elastin microfibril interface-located protein 1，EMILIN-1）、fibrillin-1 和 GAG 通过提供回缩和弹性来缓和胶原蛋白的刚性。这项研究揭示了弹性 ECM 沉积和周转的一些有趣的时空变化，决定了女性一生中人类卵巢的物理特征。这与人类卵巢的物理生物学和卵巢细胞与其微环境之间存在的动态互助相关的新假设相一致[66-68]。

Ouni 等的研究还阐明了卵泡特异性 ECM 组成取决于卵泡阶段和年龄。对开发人工卵巢而言这些数据非常有用。他们强调了将每种类型的分离卵泡封装在适当生物材料中的重要性，这种生物材料必须复制相应的功能性卵泡周围的 ECM 并遵循卵巢组织的异质性[69]以保证其仿生性。

关于卵巢基质体，我们需要研究的另一个方面是其微结构和超微结构。我们必须遵循天然组织孔隙率和纤维组织结构，因为它们参与营养和氧气运输[70]。此外，纤维基质蛋白通过为细胞提供外部刺激和指令，以影响基因表达、细胞行为和形态，有关该主题的新发表论著证明了这一点[71-73]。胶原纤维被用作预测人类乳腺癌预后的特征是基质体超微结构参与决定细胞表型的证据[74]。然而，在卵巢方面，这些数据仍然缺乏。因此，必须应用新的分析技术对卵巢微结构进行深入研究，并绘制育龄期组织和卵泡各阶段环境的超微结构特征图。

今天越来越多的证据表明基质体有很多不同作用，尤其是卵巢基质体，超出了物理支持的主要功能。可生物降解的基质不能复制已知的复杂微环境，脱细胞化已成为创建更有效的仿生支架的最终手段[75]。然而，值得一提的是，脱细胞方法依赖于使用苛刻的物理、酶促和化学程序（如十二烷基硫酸钠）[22, 76]，这些程序可能会耗尽脱细胞支架并去除关键的基质元素。因此，如果不将此类基质的特性与原生人类卵巢基质体进行比较，就不可能观察其再现卵巢细胞微环境的可靠性。

与大多数依赖常规 ECM 成分（胶原蛋白、纤维蛋白、层粘连蛋白等）的存在作为仿生构建成功指标的组织工程策略相比，解构人卵巢的努力试图去多角度地绘制卵巢基质体。这些尝试的目的是建立其独特功能的可靠参照物，为了量身定制适合人类卵巢细胞和卵泡的基质，它们将作为接近仿生的路线图，并被用于生育力保存领域。

（二）卵巢细胞亚群

虽然已知人类卵巢含有大量的基质细胞，其次是内皮细胞[77]，但直到最近学者才对人类卵巢组织中的细胞群进行了深入研究[78, 79]。在他们关于卵巢皮质的研究中，Wagner 等[78]不仅确定了其他细胞亚群，还报道了它们的比例，即基质细胞、内皮细胞和血管周围细胞分别对应于卵巢皮质中约 83%、5% 和 10% 的细胞，而巨噬细胞和 T 细胞约占 0.5%。这些发现对于人工卵巢的研究设计极为重要。例如，巨噬细胞在基质重塑和合成生长因子和细胞因子中发挥作用[80]。此外，M1 巨噬细胞似乎与小鼠卵巢的卵泡发生有关[81]，而 M2 巨噬细胞通过合成抗炎细胞因子（如 VEGF 和转化生长因子 β）参与组织修复[82]。有趣的是，这些作者没有发现种系干细胞群，这在 Tilly 的小组中是一个颇具争议的发现[83, 84]。对人类卵巢内部皮质的探索揭示了基质细胞、内皮细胞、卵泡膜细胞、免疫细胞、平滑肌细胞和颗粒细胞的细胞群[79]。最重要的是，Fan 等[79]报道了这些细胞的几种类型。

这些细胞群对于卵泡发生、ECM 合成、组织重塑、血管形成和其他此类过程必不可少，因此确保它们存在于可移植人工卵巢中至关重要。此类研究的相关信息对于评估移植后的结构和解释我们的研究发现也十分重要。

膜细胞

与颗粒细胞和卵母细胞相比，膜细胞的研究很少，但它们在卵泡发生中的作用是不可否认的。事实上，如果它们不存在于人工卵巢中，卵泡就不能发育到第二阶段，因此，卵巢功能和生育力将永远无法恢复。

卵泡膜细胞开始出现在次级卵泡的后期，并在颗粒－卵母细胞结构周围围成一层[85]。它们通过为卵泡提供结构支撑，并提供雄烯二酮作为颗粒细胞转化为雌二醇的底物，在卵泡发生中发挥着不可或缺的作用[86-88]。除卵泡膜细胞的这些重要作用外，由于缺乏关于它们起源的信息，我们对它们的募集、生长和分化知之甚少[53, 89]。一些使用小鼠模型的研究表明存在卵巢细胞亚群，称为卵泡膜细胞干细胞，它们在卵母细胞和颗粒细胞分泌因子的影响下被招募分化为卵泡膜细胞[53, 89]。Honda 等[53] 研究了新生小鼠卵巢并报道了卵泡膜干细胞表达 GLI 家族锌指 3（GLI family zinc fnger 3，GLI3）和蛋白修补同系物 1（protein patched homolog 1，Ptch1）作为标志物，并且在卵母细胞和颗粒细胞产生的因子存在的情况下可分化为卵泡膜细胞。分化后，这些细胞表达黄体生成素受体（luteinizing hormone receptor，LHR）、GLI2 和 Ptch2。Liu 等[89] 发现胚胎小鼠性腺中的卵泡膜干细胞有两个来源：① Wilms 肿瘤 -1 蛋白阳性卵巢固有间充质细胞，出生后分化为卵泡膜细胞，产生卵泡膜成纤维细胞、血管周围平滑肌细胞和间质卵巢细胞，② GLI1 阳性细胞，它们从中肾迁移到卵巢，并在卵巢内成为产生类固醇雄激素的细胞。在大型动物模型中，如奶牛[52] 和山羊[90]，卵巢皮质基质细胞可在颗粒细胞存在的情况下通过表达细胞色素 P45017A1（CYP17A1）和 LHR 作为标志，以及雄烯二酮，分化为卵泡膜细胞[52, 91]，但没有研究证实人类卵巢中存在卵泡膜前体细胞亚群。然而，Fan 等[79] 在人类卵巢中检测到卵泡膜细胞群，他们将其称为共同祖细

胞卵泡膜细胞，这些卵泡膜细胞会发展为内膜细胞或外膜细胞，但这些发现仍有待证实。此外，这些细胞被发现围绕小窦状卵泡，位于内部皮质，而卵泡膜细胞的募集和分化发生在卵泡发育的早期初级 / 次级阶段。因此，人们想知道这些细胞是从一开始就围绕着卵泡还是遍布整个卵巢皮质。

在一项使用分离牛皮质基质细胞的研究中，Orisaka 等[52] 报道，细胞可在体外颗粒细胞提供的刺激下分化为卵泡膜细胞，正如他们评估的类固醇生成标志所证明的那样。在这些有趣的结果之后，Asiabi 等（未发表的数据）从绝经后卵巢皮质中分离出基质细胞，并使用添加了据推测参与卵泡膜细胞分化的生长因子的培养基对它们进行体外培养。经过 8 天的体外培养，高达 43% 的细胞分化为内膜细胞。此外，还发现了一定比例的小黄体细胞。这些发现表明卵泡膜前体细胞遍布整个卵巢皮质，这些细胞在其整个生命周期中都保留在人类卵巢中。在体内，Asiabi 等使用的因子（未发表的数据）由生长卵泡的颗粒细胞和卵母细胞合成。因此，我们可假设一旦分离的卵泡和卵巢细胞与 3D 基质一起移植，这些卵泡可以诱导卵泡膜细胞的募集和分化。

六、结论

对小鼠和人类卵泡的开创性研究[11-15] 已经证明了移植分离卵泡的可行性，但最近的研究结果表明，可通过利用可移植人工卵巢来改进这种方法。在过去的几年里，我们已经证明，根据卵巢组织类型调整分离方案，我们可安全地大量分离人类窦前卵泡[16, 21, 92, 93]。我们还认识到，为了恢复卵巢功能和生育力，需要将卵巢细胞整合到人工卵巢中。事实上，我们认识到了它们对卵巢样组织形成、血管形成及 ECM 合成的影响[21, 35, 54, 59, 60]。在生长卵泡的影响下，可招募这些细胞亚群以分化成卵泡膜细胞（Asiabi 等，未发表的数据）。利用从人类卵巢皮质单细胞分析中获得的数据[78, 79]，我们知道可用特定卵巢细胞亚群来丰富人工卵巢，

以增强组织重塑或释放生长因子，这些生长因子可积极影响卵泡发生或弹性蛋白合成。关于用于封装和移植分离的卵泡和细胞的 3D 基质，已经测试了许多生物材料[11, 14, 27, 28, 34, 36, 37]。虽然它们为卵泡提供良好的物理支撑，但它们不具备一般存在于卵巢 ECM 中的生物力学和生化环境。近年来，关于人类卵巢的组成和结构的研究有了新的认识[23, 65]，研究显示复杂的卵巢 ECM 无法用聚合物复制。另外，我们可通过使用脱细胞卵巢基质更接近我们的目标[22, 38–41, 43, 47]。然而，这一研究仍处于起步阶段，尚无法确定这种结构是否会成为人工卵巢的首选基质。

定义

- 去细胞化：Stephen F. Badylak 教授首先开发的一种处置流程，其中来自给定组织或器官的细胞被破坏和去除，仅留下细胞外基质支架。此过程的目的是创建用于组织工程和再生医学方法的基质。
- 卵泡发生：描述卵巢原始卵泡激活和生长直至排卵前阶段的过程。

- 组织工程：一个交叉学科领域，它使用细胞、材料、生化和物理化学因素，以及工程学的组合，以替换、修复或改善体内组织和器官为目标。

归纳总结

- 可安全地大量分离人类窦前卵泡。
- 被分离的卵巢窦前卵泡的存活和发育是可实现的。
- 卵巢细胞在可移植人工卵巢中具有重要作用，因为它们有助于支架降解、细胞外基质合成和血管形成。
- 卵巢细胞的一个亚群能够分化成卵泡膜细胞，这是卵泡发育所必需的。
- 目前用于移植分离卵泡和细胞的生物材料无法比拟于人卵巢 ECM 所拥有的生物力学和生化环境。
- 新的研究已揭示卵巢 ECM 的复杂组成和微结构，这对于可移植人工卵巢的 3D 基质的研究设计至关重要。

主要阅读材料

[1] Gosden RG. Restitution of fertility in sterilized mice by transferring primordial ovarian follicles. Hum Reprod. 1990;5(5):499–504.

[2] Carroll J, Gosden RG. Transplantation of frozen-thawed mouse primordial follicles. Hum Reprod. 1993;8(8):1163–7.

[3] Dolmans MM, Martinez-Madrid B, Gadisseux E, Guiot Y, Yuan WY, Torre A, et al. Short-term transplantation of isolated human ovarian follicles and cortical tissue into nude mice. Reproduction. 2007;134(2):253–62.

[4] Dolmans MM, Yuan WY, Camboni A, Torre A, Van Langendonckt A, Martinez-Madrid B, et al. Development of antral follicles after xenografting of isolated small human preantral follicles. Reprod Biomed Online. 2008;16(5): 705–11.

[5] Paulini F, Vilela JM, Chiti MC, Donnez J, Jadoul P, Dolmans MM, et al. Survival and growth of human preantral follicles after cryopreservation of ovarian tissue, follicle isolation and short-term xenografting. Reprod Biomed Online. 2016;33(3):425–32.

[6] Chiti MC, Dolmans MM, Hobeika M, Cernogoraz A, Donnez J, Amorim CA. A modi-fied and tailored human follicle isolation procedure improves follicle recovery and survival. J Ovarian Res. 2017;10(1):71.

[7] Pors SE, Ramlose M, Nikiforov D, Lundsgaard K, Cheng J, Andersen CY, et al. Initial steps in reconstruction of the human ovary: survival of pre-antral stage follicles in a decellularized human ovarian scaffold. Hum Reprod. 2019;34(8):1523–35.

[8] Ouni E, Vertommen D, Chiti MC, Dolmans MM, Amorim CA. A Draft Map of the Human Ovarian Proteome for Tissue Engineering and Clinical Applications. Mol Cell Proteomics. 2019;18(Suppl 1):S159–S73.

[9] Amorim CA, Shikanov A. The artificial ovary: current status and future perspectives. Future Oncol. 2016;12(20):2323–32.

[10] Vanacker J, Amorim CA. Alginate: A Versatile Biomaterial to Encapsulate Isolated Ovarian Follicles. Ann Biomed Eng. 2017;45(7): 1633–49.

[11] Chiti MC, Dolmans MM, Donnez J, Amorim CA. Fibrin in

Reproductive Tissue Engineering: A Review on Its Application as a Biomaterial for Fertility Preservation. Ann Biomed Eng. 2017;45(7):1650–63.

[12] Hassanpour A, Talaei-Khozani T, Kargar-Abarghouei E, Razban V, Vojdani Z. Decellularized human ovarian scaffold based on a sodium lauryl ester sulfate (SLES)–treated protocol, as a natural three-dimensional scaffold for construction of bioengineered ovaries. Stem Cell Res Ther. 2018;9(1):252.

[13] Chiti MC, Viswanath A, Vanacker J, Germain L, White LJ, Dolmans MM, et al., editors. Hydrogel from bovine decellularized ovarian extracellular matrix supports mouse follicle survival in vitro. 10th World Biomaterials Congress; 2016 17–22 May 2016; Montréal, Canada: Frontiers.

[14] Soares M, Sahrari K, Chiti MC, Amorim CA, Ambroise J, Donnez J, et al. The best source of isolated stromal cells for the artificial ovary: medulla or cortex, cryopreserved or fresh? Hum Reprod. 2015;30(7):1589–98.

[15] Soares M, Saussoy P, Maskens M, Reul H, Amorim CA, Donnez J, et al. Eliminating malignant cells from cryopreserved ovarian tissue is possible in leukaemia patients. Br J Haematol. 2017;178(2):231–9.

第 27 章　完整卵巢的体外灌注
In Vitro Perfusion of the Whole Ovary

M. Milenkovic　Kenny A. Rodriguez-Wallberg　Pasquale Patrizio　著

柳　禹　译　　监小荣　林德伟　校

对于许多类型的全身性癌症（尤其是白血病）患者，因为时间不够（卵母细胞或胚胎冷冻保存），或癌细胞可能残留在卵巢组织中，并可能在再次移植（卵巢组织冷冻）时重新引入患者体内的风险，不推荐生育力保存（卵母细胞、胚胎或卵巢组织冷冻）。同样，卵巢组织冷冻和卵巢刺激（不是诱导青春期）都不能用于患有全身性癌症的青春期前女孩。在这些情况下，用于分离卵泡的体外卵泡培养系统，或支持卵泡生长以允许通过全卵巢灌注搜寻成熟卵母细胞的系统可能是保存生育力的替代方法。卵巢皮质组织的体外卵泡生长研究正在进行中；然而，在撰写本文时，获得人类成熟卵母细胞已被证明是非常困难的。

本章我们描述了体外卵巢灌注系统的发展，该系统能够在整个灌注期间维持卵巢和卵泡的存活及卵母细胞的产生。

一、体外灌注：初始实验和设置

完整器官的体外灌注能够用于研究它们离体的功能，并且自 19 世纪 60 年代至今一直被用作实验模型[1]。与卵巢相关的体外灌注装置采用闭路系统，在预定压力下通过连接到卵巢血管树的蠕动泵连续灌注培养基，从而为细胞和组织提供特定的溶质，同时能够收集流出物进行内分泌分析。与卵巢皮质组织培养相比，这种体外系统的优势在于可研究完整器官，保持组织结构（基质和上皮支架）和细胞通信完好无损。完整器官的灌注对外部刺激的反应与孤立组织不同[2]，因为营养物质通过其完整的脉管系统输送到整个器官，并且细胞以类似于体内条件的方式得到支持。体外灌注装置的设置包括灌注室、循环系统、滚子泵、氧气储存罐、气体加湿器、气泡捕集器和压力计（图 27-1）[3]。离体灌注封闭在生物反应器中，能够维持无菌条件，并可在各种灌注时间内监测和调节温度、pH、氧合作用、灌注压力和流量。就整个卵巢而言，该器官通过分离的卵巢动脉连接到灌注装置，如针对绵羊和人类的研究[4, 5]，或通过解剖小动物的主动脉与灌注装置相连接[6, 7]。在体外灌注程序的开发过程中，灌注介质已被多次修改。最常用的培养基由含 Earle 盐的 M199、26mmol/L NaHCO$_3$ 和 0.68mmol/L L- 谷氨酰胺组成，辅以 2% 牛血清白蛋白（bovine serum albumin，BSA）并用 5% CO$_2$ 和 95% O$_2$ 平衡[5, 6, 8]。灌注培养基中必须添加抗生素（哌拉西林 / 他唑巴坦）和抗真菌药，以降低污染风险并确保更长的灌注时间，从而保持组织的正常状态[6, 7]。由于液体介质的低渗透压可引起组织水肿，必须在灌注液中加入 BSA 或葡聚糖[8]。多数研究利用体外灌注技术被用于研究卵巢功能和生理学[9-11]。在兔卵巢灌注长达 15h（平均 11.5h）后，使用光学和电子显微镜研究了灌注后的卵巢形态[7]，并证明了其正常的组织学和超微结构。在 11 个兔卵巢中有 2 个观察到细菌污染，但有趣的是在卵泡内未发现细菌，这表明颗粒细胞周围的基底膜是阻挡污染的有效屏障[7]。

一项研究在被分离的兔卵巢被灌注 12～24h 后，证明了排卵和类固醇生成[3]。在灌注开始

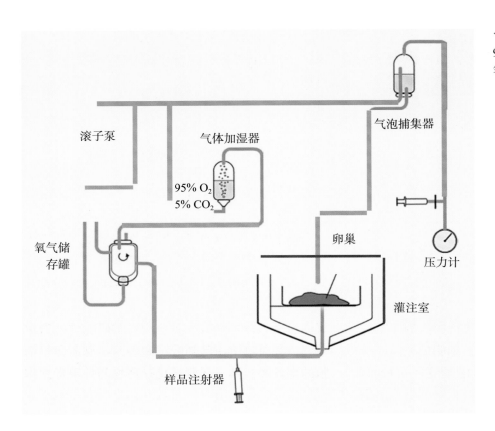

◀ 图 27-1　体外灌注系统示意
95% O₂. 95% 氧气；5% CO₂. 5% 二氧化碳

前 5～6h，动物体内被注射人绒毛膜促性腺激素（human chorionic gonadotropin，hCG），或在灌注培养基中添加黄体生成素（luteinizing hormone，LH）。排卵发生在注射 hCG 和 LH 之后，随后在流出介质中测量雌二醇和黄体酮分泌。未接受 hCG 和 LH 的对照组未观察到激素分泌和排卵[3]。此外，在体外诱导兔卵巢排卵后收集的卵母细胞在体外受精，然后通过剖腹手术转移到输卵管中[12]，实现了妊娠，足月分娩率为 3.8%，而体内排卵后获得卵子的足月分娩率为 18%[12]。尽管活产率很低，但这是研究中的重要一步，并推动了该技术在其他动物模型中的应用，为人类应用做准备。事实上，大鼠和小鼠的完整卵巢也被用作离体研究卵巢功能的模型[6, 11, 13]。

二、卵巢体外灌注模型研究化疗影响和器官冷冻保存

化疗对卵巢功能影响的认识尚未完全阐明；然而，初步研究开始使用体外灌注装置[2]。这些研究的作者灌注牛卵巢并在灌注 24h 和 48h 后通过 TUNEL 方法分析细胞凋亡。与对照组相比，用多柔比星灌注的卵巢显示凋亡细胞百分比从 24h 的（11.4 ± 0.5）倍增加到 48h 的（17.2 ± 3.4）倍。在用多柔比星灌注之前，用台盼蓝染料灌注卵巢，表明染色液在卵巢的各个解剖部位均匀分布。

关于冷冻保存，一些研究分析了羊[4, 14]和人类卵巢[5]冷冻和解冻后的卵巢功能。绵羊卵巢具有与人类卵巢相似的结构，具有含有原始卵泡的胶原蛋白致密基质[15]，尽管在绝经前卵巢中，其大小约为人类卵巢的 20%[16]。

在使用绵羊的研究中，卵巢是在无菌条件下通过手术获得的，然后使用二甲基亚砜（dimethylsulfoxide，DMSO）[14]和丙二醇[4]通过缓慢冷冻方案[17]冷冻保存。解冻后，将绵羊卵巢连接到体外灌注装置，并使用之前描述的灌注介质灌注 120min[3]。通过评估流出介质的激素含量来分析整个卵巢解冻后的功能。与对照组相比，使用 DMSO 和丙二醇冷冻后，发现分泌了更高的孕酮和环腺苷 3′, 5′- 单磷酸（adenosine 3′5′-monophosphate，AMP），以及更好地保存了

细胞活性和组织结构[4, 14]。人类绝经后卵巢也被用于使用 DMSO 作为冷冻保护剂的冷冻保存研究[5]。解冻后，将卵巢连接到体外灌注系统 4h。雄烯二酮和睾酮的产生呈增加趋势，灌注 4h 后电子显微镜和光学显微镜检查显示卵巢组织形态保存完好[5]。另一项研究使用由于良性疾病行双侧卵巢切除术获得的人类绝经后卵巢，结果表明在流出物灌注液中测量到雌二醇、孕酮和睾酮的产生[18]。

三、总结和结论

完整卵巢的体外灌注系统可用于支持卵泡发育和产生成熟卵子。这些系统适用于对患有肿瘤疾病的女性进行性腺毒性治疗之前回收的卵巢进行灌注，由于存在重新引入恶性细胞的风险，冷冻卵巢皮质组织和未来再移植的选择是不可行的。同样，可提供这些系统来保存青春期前女孩的未来生育力。使用卵巢皮质条体外培养的初步工作表明，人类卵母细胞可以开始体外成熟过程[19]，但受精尚未见报道。本章描述的另一种选择是离体建立完整卵巢灌注。在开始性腺毒性治疗之前，可摘除白血病患者或青春期前女孩的一个卵巢，将其连接到体外灌注装置，并在促性腺激素刺激下实现超排卵。在灌注液中加入 hCG 后，卵母细胞可被吸出、冷冻保存，或者通过伴侣或供者精子受精，然后进行胚胎冷冻。这种方法可在灌注开始前及体外卵泡生长和卵母细胞成熟后与部分卵巢皮质的冷冻保存相结合。

未来的研究应通过研究促性腺激素对卵泡生长、活力和卵母细胞成熟的影响，结合其他分子，如生长因子激活信号通路和（或）阻断生长抑制通路，来扩大体外完整器官灌注的利用。总之，离体灌注系统可能有多种应用：①研究体外卵泡发育；②通过使用已知分子和新药物刺激卵母细胞的生长和成熟；③测试化疗药物的性腺毒性作用；④评估癌细胞在卵巢中的定植，以及在卵巢组织冷冻保存之前从卵巢皮质"清除"这些细胞的方法。

第28章 人类卵巢卵泡从原始阶段到成熟期的培养

Culture of Human Ovarian Follicles from Primordial Stages to Maturity

Evelyn E. Telfer 著

李娇生 译　　相轩璇 安慧茹 校

目前，为保障不育或早发性卵巢功能不全（premature ovarian insufficiency，POI）高风险女孩和年轻女性的生育力，常规提供冷冻保存的卵巢组织供随后再移植使用[1]。主要含有未成熟卵泡的卵巢皮质碎片可以被取出、冷冻保存，随后被解冻并移植到原位或异位部位以恢复生育力[2, 3]。尽管这项技术已成功应用于全世界的患者，并催生了130多个婴儿[4]，但对于患有如白血病等血液疾病或高卵巢转移风险癌症的女性，卵巢组织移植有重新引入恶性细胞的风险[5]。对于这一患者群体来说，只有在实验室中使用支持冷冻保存的原始卵母细胞完全体外生长和成熟（in vitro growth and maturation，IVGM）的培养技术，将储存组织中未成熟卵母细胞发育为可受精的第二次减数分裂中期（metaphase Ⅱ，M Ⅱ）卵母细胞，才能安全地实现生育力恢复的可能[6, 7]。IVGM 将有助于年轻女性癌症患者的生育力恢复，因为她们冷冻保存的卵巢组织中存在中高风险的恶性细胞。IVGM的治疗潜力是巨大的，但该技术极具挑战性。本章将概述在这一领域已经取得的进展和将其推向临床应用所需采取的方法。

一、发育中的培养系统

为保存生育力而取出并冷冻的卵巢皮质碎片主要包含女性配子的最不成熟阶段，即原始卵泡。这些卵泡由停滞在减数分裂第 1 期二分裂阶段的卵细胞组成，卵母细胞被包裹在扁平的体细胞（颗粒细胞）内，并在出生前形成，并最终形成一个

非增殖的生殖细胞池，在女性的整个生殖期卵泡都将从中招募生长[8]（图 28-1）。原始卵泡不断被激活生长并开始发育成卵泡 / 卵母细胞，这将导致排卵卵泡和成熟卵母细胞的产生（图 28-2）。这一过程可定义为以下一系列的发育阶段：①启动 / 激活原始卵泡生长；②原始卵泡生长，形成多层窦前卵泡；③形成一个充满液体的腔（窦），体细胞颗粒细胞分化为壁细胞和卵丘细胞；④窦状卵泡增大至排卵前或 Graafian 期，与颗粒细胞增殖和基底膜内的窦液积聚相关；⑤在周期中期黄体生成激素（luteinizing hormone，LH）激增时，Graafian 卵泡破裂，排卵，最终释放出卵丘 – 卵母细胞复合体（图 28-2）[6, 7, 9]。这一过程的复杂性使得体外重新捕获成为一项巨大的技术挑战[6, 7]。

支持原始卵泡完全体外生长系统的开发工作已经进行了近 30 年[6, 7, 9]，并通过随后的 IVGM 和体外受精（in vitro fertilisation，IVF）完成了体外生长（in vitro growth，IVG），上述过程已经在小鼠模型得到实现[10, 11]。早期对该培养系统的研究诞生了小鼠 Eggbert，它在成年后出现了许多异常，从而引发了人们对这些培养技术安全性的担忧[10]。在改变培养基和改进技术后，成功获得了几个检测无异常的小鼠胚胎及其后代[11]。这些研究在理论上证明了可在体外实现完整卵母细胞发育，为进一步应用于其他物种，特别是人类培养系统的发展起到了重要推进作用；然而，人类卵泡的长期生长和大体积是使这些技术难以实现种间转化的因素之一[6, 7, 12, 13]。

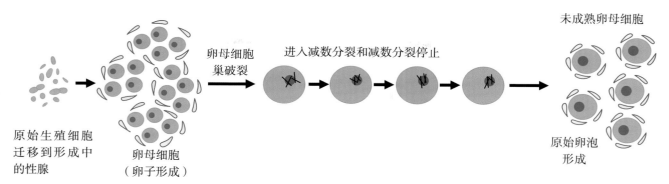

▲ 图 28-1　原始卵泡的形成

卵母细胞于出生前从原始生殖细胞迁移到性腺嵴而形成的。卵母细胞与体细胞混合形成卵母细胞巢，随着这些细胞的分解，卵母细胞进入减数分裂过程，达到减数分裂第 1 期二分裂阶段，在此阶段减数分裂被停止。卵母细胞与体细胞（前颗粒细胞）结合，形成原始卵泡。这些卵泡代表着贯穿女性整个生命的储存生殖细胞

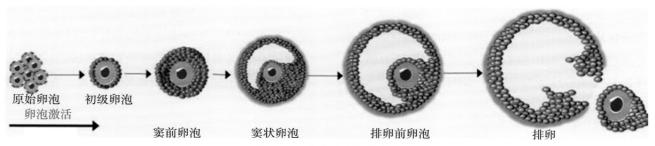

▲ 图 28-2　卵泡发育的各个阶段

原始卵泡代表一个不生长的卵泡池，在整个生殖期不断启动生长。一旦卵泡被激活生长（初级阶段），颗粒细胞增殖形成多层结构（窦前卵泡），然后形成充满液体的腔（窦状卵泡），经过扩张达到排卵前阶段，在黄体生成素信号的作用下，排卵时释放出卵丘 - 卵母细胞复合体

一个成功的小鼠卵母细胞 / 卵泡 IVG 系统的开发需要多步骤系统的支持，这在人类卵泡 IVG 中尤为重要。从原始卵泡生长的激活到成熟，卵泡的每个发育阶段都有不同的要求，因此需要在体外适当的时间提供相应的条件。原始卵泡的生长和发育通过受卵母细胞 - 体细胞相互作用[15]和 microRNA[16] 介导的旁分泌因子[14] 的复杂作用来调节，这些都受到生物力学的影响[17]。开发支持如此复杂的多层次体外过程的系统显然在技术上极具挑战性，但在开发支持人类卵母细胞从原始到成熟的完整发育的体外系统方面已取得良好进展[18, 19]。

二、人类卵母细胞的体外发育

一些已发表的旨在支持人类卵泡 / 卵母细胞发展特定阶段生长的培养系统的研究中，大多数卵泡始于生长阶段，而非原始卵泡[19, 20]。已有报道称，在多步骤培养系统中，人类卵母细胞可从原始阶段生长发育到完全成熟的卵母细胞，并在 IVM 后恢复减数分裂达到 M Ⅱ 阶段（图 28-3）[18]。该系统侧重于发育的关键阶段和支持人类卵母细胞体外发育所必需的一系列条件，而不需要维持大型的完整卵泡[6, 7, 18, 21]。虽然已报道的系统尚未完全优化，但它支持使用多步骤方法并专注于卵母细胞发育的策略，以实现人类卵母细胞的完全体外发育[18]。

卵泡单元既是内分泌结构，又是支持卵母细胞生长和发育的载体。通过专注于卵母细胞的发育和维持适当分化的体细胞，可减少体外维持大卵泡结构的需求。为了支持卵母细胞及其周围体细胞的发育，培养系统需要适应不断变化的需求，即需要一个多步骤系统。支持人类卵母细胞从原

始阶段发育到成熟的多步骤系统[18]可分解为 3 个主要步骤，每个步骤都支持特定的卵泡 / 卵母细胞发育阶段：①培养小块卵巢皮质以支持原始卵泡的激活；②分离和培养生长的窦前卵泡，以实现卵母细胞生长和发育至窦状卵泡；③卵丘 - 卵母细胞复合体的抽吸和成熟（图 28-3）。

三、激活非生长（原始）卵泡

从卵巢组织分离出来的原始卵泡在培养物中保持静止状态，不会激活生长；因此，为了实现激活，原始卵泡需要被保持在含有基质细胞的小块卵巢皮质中[18, 22-27]。支持人类原始卵泡启动 / 激活的系统已经被开发出来[18, 22-30]。每个培养系统的活化率都不同，这与起始材料的制备和结构有关。这一结果说明了机械信号调节原始卵泡激活，强调了机械信号对细胞通路的重要性[17]。

被机械松动的卵巢组织支持人类原始卵泡的激活，这些原始卵泡可在 6 天内发育到多层（次级卵母细胞）阶段[18, 26]（图 28-3 和图 28-4）。显然，建立这种支持卵泡活化的培养系统的关键步骤是组织的制备。第一步是去除任何生长中的卵泡和大部分的基质组织，使组织主要由含原始卵泡和初级卵泡的卵巢皮质组成，这被称为微皮质（图 28-4）。在无血清培养基中培养这些微皮质碎片，可使卵泡在相对较短的 6～10 天培养期内从原始阶段显著转变为生长阶段[26]（图 28-4）。基质细胞的密度和组织结构正在成为有助于调节体外生长的关键因素。与制备和培养为扁平"薄片"的皮质相比，将人卵巢组织制备为固体立方体的皮质组织会使生长启动变得缓慢[23]，因为前者的大部分底层基质已被去除[18, 26]。在组织制备的过程中，卵巢组织碎裂成微皮质碎片会影响 Hippo

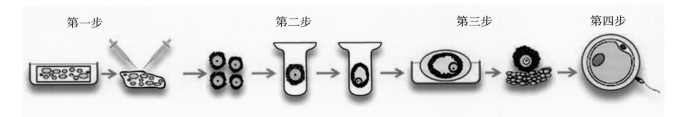

▲ 图 28-3　支持从人类原始卵泡到成熟的卵母细胞体外生长（IVG）的多步骤培养系统[18]

第一步：扁平的卵巢组织条在含有人血白蛋白、抗坏血酸和基础水平卵泡刺激素（FSH）的培养基中自由漂浮培养。一旦卵泡达到多层阶段，就可用针头机械地分离出来。第二步：将分离出的卵泡从窦前期到窦期阶段进行单独培养。第三步：通过从窦前卵泡中取出卵母细胞复合体并培养卵母细胞及其周围的体细胞，实现卵母细胞生长和发育的最后阶段。第四步：将卵丘 - 卵母细胞复合体置于体外成熟的培养基内。然后对卵母细胞进行分析，看是否存在 MⅡ阶段的纺锤体和极体。最终目标是确定这些复合物是否可受精并形成胚胎，但这仍有待证明

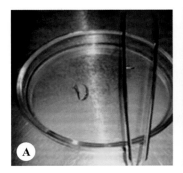
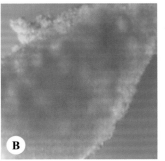
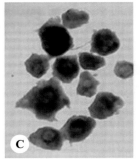
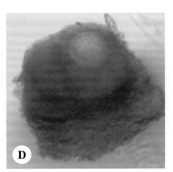

▲ 图 28-4　卵泡在微皮质中的生长

A. 一块典型的卵巢组织在被制备成微皮质进行第一步培养之前的显微照片；B. 培养 7 天后的微皮质，显示许多卵泡被激活；C. 7 天后从微皮质中机械分离出生长中的卵泡；D. 分离的卵泡和周围的卵泡膜细胞在多步骤培养的第二步中被选作单独培养[18]

信号通路[14, 31, 32]，该通路通过调节细胞增殖和细胞死亡来控制器官的大小[33]。碎裂和生物机械力会影响这些过程。Hippo 信号通路的作用可解释观察到的不同培养系统之间的差异，即在这些培养系统中，制备了致密的卵巢皮质立方体的培养系统可使卵泡发生低水平激活[23, 24, 27]，而去除了底层基质和组织相互作用中断的微皮质碎片中卵泡发生了显著激活[18, 26]。

除 Hippo 信号通路外，磷脂酰肌醇 –3′– 激酶（phosphatidylinositol-3′–kinase，PI3K/AKT）通路也是参与调节原始卵泡激活的关键细胞信号通路之一[31, 34–37]。现已充分认识到，PI3K/AKT 信号通路在调节卵泡激活中起着关键作用。该通路的一个组成部分，即 10 号染色体上缺失的磷酸酶和紧张素同系物（phosphatase and tensin homolog，PTEN），作为负调节因子，抑制卵泡发育的启动[36, 38]。使用基因敲除模型[38]和药物抑制剂[35, 39]破坏 PI3K/AKT 通路的这一成分可促进小鼠、异种移植[35]、培养的人类[31, 37]和牛的卵巢组织[40]中卵泡生长的激活。卵泡激活也受到该通路其他成分的影响，即哺乳动物雷帕霉素复合体靶点 1（mammalian target of rapamycin complex 1，mTORC1），这是一种丝氨酸 / 苏氨酸激酶，通过响应生长因子和营养物质进而调节细胞的生长和增殖，并对卵泡激活起着积极作用[41]。

可使用双氧钒［bpV（HOpic）］等化合物来抑制 PTEN 的作用[42]，在培养的微皮质中加入该化合物可促进原始卵泡激活和增加培养 24h 后次级卵泡的数量[35, 37]，而雷帕霉素（mTORC 抑制剂）将抑制原始卵泡的激活[43]。

研究表明，人为操控 PI3K 通路可改变原始卵泡的激活[14, 31, 32, 35, 37, 40]，并已被临床应用于攻克原发性卵巢功能不全（primary ovarian insufficiency，POI）相关性不孕[32, 44]，并有活产相关报道[32]。虽然这是一个非常鼓舞人心的发展，但需要注意的是，在体外使用类似抑制剂虽然会增加原始卵泡的激活，但也会影响后期发育阶段的卵母细胞质量[31, 37]。PTEN 抑制对分离的次级卵泡的这种负面

影响似乎改变了卵母细胞有效修复 DNA 的能力，因为据报道，在培养的牛卵巢皮质中抑制 PTEN 会导致高水平的 DNA 损伤和降低 DNA 的修复能力[40]。正常情况下，卵母细胞具有良好的 DNA 修复能力[45]，如果 DNA 修复能力发生改变，卵母细胞质量最终所受到何种的影响尚不清楚[36]。

一旦卵泡开始在卵巢微皮质内生长（图 28–3 和图 28–4），它们就可发育到窦前卵泡 / 次级卵母细胞阶段，但当它们达到这一阶段时，它们所处的皮质环境会抑制其进一步生长，从而破坏卵泡的完整性和降低卵母细胞的存活率[24, 26]。这种抑制作用可通过将生长中的卵泡从微皮质中移除并将其置于单独的培养孔中来克服卵泡相互作用的影响[26, 46]。

四、体外生长的窦前卵泡

已达到多层阶段的卵泡可使用或不使用酶从卵巢皮质中机械分离。胶原酶和 DNase 等酶可用于从基质组织中分离生长中的卵泡，但这可能不利于卵泡形态和生存[47]。使用高度纯化的酶制剂（如 Liberase）可能会减轻胶原酶治疗带来的损伤[48, 49]，但需要谨慎使用酶，因为它们可能会损害保持卵泡结构所需的卵泡膜层[26, 50]。最近对分离的牛卵泡的研究表明，在缺乏生长因子的情况下，完整的卵泡膜层可支持卵母细胞体外生长[50]。通过机械分离卵泡，可避免酶的破坏作用，因为通过保持了基底层和卵泡膜层，保持了卵泡的完整性，但这是一个耗时的过程，会使分离的卵泡产量相对较低[18, 26, 28]。

已经报道了支持多层卵泡生长的培养系统，这些卵泡从卵巢组织中的生长卵泡分离出来[51–55]，或从原始阶段体外发育而来[18, 26, 28]。在体外培养分离的人类卵泡给维持其结构带来了挑战，因为它们可长到几毫米。为了解决这一问题，几个研究团队已应用了组织工程学原理，利用藻酸盐等生物材料包裹人窦前卵泡，从而维持其结构完整性并促进其体外生长[52, 54, 55]。这种包封提供了一种类似细胞外基质的材料，可促进卵泡和周围培养基

之间的分子交换，同时其硬度可防止卵泡单元的分离，但其又足够灵活可适应扩张[56]。除藻酸盐外，还开发了一系列支架来支持人类卵泡在体外生长。这些支架包括去细胞化的卵巢组织[53, 57]和3D微孔支架[58, 59]。支架的使用具有巨大的潜力，生产支持卵泡发育的工程支架为我们提供了一种可重复和易获取的选择[59]。

虽然使用支持性基质或支架可能是有利的，但它不是促进分离的卵泡发育所必需的，在为人类卵泡开发的多步骤培养系统中也没有被使用（图 28-3）[18]。单个多层卵泡被简单地放置在 V 形微孔板内，其中的无血清培养基含有低剂量的 FSH、激活素 -A 和抗坏血酸[18, 26, 28]。窦前卵泡在该系统内生长和分化，在体外维持其三维结构[26, 28, 37]，最终在 10 天内形成牛窦状卵泡[46]（图 28-4 和图 28-5）。

从皮质分离后，人类卵母细胞 / 卵泡在体外发育的能力相当强大。从卵巢皮质分离并在含有 FSH 的藻酸盐基质中培养的人窦前卵泡在 30 天内经历了完整的卵母细胞生长[55]，其中一些卵泡能够减数分裂成熟并达到 M Ⅱ 阶段[19]。在培养的皮质碎片中生长的原始卵泡被激活，并当其形成窦前卵泡时被机械分离（图 28-4C 和 D），在体外 10 天内经历类固醇合成、分化，最终形成窦腔[26]（图 28-5A）。多层卵泡在体外的生长维持依赖于维持卵母细胞和体细胞之间的相互作用，已经证

明，在这个阶段向培养基中添加 FSH 和激活素 A 可促进这些相互作用，并使牛和人卵泡的健康状况[60]和窦腔形成得到改善[18]。

将人窦前卵泡培养到排卵前卵泡大小在技术上是具有挑战性的。目前，支持小鼠卵母细胞从原始阶段完全发育的最成功的培养系统并不试图在体外将完整的窦状卵泡培养至排卵前卵泡，而是将重点放在可促进卵母细胞发育的卵母细胞 - 颗粒细胞复合体（oocyte-granulosa cell complex, OGC）上[11]。小鼠系统为开发人类多步骤培养系统提供了第三步的基本原理和奠定了基础。在多步骤系统的第二步，单独培养的分离卵泡在 6～8 天内形成窦腔，在此阶段，可通过对卵泡进行温和的预处理来获取卵母细胞群（图 28-5C）[18]。然后，在多步骤系统的第三步，选择具有完整卵丘和贴壁颗粒细胞的复合物在膜上生长（图 28-5）。卵母细胞大小是减数分裂潜力的指标[61]，因此这一阶段的目的是促进卵母细胞生长，在该步骤之后，可获得至少 100μm 的卵母细胞，并招募其进一步成熟[18]。

五、优化培养条件

已开发的各种培养系统在卵母细胞生长率上存在差异，相比于为了进一步生长在窦腔形成后移除复合物的系统相比，完整卵泡的培养系统[19, 55]之间的差异最为显著[18, 26]。为了确定 IVG

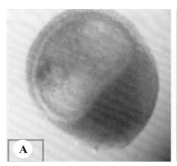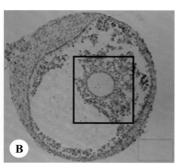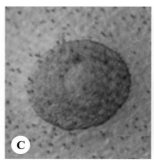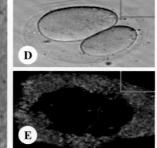

▲ 图 28-5 体外生长的人类卵巢卵泡的显微照片

A. 第二步培养后体外生长的窦状卵泡[18]；B. 体外生长的窦前卵泡的组织学切片，突出了在总共 16～20 天培养后可去除的卵丘 - 卵母细胞复合体；C. 体外生长的卵丘 - 卵母细胞复合体被分离并在膜上培养以进一步生长（第三步），然后在成熟培养基中放置 24h；D. 体外生长卵母细胞成熟，形成极体，表明进展到 M Ⅱ 阶段；E. 卵母细胞的 M Ⅱ 阶段纺锤体被免疫染色

的最佳条件，需要对产生不同生长速度的培养系统进行详细分析。体内卵泡 / 卵母细胞发育的调节是复杂的、多层次的，该调节平衡了促进生长和导致退化的影响因素。支持 IVG 的最佳条件仍未被探索彻底，因此在改善培养条件方面未取得重大进展 [9, 62]。各组使用的基本培养基有所不同，但人类多步骤培养系统常规使用的是 McCoy 的 5A 培养基 [18, 26]。最初，用于支持活化和生长的培养系统包含带血清培养基，改进后，现在的无血清培养基加入了人血白蛋白（human serum albumin，HSA）、胰岛素、转铁蛋白、硒和抗坏血酸的组合 [18, 26]。尽管一些生长因子和激素已经在一系列物种中进行了测试，但结果是矛盾的，在应用浓度或添加时间上也没有明确 [62]。

所有卵泡培养系统成功的关键是需要保持卵母细胞 – 体细胞的相互作用，这对支持和维持卵母细胞发育至关重要。许多调节细胞间通信的因子是 TGF-β 超家族的成员，包括卵母细胞因子、生长分化因子 –9（growth differentiation factor-9，GDF-9）和骨形态发生蛋白 15（bone morphogenetic protein 15，BMP-15）[15]，这些因子表达于人类卵母细胞和颗粒卵丘细胞，可促进细胞间相互作用的建立并影响细胞增殖 [63]。人类卵母细胞成熟和受精率的提高 [64] 与卵丘细胞中 GDF-9 或 BMP-15 mRNA 水平的增加有关，在培养的人类卵巢皮质中添加其中任一因子都会促进原始卵泡的激活 [65]。多层卵泡在培养物中的持续生长依赖于卵母细胞 – 体细胞间的相互作用 [66]，添加激活素 A 与低剂量 FSH 可维持卵母细胞与体细胞间的相互作用，进而改善牛模型中多层卵泡阶段的健康状况和促进窦腔形成 [60]，已被成功应用于人类多步骤培养系统 [18]。

六、减数分裂成熟

为了支持减数分裂恢复到 MⅡ，在 IVG 过程结束时收获的卵丘 – 卵母细胞复合体需要进行体外成熟（in vitro maturation，IVM）处理。人类未成熟卵母细胞的 IVM 方法已经发展了 50 多年 [67]，

但直到 1991 年才有 IVM 后的首次活产报道 [68]。现在，临床上只有少数中心可开展 IVM 技术，受卵母细胞来源的严重影响，IVM 成功率参差不齐 [69]。未成熟卵母细胞的成功成熟率低于从卵巢刺激收获的卵母细胞 [69]，这虽然一定程度反映了 IVM 收获的卵母细胞质量，但说明了 IVM 方案需要进一步改进 [70]。通过使用双相系统对卵母细胞进行 C 型利尿钠肽预处理，然后再进行常规 IVM（CAPA-IVM），可显著提高卵母细胞的成熟率和卵母细胞质量 [71]。后续将有单独的章节对 IVM 技术进行详细讨论。

一些来自多步骤培养系统的 IVG 卵母细胞在 IVM 后经历了减数分裂成熟，约 30% 的卵母细胞可存活，形成 MⅡ 纺锤体（图 28-5D 和 E）[18]。然而，IVGM 卵母细胞形成的极体显著大于正常卵母细胞（图 28-5D 和 E）[18]。目前尚不清楚是什么导致了这些大型极体，但纺锤体与卵母细胞皮质的接近程度会影响极体的大小 [72]，纺锤体与卵母细胞皮质的接触缺失会导致大型极体挤压发生 [73]。任何 IVG 系统的终点都是产生具有发育潜能和表观遗传学正常的卵母细胞，因此，未来的研究需要对每个阶段进行集中优化，并进一步了解 IVG 卵母细胞和胚胎的表观遗传 [74]。

七、培养不同的组织来源

越来越多的证据表明，没有任何一种培养策略可支持各种患者来源的组织。在将培养系统应用临床之前，必须证明来自各种患者来源的组织如何在体外发育。这些来源包括青春期前女孩、化疗后患者及 Turner 综合征等其他疾病患者。IVG 的一个重要应用人群是几乎没有生育力的青春期前女孩 [75]。

然而，随着年龄和青春期成熟阶段的不同，卵泡群存在显著差异 [28]。与成人卵泡相比，来自青春期前女孩的卵泡在体外的生长轨迹是不同的。因此，为成人组织开发的培养系统可能并不适用于青春期前女孩 [28]，需要对特定年龄组的培养系统进行调整和完善。对取自霍奇金淋巴瘤

（Hodgkin's lymphoma，HL）但使用多柔比星、博来霉素、长春碱和达卡巴嗪（ABVD）治疗后的患者卵巢组织进行了培养，发现 ABVD 治疗组织与年龄匹配的健康对照组之间的卵泡发育率存在差异[76]。越来越多患有 Turner 综合征的年轻女性获得了生育力保存和卵巢组织冷冻保存[77]。来源于这些患者的卵巢组织在卵泡数量和质量上差异显著，给 IVG 的成功提出了挑战[77]。"一刀切"的培养系统不复存在，每个患者都需要个性化培养系统。

八、结论

开发支持卵巢活检卵母细胞 IVG 培养系统的主要目的是生产可受精的具有发育能力的卵母细胞。本章讨论的系统现状和效用主要是作为人类配子发生的模型，用于更好地了解人类卵母细胞发育阶段的调控因素，而这一过程我们仍然缺乏了解。此外，这些系统因为可被用来评估移植前冷冻卵巢组织的质量，故在改善生育力保存计划方面具有举足轻重的作用。

通过提供自体移植的替代方案，将人类卵母细胞从未成熟阶段发育到成熟和具备体外受精能力，可彻底改变生育力保存实践方案，并有可能成为下一代体外受精方案。目前，还没有完全优化的人类卵母细胞培养系统，但现在有证据表明，人类卵细胞从原始到成熟的完整体外生长是可能的[18]。本章详细介绍的培养系统有助于我们更深入了解有关人类卵子的发生过程，提高对人类卵母细胞发育的认识。虽然该方法在技术上要求很高，而且结果受许多变量影响，但已取得了巨大进展。在实际临床应用之前，为了证明这些技术的安全性，仍有大量的研究和测试需要进行[21]。

第29章 卵母细胞和卵巢组织的自动化玻璃化冷冻
Automation in Oocyte and Ovarian Tissue Vitrification

Amir Arav　Pasquale Patrizio　著

李娇生　欧　莹　译　　相轩璇　校

一、玻璃化冷冻技术简史

长期以来，通过冷却保存细胞、组织样本和器官一直是一个活跃的研究领域[1]。缓慢冷冻和玻璃化冷冻是完成这一任务的两种方法；然而，最近也有人提出了第三种方法，称为冷冻干燥，尽管仍在研究中。冷冻是通过将温度降低到冰点以下使液体变成冰的相变，而玻璃化是一种液体迅速凝固而不形成冰晶的现象，因此，该过程被称为玻璃化，结果是无定形固体。历史上，Gay-Lussac 在 1836 年发现，封闭在小管中的水可过冷到 −12℃，这一发现为玻璃化概念的产生埋下了种子[2]。1 个世纪后的 1938 年，Luyer 和 Hodapp pub 发表了第一篇通过玻璃化冷冻成功冷冻精子的报道[3]。

继第一次成功冷冻小鼠胚胎[4]之后，Rall 和 Fahy 在 1985 年首次报道了使用相对较大体积的样本成功进行玻璃化冷冻[5]。他们将相对较大体积的二甲基亚砜、乙酰胺和聚乙二醇的混合物装入 0.25ml 吸管中，然后将吸管插入液氮中。然而，由于卵母细胞的抗寒能力较强，被发现比胚胎更难冷冻保存。这种保存能力的差异主要归因于膜脂质的组成存在差异，与胚胎相比，卵母细胞中多不饱和脂肪酸（polyunsaturated fatty acids，PUFA）较少[6]。无论是营养还是与脂质体融合，卵母细胞膜脂肪酸组成的改变都会影响生物物理参数，并会降低牛卵母细胞的冷敏度[6, 7]。在 20 世纪 80 年代末和 90 年代初，Arav 等开发了"最小化冷冻体积"（minimum drop size，MDS）方

法[8, 9]。这种方法（MDS）应用了能够维持卵母细胞或胚胎不因干燥而受损的最小体积。MDS 方法玻璃化所用的体积为 0.07μl（70nl），玻璃化溶液的浓度比大体积玻璃化法所用的玻璃化液浓度低约 50%[9]。MDS 方法已在世界范围内被采用，并促使了卵母细胞玻璃化冷冻的成功[10-13]。它允许更快的冷却速度和更少的冷冻损伤，并由于体积减小而使用较低浓度的低温保护剂（cryoprotectant，CP）。

二、玻璃化冷冻原理

如前所述，玻璃化冷冻是一种生物物理过程，通过该过程，样品在不形成冰晶的情况下固化，从而产生玻璃状的非晶体状态。它需要高黏度、高冷却速度和小的样品体积[1]，用公式表示：玻璃化概率 =CR 或 WR×μ×1/V。这意味着玻璃化的概率随着冷却或升温速度（cooling/warming rate，CR/WR）和黏度（viscosity，μ）的增加及体积（volume，V）的减小而增加。这些条件使得细胞和组织样本在转变为玻璃状之前不会形成冰晶，因此大大减少了冷冻损伤。

另外，传统的冷冻需要成核因子以诱导冰晶形成，这种形成是随着温度的降低自发进行，或者是故意进行的所谓引晶[1]。当温度降低时，成核因子在溶液中自发出现。然而，样品体积越小，这种成核因子出现的概率就越小。当温度降低而黏度增加时，溶液的凝固点就会降低，但与此同时，溶液的玻璃化转变温度（transition temperature，T_g）亦会升高。基于这一差异，可用各种方法来避免冻结，如增加黏度（即 CPS 浓度）和冷却速度，同时减少样品的体积[9, 11]。第一种玻璃化方法是通过使用高浓度的 CP 来增加黏度[5]。然而，这些浓度会损害卵母细胞，产生渗透压力或化学毒性[14]。因此，另一种方法是通过提高冷却速度和减少体积来降低 CP 浓度[9, 15]。今天，许多成功的冷冻保存方案利用了玻璃化冷冻的方法（而不是缓慢冷冻），将卵母细胞和胚胎放入液氮中，并使用所谓的开放系统[1, 10, 13]。由于卵母细胞或胚胎与液氮直接接触，开放系统方法存在潜在的污染和交叉污染风险[16, 17]。

卵母细胞玻璃化冷冻

在冷冻保存方面，卵母细胞与精子或胚胎有很大不同。哺乳动物的卵母细胞体积比精子体积大 3~4 个数量级，因此大大降低了表面积与体积比。然而，这并不是成熟卵母细胞对低温和缓慢冷冻敏感的原因。成熟卵母细胞对缓慢冷冻损伤非常敏感和易受其影响。这是由于它们的冷冻敏感性发生在低温下，影响了不同的细胞成分，即透明带（zona pellucida，ZP）、质膜、减数分裂纺锤体和细胞骨架等。

处于 M II 阶段的卵母细胞质膜具有较低的渗透系数，因此使得 CP 和水的运动变慢[1, 18]。此外，冻融过程会导致过早的皮质颗粒胞吐、透明带硬化，使精子无法穿透和受精[19]。这是采用卵胞质内单精子注射（intracytoplasmic sperm injection，ICSI）对解冻 / 复温卵母细胞进行受精的主要原因。卵母细胞还具有较高的细胞质脂质含量，这反过来又增加了冷冻敏感性[20]。卵母细胞膜下的肌动蛋白微管较少[20, 21]，使其膜的坚固性欠佳。冷冻保存也会引起细胞骨架紊乱及染色体和 DNA 异常[21]。M II 阶段的减数分裂纺锤体对低温非常敏感，也可能会受到损害[1]。然而，在解冻或升温和体外培养（in vitro culture，IVC）后，它确实会发生在一定程度上的恢复。卵母细胞也更容易受到活性氧的损害[22]。其中许多参数在受精后发生变

化，从而使胚胎不太容易对低温敏感，而且更容易冷冻保存[23, 24]。

玻璃化冷冻需要高浓度的 CP 存在。因此，尽量减少渗透压或化学毒性对细胞造成的损害是很重要的。不过，目前还没有一种理想的冷冻保护剂能满足这些要求并能适用于跨物种和不同发育阶段的胚胎使用。理想情况下，在玻璃化冷冻研究之前，应对细胞或组织进行专门的渗透性和细胞毒性研究。玻璃化溶液中冷冻保护剂的存在降低了细胞内结晶的可能性，而这被认为在非常快速的冷却发生时会产生最大的损害，然而，所需的高浓度冷冻保护剂是有毒的，即使在不冷却也会对卵母细胞造成渗透性损伤。

人们用不同的方法来减少这种"溶液效应"：①短时间暴露在低温保护剂[25, 26]中；②使用低毒性的渗入性低温保护剂[10, 14]或它们的混合物；③添加非渗透性低温保护剂[14]；④降低低温保护剂的浓度[10]；⑤低温暴露[9]。在这些方法中，非渗透性冷冻保护剂的使用已被证明是有效的，因为在快速降温和升温过程中，卵母细胞的收缩和随之而来可能产生冰结晶风险的细胞内液量较低[27]，或者因为穿透细胞的冷冻保护剂的数量减少，从而减少了可能的毒性影响[14]。此外，作为非渗透 CP 的碳水化合物对膜有稳定作用[28]。在我们报道的研究中，海藻糖的危害比蔗糖小。蔗糖和海藻糖的 Boyle-Van't Hoff 关系测定产生了相同的回归线，因此这种良性效果可能是其与膜的极性脂基相互作用的结果[28]。在丙二醇和 DMSO 溶液或它们的混合物中，只需要 10min 的暴露就可达到平衡[14]。玻璃化证明了丙二醇是可被成功使用的。然而，在使用快速冷却和升温速度时，要想成功地进行玻璃化，需要对卵母细胞使用高浓度的冷冻保护剂溶液。在早期关于未成熟猪卵母细胞的报道中，我们发现使用较低浓度的 CP 时，尽管卵母细胞有明显的玻璃化，但膜的破坏是不可避免的[29]。1990 年，Kasai 首先描述了使用乙二醇进行小鼠胚胎玻璃化冷冻[30]。今天，最常见的解决方案是基于 DMSO 和乙二醇的混合物[10]。

小体积 MDS 方法是解决玻璃化冷冻过程中出现的大多数问题的方案。与玻璃化相关的主要问题有 3 个：①结晶（冷却过程中）；②反玻璃化（储存或升温过程中结晶）；③玻璃溶液的破裂导致反玻璃化，这可能是由于破裂释放能量。然而，在 1μl 时，只有当玻璃化溶液（vitrification solution，VS）浓度较高时（100%VS=38% 乙二醇 +0.5mol/L 海藻糖 + 含 4% 牛血清白蛋白的 TCM 培养基）才会出现破裂，但在较小体积时不会出现[26]。这意味着破裂的概率随着玻璃化转变温度或 VS 黏度的增加而增加。在低浓度 VS（50%VS）下，只有在非常高的冷却速度下才能观察到破裂。因此，我们建议根据以下公式对这种现象进行简单的解释。

$$破裂概率 =CR+WR \times \mu \times V$$

$$玻璃化概率 =CR+WR \times \mu \times 1/V$$

1. 提高冷却速度将提高玻璃化概率，但它也会增加破裂的概率。

2. 增加黏度（μ）也会提高玻璃化概率，因为 Tg 会增加[28]，从而增加了分馏的可能性。

3. 唯一能增加玻璃化概率并同时减少破裂概率的参数是将体积（V）减小到"MDS"值。

在高浓度 VS 下，破裂概率增加的原因被认为与 Tg 温度有关。我们知道，只有在液体转变为玻璃化的温度（Tg）以下和液氮温度（$-196℃$）以上时，才会发生破裂。此外，具有较高 CP 浓度的溶液将具有较高的 Tg。因此，如果温度梯度增加，如 Tg 较高的情况下，破裂的概率也会增加。最后，报道了在 MⅡ 阶段或 GV 阶段使用 75% VS 对牛卵母细胞进行玻璃化冷冻的结果[14]，玻璃化冷冻的 MⅡ 卵母细胞的卵裂率和囊胚率分别为 72% 和 38%，GV 阶段卵裂率和囊胚率分别为 27% 和 14%。我们的结论是，新的玻璃化程序具有体积小、与过冷液氮直接接触、VS 浓度低的特点，减少了冷冻损伤，并在没有玻璃破裂的情况下提供了较高的玻璃化概率。

Seki 和 Mazur[31] 指出，升温速度比冷却速度更重要。小鼠卵母细胞在缓慢冷冻后快速升温，可保持较高的存活率。他们还注意到，在缓慢的升温速度下，卵母细胞的存活率随着降温速度的增加而下降。Hopkins 等[32] 还表明，对于大多数 CP 来说，临界升温速度远远高于临界冷却速度。对此的解释可能是冰核的数量随着冷却速度的增加而增加。冰核在较低的温度下占主导地位，因此较高的冷却速度将在快速冷却过程中形成更多的冰核[33]。在相对较慢的升温速度下，由于这些冰核的存在，再结晶会增加，将产生更多的损坏。因此，快速冷却的重要性主要是为了减少冷冻损伤，需要更快的升温速度。我们最近表明[34]，为了最大限度地提高升温速度，应尽可能地保持液氮和升温溶液之间的距离，即在 50~250mm。

三、自动化玻璃化冷冻所需的参数

自动化最重要的特点是可通过使用相同的装置对玻璃化和复温过程的整个过程进行标准化。卵母细胞存活的一个关键因素是快速的冷却速度和升温速度，这可通过使用小体积和小尺寸的细胞载体来实现的。这两个重要要求都存在于 Sarah 自动化玻璃化装置中，下面将对其进行描述。

Sarah 自动化玻璃化冷冻原型装置[35, 36] 可非常准确地确定卵母细胞或组织的曝光时间和培养条件（温度、二氧化碳和湿度）。这使每个玻璃化和升温步骤的曝光时间和条件标准化，从而使过程和结果具有一致的重复性。最重要的是，玻璃化过程（快速冷却）和升温是使用小体积的玻璃化液和小型冷冻载体进行的。为了避免渗透压和化学毒性，与 CP 溶液的平衡步骤应循序渐进。快速降温和升温对卵母细胞和卵巢组织尤为重要，因为我们已经证明，如果卵母细胞冷却到 0℃ 的时间超过 0.5s，将不可避免地发生冷冻损伤[35, 36]。因此，采用大多数开放系统低温载体（Cryotop、Cryolock、OPS），创造了超过 20 000℃ /min 的冷却速度和升温速度，使达到 0℃ 的最佳冷却速度在 0.5s 内。

如前所述，液滴的体积应最小化，因为其不仅可减少冰核，而且还降低破裂概率[36]。在考虑存储空间需求时，装置小巧且易于操作也很重要。此外，理想的做法是所有程序，即暴露于平衡和玻璃化溶液、液氮冷却、升温和稀释，都能在短时间内实现自动化和完成执行。自动程序应该是安全和零误差的，如果发生错误时，装置应提醒操作者，操作员应手动继续玻璃化过程，以避免生物样本的丢失。

四、自动化系统（E. Vit 和 Sarah）

为了推进卵母细胞、胚胎和组织玻璃化冷冻的使用，我们开发了一种可在吸管内进行胚胎玻璃化冷冻、升温和稀释的系统[35]。该系统已经在绵羊体外产生的胚胎（in vitro produced embryos，IVP）中进行了测试，这些胚胎使用"E. Vit"装置（易于玻璃化）进行玻璃化冷冻，该装置由一根 0.25ml 吸管组成，一端有一个孔径为 50μm 的聚碳酸酯网格[36]。

用于卵母细胞和胚胎玻璃化冷冻的自动装置（Sarah）由一个垂直的机器人手柄组成，在这个手柄上连接着一个特殊的吸管支架，可装载多达 6 根吸管。这个机械臂以预定的时间间隔在垂直平面上上下移动，通过这样做，吸管中包含的生物样本在不同的溶液（玻璃化和平衡）之间运送，这些溶液排列成 9 个杯子，放置在一个温度控制的金属旋转木板中（图 29-1）。转盘上的最后一站是含有液氮的转盘，吸管最终插入其中，整个玻璃化周期被认为在约 17min 内完成。

在这些初步实验中使用的吸管是 0.25ml 吸管（CBS，L' Aigle，法国）。在将吸管连接到支架之前，先将卵母细胞或胚胎手动加载到吸管中，然后用特殊胶囊（50μm 孔径）将吸管的一端封闭（Fertile Safe Ltd.，Nes-Ziona，Israel）（图 29-2）。将支架放在机器人手柄上并且从触摸屏上选择了适当的玻璃化方案后，按下开关按钮即可开始玻璃化过程。一旦所有的步骤都完成了，吸管夹持器将吸管插入一个装有液氮或无菌液体空气的特殊绝缘容器[38]。然后，将特殊的吸管支架从手柄上断开，吸管可这样被储存，也可插入 0.3ml 热封

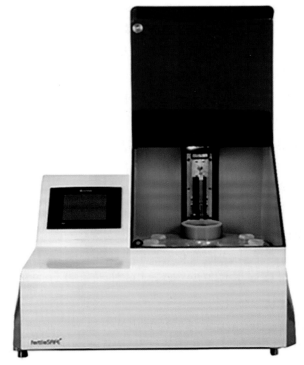

▲ 图 29-1　Sarah 装置

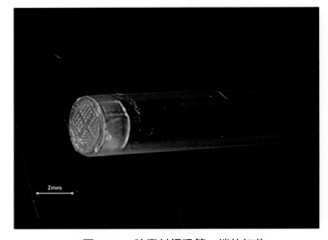

▲ 图 29-2　胶囊封闭吸管一端的细节

吸管（如果预先考虑封闭系统），然后放入液氮储罐中长期储存。

对小鼠、牛卵母细胞(35 个)和羊囊胚(37 个)的实验结果表明，卵母细胞存活率、囊胚再扩张率、胚胎存活率和孵化率均与新鲜对照相同。此外，使用 E. Vit 吸管玻璃化冷冻的睾丸组织[39]及小鼠和绵羊的卵巢组织（正在准备中）显示，在使用 E. Vit 玻璃化冷冻后有非常高的存活率。

自动化玻璃化冷冻系统最重要的特征应是能够通过以下方式保持卵母细胞和卵巢组织的高存活率和活力：①采用 MDS 体积产生高冷却速度和升温速度；②将细胞暴露在浓度不断增加和减少的 CP 溶液中；③使用多步骤来避免渗透性损伤[36, 37]。此外，理想的装置应能同时控制时间和温度，并减少每个患者所需的玻璃化工作时间。如吸管这样的一次性容器应易于贴上标签，并易于储存在标准液氮储罐中，而不需要改变储存空间或需要专门的储罐。这些功能都在此文提及的 Sarah 装置中出现[35]。目前，还没有一种方法能够完全自动化玻璃化冷冻过程。很少有出版物描述了自动化玻璃化的解决方案，唯一商业化的半自动化玻璃化机是来自 Genea[40] 公司名为 Gavi 的机器。Sarah 装置是一种简化的方法，它使用了市面上的吸管，使其脱离了来自操作者的依赖，与此同时，它还浸入液氮，因为其将生物样本玻璃化并保存在液氮中，直到样品被长期存储，从而为胚胎学家提供了操作灵活性。Sarah 装置最多可以操作 6 根吸管，每根吸管可装载 5 个卵母细胞（或胚胎），每个患者可同时玻璃化冷冻 30 个卵母细胞 / 胚胎，从而缩短了完成整个任务所需的时间。对于繁忙的机构，这是一个特别重要的特点。Sarah 或 E. Vit 装置最重要的特点是使用连接在吸管末端的一个非常小的胶囊，这允许了最小体积样品的使用。正如前面强调和反复重复的，MDS 是成功玻璃化的最关键因素，将允许超过 20 000℃ /min 的高冷却速度和升温速度。我们对受精卵母细胞（2PN 胚胎）的研究结果与其他玻璃化冷冻系统（如开放拉吸管和冷冻顶法[35]）的结果，或在长平衡条件下或短平衡条件下玻璃化冷冻的结果[37] 相当。总之，卵母细胞存活的一个关键因素是高冷却速度和升温速度，这可通过使用小体积和小尺寸的细胞载体来实现的。这两个重要要求都存在于 Sarah 自动化玻璃化装置中。该装置由于拥有 2 个主要优点而简化了玻璃化冷冻过程：①在整个玻璃化冷冻周期中，胚胎 / 卵母细胞在同一根吸管内，从最初暴露在 ES 介质中，直

到最后一步进入液氮；②不同溶液之间的移动是以自动化和精确定时的方式完成的，这意味着卵母细胞或胚胎暴露在每种溶液中的时间和温度是预先确定的，并且非常准确。这两个优点消除了回收胚胎 / 卵母细胞的需要，允许同时在不同溶液之间移动多个卵母细胞或胚胎。重要的是，每个玻璃化步骤的曝光时间都是标准化的，不依赖于操作者，从而实现了过程和结果的一致可重复性。预计这一新装置通过保持成功玻璃化所需的所有重要特征，如快速冷却和升温、小体积、小载体、相对较低的 CP 浓度，以及每一步可控的温度和时间，将成为简化和标准化玻璃化冷冻的一个改变者。

E. Vit 是包括一根 0.25ml 吸管或 0.3ml 吸管和一个 1mm 胶囊，可玻璃化冷冻卵母细胞、胚胎和组织切片。它可在安全的开放式系统或半封闭式系统中运行，能够达到 >20 000℃ /min 的冷却速度和升温速度。Sarah 自动冷冻装置可在 17min 内同时玻璃化冷冻多达 30 个卵母细胞或 6 个囊胚（1 个囊胚 / 吸管）。

归纳总结

- 卵母细胞、胚胎和卵巢 / 睾丸组织的自动化玻璃化冷冻对于玻璃化冷冻程序的标准化是必要的。自动程序将涵盖平衡和玻璃化溶液的逐步暴露、液氮冷却、升温和从玻璃化溶液稀释的所有步骤。一个安全、不昂贵且快速的程序正在开发中，不久将用于临床。

附　卵巢组织玻璃化冷冻和升温方案

卵巢组织在 0.3ml 吸管中玻璃化冷冻的程序

1. 分离 1mm×2mm 和 20mm 长的卵巢皮质条。

2. 配制 25%、50%、75%、100% 平衡液（100% ES=7.5% EG+7.5% DMSO + 含 20% SSS 的保温介质）。

3. 配制玻璃化溶液（VS=20% EG+20% DMSO+ 0.5mol/L 海藻糖 + 含 20% SSS 的保温介质）。

4. 将注射器连接到 E. Vit 0.3ml（CBS 精子吸管）中，如图 29-1 所示。

5. 通过抽吸将组织装入保温介质（holding medium，HM），直至其到达胶囊。

6. 排空 HM，装入 25% ES，直至其到达胶囊 5min。

7. 排空 25% ES，装入 50% ES，直至其到达胶囊 5min。

8. 排空 50% ES，装入 75% ES，直至其到达胶囊 5min。

9. 排空 75% ES，装入 100% ES，直至其到达胶囊 5min。

10. 装入 100% VS，直至其到达胶囊 5min。

11. 从吸管中抽出 VS，取出注射器，并将吸管插入液氮（使用 VitMaster）。

12. 将吸管置于冷冻瓶中并储存在液氮容器[39]中。

卵巢组织升温

1. 卵巢组织温热液（WS）1mol/L（2 瓶），在保温介质中加入 0.5mol/L 海藻糖溶液或 0.25mol/L 海藻糖溶液或 0.125mol/L 海藻糖溶液（+20% SSS）。

2. 从液氮中取出吸管，放入 1mol/L WS（37℃）中 10s，然后在 RT 下吸取 1mol/L WS 5min。

3. 将注射器连接到吸管上。

4. 排空 1mmol/L WS，并用 0.5mmol/L WS 替换 5min。

5. 排空 0.5mmol/L WS，并用 0.25mmol/L WS 替换 5min。

6. 排空 0.25mmol/L WS，并用 0.125mmol/L WS 替换 5min。

7. 清洗并使用试条进行移植。

值得注意的是，类似的方案也被用于玻璃化冷冻睾丸组织。升温后的结果显示，在即刻、2h 和 24h 培养后，存活率分别为 66%、59% 和 31%。

第30章 来自干细胞的配子生产
Gamete Production from Stem Cells

Krista Maye Symosko　Gerald Schatten　Charles Allen Easley Ⅳ　著

蓝小荣　译　　王瑛琪　马　宁　校

一、背景

目前，全球估计有 15% 的育龄夫妇患有不孕不育[1]。在不孕不育夫妇中，28% 受到不同病理的影响，导致功能性配子[2] 缺失。这些夫妇不仅无法生育自己的亲生子女，而且他们的不孕不育诊断往往会导致情感上的挑战[3-6] 和经济困难[7-9]。虽然遗传因素与不孕不育有关，但最近的研究表明，男性和女性可能由于环境暴露和医疗干预[10] 而不孕不育。因此，随着不孕不育率的持续上升，了解根本原因和设计适当的疗法来恢复生育力是至关重要的。

人类每天接触 70 000 余种来自商业和职业上可用的化学品[11]，对男性和女性的生育力构成重大风险。在过去的几年里，许多科学研究表明几种类型的环境暴露与男性和女性的生育力水平降低是相关联的，包括阻燃剂[12]、重金属[13-16] 和吸烟[17-29]。随着关于环境暴露对生育率影响的证据不断出现，需要更多的机制研究来设计适当的治疗方法。

一些医疗干预措施，如化疗、放疗和免疫抑制治疗，已知会对生育力产生负面影响[30-35]。例如，接受高剂量化疗或全身针对性腺靶向放疗的儿童和成人可能会永久不育[36, 37]。成人需要在接受癌症治疗之前要保存生育力，青春期前男孩和女孩既不能储存精子，也不能储存卵母细胞[35, 38]，因此，他 / 她可能和他 / 她的伴侣在未来无法生育子女。随着越来越多的儿童在癌症诊疗中存活下来[31, 35, 39-46]，针对生育力恢复的疗法是必需的。

辅助生殖技术（assisted reproductive technologies，ART）的进步，如体外受精（in vitro fertilization，IVF）和卵胞质内单精子注射（intracytoplasmic sperm injection，ICSI）可协助不孕不育夫妇取得受孕成功。在男性因素不育的情况下，能提供精液样本的成年患者可选择冷冻保存配子，用于未来 IVF 和 ICSI 程序，使其伴侣的卵母细胞[47] 受精。虽然更具有创性，睾丸活检、睾丸精子提取或经皮精子抽吸联合 ICSI 都被用于实现妊娠，甚至在诊断为无精子症[48-50] 的患者中。相反，不能提供精液样本或青春期前男性患者可选择冷冻保存睾丸组织[35, 46]。虽然这种手术需要有远见，但它是微创的，可能是保持一些患者生育力的唯一选择。

与男性相比，女性不孕症的治疗选择更具挑战性。通常，年轻的育龄女性可能会接受胚胎或卵母细胞冷冻保存，这两种方法都可用于未来的 IVF 程序。通过试验，卵巢组织冷冻保存用于未来移植是一种针对青春期前和成年女性的潜在方法[51]。然而，一些研究表明，白血病[52] 患者卵巢组织移植后有可能重新引入恶性细胞，从而促使癌症患者[51] 生育力保存方法的进一步研究。总体而言，目前的生育治疗方案是有创性的、昂贵的，而且仅仅依赖于双方产生功能性配子[53-54]。如果一方不能这样做，唯一可用的选择是使用供者配子[55]。因此，需要其他恢复生育力的方法来允许不能产生配子的患者拥有自己的遗传后代。

目前，基于干细胞的疗法正在被探索，以产生体外衍生的配子，用于恢复男性和女性的生育力。

多能干细胞（pluripotent stem cell，PSC）在体外分化为可移植的精原干细胞样细胞（spermatogonial stem cell-like cell，SSCLC）或功能配子是恢复男性生育力的两种选择，而来自多能干细胞的体外来源卵母细胞正在被研究以恢复女性生育力。

本章我们将讨论目前以干细胞为基础的治疗方法的科学进展，可恢复女性和男性的生育力，以及在培养皿中产生配子的未来科学方向。

二、多能干细胞

在过去的几十年里，研究表明在医学上使用基于干细胞的治疗方法具有潜力。生育专家感兴趣的是利用患者多能干细胞恢复有风险或被诊断为不孕不育个体的生育力。多能干细胞可分化为与所有 3 个胚层相关的细胞，包括外胚层、中胚层和内胚层[56]。最近，科学研究的进展表明，多能干细胞有能力分化成体细胞和配子谱系，显示出它们分化为各种细胞类型的"杂合性"[57]。因此，多能干细胞提供了一个潜在的产生功能性配子的独特机会。以下简要介绍了多能干细胞的类型，包括胚胎干细胞（embryonic stem cells，ESC）、体细胞核转移胚胎干细胞（somatic cell nuclear transfer-embryonic stem cells，SCNT-ESC）、诱导多能干细胞（induced pluripotent stem cells，iPSC），本章将重点介绍利用患者特异性干细胞来恢复女性和男性的生育力。

（一）胚胎干细胞

20 世纪 80 年代初，小鼠胚胎干细胞从哺乳动物囊胚的内细胞团（inner cell mass，ICM）中分离出来。这些胚胎干细胞核型正常，注入生物体中[58, 59]可缓慢增殖，分化为 3 个胚层。最终，美国威斯康星国家灵长类动物研究中心的科学家从恒河猴和狨猴胚胎[60, 61]中获得了第一个非人灵长类动物（non-human primate，NHP）–ESC 系。随后，开发了第一个谱系 NHP-ESC[62] 和狒狒 NHP-ESC[63] 谱系，所有这些谱系都与早期衍生的小鼠 ESC 具有相似的特性。总体而言，20 世纪 90 年代早期衍生的 NHP-ESC 的显著发展导致了第一个人类 ESC 谱系 H1 的衍生，随后是其他 4 个谱系（H7、H9、H13 和 H14）[64]。目前，ESC 是验证台式实验的宝贵工具，用于理解与适当的配子形成相关的信号通路和机制。此外，人类 ESC 已被用于脊髓损伤、帕金森病和黄斑变性[65, 66]的临床试验。虽然 ESC 在再生医学中具有治疗潜力，但由于 ESC 没有特定的患者，它们在生殖医学中的临床应用有限。因此，为了开发基于干细胞的治疗方法来恢复生育力，患者特异性干细胞（包括 SCNT-ESC 和 iPSC），代表了恢复生育力的更好的细胞来源。

（二）体细胞核转移胚胎干细胞

1962 年，Gurdon 通过 SCNT 进行细胞重编程，将非洲爪蟾体细胞的细胞核转移到去核卵子中，产生与体细胞供体[67, 68]基因相同的胚胎。通过操纵，体细胞的细胞核可被重新编程为胚胎的多能状态。直到 20 世纪后期，随着有限的进展，最著名的利用 SCNT 衍生胚胎的生殖克隆实验是绵羊多莉[69]的诞生。最终，多莉的出生将为基因修饰患者体细胞用于治疗性克隆提供一个强有力的平台。

21 世纪 10 年代末，利用成年恒河猴皮肤纤维细胞获得 SCNT-ESC[70]。不久之后，通过将体细胞核转移到去核卵母细胞[71]中，生成人 SCNT-ESC。通过进一步的优化[72-76]，SCNT 衍生的多能干细胞已用于治疗目的，包括细胞移植和疾病建模[76]（图 30-1）。然而，围绕使用人类胚胎进行研究的伦理问题，以及产生 SCNT-ESC[77] 相对较低的效率阻碍了它们在临床环境中的使用。因此，诱导多能干细胞可能为体外[66] 建模提供一种更有利的伦理条件的方法。

（三）诱导多能干细胞

在 21 世纪中期，Yamanaka 及其同事[78]通过表达八聚体结合转录因子 4（octamer-binding transcription factor 4，OCT 4）、SRY-box 2（SOX 2）、Kruppel 样 因 子 4（Kruppel-like factor 4，KLF 4）

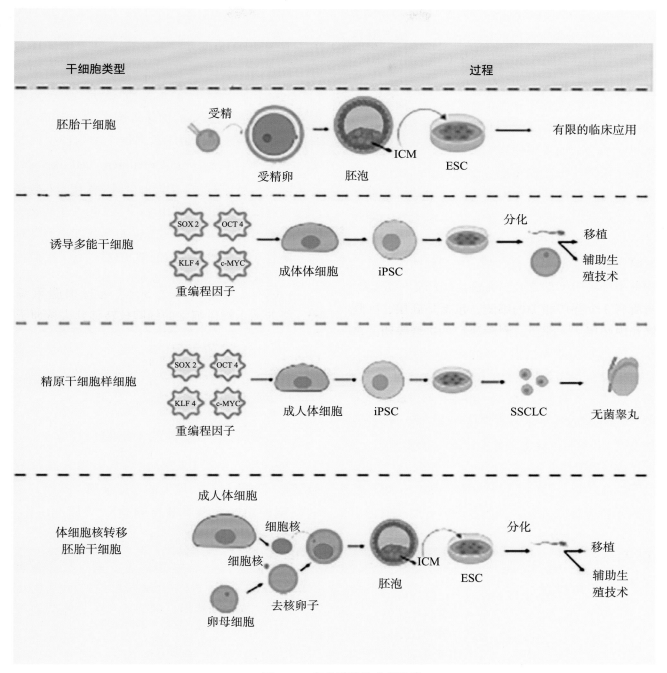

▲ 图 30-1　细胞移植和疾病建模

目前，人们正在开发基于干细胞的疗法，以恢复男性和女性的生育力。胚胎干细胞（ESC）来源于体外受精衍生囊胚的内细胞团（ICM），但它们在恢复生育力方面的临床应用有限。通过利用重编程因子 OCT 4、SOX 2、c-MYC和 KLF 4，成人体细胞可产生诱导多能干细胞（iPSC）。这些 iPSC 可分化为精子或卵子，用于辅助生殖技术（ART），卵子也可能移植到消毒的卵巢以恢复生育力。对于男性来说，体外来源的 iPSC 可分化为精原干细胞样细胞（SSCLC），移植到已消毒的睾丸中，恢复精子发生，以便自然受孕。体细胞核转移胚胎干细胞（SCNT-ESC）通过将体细胞核转移到无核的卵母细胞中产生囊胚而获得。从囊胚阶段开始，ICM 可形成 SCNT-ESC。这些细胞可在体外分化形成精子，精子可用于抗逆转录病毒治疗或移植到消毒的睾丸中（创建于 Biorender.com.）

和 c-MYC，将成年小鼠细胞重编程为 ESC 样细胞，从而生成诱导多能干细胞。在接下来的 2 年里，iPSC 系迅速从成年恒河猴纤维细胞[79]、成人纤维细胞[80, 81] 和其他成人体细胞[82] 中获得。此后不久，产生了许多疾病特异性的人类 iPSC[83]。iPSC 不仅提供了患者特异性干细胞的无限来源，而且它们的产生也为研究、预测和开发疾病的个性化治疗提供了机会，而无须使用人类胚胎[84]。此外，这些新来源的干细胞有可能克服免疫排斥反应的风险，从而在移植试验[66] 中尽量减少免疫抑制药的使用。虽然很有前途，但 iPSC 的局限性最初阻碍了它们在临床中的使用。最初，iPSC 是利用逆转录病毒或慢病毒[80, 82] 整合到宿主细胞的基因组[85] 中获得的。为了克服这一挑战，我们使用更安全、更有效的方法[66, 85] 对 iPSC 进行了重新编程。现在，iPSC 被尽可能地用于临床试验年龄相关性黄斑变性和移植物抗宿主病[65, 66] 的治疗。SCNT-ESC 或 iPSC 是否更适合用于临床转化，目前还存在争议[75, 76, 86, 87]（表 30-1）。由于在卵母细胞介导的[75] 重编程过程中，表观遗传标志消除，因此它比 iPSC 更有能力分化为更多功能的生殖细胞。然而，围绕 SCNT-ESC 的伦理问题使 iPSC 产生更有利于临床转化。总的来说，SCNT-ESC 和 iPSC 都代表了特定细胞类型，可能通过体外配子发生用于恢复不孕不育患者的生育力。

（四）多能干细胞对不孕症的治疗选择

在过去的 20 年里，一些实验室报道了从小鼠、NHP 和人类多能干细胞中产生原始生殖细胞（primordial germ cell，PGC）的能力，这些 PGC 是促进雌雄配子发生的前体细胞[88-107]。2011 年，Hayashi 等[91] 证明，由小鼠多能干细胞产生的原始生殖细胞样细胞（primordial germ cell like-cell，PGCLC）可移植到经过消毒的小鼠睾丸中。这些移植的细胞定植于性腺并经历精子发生以产生功能性单倍体精子细胞。次年，Hayashi 等（2012）[108] 对来自雌性小鼠多能干细胞的 PGCLC 进行了类似的工作。这些细胞移植到消毒的小鼠卵巢后，发育成卵母细胞，然后在体外成熟和受精后用于产生健康的后代。这项工作重点突出了多能干细胞分化为功能性生殖细胞的能力。本章的其余部分将关注研究人员如何利用多能干细胞产生体外衍生的雌雄配子，用于未来的不孕不育治疗（图 30-1）。

三、针对不孕女性的干细胞治疗学

2003 年，小鼠 ESC 分化为具有进入减数分裂并形成卵泡样结构能力的卵原细胞。然而，这些细胞的功能并没有被检测到[109]。如上所述，

表 30-1　利用诱导多能干细胞和体细胞核转移胚胎干细胞恢复男性和女性生育力的优缺点

干细胞类型	优　点	缺　点
诱导多能干细胞	<ul><li>易于体外培养</li><li>分化为有机体内的所有细胞类型</li><li>具有自我更新能力</li><li>已被用于模拟几种人类疾病</li><li>成年自体移植</li><li>克服免疫排斥</li></ul>	<ul><li>利用逆转录病毒和慢病毒</li><li>可能有突变风险</li><li>有致肿瘤性</li><li>保留原细胞类型的表观遗传学</li><li>染色体非整倍体</li></ul>
体细胞核转移胚胎干细胞	<ul><li>易于体外培养</li><li>分化为有机体内的所有细胞类型</li><li>具有自我更新能力</li><li>与体细胞基因相同</li><li>克服免疫排斥</li></ul>	<ul><li>关于卵母细胞的来源和来源的伦理问题</li></ul>

Hayashi 及其同事（2012）[108]通过分化雌性小鼠 ESC 和 iPSC 形成 PGCLC，取得了显著的进展。当这些细胞与雌性性腺体细胞聚集并移植到免疫功能低下雌性小鼠的卵巢囊下时，发育成了未成熟的生发泡期卵母细胞[108]。这些卵母细胞经历了体外成熟和受精，产生了可育的后代。不久之后，Hikabe 等（2016）[110]在体外重组了完全的卵子发生。在他们的研究中，从小鼠 ESC 和 iPSC 体外产生 MⅡ卵母细胞，体外受精后产生正常后代。此外，ESC 从体外来源的卵母细胞[110]的囊胚中重新获得。

同年，Morohaku 及其同事（2016）[111]也重组了小鼠体外卵子发生的整个过程，生成 MⅡ卵母细胞。利用体外培养的雌性小鼠性腺，分离出次级卵泡，使其成熟为 MⅡ卵母细胞。卵母细胞体外受精达到双细胞期后，将这些胚胎移植到假孕小鼠体内，健康幼崽出生[111]。1 年后，Jung 及其同事们（2017）[112]在体外诱导人 ESC 进入卵泡发生，形成卵母细胞样细胞和颗粒细胞。虽然从 ESC 中生产体外功能性 MⅡ卵母细胞尚未完成，但目前的科学进展继续为实现体外生产功能性人类卵母细胞的目标提供了以下步骤。

通过利用不同的基于干细胞的治疗方法来恢复女性生育力，科学家们正在寻求开发能够支持体外来源卵母细胞成熟的平台，以允许自然妊娠发生。2010 年，Krotz 及其同事[113]利用三维（three-dimensional，3D）体外成熟细胞创造了一个"人工"人类卵巢环境体外成熟培养系统。当结合滤泡细胞亚型，包括膜细胞、颗粒细胞和卵母细胞，3D 培养系统支持人类卵母细胞成熟为 MⅡ卵母细胞[113]。随后，由 Teresa Woodruff 及其同事领导的 2 个平台的开发可在 1 天内支持卵母细胞的成熟。2015 年，Laronda 及其同事[114]进行了调查，利用人工卵巢来恢复生育力。这些人工卵巢表明，人类卵巢支架可支持活的卵巢细胞，并保留其内分泌功能。2017 年，Xiao 及其同事[115]展示了体外模拟人类 28 天月经周期的能力。在试管中这个微流控平台叫作 EVATAR，支持单个卵泡的生长、成熟和排卵。每一种 3D 培养系统都有可能与体外衍生的患者特异性人 PGCLC 配对，以驱动卵子发生和可受精卵母细胞的产生。然而，在这些培养系统应用于临床之前，还需要更多的长期研究，使用适当的动物模型来确定产生的后代是否健康。

四、针对不育男性的干细胞治疗学

目前，通过医疗干预实现无菌的最先进的基于干细胞的男人生育力保存技术是精原干细胞（spermatogonial stem，SSC）移植[41, 43, 116–123]。在过去的 20 年里，一些研究小组已经成功地在许多哺乳动物物种中进行了 SSC 移植[43, 118–120, 124–131]。2012 年，Orwig 及其同事在 SSC 移植[116]后的灵长类动物中重建了精子发生，这证明了这种生育力恢复的方法是重新引入患者自己生殖系干细胞的理想方法。然而，在睾丸癌或某些类型白血病患者中，治疗后仍存在重新引入癌细胞的风险[132–134]，尽管 SSC 与癌细胞[135]分离的改善，这种风险已显著降低。为了使 SSC 移植用于临床，必须在接受癌症治疗[46]前进行睾丸活检，并从睾丸活检中提取 SSC。

进一步的研究表明，受者的年龄可能会影响供者生殖细胞的移植[46]。在 Brinster 及其同事[125]完成的一项研究中，在 SSC 移植后，青春期前小鼠精子发生的重建水平明显高于成年小鼠。此外，躯体环境必须保持完整，以支持 SSC 再定植[136]。对体细胞环境的损伤可能会阻止移植[53–54]后 SSC 的扩张和分化。在不可能进行 SSC 移植的情况下，对于那些无法冷冻保留配子或 SSC 进行移植的患者，目前没有治疗方案[54]。因此，从 PSC 获得功能配子可能是恢复这些患者生育力的一个更有利的选择。

2011 年，Hayashi 及其同事[91]证明，小鼠 PSC 可以产生 PGCLC，然后移植到无菌小鼠睾丸中，恢复精子产生，并产生功能性单倍体细胞，这些细胞与 ICSI 一起用于产生后代。最近，有证据表明，PSC 可分化为表达 *VASA* 和 *DAZL*（deleted-inazoospermia-like）的 PGCLC[89, 96—97, 99—100, 102]。尽管内源性和体外来源 PGCLC 移植在无菌小鼠睾丸的再定植中显示出了希望，但其他哺乳动物的成功程度有限，包括灵长类动物[137]。虽然这项工作具有重要意义和开创性，但由于 PGC 无法在高等哺乳动物物种睾丸中重新定植，这项工作在临床转化中存在困难。

最近有研究表明，人 ESC 和 iPSC 在体外可分化为 SSCLC[138, 139]。与 PGC 不同的是，在一些动物模型中，这种生殖细胞阶段已被证明可重新定植性腺并恢复生育力[116, 140, 141]。虽然目前的研究集中在从非人灵长类动物中提取 SSCLC，并检查来自患者特异性非人灵长类 PSC 的 SSCLC 是否可自动移植到睾丸中以恢复生育力，但需要未来的实验来解决内源性和体外来源 SSCLC 之间的相似性。因此，未来使用 NHP 的研究可能走出干细胞疗法治疗男性不育的第一步。

2012 年，Easley 及其同事[138]证明了 PSC 可在体外产生晚期生精细胞（图 30-1）。在本研究中，人类男性 ESC 和 iPSC 均直接分化为晚期生精谱系，包括 SSCLC、分化的精原细胞样细胞、初级和次级精母细胞样细胞及单倍体圆形精子细胞样细胞[138]。2018 年，Zhao 及其同事[139]通过独立验证和改进这项工作，将非阻塞性无精子症（non-obstructive azoospermia，NOA）伴唯支持细胞综合征患者的特异性人 iPSC 分化为 SSCLC 和精子样细胞，这表明配子可能来源于不育男性的皮肤细胞。虽然由于伦理和法律上的考虑，无法评估这些体外来源配子的功能，但这些实验表明，可将人类 iPSC 分化为晚期生精阶段的可行性，包括圆形精子细胞[138, 139]。在未来，患者特异性 iPSC 可分化为 SSCLC，并移植到患者的睾丸中进行再定植和恢复生育力[54]（图 30-1）。

五、雌性和雄性配子多能干细胞研究

在过去的 60 年里，一些科学研究的进步为今天的成就奠定了基础（图 30-2）。根据 Gurdon[68]、

Thomson[64]、Yamanaka[80] 和 Hayashi[108] 的开创性工作，PSC 可分化为 PGCLC[93, 100—103, 105—106]，并最终分化为卵巢样细胞[112]和单倍体精子细胞样细胞[138—139]。虽然尚未在体外产生功能完整和成熟的人类配子，但这些结果表明，将患者特异性 PSC 分化为临床环境中可使用的配子可能是可行的。总之，由干细胞产生的配子可能有一天使不孕不育夫妇有可能有自己的亲生子女。

六、未来方向

在体外获得的雄性和雌性配子转化为临床之前，需要在 NHP 水平上进行进一步的评估。首先，研究人员必须确保使用体外获得的雄性或雌性配子形成的囊胚能够在子宫内正确发育，产生正常和健康的后代。其次，研究将需要解决出生后的发育，以确保正常的生长和衰老正在发生[54, 142]。尽管使用患者特异性体外获得的配子的临床应用仍需要数年的时间，但最近的科学进展使因环境暴露或医疗干预而导致不育的患者有可能有自己的亲生子女。

总体而言，在过去的 25 年里，干细胞衍生配子研究的高潮使科学家们在体外获得男性配子和女性配子以恢复不育患者的生育力方面又迈进了一步[66, 142, 143]。今天，科学家们正在努力从患者特异性 PSC 中获得体外配子，以提供一种基于干细胞的治疗来恢复生育力。最终，这种治疗方法可为不育男性和不孕女性提供生育健康后代的机会，而目前的治疗方案不能解决他们的不孕不育问题。

归纳总结

- 体外来源小鼠 ESC 和 iPSC 已产生了能够产生后代的 M Ⅱ 卵母细胞。
- 人类体外来源 ESC 和 iPSC 已被证明可分化成晚期生精谱系，但在培养皿中尚未产生功能性精子。

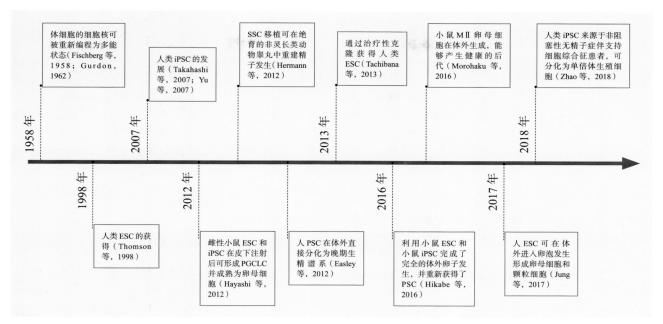

▲ 图 30-2　过去 60 年体外获得雌性和雄性配子的历史沿革

iPSC. 诱导多能干细胞；PGCLC. 原始生殖细胞样细胞；SSC. 精原干细胞；ESC. 胚胎干细胞；PSC. 多能干细胞

定义

- 无精子症：在射精过程中没有精子。

- 性原细胞：在睾丸中由原始生殖细胞分化而来的精原细胞的前体细胞。

- 不孕症：一对夫妇在进行无保护措施的性交 1 年后无法妊娠。

- 非阻塞性无精子症：一种描述由于精子发生完全失败而导致的射精中精子缺失的医学诊断。

- 多能干细胞：可分化成所有 3 个胚层（外胚层、中胚层和内胚层），但不能分化成胚胎外结构。

- 原始生殖细胞：是一种未分化的干细胞类型，可同时分化为雄性和雌性配子。

- 仅支持细胞综合征：是男性不育的一种原因，其中支持细胞是唯一的存在于精小管的细胞类型。

- 治疗性克隆：将体细胞核转移到无核卵母细胞中，生成与供者具有相同基因组的干细胞系。

主要阅读材料

[1] Easley et al. 2012 [138].
[2] Easley et al. 2013 [53].
[3] Easley et al. 2014 [54].
[4] Easley et al. 2014b [142].
[5] Eguizabel et al. 2019 [66].
[6] Evans and Kaufman 1981 [58].
[7] Fischberg et al. 1958 [67].
[8] Gurdon 1962 [68].
[9] Hayashi et al. 2011 [91].
[10] Hermann et al. 2012 [116].

[11] Jung et al. 2017 [112].
[12] Kurek et al. 2020 [143].
[13] Martin 1981 [59].
[14] Takahashi and Yamanaka 2006 [78].
[15] Thomson et al. 1995, 1998 [60, 64].
[16] Valli et al. 2014 [134].
[17] Wolf et al. 2017 [75].
[18] Zakrzewski et al. 2019 [56].
[19] Zhao et al. 2018 [139].

第31章 卵巢移植技术
Techniques of Ovarian Transplantation

Jessica Subirá 著

监小荣 译　　王瑛琪 校

缩略语	英文全称	中文名称
AMH	anti–Müllerian hormone	抗米勒管激素
OCC	ovarian cortex cryopreservation	卵巢皮质冷冻保存
OCT	ovarian cortex transplantation	卵巢皮质移植

一、背景及总则

自 2004 年[1]第一例自体冷冻卵巢组织移植孩子出生后，世界范围内有几个研究小组报道了他们使用这项技术的经验。即使存在手术异质性群体，有几个基本原则适用于所有人：①选择最好的血管部位（即卵巢如果存在）；②缺血的时间减少到最短；③用缝合线或者放置手术薄膜或胶水将碎片缝合[2]。

必须提醒的是，移植物中超过 50% 的卵泡将在缺血过程中由于缺氧和随后在移植后的最初几天发生的新血管生成而损失[3-5]。这一现象解释了卵泡池的急剧减少，选择一个血管丰富的部位，允许新血管生成对剩余卵泡的存活率起着至关重要的作用。有另一个机制也解释了移植后卵巢储备的损失。在此期间白天，根据最新的证据，OCT 后的前 3 天也有大量原始卵泡激活[6, 7]。这两种机制应该是新分子或手术修饰物靶点作用于移植物动力学的初始阶段，希望能维持更多的卵泡从而延长该组织的使用寿命，我们在本章会进一步研究。

缓慢冷冻技术最早被引入的，大多数研究小组都使用过它。事实上，几乎所有妊娠的实现来自于缓慢冷冻的组织。然而，在这些年来，一些小组用玻璃化冷冻技术代替，表明至少有一个相同的结果和一个更简单的组织处理过程[8-10]。更多的小组使用玻璃化冷冻技术，也许它取代胚胎和卵母细胞缓慢冷冻技术只是时间的问题。较高浓度低温保护剂的使用及其对组织潜在的毒性作用引起关注，但最近的报道令人[11]放心。

本章我们将回顾不同的小组所描述的卵巢移植技术。我们也会比较各组在内分泌功能恢复和妊娠方面的结果（上文已详细讨论）。最后，我们将回顾在移植过程中减少卵泡损失的辅助手段和技术改进方面的最新进展。

二、手术入路：原位与异位

自 1999 年 Oktay 小组[12]进行了第一例冷冻卵巢组织自体移植至今，多个生育力保存小组开始展示他们的 OCT 经验，一开始是病例报道，最近是更广泛的手术。

原位入路包括骨盆腔内的卵巢皮质碎片移植，即卵巢本身、阔韧带或腹膜陷凹[13]。它具有包括自然妊娠的可能性在内的许多优点，只要移植物保持活跃和更好的卵泡生长环境。然而，它需要进行腹部手术（一般通过腹腔镜进行微创），理论上存在恶性细胞重新引入的风险（根据目前的证据，仅在某些肿瘤中有意义，这个问题将在下文单独讨论）。目前尚不清楚是否有一个部位在效率方面优于其他部位。FertiPROTEKT 网络目前正在进行一项开放的国际多中心研究（NCT02780791），以确定进行原位 OCT[14] 的最佳部位。

异位部位也被用于一些 OCT。主要使用的部位包括前臂、皮下腹壁、腹膜下和腹直肌。简单的操作和可及性的组织监测卵泡生长甚至恶性肿瘤是其显著优势。此外，在严重盆腔粘连的情况下，它是一种原位移植的替代部位，便于重复移植[15, 16]。然而，它忽略了自然受孕的可能性。在恢复生育力方面的其他主要限制，仅报道了来

自同一手术的两个活产儿，其中碎片被移植到腹腔内[17]。直到最近才有报道称异位[18]移植后出现新的活产。这使得只有当 OCT 仅为了激素恢复或患者没有合适的原位部位时，异位部位才是最佳的。似乎盆腔内的温度、氧气和压力是最佳卵泡生长的必要条件，它们的缺失将导致较差的结局[19]。绝大多数 OCT 后获得的活产来自原位移植，因此，除非经设计良好的研究证明，在寻求妊娠时必须选择原位移植（表 31–1）。

三、原位：各组描述的不同方法

几乎被描述的技术与进行移植的群体一样多（表 31–2）。如上所述，必须满足一些手术原则，并得到一致报道：血管化良好的部位，适当放置碎片，皮质面对腹腔，以及显微手术缝合碎片[2]。

表 31–1 原位与异位卵巢皮质移植的比较

	原 位	异 位
部位	盆腔（卵巢、阔韧带、腹膜陷凹）	前臂、腹直肌、皮下腹壁
患者适用性	恢复激素功能和生育力	恢复激素功能（目前 1 例活产报道）
技术	复杂，需要进行腹部手术，根据不同人群需要不同的技术	简单，皮下位置植入解冻碎片
手术禁忌证	冰冻骨盆、严重粘连	无
恶性肿瘤监测	更困难，特别是如果移植到原生卵巢附近	由于位置和可及性，如果需要，容易切除移植物

表 31–2 不同研究组报道的原位卵巢皮质移植手术技术总结

研究组	方 法	碎片大小	位 置	缝合技术
Donnez	腹腔镜手术	0.5cm × 2cm（1～2mm 厚）	卵巢、阔韧带窗、腹膜陷凹	卵巢皮质剥除或者在阔韧带或腹膜内形成囊袋。6/0 或 7/0 聚丙烯线缝合或 Interceed® 简单固定
Silber	小切口剖腹术	3～4cm²	卵巢	用 9/0 尼龙线缝合到卵巢髓质上
Meirow	小切口剖腹术	0.5cm × 1.5cm	卵巢	在白膜下创建隧道，碎片滑动，用 4/0 Vicryl 线缝合
Andersen	腹腔镜手术结合小切口剖腹术	0.5cm × 0.5cm	卵巢	在每侧卵巢创建 2 个皮质下隧道，碎片滑过，腹腔镜检查以协助卵巢的活动
Pellicer	小切口剖腹术	1cm × 1cm	卵巢、皮质下囊、阔韧带、腹膜陷凹	碎片用 5/0 尼龙线缝合，或放置在囊袋内

另一个恒定不变的是，至少有一个卵巢处于良好状态，即有足够的大小，允许放置碎片，并且没有严重萎缩。

Donnez 团队是在 OCT[1] 之后第一个实现活产的团队。第一步是在原生卵巢上大面积去皮质，以显露髓质及其血管。然后放置皮质碎片，髓质面向卵巢，皮质在顶部。移植物的大小为 0.5～2cm²，在去除任何剩余的髓质后必须有 1～2mm 厚。它们可用 7/0 或 8/0 聚丙烯线缝合，也可用外科手术薄膜固定，如防粘连膜。如果两个卵巢都存在，有足够的组织，可对对侧卵巢进行手术。创建一个韧带前叶腹膜窗是双侧卵巢切除术患者的唯一选择。该手术最初被分为两步，间隔 7 天[1]，以允许新血管在新创建的腹膜窗中增殖。它也可一次完成，而且非常简单。首先，创建腹膜窗；其次，碎片放置并用防粘连膜固定。

组织的使用量决定了部位的数量和位置。如果有足够的组织，它可在多个部位移植（即卵巢、阔韧带）。有多少碎片应解冻取决于患者，必须考虑几个方面，即患者年龄、可用组织的数量，以及患者是否会重新考虑第二次移植（如果第一次失败或组织被耗竭）。一般来说，如果需要的话，最好留下一些组织供将来再移植。

其他研究组，如 Silber 团队，采用微型腹腔切开术，在原生卵巢上显露更大面积的髓质。放置的碎片也更大（3～4cm²），用 9/0 尼龙线[20-23] 缝合。

Meirow 小组在白膜下创建了几个卵巢通道，这些碎片被轻轻地滑进去。切口用 4/0 Vicryl 线[24] 缝合。

Andersen 技术包括腹腔镜/小切口剖腹术的联合手术。腹腔镜有助于动员卵巢，然后通过剖腹手术的切口进入卵巢。在每侧卵巢皮质创建 2 个皮质下隧道，碎片被放置在其中，皮质在正确的位置[25]。

Pellicer 研究小组结合使用了 Donnez 最初描述的技术。使用 3 种不同的技术移植解冻的卵巢组织碎片：①皮质下囊；②使用显微外科缝合；③腹膜陷凹[26]（表 31-2）。

四、结果：技术与成功的关系

OCC 和随后移植的成功率已经在前一章中得到了广泛的回顾。如前所述，所有报道 OCT 病例的团队的成功率一致相似。所有系列的激素恢复率均超过 90%，活产率在 20%～30%[27, 28]。由于两组之间的手术技术之间存在明显的异质性，人们应该想知道这是否会对成功率产生任何影响。证据表明，情况似乎并非如此。当然，不同作者使用的所有技术都尊重上述一般原则（血管化、碎片放置和微缝合），这反过来使它们的成功率很稳定。

五、原技术改进：体外激活及机器人的使用

卵泡体外激活（in vitro activation of follicles，IVA）被 Kawamura[9, 10] 描述为一种旨在激活早发性卵巢功能不全（premature ovarian insuffciency，POI）女性休眠原始卵泡的方法。它包括机械和化学的两步程序。首先，将卵巢组织分裂成更小的碎片（1～2mm³），对抑制性 Hippo 通路产生破坏。其次，将组织与 AKT 刺激物孵育，然后将碎片重新移植到原生卵巢。前者产生从次级卵泡到窦状卵泡的生长，而后者激活休眠原始卵泡启动卵泡形成。该方法已经成功地恢复了 POI 患者的生育力，并报道了一些妊娠情况，它代表了一种很有前途的卵巢再生手术[9, 10]。

IVA 通过补充和（或）替换一般 OCT 技术可能会带来一些好处：更快的原始卵泡激活，更快的内分泌功能恢复，并在短期内实现妊娠，这可能是一些肿瘤患者在分娩后需要恢复治疗的优势（即乳腺癌激素治疗）。然而，这种快速激活也可能导致组织的快速衰竭和缩短移植物的寿命，不允许几年内实现再次妊娠，也不允许维持激素功能的所有好处[29]。

进一步的研究将要比较这两种技术，以阐明 IVA 对 OCT 的常规组织制备是否有任何好处，并和（或）相应地选择患者。

OCT 领域的另一个新前景是利用机器人技术来改进手术技术。Oktay 最近在一篇视频文章[30]中提出了这一点，并使用了人类去上皮化皮肤的细胞外基质（Alloderm）作为被移植碎片的支架。机器人技术的使用可提高精准度，并减少从解冻到移植的时间。这种新支架的使用产生了一些活产，作者报道改善了卵泡生长和对刺激[31]的反应。

六、使用辅助物来提高移植物的活力

如上所述，卵泡存活是 OCT 后获得成功的关键限制因素。目前有几个研究小组正在制订策略，以改善血运重建时间，进而有利于更多原始卵泡的存活。生长因子如 VEGF（血管内皮生长因子）在新血管生成中起着重要作用。在动物模型[32]中，使用含有 VEGF 的水凝胶可通过加速新血管生成来提高卵泡的存活率。抗米勒管激素（anti-Müllerian hormone，AMH）还参与了卵泡的过早激活和随后的移植物耗竭。用 AMH 孵育的组织移植导致 OCT[33] 后卵泡损失减少。最后，在间充质干细胞中使用干细胞或脂肪组织来源干细胞等干细胞的前景可能会增强血管生成并提高 OCT[34-36]的成功率。

另一个令人感兴趣的领域是在 OCT 前对组织的评估。一直通过各种方法被排除恶性肿瘤的存在有几个局限性，它将在本书另一章中适当介绍。新的方法正试图指导临床决定应使用组织的数量。Takae 等[37, 38] 已使用成像技术，如光学相干断层扫描或红外线检查来计算原始卵泡的数量，并估计移植物功能的持续时间，以帮助决定要使用的碎片数量。这项技术甚至可用于无创检测即将移植的同一组织内的转移灶，解决移植前排除恶性污染的问题之一[39]。

总之，OCT 是一种可重复使用的技术，目的是恢复激素功能和生育力。它需要一个血管化良好的区域来支持移植物，尽管如此，很大一部分卵泡将会由于缺血和过早激活而损失。骨盆内的位置（原位）是生育目的的最佳部位。根据目前的证据，异位部位只适用于内分泌功能的恢复。尽管手术存在异质性，但由于尊重关键的手术原则，所有组的成功率都保持稳定。虽然大多数研究小组都使用了缓慢冷冻，但由于简单性和等效结果，玻璃化冷冻很可能会取代前者。几个小组正在不同的研究领域工作，以提高卵泡存活和 OCT 性能。生长因子、激素、基质支架和机器人手术，这个年轻而又稳定的生育力保存程序的未来还需要等待。

第二篇

男性生育力保存
Male Fertility Preservation

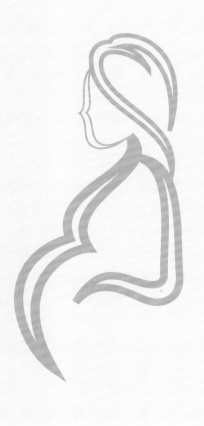

第 32 章　癌症治疗对睾丸功能的影响
Impact of Cancer Treatment on Testicular Function

Rod T. Mitchell　Sheila Lane　Mark Brougham　著

张　浩　译　　万广志　管静芝　校

一、背景

男性的生育力取决于精子的持续产生，从青春期开始持续整个成年时期。儿童时期的癌症治疗会影响未来的生育力，而成年以后的癌症治疗则可能会导致无精子症，这种情况既可能是暂时的也可能是永久性的。一个人接受的具体治疗方案是决定以后生殖功能的主要因素。当然，其他因素也会影响到无精子症，包括个人年龄和生殖发育阶段、潜在恶性肿瘤，以及任何已经存在的睾丸病变，如既往或现在的隐睾症。

睾丸功能受下丘脑 – 垂体 – 性腺轴（hypothalamo-pituitary-gonadal，HPG）的中枢调节。下丘脑和（或）垂体的损伤可影响促性腺激素的分泌，进而导致睾丸功能受损。在一定程度上，这可以通过替换或替代缺乏的激素来治疗；然而，对于导致生殖细胞丧失的直接睾丸损伤，还缺乏有效的治疗策略。在预计已有原发性睾丸损伤的情况下，癌症治疗前的精液冷冻保存是唯一已确立的保存生育力的临床策略。不过对于青春期前的男孩，这种临床策略不适合，因为其精子尚未产生。所以，了解癌症治疗对男性生殖功能的影响，对于向患者提供生育风险的咨询至关重要，也可为今后开发旨在减少潜在性腺毒性的癌症治疗方案提供参考。

本章我们描述了参与睾丸发育和功能的关键事件。我们将用案例来描述癌症治疗对不同发育阶段的睾丸功能的影响，重点是儿童期治疗的影响，因为在儿童期不可能进行精液冷冻保存。我们还将讨论新的治疗方法对男性生殖功能的潜在影响。

（一）睾丸发育和下丘脑 – 垂体 – 性腺轴

为了了解癌症治疗对睾丸功能的潜在损害，就有必要了解睾丸是如何发育的，这包括从胎儿到成年的不同时期发生的形态和功能变化。下丘脑释放的促性腺激素释放激素（gonadotropin-releasing hormone，GnRH）与垂体分泌的促性腺激素、黄体生成素（luteinizing hormone，LH）和卵泡刺激素（follicle-stimulating hormone，FSH）共同调节睾丸功能。LH 刺激睾丸的间质细胞产生睾酮，而 FSH 刺激睾丸的支持细胞发育进而促进生殖细胞的发育。总之，睾丸的促性腺激素刺激有助于成年后的精子发生（图 32–1）。HPG 轴的活动在整个生命过程中都会变化，但在儿童期有一段相对静止期，这可能影响到不同生命阶段对癌症治疗的敏感性。

（二）胎儿时期的睾丸发育和功能

睾丸在胎儿期由双潜能性腺形成[1]。这主要是由 Y 染色体和一些关键的"男性决定"基因决定的，还有部分受遗传影响[1]。支持细胞的特异性驱使精索束形成，将生殖细胞包围起来[2]。精索束的形成将精索上皮与睾酮生成细胞所在的间质分开。睾酮在妊娠的第 8～10 周开始产生，最初受胎盘分泌的人绒毛膜促性腺激素（human chorionic gonadotrophin，hCG）控制。从妊娠中期开始，睾丸激素的产生受促性腺激素的控制。因此，HPG

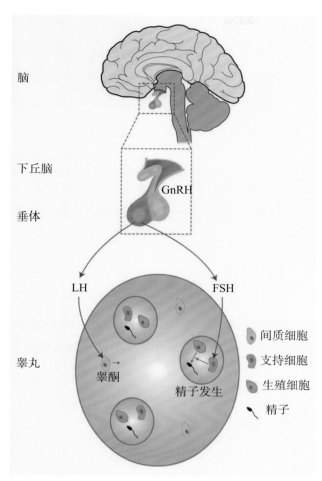

▲ 图 32-1　人类的下丘脑 - 垂体 - 性腺（HPG）轴

人类促性腺激素（LH、FSH）是在下丘脑 GnRH 的作用下从垂体前叶释放的。LH 刺激睾丸的间质细胞产生睾酮(T)，而 FSH 刺激支持细胞以促进生殖细胞的发育和成年后的精子发生。HPG 轴在儿童期是静止的。睾酮和支持细胞产生的抑制素 B 负反馈调节垂体的促性腺激素释放。GnRH. 促性腺激素释放激素；FSH. 卵泡刺激素；LH. 黄体生成素

轴在胎儿期是活跃的，促性腺激素和睾酮的水平在 11～14 周达到峰值，从 17～20 周开始下降，出生前水平下降到围产期的低水平或检测不到的水平[3, 4]。

生殖细胞在胎儿期的晚期和出生早期同步分化[5]。原始生殖细胞从原始性腺细胞分化到（前）精原细胞，该阶段对于儿童时期的精原细胞库的建立至关重要，这些精原细胞支持成年后的生育力[5]。虽然子宫内的化疗比较少见，但使用化疗可能会导致胎儿流产，部分温和的细胞毒性药物也会对发育中的胎儿产生影响，从而影响性腺的发育或功能，尤其在睾丸发育的关键期（即妊娠早期或中期）进行化疗[6]。

（三）婴儿期和小青春期

出生时促性腺激素水平低，在出生后的第 1 周，HPG 轴会重新激活，2 个月时促性腺激素和睾丸激素达到高峰[3]。在小青春期，睾丸体积从出生时的 0.6ml 增加到 6 个月时的约 1.2ml[7]。小青春期也与剩余的性腺细胞完成向（前）精原细胞过渡的时期相吻合，这表明睾酮参与完成该时期[5]。HPG 轴的活性和性腺细胞向精原细胞分化是生命最初几个月接受癌症治疗的重要考虑因素。

（四）儿童时期的睾丸发育

小青春期结束后，HPG 轴的活性很低，促性腺激素和睾丸激素保持较低水平或无法检测到[3]。男孩在 9 岁之前处于儿童期是正常的，该期一直持续到青春期的到来[8]。这期间的睾丸被假定为不易受到性腺毒性治疗的破坏，但接受癌症治疗仍有睾丸功能受损的风险。尽管 HPG 轴在这一时期处于静止状态，但睾丸的支持细胞群仍在逐渐成熟，生殖细胞也在缓慢更新[9, 10]，并且男孩的睾丸体积在 10 岁时增加约 1.5ml[11]。这些睾丸的活动增加了青春期前癌症治疗对睾丸的破坏性。这包括由部分分化的支持细胞支持的精原干细胞（ spermatogonial stem cell，SSC ）群组成的生殖细胞[12]（图 32-2）。虽然精母细胞早在 4 岁时就出现了，精子也有偶尔存在，但这是罕见的，而且也不会产生成熟的精子[7]。青春期开始之前，HPG 轴会在夜间被激活，脉冲式释放促性腺激素和睾酮。这个青春期前"再次苏醒"的发育期也可能代表了睾丸对癌症治疗的不同敏感期。

（五）青春期和下丘脑 - 垂体 - 性腺轴的重新激活

男孩的青春期开始于 9—14 岁，HPG 轴也会随之重新激活，其中，FSH 刺激支持细胞产生精子，而 LH 刺激间质细胞合成睾酮。与此同时，睾丸开始增大（≥4ml 表明青春期的开始）。支持细

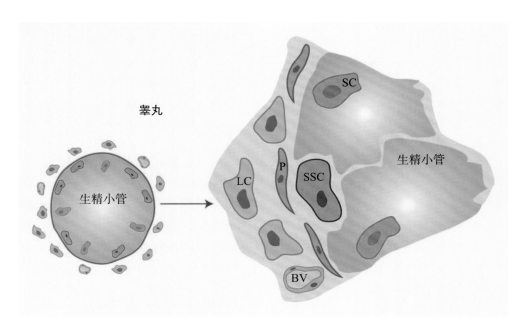

睾丸

生精小管

生精小管

SC

P

LC

SSC

BV

◀ 图 32-2　儿童时期的睾丸

青春期前睾丸的生精小管含有未分化的生精细胞和支持细胞（SC）。精原干细胞（SSC）群体必须存活下来，才能保证未来的生育力。睾丸间质细胞（LC）位于生精小管外的间质中。在儿童时期，睾丸间质细胞不产生睾丸激素。P. 管周肌样细胞；BV. 血管

胞终末分化后停止增殖，其数量决定了精子产生的能力[13]。睾丸体积的大小可估计睾丸中存在精子的可能性。一项涉及 1160 名男孩的研究报道，在睾丸体积≤8ml 的男孩中，精子尿中存在精子的比例＜20%[14]。而在部分睾丸体积低至 6ml 的男孩中可发现精子发生的中心区域[15]。

（六）成年时期：持续生产精子的时期

HPG 轴在成年后仍保持活跃，支持 SSC 群持续产生精子。SSC 既可自我更新以维持其群体，也可向精子分化[16]。SSC 是未分化精原细胞的雄性生殖细胞子集的一部分。然而，这些细胞在男性中的身份和特征却没有得到很好的描述。目前，未分化人类精原细胞分为两个群体，即 A_{dark} 和 A_{pale}，主要是根据其形态分类。A_{dark} 是一种储备的 SSC 群体，在药物细胞毒性消失后开始扩张；A_{pale} 群体则被认为是自我更新的祖细胞，可在每个生精周期中增殖[17]。最近小鼠的研究表明，精原细胞群具有异质性和随机发育潜力[18]，而人类精原细胞群也可能存在类似的复杂性，这使得识别"真正的 SSC"具有挑战性[19]。精子发生是一个复杂的过程，精原细胞先减数分裂形成单倍体细胞，然后生成精子，在这个过程中，细胞完成主要的形态和功能变化以产生精子。成年时期的癌症治

疗可能会影响到正在分化的生精细胞，导致短暂的无精子症，而对 SSC 群体的损害可能会导致永久性的生育力受损（图 32-3）。

二、精原干细胞生态位

SSC 依赖于周围体细胞群的支持，它们共同构成了"SSC 生态位"。这种独特的局部环境维持着 SSC 群体并支持它们分化成精子[16]。肥大细胞是这一过程的关键，它与 SSC 直接接触。生殖细胞分化为精子后，通过生精小管移动到附睾，生殖细胞与支持细胞的互相接触维持这一过程。支持细胞的紧密连接形成血睾屏障（blood-testis barrier，BTB），为生殖细胞提供结构上的支持，并为精索上皮细胞管腔表面的减数分裂细胞提供免疫学保护。支持细胞产生的生长因子，如胶质神经营养因子（glial-derived neurotrophic factor，GDNF），已被证明有助于小鼠 SSC 自我更新与分化之间的平衡[20]。为了使足够的 SSC 在成年后正常产生精子，支持细胞必须在新生儿期和青春期前增殖[13, 21]。此外，支持细胞还经历了功能成熟（包括获得雄性激素反应性和形成 BTB）[12]。肌样细胞是一群平滑肌细胞，在生精小管的基底膜上提供结构支持，此外，还产生支持 SSC 维持的生长因子（如 GDNF）。睾丸间质也为 SSC 的生存环境做

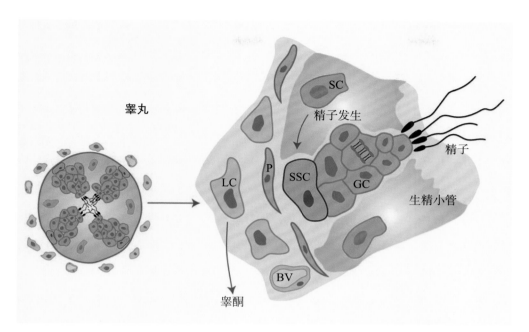

◀ 图 32-3　成人的睾丸
生精小管含有源于自我更新的精原干细胞（SSC）群体的进行精子发生的生殖细胞（GC）。精子发生得到了支持细胞（SC）的支持。间质细胞（LC）产生睾酮可诱导和维持第二性征并支持精子发生。P. 管周肌样细胞；BV. 血管

出了贡献。例如，成年男性的正常精子发生需要间质中的间质细胞产生的睾酮。根据小鼠的研究，有人提出了血管系统的额外作用，表明了 SSC 壁龛与间质中的血管直接贴合[22]。除了局部微环境的作用，SSC 生态位依赖于垂体来源的促性腺激素的刺激。这包括作用于支持细胞的 FSH 和作用于睾丸间质细胞的 LH。

虽然人们认识到了 SSC 生态位的重要性，但对其在支持精子发生方面的调节作用仍有许多需要了解的地方。目前的认识强调了 SSC 本身的多种外在因素的重要性。这对于理解癌症治疗对生育力的影响有意义，因为癌症治疗可能不仅直接损害了 SSC，还损害了体细胞和 SSC 生态位的其他组成部分。

三、癌症治疗对男性生殖功能的影响

青春期的癌症治疗会影响男性未来的生殖功能。这可能由 HPG 轴中枢损伤或睾丸直接损伤引起的激素功能障碍所致（图 32-4）。

（一）对下丘脑 – 垂体 – 性腺轴的中枢损伤

下丘脑或垂体的放疗可影响促性腺激素的分泌，导致低促性腺激素性性腺功能减退，表现为青春期延迟和不孕。如果没有明显的睾丸损伤，

可在成年后使用促性腺激素来诱导精子发生，以实现自然生育[23]。

（二）对睾丸的直接损害

放疗或化疗可对睾丸造成直接损伤，主要靶细胞是生精细胞。生殖细胞的丧失可能导致成年后出现少精或无精子症，这将影响生育力。在所有年龄段丧失 SSC 将导致永久性无精子症，而在成年后丧失分化的生殖细胞将导致不稳定的无精子症，前提是 SSC 能在治疗后存活[24]。相对于损害精子发生所需的化疗和（或）放疗剂量，较高剂量的化疗和（或）放疗可能会影响间质细胞产生睾酮。原发性睾丸间质细胞功能障碍患者可使用睾酮诱导青春期。在放化疗导致间质细胞衰竭的情况下，患者可能会患有无精子症，目前没有治疗方法恢复这些患者的自然生育力。

不孕不育的风险可根据患者接受的治疗方案和相应药物来估计。毒性风险可根据用于治疗特定癌症的所有药物的累积环磷酰胺等效剂量（Cyclophosphamide equivalent dose，CED）来估计[25]。表 32-1 提供了最常见儿童癌症治疗方案的相对性腺毒性的总结。

然而，我们必须认识到，在儿童人群中，关于生育力的长期随访数据是有限的，而且可能有

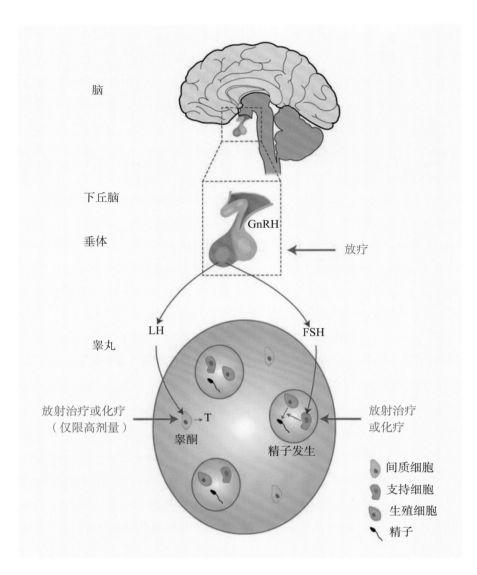

◀ 图 32-4　癌症治疗对下丘脑 - 垂体 - 性腺轴的影响

大脑的放射治疗可能会导致下丘脑和垂体的损伤，从而导致促性腺激素的缺乏。生殖细胞缺失可能发生在所有年龄段，导致成年后精子发生障碍。GnRH. 促性腺激素释放激素；FSH. 卵泡刺激素；LH. 黄体生成素；T. 睾酮

其他因素会改变风险，如基础疾病、隐睾症病史和治疗史。因此，对生育力的评估和咨询应根据患者的具体情况进行，正如以下临床病例所显示的那样。

四、临床病例与实用技巧

（一）儿童早期接受癌症治疗

1. 睾丸生殖细胞肿瘤

患儿男性，1 岁，因左侧睾丸肿大 1 周就诊。该患者没有疼痛史，也没有皮肤或颜色的变化，其他方面完全正常。左侧睾丸肥大，体积约为 6ml，而右侧睾丸的精子黏稠度和体积（约 1ml）都正常。其他方面的检查没有异常，没有畸形的特征。

最初的超声成像显示左侧睾丸内有一个等回声肿块，血管明显增多。肿瘤标志物结果显示：血清中的人绒毛膜促性腺激素（hCG）正常，甲胎蛋白（AFP）明显升高，达到 $494 \times 10^3 U/L$。这提示了睾丸卵黄囊肿瘤的存在。进一步的检查没有发现其他疾病，因此，患者行左侧睾丸切除术。手术顺利，病理结果为局部单纯性卵黄囊肿瘤。

基于上述结果，现阶段没有进一步治疗和保存生育力的指征，因为我们预估他的对侧睾丸功能正常。但是，术后的定期随访是必要的，患儿血清 AFP 在术后恢复正常。术后的第 8 个月，患儿血清 AFP 开始上升，并在后续的测量中得到证实。影像学复查显示主动脉旁淋巴结肿大，符合

Ⅲ期疾病。因此，他接受了化疗，使用了 4 个疗程卡铂（总剂量 2400mg/m²）、依托泊苷和博来霉素（JEB）。由于生殖细胞肿瘤往往对化疗敏感，患者长期预后非常好。

2. 讨论和文献回顾

初步诊断时，局部睾丸 GCT 不需要进行细胞毒性治疗，如果剩余睾丸是正常的，患儿的生育力将会保留。如果后续需要行性腺毒性化疗意味着未来生育力可能会受到影响。青春期前男孩没

有既定的保存生育力方法，对于未来不育风险高的特定患者，睾丸冷冻保存被认为是一种实验性的方法[26]。这只应在一个强有力的研究项目中进行。对于需要切除睾丸的肿瘤，不建议从对侧睾丸中冷冻保存睾丸组织，以免对剩下的单个"正常"睾丸造成任何损害[24]。

多年来，治疗生殖细胞肿瘤的主要药物一直是铂类药物，其疗效显著。在英国，卡铂比顺铂更受青睐，尤其是对于 11 岁以下的儿童。虽然卡

表 32-1　常见儿童癌症治疗方案对男性生育力的影响

	诊　断	促性腺激素治疗	估计的性腺毒性
白血病	急性淋巴细胞白血病（首发）	环磷酰胺或异环磷酰胺	低至中
	急性淋巴细胞白血病（复发）	环磷酰胺	中至高
		睾丸照射	非常高
	急性骨髓性白血病	无	低
淋巴瘤	非霍奇金淋巴瘤（低风险）	环磷酰胺	低
	非霍奇金淋巴瘤（正常和高风险）	环磷酰胺	高
	T 细胞淋巴瘤	环磷酰胺	中
	B 细胞淋巴瘤	环磷酰胺	中至高
	霍奇金淋巴瘤	环磷酰胺 ± 达卡巴嗪	低至中
		环磷酰胺 + 达卡巴嗪 + 丙卡巴肼	非常高
脑肿瘤	室管膜瘤	环磷酰胺 + 顺铂	高至非常高
	髓母细胞瘤	环磷酰胺 + 顺铂 ± 洛莫司汀	非常高
	松果体母细胞瘤	环磷酰胺	非常高
	非典型畸胎瘤 / 横纹肌瘤	环磷酰胺 + 异环磷酰胺	高
		环磷酰胺 + 异环磷酰胺 + 噻替帕	非常高
	胶质瘤（高级别）	替莫唑胺	高
	颅内生殖细胞肿瘤	异环磷酰胺	中
		异环磷酰胺 + 顺铂	高至非常高
生殖细胞瘤（GCT）	颅外 GCT	无	低
		顺铂	高
	颅外 GCT（复发性 / 难治性）	异环磷酰胺 + 顺铂 + 长春碱	非常高

（续表）

	诊　断	促性腺激素治疗	估计的性腺毒性
骨骼和软组织	尤因肉瘤	异环磷酰胺 ± 环磷酰胺 白消安 美法仑	非常高
	成骨肉瘤	异环磷酰胺 ± 顺铂	高至非常高
	软组织肉瘤（低风险）	无	低
	软组织肉瘤（正常 / 高风险）	异环磷酰胺	高至非常高
	MMT	异环磷酰胺 ± 环磷酰胺	非常高
	滑膜肉瘤	异环磷酰胺	高至非常高
	"成人型"软组织肉瘤	异环磷酰胺	非常高
	神经母细胞瘤（低和中风险）	环磷酰胺 ± 顺铂	中至高
	神经母细胞瘤（高风险）	环磷酰胺 顺铂 白消安 美法仑	非常高
肾母细胞瘤	肾母细胞瘤（低风险）	无	低
	肾母细胞瘤（高风险 / 转移性）	环磷酰胺 + 盆腔放疗	高至非常高
	肾母细胞瘤（复发）*	环磷酰胺 ± 美法仑	高至非常高
其他	肝母细胞瘤	无	低
		顺铂 ± 卡铂	高至非常高
	视网膜母细胞瘤	无	低
	朗格汉斯细胞组织细胞增生症	无	低
		氟达拉滨 + 美法仑	高
骨髓移植	异基因骨髓移植	环磷酰胺 / 白消安 / 美法仑 / 曲奥舒凡** / 全身照射	高至非常高
	异基因骨髓移植	氟达拉滨	低

常见儿童癌症治疗方案的相对性腺毒性，性腺毒性是估计的，绝对风险取决于确切的治疗方案、剂量和使用频率［改编自 CCLG Oncofertility Consensus Document（https://www.cclg.org.uk）.］

*. 有些复发的肾母细胞瘤没有经过性腺毒性疗法的治疗（低）

**. 曲奥舒凡的性腺毒性尚不确定

铂对骨髓的抑制作用特别强，但有证据表明，它与长期的耳毒性和肾毒性无关，这对儿童特别重要[27]。卡铂也被认为比顺铂的性腺毒性小，后者被认为是未来生育力受损的一个风险因素，而最近发表的使用小鼠模型的文章表明，卡铂在青春期前的性腺毒性可能与顺铂相同[28]，但需要人的研究证实这些结论的临床意义。对于患有性腺生殖细胞肿瘤的患者来说，未来生育力是一个重要的考虑因素，因为除接受性腺毒性疗法外，还必须进行睾丸切除术或卵巢切除术。

（二）儿童时期接受癌症治疗

1. 急性淋巴细胞白血病

患儿男性，5岁，因间歇性发热、嗜睡、面色苍白和食欲不振就诊于急诊室。体格检查发现，患儿脸色苍白，身体不适，多处骨骼和软组织都有瘀伤，可触及肝脏和脾脏。血细胞计数显示全血细胞减少，并在血细胞图谱上出现了斑点。骨髓穿刺证实了前B细胞急性淋巴细胞白血病（ALL）的诊断。告知患者家属诊断结果及患者有资格接受 UK-ALL2011 临床试验中的标准风险治疗。与家属讨论了治疗对未来生育力的影响，认为没有必要保存生育力。在治疗的第1个月结束时，患儿进行了骨髓重新评估。第29天的微小残留病灶（minimal residual disease，MRD）结果显示白血病清除率不足。按照临床试验方案加强了治疗。讨论了强化治疗对未来生育力的影响，但同样认为没有必要进行保存生育力的治疗。

按照 UK-ALL2011 治疗方案，患儿的白血病治疗时间为3年。在治疗结束时，患儿情况良好，骨髓和脑脊髓（CSF）中没有检测到白血病。治疗结束4个月后，患儿（现年9岁，仍处于青春期前）出现了腿痛和瘀斑。血液检查显示血小板低，行骨髓穿刺后证实白血病复发。脑脊液中并没有白血病细胞的侵袭。这种复发模式被认为是"高风险"疾病。高危复发的治疗计划包括重新诱导化疗 ± 单克隆抗体和干细胞移植与全身放疗（TBI）。这种治疗具有非常高的不育风险。我们再次讨论了是否保留患儿的生育力。患儿被转诊到一个能够提供睾丸组织冷冻保存的中心，在咨询之后，计划在再诱导治疗后和干细胞移植前收集睾丸组织。

2. 讨论和文献回顾

急性白血病是最常见的儿童恶性肿瘤。在英国，每2000名儿童中就有一名患此病，每年约有650个新病例在0—24岁年龄组中被诊断出来[29]。80%被诊断为白血病的儿童患有急性淋巴细胞白血病[30]。白血病起源于骨髓中造血干细胞的基因突变，导致造血干细胞分化的某一特定阶段发育停滞，并赋予细胞不可控的自我更新能力[31]。

据报道，约有2%的白血病儿童在发病时，出现睾丸肿大[32]，而白血病细胞亚临床浸润到睾丸的发生率更高。有研究报道，ALL儿童患者诊断时的睾丸活检中含有白血病细胞的病例高达25%[33]。在死于白血病的成人患者睾丸解剖样本中，其中40%～60%的患者在死前并没有睾丸受累的临床证据，但睾丸解剖样本中有白血病细胞[34]。

白血病睾丸复发是一种公认的疾病复发模式[35]。睾丸复发的发生率随着风险分层和基于风险的化疗而下降[36]，但这不应掩盖诊断和复发时睾丸亚临床浸润的临床证据，在讨论生育力保存治疗时必须考虑这种风险，特别是在考虑组织冷冻而不是精子储存时。

睾丸内的白血病细胞可能会破坏SSC的生态环境，导致精子的质量和数量下降。成熟精子的产生需要60～90天，治疗后3个月内的精子都暴露在化疗中。这部分精子的非整倍体风险会显著增加[37]，甚至在治疗后2年的精子中也发现了DNA损伤[38]。因此，如果考虑进行精液冷冻保存，应在治疗开始前进行。"标准风险"ALL一线治疗的无事件生存率（event-free survival，EFS）超过90%[29]，虽然睾丸可能受到一些与疾病和治疗有关的影响[39]，但绝大多数患者有望保存其生育力。然而，即使治疗计划中的风险相对较低，也应在治疗开始前与患者及其家属讨论癌症治疗对生育的影响。

青春期前男孩可通过手术切除睾丸组织来储存 SCC 以保存生育力[26]，但这种治疗仍被认为是试验性的。在诊断为急性白血病的青春期前男孩中，与生育力保存相关的风险，即手术风险和限制了其未来使用的组织内白血病浸润的存在，超过了潜在的益处，因为一线治疗的不育风险较低。如果索引病例是青春期后青少年，那么保存生育力的风险/益处就会偏向于储存成熟的精子，因为储存精子是无创的，不会推迟治疗的开始，且青少年白血病的治疗可能比年幼儿童的更强化。每种情况下的生育力保存必须建立在风险与收益的基础上。如前所述，精子的质量和产生精子的能力可能会受到睾丸中亚临床白血病细胞的影响。如果青春期后男孩不能产生含有精子的样本，应考虑通过睾丸精子提取术（testicular extraction of sperm，TESE）和通过生精小管收集精子的可能性[40]。

白血病复发时应进一步讨论保存生育力的问题，因为随后的治疗可能会大大增加不孕不育的风险。造血干细胞移植治疗复发白血病的前提是行了诱导缓解化疗及巩固化疗，包括高剂量烷化剂治疗和放射剂量超过 10Gy 的 TBI。在男性患者中，低至 0.1～1.2Gy 的睾丸放射剂量会损害精子发生，而超过 4Gy 的放射剂量往往会导致永久性无精子症[41]。与发病时一样，复发后的循环血液和睾丸浸润的风险很高。储存睾丸组织保存干细胞，是青春期前男孩或精液样本中没有精子时保存生育力的唯一选择。复发患者收集组织的时间需要考虑。如果是不能产生成熟卵子的青春期前的女孩，储存卵巢组织是保存生育力的选择，建议在患者干细胞移植前达到骨髓缓解后储存组织[42]。在可能的前提下，对睾丸组织的收集采取类似的方法是合理的。

储存睾丸组织来冷冻保存精原干细胞仍处于试验发展阶段，迄今为止，还没有利用储存睾丸组织出生的人类婴儿。动物实验证实了精原干细胞在低温保存后的生存能力，在包括非人类灵长类在内的一些物种中，已有使用储存睾丸组织的活产婴儿[43]。未来使用白血病患者的睾丸组织需要评估白血病细胞的浸润情况，可能将组织的使用限制在精子成熟和卵胞质内单精子注射（ICSI）的体外方法。在储存组织之前，必须与患者及其家属充分讨论这些问题。

在复发病例或出现极高风险的细胞遗传学患者中使用新的治疗方法，正成为治疗方案中一个更成熟的部分。目前，几乎没有长期随访数据可帮助预测这些新疗法对睾丸发育和未来生育力的影响。

（三）儿童时期接受癌症治疗

1. 髓母细胞瘤

患儿男性，7 岁，头痛 1 个月。头痛最初主要发生在上学后，伴有视物模糊和间歇性复视。然而，这些症状随着时间的推移加重并伴有呕吐。随后，患者出现四肢无力及协调性差的症状。在临床检查中，他被发现有双侧视盘水肿，紧急转诊并进行影像学检查发现，脑部颅后窝有一个巨大肿块并伴有脑积水，大脑或脊柱的其他部位未见转移。

患儿接受神经外科手术，完全切除了肿瘤。病理显示肿瘤为 WHO Ⅳ 级，典型髓母细胞瘤。腰椎 CSF 呈阴性，因此他被定为 M0 期。基于此，他需要先进行头颅脊髓放疗，然后进行化疗。放疗采用质子放疗，患儿接受了 13 次 23.4Gy 颅脊髓轴放疗和 17 次肿瘤增强放疗，总剂量为 54Gy。在放疗恢复后，又接受了化疗，包括顺铂 280mg/m²，洛莫司汀 300mg/m²，环磷酰胺 8g/m² 和长春新碱。完成治疗后，随访影像学上有复发或残留疾病的证据。

由于患儿化疗方案可能具有性腺毒性，我们与他的家人讨论了保存生育力的问题。患儿处于青春期前，没有既定的生育力保存方法，经过讨论后，患儿在开始任何细胞毒治疗前接受了青春期前睾丸切除术。手术进行得很顺利，手术过程与他的分期腰椎穿刺和插入中心管相结合。

2. 讨论和文献回顾

除化疗对睾丸的直接伤害外，还有放疗的影响。患者接受了质子放疗，由于质子束的性质和出口剂量很低，质子放疗比光子放疗更有针对性。这符合目前减少中枢神经系统外放射的建议，因此，他的睾丸没有接受任何放射，这很重要，因为性腺对这种损伤非常敏感。低至 0.1～1.2Gy 的放射剂量可对成年男子的精子产生影响，而超过 4Gy 的剂量造成的有害影响更长远[44]。整个中枢神经系统都受到了放射射，这包括下丘脑 - 垂体轴。

颅脑照射会导致下丘脑 - 垂体功能障碍[45]，这取决于所接受的总剂量和分割计划[46]。此外，接受放疗时的年龄也很重要，年幼的儿童更容易受到放射引起的损伤[47]。

在垂体激素中，生长激素（growth hormone，GH）往往对放射线最敏感，低至 18Gy 的剂量就会导致 GH 缺失。而随着剂量和治疗时间的增加，促性腺激素、皮质激素和促甲状腺素的分泌也会出现缺失。因此，垂体功能障碍可能是多方面的，在年龄较小的儿童、接受较高放射剂量的儿童和那些在下丘脑 - 垂体区域附近有肿瘤的儿童中表现得迅速而彻底。相反，那些下丘脑 - 垂体轴接受较低放射剂量的儿童可能只出现单一的激素缺失，随着时间的推移发展缓慢。

接受下丘脑 - 垂体轴放射剂量 35～45Gy 的患者，随后出现了 FSH 和 LH 的缺失[46]。如上所述，放疗后，促性腺激素缺失的发生率随着时间的推移而增高。促性腺激素缺失的临床后遗症表现出广泛的严重性，从仅能通过 GnRH 检测的亚临床异常到循环性激素水平的显著下降和青春期延迟。对于后者，可使用外源性睾丸激素在适当的年龄诱导青春期，但这并不支持恢复患者生育力。成年后可使用包括促性腺激素（hCG±FSH）的激素替代方案来诱导精子发生。这种方法的成功在很大程度上取决于化疗造成原发性睾丸损伤的程度。最近有研究调查了使用促性腺激素替代睾丸激素来诱导青春期的疗效[3]。这可能有促进精子发生的

额外益处，该方案需要每周注射多次，而睾酮则是每月 1～3 次，且缺乏长期随访数据[3]。

对于接受颅内照射和性腺毒性化疗的年轻男孩来说，长期的内分泌随访对于监测低促性腺激素性性腺功能减退、原发性性腺功能减退症是必要的。这包括使用 Prader 睾丸测量计对睾丸体积进行临床检查，以及测定血清中 LH、FSH 和睾酮的浓度。

（四）青春期接受癌症治疗

1. 尤因肉瘤

患儿男性，12 岁，因左腿疼痛 3 个月就诊。最初，这种疼痛认为是由一场足球比赛中的软组织损伤引起的。疼痛在休息时有所改善，但在接下来的数周症状加重，出现夜间痛醒，并影响患者行走。腿部的 X 线片显示，股骨干骺端有破坏性病变，有一个突出的软组织肿块从骨上延伸。X 线片特征与股骨近端尤因肉瘤相符。组织活检证实为尤因肉瘤。患儿接受了全面的分期检查，结果显示没有转移性疾病的证据。患儿和家属被告知，需要进行多模式治疗，包括大剂量环磷酰胺和异环磷酰胺化疗。这种国际治疗方案对转移性 ES 的治愈率约为 70%[29]，但会引起严重的长期疾病，包括不育的高风险（表 32-1）。作为最初的癌症治疗咨询的一部分，医患之间讨论了保存生育力的治疗方案。该患儿处于青春期早期，睾丸体积为 6～8ml。他的生理和心理都太年轻，无法储存射出的精子。患儿和家属都很想探索其他保存生育力的方法。他被转诊到一个能够提供显微外科睾丸精子提取术（mTESE）和储存精子或睾丸组织的生育中心。我们与患儿及家属讨论了这些程序，并在插入化疗所需的中心静脉导管的同时安排了 mTESE。使用 mTES 没有取到精子，但进行了睾丸组织收集和冷冻保存来储存 SSC。

患者治疗后随访 5 年，没有发现肿瘤复发。作为随访的一部分，对其生殖功能进行了监测，结果显示青春期停止。睾丸激素很低和 LH 升高，这表明间质细胞功能衰竭。为了完成青春期和长

期健康，开始了睾丸激素替代治疗。治疗后的睾丸仍然很小（约 6ml），但 FSH 高于正常范围，表明支持细胞衰竭和生殖细胞丧失，预示患者可能为不育症。

2. 讨论和文献回顾

尤因肉瘤（Ewing's sarcoma，ES）、恶性周围神经外胚层肿瘤（peripheral neuroectodermal tumour，PNET）、Askin 肿瘤和非典型尤因肉瘤是一个肿瘤家族，统称为尤因肉瘤家族肿瘤（Ewing's sarcoma family of tumour，ESFT）。ESFT 可发生在身体的任何一个部位或软组织中。ES 是青少年和年轻成人中第二常见的恶性骨肿瘤，由于其攻击性强，具有高度的转移倾向。骨骼外尤因肉瘤在睾丸和阴囊等许多部位都有报道[48]。从生物学角度来看，ESFT 是神经嵴衍生的肿瘤，沿着非神经内分泌系分化，被描述为"小圆形蓝细胞肿瘤"。所有 ESFT 的特征是 EWS 基因（22q12）与 E26 转化特异性（ETS）转录因子家族基因［FLI1（11q24）和 ERG（21q22）］之间的平衡染色体易位[49,50]。

在过去的 20 年里，多种模式的强化治疗方案使尤因肉瘤患者的生存率有了很大的提升，但代价是长期发病率显著提高。尤因肉瘤的治疗包括使用大剂量环磷酰胺和异环磷酰胺的化疗、手术及放疗。Kenney 等[51]报道了治疗后男性不育率为 66%，这与儿童癌症幸存者研究（CCSS）[52]的数据相吻合，显示男性 ES 幸存者生育的可能性比未受影响的男性低很多（RR=0.38，95%CI 0.24~0.59，$P<0.001$）。

烷化剂类药物化疗会导致约 60% 的男性丧失生育力[53]。诱发无精子症的持续时间取决于细胞毒药物的剂量和不同药物的附加效应。因为治疗后不育的风险很大，所以诊断时应与患者讨论治疗对生育力的影响和生育力保存的治疗方案。

患者保存生育力的治疗方案取决于儿童／青少年的年龄和成熟度，他们在诊断时的健康状况，以及是否有能力提供治疗的现有设施。在每一种情况下，不孕不育的风险必须与保存生育力的治疗风险进行权衡。

对于已经进入青春期的男性，最成熟的保存生育力的方法是对射出的成熟精子进行冷冻保存。冷冻保存的成熟精子可在以后的生活中用于宫腔内人工授精或体外受精，如果治疗后出现无精子症，可不使用 ICSI。对于大多数青春期后男性来说，提供精子进行冷冻保存的过程是有效、廉价和无创的。在癌症治疗前收集的成熟精子将不存在任何微转移污染的风险。精子的采集必须在化疗开始前进行，因为在癌症治疗开始后射出的精子会受到化疗的诱变作用，可能对精子的 DNA 产生不利影响。

Silber 等[54]证明，如果人类睾丸中的精子少于 300 万～400 万，则精子无法在附睾中存活，也无法到达射精处。在治疗后无精子症的男孩中，存活的支持细胞和精子发生岛可能存在，但精子发生水平太低，无法在射精中发现精子。同样，在癌症治疗前不能产生射精的围青春期男孩中，精子可能存在于睾丸中，但浓度很低。虽然没有确切的标记来确定精子在睾丸中出现的时间，但清晨的睾酮水平和睾丸体积可能有助于预测睾丸中精子的存在。在这种情况下，有可能使用一种称为显微镜下睾丸提取精子（microscopic testicular extraction of sperm，micro-TESE）的技术从睾丸组织中提取成熟的精子。micro-TESE 在全身麻醉下进行，包括打开睾丸，在立体显微镜下检查生精小管。干细胞活性区域经常可被识别，并且精子在小管内被提取和冷冻保存[55]。

尤因肉瘤是高侵袭性肿瘤，其特点是具有高度的静态传播潜力[56-59]。研究表明，约 30% 的患者在诊断时有可检测到的转移证据[60]，更高比例的患者有循环的 ES 细胞，尽管没有可检测到的微转移[61]。EWS 转移到肺部、骨骼、骨髓，在某些情况下的还转移到生殖组织[62]。在收集组织之前，必须与患者和家属讨论睾丸组织含有转移性污染的风险，并在使用前检测生殖组织的 MRD。Chaput 等最近发表的一篇文章描述了通过 qPCR 检测 EWS-FLI1mRNA 作为评估 EWS 在卵巢和睾丸组织中的 MRD 的准确工具，这些组织是通过缓慢或矾化冷冻方法冷冻的[63]。总之，ES 治疗给男性带来了长期不孕的重大风险。治疗后不孕不育的有害心理影响是有据可查的，在癌症治疗开始前应与所有患者讨论保存生育力的治疗。在每个病例中，不孕不育的风险必须与储存精子或睾丸组织的风险和好处相平衡。

（五）成年后接受癌症治疗

1. 成人睾丸癌

患者男性，22 岁，因左侧睾丸有无痛性肿块就诊。睾丸的超声扫描显示睾丸实质内有病变。进行了睾丸切除术，并进行了区域淋巴结活检和骨盆 CT 扫描。病理诊断为睾丸生殖细胞瘤（testicular germ cell tumour，TGCT）。拟进行了 3 个疗程 BEP（博来霉素、依托泊苷和顺铂）化疗。考虑到拟行治疗的生育风险，在开始化疗前与患者讨论保存生育力的治疗，我们采取了精液冷冻的方式储存精子，以便在患者因治疗而不育的情况下用于 IVF/ICSI。患者治疗后恢复良好，在随后的放射学监测中没有发现复发。生殖功能随访显示 FSH 增加，表明支持细胞衰竭，睾酮低 / 正常，LH 轻度升高，表明代偿性间质细胞衰竭。诊断后 1 年的精液分析显示无精子症。

2. 讨论和文献回顾

睾丸癌不仅是所需治疗的结果，也是初步诊断的结果，对生育有风险。高达 50% 的 TGCT[64, 65] 病例描述了预处理性少精子症。事实上，在不孕不育诊所接受评估的男性中，睾丸癌的存在、其先兆病变或相关疾病经常被发现。精液分析异常患者中 TGCT 的患病率已被证明是普通人群的 20 倍[66]。

TGCT 通常被描述为睾丸发育不良综合征（testicular dysgenesis syndrome，TDS）的一部分，TDS 包括隐睾、尿道下裂、TGCT 和不孕。TDS 被认为发育起源，是由胎儿生活中发生的事件引起的，遗传和环境都有贡献[67]。TGCT 起源于恶性前期生殖细胞的转化，称为生殖细胞原位瘤

（germ cell tumor in situ，GCNIS）。这些肿瘤前细胞是由于生殖细胞向精原细胞分化失败，通常发生在胎儿至婴儿期[67]。存在于睾丸中的 GCNIS 细胞在年轻成人中变成恶性 TGCT[67]。这些癌症可以被认为是一种发育障碍，这一事实为睾丸其余部分的异常提供了解释。因此，TGCT 患者的对侧睾丸中也可能存在功能异常甚至 GCNIS 细胞的存在。在一项针对 218 例睾丸癌患者的研究中，24% 的患者对侧睾丸的精子发生有永久性损害[68]。TGCT 在剩余睾丸中发病率增加，表明在初次出现时，对侧睾丸中存在 GCNIS，进一步支持了这些肿瘤发育起源的假设。在某些情况下，可能需要对侧睾丸进行活检，如果检测到 GCNIS，可能需要放疗（或化疗），这可能会导致无精子症[69]。

除 TDS 的影响外，TGCT 的存在本身也可能对精子发生和生育力产生负面影响。在 72% 的患者中，TGCT 与抗精子抗体（ASA）的增加有关[70]；然而，最近的一项研究报道显示，在 190 例睾丸癌患者中，ASA 的发生率要低得多（5.8%）。温度、局部激素分泌、血流或血睾屏障的改变都可能导致 SSC 生态环境的改变，从而对精子发生产生影响。

TGCT 的主要化疗方案包括铂类（顺铂或卡铂）药物，通常与依托泊苷和博来霉素联合使用。铂类药物被认为是这些方案中导致性腺毒性的主要因素，加入异环磷酰胺可能会增加性腺毒性[71]。一些研究报道显示，在接受 TGCT 化疗的男性中存在生精上皮损伤，表现为 FSH 水平升高和（或）精子数量减少[72-75]。为了区分这些因素，有研究将治疗前的生殖功能与治疗后的结果进行了比较。在一项调查 170 例男性 TGCT 患者的研究中，40 例（24%）在治疗前被诊断为无精子症，54 例（32%）在以铂类药物为基础的化疗后 30 个月内为无精子症[76]。此外，在化疗前精子正常的男性中，只有 64% 在治疗后精子仍正常[76]。在接受卡铂治疗的男性中，恢复正常精子数量的概率较高，在接受 5 次或更多疗程化疗的男性中也是如此[76]。有研究报道了接受化疗的 TGCT 患者的

亲子鉴定父子关系发生率[72]。大剂量（＞850mg）顺铂组 5 年后的亲子关系（自然受孕或辅助生殖技术）为 10%，而接受低剂量（≤850mg）顺铂组为 35%。在高剂量组中，有证据表明了精子发生的长期恢复，即亲子关系率在治疗后 15 年增加到 85%[72]。

保存患有 TGCC 男性生育力的最合适选择是精液冷冻保存，但这并不适用于身体不适或患有阳痿的患者。另一部分可能无法进行精液冷冻保存的患者是青少年和年轻成年人，他们可能因为心理或生理并未成熟的因素无法产生精液。

五、儿童癌症的新型治疗方法

随着技术的发展，人们对成人和儿童癌症的生物学和病理过程有了更新的了解。这导致了靶向细胞表面抗原、调节适应性免疫系统，以及靶向参与肿瘤发生发展关键信号通路的药物的进一步发展。虽然这些新的药物有可能使癌症治疗更加"精确"和个性化，但它们的作用机制往往不只是针对目标癌细胞。

为了更好地了解这些新疗法的安全性和有效性，以及它们对睾丸发育的影响，在进行基础科学研究的同时，还必须进行长期的临床随访。此外，随着更多地了解这些药物对生育力的影响，必须不断评估治疗前保存生育力的必要性。

酪氨酸激酶抑制药（TKI），如伊马替尼、达沙替尼和索拉非尼，在某些白血病中取得了令人印象深刻的效果[77]，而克唑替尼则用于间变性大细胞淋巴瘤[78]。这些药物已被证明对各种内分泌系统有脱靶效应，导致生长减速、骨矿化改变和甲状腺代谢异常，特别是在青春期前患者中使用时。这些脱靶效应的机制仍不清楚，但有可能是由于生长激素信号转导受到破坏，或者是胰岛素样生长因子 1（IGF-1）受体（一种酪氨酸激酶受体）的信号转导不足，再或者是血小板衍生的生长因子受体信号转导受到抑制，从而影响到巨噬细胞集落刺激因子受体（c-fms）[79]。这些新疗法对发育中的睾丸和未来生育力的影响目前还不清楚。

当然，我们可获得接受新疗法患者的临床数据，并结合对睾丸损伤的影响和机制的最新进展的了解[80]，这应有助于预测这些新的治疗方法将如何影响青春期前的睾丸，并确定是否进行保存儿童和年轻成人的生育力治疗。

归纳总结

- 在任何年龄段进行癌症治疗后，男性的生殖功能都会受到损害。生育力受损的风险主要取决于个人将接受的治疗，但这种风险也会受到其他因素的影响，如潜在的基础疾病和生殖障碍及既往的治疗。下丘脑 - 垂体的中枢损伤导致促性腺激素的分泌受损，可通过激素替代来诱导或维持第二性征和生育力。然而，对睾丸的直接损伤可能导致 SSC 的丧失，进而导致成年后的无精子症。对于成年男性来说，在治疗前进行精液冷冻保存可能是可行的；而对于青春期前男孩来说，保存生育力的选择仅限于冷冻携带 SSC 的睾丸组织，并且这仍然是试验性的。个人的不育风险可根据治疗方案来评估，但由于长期随访的数据有限，尤其是儿童，有效的预测非常具有挑战性。此外，癌症的治疗方法在不断发展，新的治疗方法也在不断出现。新的药物和治疗方案对男性未来生育力的影响应该是一个持续研究的重点。

定义

- 无精子症：精液中缺乏精子。
- 隐睾症：1 个或 2 个睾丸不能从腹部下降到阴囊的情况。
- 生殖细胞：存在于胎儿和出生后早期人类睾丸中的未分化生殖细胞，可分化为精子细胞。

- 低促性腺激素性腺功能减退症：一种涉及性激素水平低下的疾病（性腺功能减退），与促性腺激素、卵泡刺激素（FSH）和黄体生成素（LH）的低水平相关。
- 间质细胞：存在于睾丸间质的一种体细胞类型，能够产生睾酮。
- 支持细胞：存在于精索上皮的一种体细胞类型，支持生精细胞的发育和精子发生。
- 精子发生：单倍体精子从精原细胞中发育出来的过程。

- 精母细胞：由睾丸精管中的精原细胞发育而成，存在于青春期前睾丸中的一种减数分裂前的生殖细胞。
- 精子细胞：能够使卵细胞受精的单倍体减数分裂后的生殖细胞。

感谢：我们感谢 Ronnie Grant 对插图的帮助。我们也感谢 CJ Shukla 对成人临床病例的评论。

第 33 章　男性癌症患者的辅助生殖技术（包括捐献精子）
ART in Male Cancer Patients Including Sperm Donation

Luciano Negri　Pasquale Patrizio　Paolo Emanuele Levi-Setti　著

万广志　译　　张　浩　管静芝　校

一、背景

放 / 化疗可通过耗尽精原干细胞对精子发生产生不利影响。性腺毒性损伤的程度可能从精原干细胞的完全丧失，导致组织学上所说的唯支持细胞综合征，到各种程度的精子发生不足[1]。由于无法预测癌症放 / 化疗方案是否会导致永久性无精子症，开始癌症治疗之前应向每一位有兴趣保留未来生育机会的男性癌症患者推荐精子库[2]。

当癌症治疗导致不可逆转的无精子症时，精液冷冻保存可与辅助生殖技术（assisted reproduction technique，ART）结合使用。男性癌症幸存者似乎比一般人更有可能利用 ART。Gunnes 等[3]报道，采用 ART 的相对风险接近 3.32（95%CI　2.68～4.11），而 Stensheim 等[4]观察到 6% 的癌症后首次妊娠是通过 ART 开始的（男性对照 2%，$P < 0.001$）。选择哪种 ART 程序取决于解冻后精子的质量[2, 5]。当患者在癌症治疗前未能保留精子，且睾丸活检中没有精子时，通常会提供撤回精子的 ART 程序，如供精宫内人工授精（IUI-D）或使用捐赠精子的体外受精（in vitro fertilization，IVF）。如果睾丸精子提取术（TESE、micro-TESE）成功，精子可用于卵胞质内单精子注射（intracytoplasmic sperm injection，ICSI）[6, 7]。

一个重要的观察结果是冷冻精子的低利用率。事实上，只有约 8% 的精液冷冻保存患者将其冷冻样本用于 ART 技术[8]。利用率低的合理原因是结婚和生育子女的可能性比一般人低，或者是生精功能恢复或对生育子女缺乏兴趣[9-11]。在 11 451 名男性青少年和成年癌症幸存者中，23% 的人在癌症后至少致孕一次，而在年龄匹配的对照组有 32% 的男性（$P < 0.001$）[4]。只有一小部分患者会丢弃他们储存的精子（16%，95%CI　15%～17%）[8]，所以也有可能大多数癌症患者会在未来计划使用他们的冷冻精子。因此，与实际的最终使用比率相比，不排除世界范围内的使用率可能被低估了。冷冻精子使用率低的另一个合理解释是癌症治疗后生育力恢复[12, 13]。例如，因霍奇金淋巴瘤而接受大剂量烷化剂治疗的患者很可能（约 90%）成为永久性无精子症患者，而对于接受 ABVD 治疗的患者，永久性无精子症的风险非常低（0%～4%）[14, 15]。

在文献中，大多数对癌症幸存者的 ART 治疗涉及使用冷冻保存的精子进行宫内人工授精（intrauterine insemination，IUI）或传统的 IVF 和 ICSI，以及在更大程度上，使用手术提取的特定精子（TESE 或 micro-TESE）。关于肿瘤治疗后使用新鲜精液或捐献者精子的数据很少。

二、辅助生殖技术的选择

主要目的是为夫妇提供一个有效的、低复杂度的、低成本的 ART 程序。IUI 是简单和可负担的，但需要高质量的精子。传统的 IVF 是比较复杂和昂贵的，但可用于精子参数临界不佳或女性不孕症的情况，并提供比 IUI 更高的成功率。ICSI 比 IVF 更昂贵，特别是在与 TESE 相关的情况下，但当精子参数数值、活力百分比和形态都很差时，它是最有效的选择。

要决定使用哪种类型的 ART，重要的是先要评估现有精子的质量和数量。总精子数（total motile sperm count，TMSC）是由精液样本量乘以精子浓度与 A 型和 B 型精子活力的百分比，再除以 100 得到的，是决定选择何种方案的一个很好的公式。A 型和 B 型活力[16] 对应于 2010 年 WHO 标准的精子质量标准[17]。TMSC 在预测自发持续妊娠[18] 和 ICSI 结果方面似乎比 WHO 分类系统（体积、精子浓度、运动能力和形态）更有效[19]。冻存前的 TMSC 也能相当准确地预测冻存后活动精子的恢复率[20]。值得注意的是，基线精子浓度和 TMSC 可能受癌症类型的影响，通常在淋巴性白血病、骨髓性白血病[21, 22] 和睾丸癌中较低[5, 21, 23, 24]。然而，肿瘤患者甚至在开始任何类型的癌症治疗之前，其 TMSC 已经低于健康捐赠者[25, 26]。精液样本可以通过 wim-up[27] 或密度梯度离心[28] 等程序处理。这些不同的实验室程序可选择和集中大部分有活力的精子，用于未来的 ART 治疗[21, 29, 30]。由于不可能绝对精确地预测解冻后的精子活力和存活率，即样本是否可用于 IUI、IVF 或 ICSI，一般来说，一个小瓶可在初次入库的几天后解冻并进行分析。这种"解冻测试"将对冷冻后的精子样本质量提供一个明确的指示，并允许对夫妇进行正确的咨询[30-32]。

冷冻 / 解冻会导致所有精子样本中精子活力丧失和 TMSC 减少[33, 34]。一般来说，解冻后的 TMSC 计数为 500 万或处理预冻样品后 TMSC 计数为 1000 万被用作 IUI 截止值[35-38]。在肿瘤人群中，解冻后存活率和 TMSC 的损失程度似乎也与癌症类型相关[21, 39]。

Hotaling 等[21] 以解冻后 TMSC > 5×10⁶ 为阈值，表明 63% 的骨髓性白血病患者、59% 的睾丸癌患者和 53% 的淋巴性白血病患者达到了这一阈值。最大限度地恢复精子是肿瘤患者的一个重要目标[40]。这可通过收集更多的精液样本[31, 41] 和储存最多数量的小瓶来实现。禁欲似乎对解冻前后的精子质量没有明显的影响。Agarwal 等[42] 描述，

1～2 天禁欲与禁欲时间较长相比，解冻后 TMSC 值相似。由于目标是允许夫妇进行简单和低成本的 IUI，而且在年轻女性中，IUI 实现的大多数妊娠发生在前 3～4 个治疗周期[43, 44]，最好冷冻保存 4 个以上的小瓶，每个小瓶适用于一次 IUI，保留多余的小瓶用于 IVF 或 ICSI[45]。女性生殖健康和年龄对 ART 程序的结果有很大影响[46-48]。低卵巢储备[49]、子宫内膜异位症和输卵管因素是 IVF-ICSI 手术的适应证。

尽管女性年龄被普遍认为是影响 ART 结果的预后因素[47]，但值得注意的是，大多数关于癌症幸存者 ART 的研究都没有报道女性伴侣的年龄（表 33-1 和表 33-2）。最近推迟生育的趋势正在导致女性年龄逐渐增加，甚至在癌症幸存者的伴侣中也是如此[64, 65]。例如，非肿瘤患者的 IUI 结果在 30 岁以下女性中为 38.5%，在 36—40 岁女性中为 26.3%，在 40 岁以上女性中为 12.5%（P < 0.000 001）[48]。在使用新鲜、解冻或癌症患者睾丸精子的 ICSI 程序中，母亲年龄与足月妊娠率成反比[62, 65]。当女性伴侣≥40 岁时，累计分娩率 / 夫妇为 15.7%，而年轻女性为 58.3%（P=0.0037）。

在同一人群中，实现妊娠夫妇的平均女性年龄为 33.9 岁（范围 25.4—41 岁），而未实现妊娠夫妇的平均女性年龄为 37.3 岁（范围 28.1—45.9 岁）（P=0.0014）[65]。还必须考虑 ART 程序的成本问题[66]。精液冷冻保存费用和年度储存费用在全球范围内是一致的[67, 68]。一般情况下，可用低于 1000 美元的价格完成。储存费用取决于储存设施，每年为 275～500 美元。

最近的研究报道显示，IUI 周期的费用为 865～2623 美元；IVF 的价格为 15 918～19 234 美元，而 ICSI 的价格为 17 544～25 000 美元[68, 69]。虽然大多数欧洲国家和澳大利亚承担了不同数量的 IVF-ICSI 周期的费用，包括药物治疗的费用，但在世界许多其他地方，患者必须支付 ART 治疗费用。在美国，只有 15 个州有提供 ART 费用的保险[66]。因此，即使是单一的 IVF-ICSI 周期，对于一个人的年平均可支配收入来说也是难以承受

表 33-1 癌症幸存者的宫内人工授精结果						
作　者	夫妇数量	女性年龄（岁）	周　期	卵巢刺激	临床妊娠率 / 周期	活胎率 / 周期
Audrins 等[50]	12	—	53	NR	2（3.8%）	1（1.8%）
Fitoussi 等[12]	12	—	80	NR	—	2（3%）
Kelleh 等[51]	—	—	35	NR	11（31%）	—
Lass 等[52]	6	—	12	NR	3（25%）	3（25%）
Ragni 等[53]	—	—	40	NR	3（8%）	—
Chung 等[26]	3	—	7	NR	0	0
Agarwal 等[54]	—	—	42	CC-hMG	3（7%）	3（7%）
Schmidt 等[55]	—	29.6	55	NR	8（14.5%）	6（11%）
Mesegue 等[56]	—	30.2 ± 3.1	5	NR	1（20%）	—
van Casteren 等[57]	—	—	7	自然周期	1（14%）	—
Crha 等[58]	4	—	9	NR	2（22%）	2（22%）
Freour 等[39]	31	—	66	NR	8（12%）	8（12%）
Bizet 等[24]	—	—	39	NR	5（13%）	4（10%）
Žáková 等[59]	—	—	6	NR	3（50%）	1（16.6%）
Botchan 等[5]	22	—	81	CC-FSH	9（11%）	8（10%）
Muller 等[60]	31	30 ± 5	108	NR	15（14%）	14（13%）
合计			645		74/565（13.1%）	52/558（9.3%）

NR. 未报道；CC. 氯米芬；hMG. 人类绝经期促性腺激素；FSH. 卵泡刺激素

的[70]。此外，考虑每次成功的估计成本，使用氯米芬的 IUI 为 10 696 美元，使用促性腺激素的 IUI 为 19 566 美元，以及 IVF 为 61 377 美元[71]，可得出结论，IVF 对处于或低于中等收入水平的患者来说是负担不起的。癌症幸存者在化疗 / 放疗前没有储存精子，而且是无精子症患者，必须支付 8000～10 000 美元的额外费用来进行 micro-TESE[68]。

三、宫内人工授精

IUI 是癌症幸存者的第一选择，在处理和解冻后，冷冻保存的精子 TMSC 至少为 500 万。这是一种简单的技术，只要有输卵管通畅的证据，大多数患者都可使用[72]。IUI 可在自然周期中进行，也可使用氯米芬或人绝经期促性腺激素（human menopausal gonadotropin，hMG）和卵泡刺激素（follicle-stimulating hormone，FSH）刺激卵巢[73]。刺激卵巢、监测卵泡生长是必要的，以避免多胎妊娠的风险[74]。使用氯米芬的 IUI 有较低的多胎妊娠风险，但活产率低于使用促性腺激素[75]。

从 16 项研究中分析癌症幸存者的 IUI 结局，每个周期的临床妊娠率为 13.1%（565 个周期中的 74 个），活产率为 9.3%（558 个周期中的 52 个）（表 33-1）[5, 12, 24, 26, 39, 50-60]。值得一提的是，所有可用的研究都是回顾性的，而且大多数没有报道相关信息，如患者人数、女性年龄、卵巢刺激的使用及所用精子的质量。在报道激素刺激的 123 个 IUI 周期中[5, 54]，有 11 个出生记录（8.9%）。因此，

作　者	夫妇数量	女性年龄（岁）	周　期	临床妊娠率 / 周期	活胎率 / 周期
表 33-2　癌症幸存者使用冷冻精子的常规体外受精结果					
Khalifa 等[61]	10	32.6 ± 0.9	12	4（33%）	3（25%）
Audrins 等[50]	11	—	11	5（45%）	5（45%）
Fitoussi 等[12]	3	—	8	1（12.5%）	0（0%）
Kelleher 等[51]	—	—	28	6（21.4%）	—
Lass 等[52]	6	—	14	2（14.2%）	2（14.2%）
Ragni 等[53]	—	—	6	0（0%）	0（0%）
Chung 等[26]	2	—	7	1（14.2%）	1（14.2%）
Agarwal 等[54]	—	—	26	6（23%）	5（19.2%）
van Casteren 等[57]	—	30.5 ± 3.9	32	8（25%）	—
Hourvitz 等[62]	—	33.4	54		13（24%）
Bizet 等[24]	—	—	7	2（28.5%）	2（28.5%）
Botchan 等[5]	8	—	12	0（0%）	0（0%）
Depalo 等[63]	19	34.7 ± 5.3	20	5（25%）	5（25%）
Muller 等[60]	—	31 ± 4	79	33（41.7%）	27（34.1%）
合计			316	73/262（27.8%）	63/256（24.6%）

可认为癌症幸存者的 IUI 结局与自然周期中使用冷冻保存的供者精子的结果并无差异［4269 次 IUI 中有 361 次持续妊娠（8.4%）］[76]。然而，与供精 IUI 的卵巢刺激周期［在 351 名女性使用 100mg 氯米芬 + 75U FSH 或 hMG 的 1131 个 IUI 周期中，有 252 次临床妊娠（22.3%）和 214 次分娩（18.9%）］相比，它们更低[37]。其他研究者也描述了非常类似的结果[73, 77-80]。虽然现有的数据有限，但使用肿瘤患者的精子银行，IUI 结果似乎不太成功。

在非肿瘤人群中，氯米芬 IUI 每次分娩的费用为 10 696 美元，促性腺激素 IUI 为 19 566 美元[69, 71]。没有关于癌症幸存者每个子女费用的数据，但假设每个周期的活产率约为供精 IUI 的 50%，费用可能更高。

四、供精宫内人工授精

使用供精宫内人工授精（intrauterine insemination with donor sperm，IUI-D）是一些癌症幸存者的适当治疗选择。推荐给没有冷冻保存精子的无精子症患者，以及在尝试过 TESE 或 micro-TESE 后仍没有精子的患者，或者无法负担 micro-TESE 和 ICSI 手术费用的夫妇。IUI-D 也适用于那些反复使用冷冻精子进行 IVF-ICSI 失败的夫妇[81]。IUI-D 每个周期的出生率为 10.8%～18%。相比之下，使用捐赠精子的 IVF 生育率为 21.9%。多胎妊娠的风险在 IUI 中高达 13%，在 IVF 中高达 33%[82]。

在未经选择的人群中，每个 IUI 周期的活产率在自然周期中使用冷冻保存供者中为 8.4%[76]，在使用来曲唑或氯米芬、hMG 或各种组合 FSH 激素刺激中为 18.9%～21.3%[37, 80]。临床妊娠率也与周期数和患者年龄有关。累积妊娠率从 1 个周期后的 23.0%～26.5%[37, 80] 逐渐增加到 5 个周期后的 42.7%～61%。根据患者的年龄，25—29 岁患者每个周期的临床妊娠率为 26.7%，30—34 岁患者为

20.6%，35—39 岁患者为 17.1%。在年龄＞40 岁的女性中，活产率接近于零。当无精子症夫妇进行 IUI-D 时，无论是自然周期还是激素刺激周期，6 个周期的累积结果都高于其他男性临床适应证（总的进行性活动数低、抗精子抗体等）[73]。

癌症幸存者 IUI-D 的成本效益分析很难估计，因为报道很少，每个捐赠精子样本的价格差异很大[83]。今天，在欧洲，一个小瓶的费用为 409～639 欧元，加上 300～500 欧元的运输费用。如果一对夫妇想为一次以上的妊娠保留一个单独的捐赠者，并要求进行额外的基因筛查，那么费用（10 瓶）可能接近 24 100 欧元。

五、体外受精

体外受精是 IUI 失败后的一种选择[45]，或者当 TMSC 在解冻后低于 500 万时使用。另一个适应证是可获得有限数量的小瓶，因此，需要进行成功率高的 ART 程序。用于决定传统 IVF 的 TMSC 临界值一般是基于经验的[45]。建议的下限参考值为 20 万[84]、50 万[85] 和 100 万[86]。当同时存在畸形精子症时，受精失败的风险很高（使用严格的标准，＜5% 的正常形态）[87]。一些作者建议，当 TMSC＜100 万时，应采用 ICSI 程序[88]。与 IUI 相比，传统 IVF 保证了每个周期更高的临床妊娠和活产率，分别为 27.8% 和 24.6%，与非肿瘤人群的结果一致（表 33-2）[5, 12, 24, 26, 50-54, 57, 60-63]。因此，癌症效应似乎并不影响 IVF 结果。然而，大多数关于 IVF 结果的数据（13 个回顾性研究报道了 316 个周期）显示出局限性和不精确性，没有提供关键的信息，如患者数量和控制性卵巢刺激时的女性年龄。与 IUI 相比，传统 IVF 是一个昂贵而复杂的过程[68, 69]。对于欧洲或澳大利亚的癌症幸存者来说，这一点可能无关紧要，因为其国家卫生服务系统涵盖了这一程序，但对于世界其他地区的患者来说，这一点就成了负担，因为 IVF 的费用经常不在保险范围内（估计每次成功的费用为 61 377 美元）[71]。与年轻女性相比，女性的年龄（＞38 岁）对每次分娩的影响几乎是 3 倍[89]。

六、卵胞质内单精子注射

ICSI 适用于最严重的男性不育症[90]，确保最高的受精率。它是冷冻精子数量少的癌症幸存者的理想选择[51, 62, 91, 92]。有时，ICSI 被建议作为 IUI 或传统 IVF 的替代方案，利用较高的受精率，因此，在 ICSI 由国家卫生服务机构或医疗保险保证的国家，使用冷冻/解冻精子作为 ICSI 的标准是一种常见的做法[40]。一般来说，ICSI 是 ART 程序中最昂贵的，但在肿瘤学人群中没有成本效益的研究。

癌症幸存者使用 ICSI 与良好妊娠率和活产率相关（1023 个周期，每个周期临床妊娠率 38.2%，活产率 32.9%）（表 33-3），如果按夫妇计算（320 对夫妇，548 个周期）[5, 24, 26, 39, 51-58, 60, 62, 64, 65, 93-95]，每对夫妇的活产率达到 58.1%。然而，这些数据必须谨慎解释，因为 50% 的研究中没有女性年龄[65]。根据现有数据，流产率为 19%（在 841 个周期中，有 342 次临床妊娠，65 次流产，277 次活产）。这些数据与在肿瘤患者中发现的男性因素 ICSI 的比率没有区别[96, 97]。

七、使用睾丸精子进行卵胞质内单精子注射

当肿瘤治疗的后遗症导致持续的无精子症，并且之前没有精子被冷冻保存时，可为患者提供睾丸精子提取术（TESE）[98] 或显微 TESE[99] 与 ICSI[6]。到目前为止，带有显微 TESE 的 ICSI 手术是最昂贵的（ICSI 17 544～25 000 美元 + 显微 TESE 8000～10 000 美元）[68, 69]。癌症幸存者通过 TESE 或显微 TESE 的精子回收率约为 46%，与非肿瘤人群中受非梗阻性无精子症（nonobstructive azoospermia，NOA）影响的结果完全一致[100]。并非所有类型的癌症都能从成功的精子恢复中获益[101]，睾丸癌的比例较高，非霍奇金淋巴瘤和白血病的比例较低。关于这一主题的 10 项研究（288 个 ICSI 周期）的总结（表 33-4）[6, 7, 94, 101-107] 报道每个周期的临床妊娠率为 32.3%，活产率为

表 33-3　使用冷冻精子周期的卵胞质内单精子注射结果

作　者	夫妇数量	女性年龄（岁）	周　期	临床妊娠率 / 周期	活胎率 / 周期
Kelleher 等[51]	—	—	28	12（42.8%）	—
Lass 等[52]	3	—	6	4（66.6%）	3（50%）
Ragni 等[53]	36	—	42	11（26.1%）	—
Chung 等[26]	1	—	3	1（33.3%）	1（33.3%）
Agarwal 等[54]	—	—	19	7（36.8%）	4（21%）
Schmidt 等[55]	—	29.6	49	19（38.7%）	15（30.6%）
Revel 等[93]	21	33 ± 6	62	26（41.9%）	18（29%）
Meseguer 等[56]	30	30.9 ± 2.9	30	15（50%）	12（50%）
Zorn 等[94]	20	31.3 ± 4.3	31	7（22.5%）	4（12.9%）
Ishikawa 等[95]	4	—	6	3（50%）	3（50%）
Hourvitz 等[62]	118	34.8 ± 3.9	169	96（56.8%）	85（50.2%）
van Casteren 等[57]	—	34.0 ± 4.1	53	16（30.2%）	15（28.3%）
Crha 等[58]	28	—	38+6*	13（29.5%）	9（20.4%）
Freour 等[39]	51	—	100+12 IVF	26（23.2%）	—
Bizet 等[24]	—	—	71	23（32.4%）	18（25.3%）
Botchan 等[5]	38	—	91	34（37.3%）	23（25.2%）
Garcia 等[64]	29	36.7 ± 6	50	20（40%）	18（36%）
Muller 等[60]	—	31 ± 5	101	47（46.5%）	40（39.6%）
Levi-Sett 等[65]	28	37.2 ± 4.8	56	11（19.6%）	10（17.8%）
合计			1023	391/1023（38.2%）	277/841（32.9%）

*. 6 个新鲜精子
IVF. 体外受精

23.9%，与非肿瘤性 NOA 患者（每个周期的活产率为 24%）相近[100]。然而，与使用冷冻保存精子相比，使用睾丸精子周期 ICSI 的流产率较高（25.8% vs. 19%）。也许，流产率高可能是因为放 / 化疗对精子 DNA 造成的损伤[108]，但在所分析的研究中，没有一项研究对用于 ICSI 的精子进行了特别的科学测试，也没有明确报道与女性有关的流产原因，如女性年龄[47]、BMI[109] 或多囊卵巢综合征[110] 等数据。

作　者	夫妇数量	女性年龄（岁）	周期数	临床妊娠率 / 周期	活胎率 / 周期
表 33-4　使用睾丸精子周期的卵胞质内单精子注射结果					
Chan 等 [6]	9	—	9	3（33.3%）	2（22.2%）
Damani 等 [102]	15	—	26	9（34.6%）	8（30.7%）
Meseguer 等 [103]	5	33.5	8	1（12.5%）	1（12.5%）
Zorn 等 [94]	13	29.1 ± 1.6	39	9（23%）	4（10.2%）
Hibi 等 [104]	3	—	7	2（28.5%）	2（28.5%）
Hsiao 等 [101]	27	31.6 ± 4.9	36	18（50%）	15（41.6%）
Shiraishi 等 [105]	26	34.1 ± 2.9	58	7（12%）	5（8.6%）
Shin 等 [106]	31	—	—	23	18
Dar 等 [107]	12	29.8 ± 5.1	17	11（64.7%）	10（58.8%）
Levi Setti 等 [7]	30*	36.7 ± 3.9	60	18（30%）	12（20%）
Levi Setti 等 [7]	18**	35.3 ± 5.0	28	15（53.5%）	10（35.7%）
合计	189		288	93/288（32.3%）	69/288（23.9%）

*. 非阻塞性无精子症；**. 逆行射精 / 射精失败

归纳总结

- 在过去的 30 年里，ART 的改进为男性癌症幸存者提供了更广泛的选择。除了 IUI 和捐献精子之外，对于可用精子数量极少的病例或从睾丸活检中提取精子的病例，也可采用传统的 IVF 或 ICSI。
- 在开始抗肿瘤治疗之前进行精液冷冻保存，对保存未来的生育力起着关键作用。ART 的选择取决于冷冻精子的质量和冷冻瓶的数量。质量好、数量多的精子样本可能表明可使用创伤小、费用低的程序。
- 当精子质量不理想或储存的冷冻瓶数量较少（即 3~4 个）时，建议采用传统 IVF 或 ICSI。
- 如果没有冷冻保存的精子，而且癌症幸存者成为无精子症患者，可通过手术取出睾丸精子，其成功率接近 50%。

第 34 章　精液冷冻保存

Sperm Cryopreservation

Biljana Popovic Todorovic　Greta Verheyen　Veerle Vloeberghs　Herman Tournaye　著
邵　艳　译　韩彦博　管静芝　校

人类精子是最早被成功冷冻保存的生殖细胞之一。这个想法可追溯到 18 世纪末,1776 年,意大利牧师和生理学家 Lazzaro Spallanzani 报道说,当精子被雪冷却时,它们会变成无色的[1, 2]。1 个世纪后,Montegazza 提出,"一个在战场上死去的男人可用他的精液冷冻并储存在家里,来孕育一个合法的继承人"[1, 3]。

在 20 世纪 30 年代末和 40 年代初,人们观察到精子可在冷冻到低于 160℃的温度下存活,尽管在没有冷冻保护剂的情况下存活率很低。1949 年,Polge 等首次报道了甘油保护干冰上冷冻的精子细胞的独特能力,预示着生殖医学新时代的开始[4]。动物和兽医领域研究低温保护剂的发现加速了该领域的研究。

人类精液冷冻保存的转折点是 1953 年第一例用冷冻精子妊娠的报道[5]。一项人类精液冷冻保存技术被引入,该技术显示,精子在被冷冻并储存在干冰(–78℃)中后,能够受精并随后诱导发育出正常的后代[3]。然而,道德和法律问题阻碍了这项新技术的使用,10 年后,1963 年的第 11 届国际遗传学大会标志着人类精子库的开始[6]。

1963 年,一种将人类精液冷冻保存在液氮中并在 –196℃下储存的方法问世,随后出现了使用该方法正常分娩的报道[7]。自 1963 年至今,该技术的基本原则已被证明适于建立临床冷冻库,从而使健康的后代在世界各地出生。

20 世纪 70 年代初,用捐赠者和丈夫 / 伴侣的精液进行人工授精的成功使用,使越来越多的人开始使用精子冷冻库[7]。人类精子的冷冻储存现在是辅助生殖技术(assisted reproduction technology,ART)中不可缺少的组成部分,对癌症患者在化疗或放疗前的生育力的保存尤为重要。

随着对精子及其与不同类型冷冻保护剂的相互作用有了更好的了解,以及有了测量精子解冻后参数的工具,精液冷冻保存生物学领域已迅速发展。冷冻方法需要最大限度地提高解冻后的存活率和精子 DNA 的完整性,以及在体外受精(in vitro fertilization,IVF)/ 卵胞质内单精子注射(intracytoplasmic sperm injection,ICSI)后创造一个可行胚胎的潜力。最后,储存容器的类型也需要考虑,也许还需要对可用精子的数量进行优化。

一、精液冷冻保存的适应证

(一)同源授精和供精授精

精液冷冻保存是治疗不孕不育的常用工具,其临床应用范围正在迅速扩大。它的应用首先是在宫内人工授精(intrauterine insemination,IUI)之前用于储存供者精子,后来用于 IVF[8]。事实上,由于检疫标准,捐赠者的精液必须在 IUI 之前进行冷冻保存。男性在捐献精子前必须经过严格的临床评估[9]。捐赠者需进行血清测试以排除病毒感染,如 HIV、乙型肝炎病毒和丙型肝炎病毒、梅毒、人类 T 淋巴细胞病毒(human T-lymphotropic virus,HTLV)和巨细胞病毒(cytomegaloviru,CMV)。捐赠者还需要对尿液或尿道拭子进行淋病奈瑟菌和沙眼衣原体核酸扩增技术(nucleic acid amplification technique，NAT）检测。最近暴发的病毒，如埃博拉病毒[10]和寨卡病毒[11]，决定了精子库的政策必须不断发展，以确保对精子捐赠者进行适当的病原体筛查。自体精液冷冻保存通常用于为严重少精子症或隐性精子症患者提供备用精子，进行卵胞质内单精子注射（intracytoplasmic sperm injection，ICSI）。储存、汇集和浓缩来自一个伴侣的几个少精子症样本，可为 ICSI 治疗提供一些（渐进式）活性细胞。

由于没有男性伴侣，以及患者在手术当天可能 / 已经出现与焦虑有关的射精或意外的无精子症的情况下，冷冻精子也很方便[3]。捐赠者精子库可在患者于门诊咨询时作为备用，以备患者不能产生合适的精子。

（二）与手术相关的冷冻保存

在进行诊断性睾丸活检或治疗性睾丸活检时，对于生精功能严重衰竭但有局灶性生精功能的无精子症男性或不可逆转的梗阻性无精子症男性，可进行精液冷冻保存。这种方法可以避免重复的有创性手术。它还可以对女性伴侣的卵巢刺激进行计时，并避免在取卵当天因没有精子而使 ICSI 不尽人意地结束，造成费用的损失和挫折感[12]。

精子也可在不孕不育手术治疗前进行冷冻保存，如严重少精子症男性的精索静脉曲张结扎术，以防止睾丸动脉损伤或结扎时可能出现的术后无精子症。在计划进行经尿道射精管切除术（transurethral resection of the ejaculatory duct，TURED）之前，也可通过经直肠超声诊断和精囊抽吸来冷冻精子。它为术后出现无精子症提供了保险[3]。虽然它不像最初预计的那样普遍，但在输精管切除术前也可对精子进行冷冻保存。这种技术为将来可能的成功辅助生殖提供了机会，如果人们对后代的渴望情况发生变化的话[3]。

对于不可能射精的患者，可能需要进行取精和冷冻。脊髓损伤（spinal cord injury，SCI）可导致勃起功能障碍、不射精和精液质量下降[13]。腹盆腔手术，包括腹膜后淋巴结清扫术（retroperitoneal lymph node dissection，RPLND）、主动脉髂骨重建术和结直肠切除术也可能引起不射精[14, 15]。导致射精失败的医学原因包括多发性硬化症，其射精功能障碍率为 50%～75%[16]；糖尿病神经病变中 1/3 的患者可能会出现逆行射精[17]。外科手术或糖尿病引起的逆行射精在 1/3 的病例中可能对交感神经药物有反应[18]；否则，需要通过手术取精进行 ART。在对肾小球肾炎[19]和炎性肠病[20]等非恶性疾病进行细胞毒性治疗之前，也可进行精液冷冻保存。然而，评估这些疾病的精液冷冻保存后的临床结局的数据非常少。

（三）生育力保存

恶性肿瘤是精子库保存生育力的主要适应证。与其他类型肿瘤相比，睾丸癌、霍奇金淋巴瘤和白血病带来的男性不育 / 不孕风险更高[21]。

癌症治疗包括化疗和放疗，可通过直接损害生精上皮，引起少精子症或无精子症，或通过损害调节勃起和射精的神经通路来损害男性生殖功能[22]。此外，细胞毒性化疗还可能对治疗后受孕的下一代带来遗传损害[22]。癌症治疗对睾丸功能障碍的发生率和严重程度的影响取决于各种因素，包括治疗方案的类型和累积剂量[23]。

精子发生的恢复率变化很大，取决于癌症类型、治疗方式和基础睾丸功能，但即使是高度性腺毒性的睾丸癌治疗，2 年后也有 50% 的患者可恢复精子发生[24]。儿童癌症幸存者研究表明，46% 的儿童癌症幸存者报告不育，而他们的兄弟姐妹中只有 17.5%[25]。

由于很难预测癌症治疗后是否会出现永久性不育，因此建议在开始癌症治疗前为任何患者提供精液冷冻保存[26, 27]。此外，在癌症治疗前已经观察到精子参数的下降和 DNA 损伤的增加[28]。患者知道通过精液冷冻保存可保存他的生育力，这可能有助于与癌症的情感斗争[29]。

直到 20 世纪 80 年代初，如果精子的数量和活性严重受损，那么在癌症治疗前冷冻精子是没有用的，因为人工授精是唯一的生育治疗选择。

虽然在 20 世纪 80 年代初，随着 IVF 的发展，妊娠机会增加，精子质量标准下降，但自从引入 ICSI 后，患者接受精液冷冻保存的资格才大大增加，而且储存一份精液样本可能就足够了。

（四）死前和死后的精液冷冻保存

在伴侣或捐献者暂时或永久缺席的情况下，利用冷冻保存可保留其受精能力[7]。精子可在进入军队服役或预计接触毒素之前进行冷冻保存。使用已故伴侣的精子进行 ICSI 的妊娠也已实现[30]。自从精液冷冻保存开始以来，就可在癌症患者死后使用冷冻精子来尝试妊娠，但直到最近，辅助生殖技术才为有需要的人提供了成功的机会。虽然从已故或无行为能力的人身上取回精子很容易实现，但在进行这些程序之前，从业者有义务考虑其法律和道德意义[31]。

（五）变性人的精子库

对变性流行病学研究的 Meta 分析表明，在所研究的人群中，变性人的发生率为 4.6/100 000[32]。与女变男变性人相比，男变女变性人的人数几乎是其 3 倍。变性女性接受雌激素治疗，伴或不伴双侧睾丸切除术，这都将使她们暂时或永久不孕。然而，变性人往往渴望并期望在未来通过适当的生育治疗来受孕[33]。出于这个原因，内分泌学会建议，应向接受变性的患者提供生育咨询[34]。此外，美国生殖医学会（American Society of Reproductive Medicine，ASRM）伦理委员会建议向所有接受变性的人提供配子冷冻的选择[35]。然而，卫生专业人员需要进一步研究，探讨如何有效地向患者提供精子库并用于 ART。总之，精子库正在成为变性治疗的一个重要元素；不过，许多临床医生对这种新的治疗方法了解有限，同时需要进一步努力开发新的治疗手段。

（六）精液样本的制作

精子库制作精液样本的最简单方法是手淫；然而，如果这不可行也有其他技术。一种无创且很简单的方法是放置一个阴茎振动刺激装置[36]。

在与射精反射弧中断相关的情况下，如脊髓损伤，可能需要电击射精[37]，但只要没有完整的脊髓损伤，就需要全身麻醉。手术取精技术，如经皮浅层精子抽吸术[38]和睾丸精子提取术，在预计精子产量低的情况下，如无精子症[12]，可能有用。表 34-1 总结了收集精子的方法和选择用于冷冻和储存精子的方法[39]。

（七）精子保存的同意书

欧洲议会和理事会于 2004 年通过的第 2004/23/EC 号条令（又称《欧盟组织和细胞条令》），规定了组织和细胞的安全和质量标准的法律框架。它涵盖了从捐赠到分配过程中的所有步骤，包括采购、测试、加工、保存和储存。

所有冷冻精子的患者都需要签署一份知情同意书。有关保存配子的法律往往取决于国家，但一般来说，所有的知情同意书都包含储存期的信息，储存期限是 10 年，但可能可延长（HFEA）。在一方过早不孕或可能过早不孕的情况下，储存期可延长到 55 岁（HFEA）。此外，同意书中需要说明，如果患者死亡或失去自我决定的能力（即成为精神上无行为能力的人），配子将如何处理。

《欧盟组织和细胞条令》对配子/精子捐赠者的信息和同意书提出了建议。这些信息必须包括捐赠的目的和性质及其后果和风险、分析测试（如果进行）、捐赠者的信息记录和保护、医疗保密、治疗目的和潜在的好处，以及关于旨在保护捐赠者的适用保障措施的信息。必须告知捐赠者，他有权收到分析测试的确认结果，并加以明确解释。必须提供有关申请者同意、证明和授权的信息，以便进行组织和（或）细胞的提取。

二、冷冻保存方法

精子体积小，数量相对较多，较小的结构在冷冻过程中不易形成破坏性的冰晶，因此可制订有效的冷冻方案。

精液冷冻保存的方案一般可分为三种：①缓慢冷冻，即使用可调节的细胞冷冻器，以渐进的

表 34-1　收集和选择精子进行冷冻保存的方法[39]			
收集方法	选择方法	储存方法	
		生物载体	非生物载体
自慰	冷冻前的游动	空透明带	吸管
TESE	密度梯度	球团藻	ICSI 移液管
微小睾丸精子提取术	MACS		冷冻环
TESA	Zeta 电位选择		微滴
MESA			
PESA			
开放式一侧针刺疗法			
显微外科睾丸鞘膜切除术			

TESE. 睾丸精子提取术；TESA. 睾丸精子抽吸术；MESA. 显微外科附睾精子抽吸术；PESA. 经皮附睾精子抽吸术；MACS. 磁激活细胞分选术；ICSI. 卵胞质内单精子注射

方式缓慢降低温度；②蒸汽冷冻，即将精子暴露在液氮表面不同水平的液氮蒸汽中，然后浸入液氮中；③玻璃化冷冻，将精子标本迅速投入液氮中[40]。

冷冻保存和升温过程中的主要步骤可以概括为以下几点：①在冷却前向精子 / 睾丸组织中加入冷冻保护剂（cryoprotectant agent，CPA）；②将混合物冷却到低温，然后放入液氮中（-196℃），将材料储存起来；③加热精子 / 组织；④解冻后去除CPA。

缓慢冷冻方案是最早用于成功冷冻精子的方法，至今仍是全世界最常用的技术[41]。最初的方案包括 2～3 个步骤，平均需要 2～4h 才能完成[42]。首先，通过射精或其他技术积累的精子在室温下保持 10min。其次，样品以 0.5～1℃ /min 的速度从 20℃逐渐冷冻到 5℃，然后以 1～10℃ /min 的速度从 5℃冷却到 -80℃。最后，将样品投入液氮中[43]。现在，可编程的冷冻机包含不同的程序（长和短）。医院对程序的选择必须先经过验证。

快速蒸汽冷冻是基于将样品直接与液氮蒸汽接触 10～15min[44]。温度下降不能被精确控制，导致冷却温度和样品之间的可重复性不确定。

缓慢冷冻和蒸汽冷冻技术都能产生 40%～60%的冷冻存活率，相对于来自不孕不育男性的受损样本而言，正常生育样本的冷冻存活率更高。目前还不清楚这两种方法孰优孰劣。在蒸汽冷冻技术中，温度下降不能被预先精确控制，导致冷却温度与样品之间的可重复性不确定。然而，与缓慢冷冻法相比，在蒸汽冷冻过程中，精子的冷却速度更快，接触 CPA 的时间更短，这可以减少精子的损伤。

第 3 种冷冻保存精子的方法是玻璃化，这是一种将液体凝固成无定形或玻璃状的过程[45]。通过这种技术，细胞以每分钟超过 1000℃的超快冷却速度进行冷冻保存。其目的是为了避免相变，从而避免冰晶的潜在损害。目前，玻璃化冷冻是卵母细胞和胚胎保存中最常用的技术，它需要添加高浓度的可渗透性 CPA[45]。然而，玻璃化冷冻技术在精液冷冻保存方面的应用还没有那么广泛。

尽管有数据表明玻璃化比传统的缓慢冷冻更有优势[46]，但关于冷冻保存精子首选方法的争论仍在进行。需要有妊娠数据来进一步验证这种技术。

三、冷冻保护剂

冷冻保存过程的一个重要方面是选择适当的 CPA。在冻融过程中，精子会暴露在一些非生理环境中，并受到渗透和氧化的压力。这可能会对精子功能产生负面影响，最终损害精子的受精能力和产生可行胚胎的能力。为了防止细胞内 / 外冰晶的形成，在冷冻前将 CPA 与精子标本混合。

CPA 不是作为一种单纯的物质加入，而是作为缓冲溶液的一部分，称为低温保护剂介质（cryoprotectant medium，CPM），含有渗透性和非渗透性 CPA 和其他化合物。缓慢程序化冷冻和快速蒸汽冷冻，即所谓的常规冷冻方法，涉及使用 CPA 以尽量减少渗透性损伤，并尽量减少细胞内和细胞外的冰晶形成 [46, 47]。目前有两类 CPA，一类是可渗透性 CPA，包括二甲亚砜、甘蔗醇、乙二醇、乙烯和甲醇，另一类是非渗透性 CPA，包括白蛋白、葡萄糖和蛋黄柠檬酸盐 [48]。众所周知，可渗透性 CPA 能稳定血浆膜，而非渗透性 CPA 能最大限度地减少细胞内冰晶的形成。然而，在大多数情况下，非渗透性 CPA 起到支持作用，增强了渗透性 CPA 的有效性 [49]。

迄今为止，甘油是最成功的可渗透性 CPA 之一。甘油很容易穿过质膜，并能在精子细胞内慢慢平衡，以减少细胞内的液体体积，也为细胞内溶质提供渗透缓冲。

为了提高冷冻存活率，CPA 缓冲液富含被称为补充剂的化合物。目前广泛使用的缓冲剂是甘氨酸和柠檬酸盐的组合 [50]、两性离子缓冲剂 TES-TRIS（TEST）[51] 或 HEPES [52] 的组合。蛋黄是一种常见的补充剂，因为它通过增加膜的硬度对冷冻损伤有保护作用。Prins 和 Weidel [53] 比较了 8 种含 / 不含甘油作为 CPA 的缓冲液系统，观察到使用含有甘油的 TESTCY（TES-TRIS 柠檬酸盐蛋黄缓冲液）时，解冻后的活力最高。最近，在精液冷冻保存介质的选择上几乎没有什么进展，这些介质仍然是基于旧的配方。考虑到《欧洲细胞和组织条令》的严格规定和质量保证，ART 中心不再在内部准备冷冻介质，而是从商业公司获得现成的介质，这些公司的产品需要经过严格的质量评估。因此，不同的中心都避免使用异种产品如蛋黄。

使用可渗透性 CPA 也与精子顶体膜和核的完整性损失有关。研究人员提出，精子内高浓度的蛋白质 / 糖类和最小的体积创造了一个天然的细胞内基质，从而抵消了对化学 CPA 的需求。只使用非渗透性糖类 [如蔗糖和人血白蛋白（HSA）]，不使用 CPA 的精子玻璃化已取得了非常可喜的结果 [54-56]。

为了抵消渗透性损伤，建议相当缓慢地加入 CPM。加入高渗透压的 CPA，一开始会导致细胞脱水和因水分流失而导致细胞收缩，随后由于 CPA 注入，恢复体积。逐滴添加一方面避免了突然的收缩；另一方面，为了限制 CPA 的毒性，在室温下接触甘油的时间应该尽可能地短。Royere 等 [57] 主张在 10min 内缓慢添加，而其他人则主张在 4min 内每隔 1 分钟添加甘油，运动能力和活力的损失是可以接受的 [58, 59]。需要进行更多的研究，以便在尽量减少高渗性损伤和减少 CPA 的化学毒性之间找到最佳的平衡点。

解冻后通过稀释去除 CPA 同样应逐步进行。在注入水使细胞初步膨胀后，CPA 会离开细胞，之后会达到新的平衡。根据 Morris 等 [60] 的研究，没有令人信服的证据表明精子细胞内有冰晶形成。与其他类型细胞相比，精子由于细胞体积小而表现出有限的收缩或膨胀，这使它们对渗透性冲击有很强的抵抗力。

（一）洗还是不洗

精子可在精液中进行冷冻保存，也就是对未清洗的精子进行冷冻保存，也可在清洗后进行冷冻。这两种方法仍然存在争议。支持冷冻原生精液的人称，这样可利用半成品血浆的抗氧化保护作用来防止活性氧的产生 [61, 62]。虽然一些研究人员报道说使用水洗精子的结果更好 [63]，但其他研究人员发现冷冻原生精子和水洗精子样本之间没有明显的差异 [64]。

（二）包装容器

不同方面决定了精液冷冻保存的效率。为了保证最佳的存活率，CPA 的选择、冷却 / 冷冻和升温速度与程序、包装容器及储存条件都是重要的问题。

最佳的包装容器必须满足一些要求：①它应易于拿取和贴标签；②它应提供一个大的表面与体积比，以允许均匀的冷却或升温；③它必须能抵御极低的温度，将破损的风险降到最低；④在储存进液氮前必须安全、无菌、密封良好，以避免交叉污染的潜在风险；⑤它应能有效和经济地储存在液氮罐中。

从过去到现在，人们一直在使用不同类型的容器，主要有 2 种，吸管和小瓶。硼硅玻璃瓶或安瓿瓶由于其易碎性和解冻后爆炸的风险，现已经完全被淘汰。螺旋盖的聚丙烯冷冻瓶仍被广泛使用，特别是在美国，尽管它们不能满足上述的几个要求。如 Mortimer[65] 所说明的那样，热交换是不理想的，因为在冷却或升温过程中会产生向小瓶中心的温度梯度。此外，螺旋盖不能提供有效的密封[66]，会使液氮进入小瓶，在解冻时有温度升高爆炸的潜在风险[26]和污染的潜在风险[67]。

与小瓶相比，吸管在优化热交换和经济储存方面有几个优势。直到 20 世纪 90 年代末，最初为动物制造的塑料聚氯乙烯（polyvinylchloride，PVC）吸管被广泛用于人类精液冷冻保存。然而，由于不同的原因，这些吸管已被停止供人类使用。它们是非无菌的、散装的。吸管材料不允许在没有损害风险的情况下通过辐射进行消毒。通过使用塑料球或塞子或在开口处填入聚乙烯醇粉末（polyvinyl alcohol powder，PVA）来进行密封，PVA 在接触到水分后会发生聚合。

然而，这些塞子往往在解冻时被弹出，或者并不总是提供有效的密封。此外，PVC 材料在液氮的低温下不能抵抗机械冲击，这使得它们非常坚硬，在液氮中操作时容易破裂，增加了污染的风险。在 20 世纪 90 年代，这些 PVC 吸管已被高安全性吸管（Cryo Bio System CBS，France）所取代。这些吸管具有明显的优势，符合上述所有标准。它们由离子膜树脂组成，具有耐超低温的机械性能。高安全性吸管不受病毒和细菌的影响，可使用特殊的热封装置轻松安全地进行热封。如果密封得当，微生物不会污染同一罐中的清洁样品，Bielanski 等[68]已广泛证明了这一点。到目前为止，还没有证据表明在不孕不育诊所的冷冻库中存在任何交叉污染[26]。此外，高度安全的吸管是无菌包装的，并配有填充喷嘴，可清洁地拿取和填充，并在冷却过程中产生一个气泡用于膨胀。识别标签可安全地在吸管的一个单独间隔内进行，或在吸管外面使用套管或粘贴标签。由于其在人类精液冷冻保存方面的综合特性，高安全性吸管已被美国食品药品管理局批准用于人体，并符合《欧盟组织和细胞条令》对安全识别和溯源的严格规定。

四、冷却 / 冷冻方法

（一）一步式或渐进式冷却

传统的精子冷却 / 冷冻程序可以大致分为两类，即静态或逐步的蒸汽冷却和渐进式计算机控制的冷却。Medeiros 等[69]描述了人类精子的最佳冷却速度为每分钟 1～10℃。根据 Mortimer 所述[65]，人类精子被认为对 1～25℃ /min 的冷却速度不敏感。然而，CPM 配方不够理想可能会掩盖冷却速度的重要影响。

静态蒸汽冷却是由 Sherman 在 1954 年提出的，并从那时起被广泛使用[70]。只有当精子被装在吸管中时，才能成功应用这一方法，吸管被水平放置在液氮蒸汽中，以保证沿吸管长度方向的均匀冷却速度。单个吸管应放置在液氮表面上的同一水平，在冷却过程中不应放在管子里，因为内部和外部吸管之间会产生温度梯度。根据吸管的直径，最好采用一步冷却或两步冷却[71]。

20 世纪 80 年代，计算机控制的冷冻技术获得了关注，目的是使该技术标准化并提高精液冷冻保存效率的可重复性。虽然一些研究小组观察到控制冷冻比蒸汽冷冻更能保存精子的活力和存活率[72-74]，但其他研究者并没有证明其优势[43, 75]，仍是主张蒸汽冷冻，因为其成本更低，时间更短，更具实际意义。最近关于优化人类精子冷却率的研究相当少，这可能与用于 ICSI 时对精子质量和数量的要求较低相关。现在，不同类型的易于使用的可编程冷冻器已在市场上销售，公司会为配子和胚胎提供优化的冷却方案。

为了实现标准化和可重复性，越来越多的实验室从蒸汽冷冻转向计算机控制的精液冷冻保存，也适用于质量极差的精液样本。

（二）超高速冷却 / 硝化处理

尽管在有甘油作为 CPA 的情况下，几十年来缓慢或中度至快速的冷却一直是精液冷冻保存的首选方法，但为了提高冷冻效率，其他技术也获得了更多的关注。玻璃化是在不结冰的情况下进行凝固，从而形成类似玻璃的结构，即玻璃体。蛙类精子玻璃化的最早成功可追溯到 1938 年[76]。然而，直到 2002 年，人类精子玻璃化才被重新考虑用于临床精液冷冻保存。

玻璃化冷冻是卵细胞和胚胎冷冻的首选方法，需要添加高浓度的可渗透性 CPA[45]。由于渗透率较高，精子不能以同样的模式进行冷冻[77]。

需要使用高浓度的可渗透性 CPA，如甘油、乙二醇、丙二醇和 DMSO，以确保细胞内平衡的玻璃化[54]。然而，高浓度的可渗透性 CPA 由于致命的渗透压不平衡而显示出毒性，不能用于成功的精子玻璃化处理。Nawroth 等介绍了一种新的玻璃化方法，包含快速的非平衡冷冻和解冻，避免使用可渗透性 CPA，因此被命名为无 CPA 玻璃化（CPA-free）[78]。将准备好的游动精子直接放入液氮中，然后快速升温，比用 CPA 缓慢冷冻显示出更高的活力，而且比天然精液的玻璃化更有效[78]。

最近的数据表明，玻璃化的结果是在保持精子膜完整性、线粒体活性和解冻后存活率的同时，对 DNA 的整体损伤较小[54, 56]。

一些预冷技术、载体工具和解冻方法已被引入，以提高精子玻璃化的效率[79]，然而关于精子玻璃化效率的研究结果仍有冲突[46]。

研究表明，针对精子玻璃化方案的改进消除了对 CPA 的需求，提高了解冻后的活力、动力和顶体的保存，并减少了 DNA 的裂解[80]。这可能是由于玻璃化可消除 CPA 介导的（渗透性）损伤。

添加冷冻添加剂可能会提高疗效。抗氧化剂槲皮素、过氧化氢酶和脑源性神经营养因子（brain-derived neurotrophic factor，BDNF）已被证明可改善解冻后的活力、动力和 DNA 损伤[81-83]。尽管 Li 等[46] 最近进行的一项 Meta 分析认为，在保存精子方面，玻璃化冷冻比传统的冷冻方法更有优势，包括总的和渐进的运动能力，但需要谨慎地解释这些结果。由于采用不同的玻璃化冷冻方案和对不同质量的精子进行冷冻保存的相关研究较少，玻璃化冷冻的效果有限[46]。

（三）精子储存

1. 储存温度

为了阻止所有的生物活动，精子应储存在 -132℃ 以下，即水的玻璃转化温度[84]。在更高的温度下，如 -80℃（超低温冰箱）或 -79℃（干冰）长时间储存，可使生物活动继续进行，并使精子质量下降，表现为解冻后活力逐渐下降[85]。因此，温度为 -196℃ 的液体硝化甘油一直是细胞和精子的首选储存环境。在过去的 10 年中，一些精子库和体外受精中心转而储存在液氮蒸汽中（-150℃），以避免与液氮直接接触，并抵消通过液氮交叉污染的潜在风险，特别是如果使用开放式包装系统（常见于卵细胞和胚胎玻璃化）。尽管冷冻材料的质量在 -150℃ 时得以保持，但当标本被操作时，蒸汽储存被认为是不稳定的，而且人们对自动填充系统的故障表示担忧。只要保证温度低至 -132℃，预计就不会有问题。商业精子库对捐赠者精子的运输通常是在干式运输机中进行的，由于内壁被液氮浸透，干式运输机可支持安全储存数天。

在液氮中储存还是在其蒸汽中储存仍然是当今争论的主题。这两种系统的优点和缺点应根据应用的冷冻方法，依据每个人的个人条件加以权衡。如果使用适当封闭的吸管/通风管，在液氮中储存可能被认为在便利性和安全性方面更有优势。

2. 储存罐和设施

精子库的组织结构因单位不同而有很大差异，主要取决于其规模。根据认证标准，有执照的商业精子库拥有组织良好的储存设施，并提供安全的冷冻和储存。他们使用大型的杜瓦罐，有一个透明的库存系统，自动填充氮气，并通过低位液氮或温度控制对每个单独的杜瓦罐进行连续的日夜监测。然而，在较小的精子库中，可能使用不同类型的小型储存罐。通常的做法是手动填充储罐，如果定期进行，这并不是什么问题。无论精子库的规模如何，都提倡使用正确安装的低位传感器或温度传感器的报警系统。储存容器的寿命是不可预测的，故障可能发生在制造商提供的保修期之前或之后。在因泄漏而发生警报的情况下，可在标本质量受到影响之前，用一个"备用罐"重放标本。

蒸汽储存必须要有严格的液氮水平，这意味着需要一个自动填充和仔细的监测系统，这增加了投资成本和装置的运行成本。因此，有很大一部分小型设施继续在液氮中储存。最近，一种专门为体外受精（IVF）设计的自动化机器人低温特异性管理系统已经问世[86]。

（四）精子解冻

尽管精子解冻是一个重要的步骤，但这一过程受到的关注比冷却要少。在室温或37℃下解冻精子似乎比慢速（冰浴）或快速解冻（温水浴）更能保持精子质量[87, 88]和受精能力[89]。根据其他小组的研究，最佳升温速度取决于冷却速度[49, 75]，慢速冷却需要慢速解冻，反之亦然。即使精子被冷冻在一个可控的冷冻箱中，解冻一般也是通过手动的方式进行，分1~2个温度步骤。

精子冷冻前和解冻后的准备

精子冷冻前和解冻后的准备工作不是独立

的，与所使用的ART治疗类型有关。射出的精子在加入CPM后，一般不进行预冻准备，而是直接冷冻。解冻后用未经准备的精液进行经宫颈人工授精（intra-cervical insemination，ICI）已经过时了，大部分被用洗过的精子进行宫内人工授精（intrauterine insemination，IUI）所取代，因为后者的成功率更高。为了避免IUI后的子宫收缩，解冻后的精液要进行清洗，以去除精浆和CPM化合物，如蛋黄。现在用于IUI、IVF或ICSI的精子清洗通常是通过密度梯度离心法进行的，这样可充实最终授精部分的活动精子比例，并减少白细胞、微生物和碎屑等可能污染物的浓度。商业精子库提供的精子样本在冷冻前已经准备好，解冻后可用于IUI。在这种情况下，应避免使用含有CPM的蛋黄。非商业性精子库也越来越多地采用后一种操作。

对于为ICSI设计的质量很低的精子样本，无论是射出的精子还是经体外取回的精子，解冻后的双重清洗仍然是首选方法，以便回收少数可用的精子。在严重少精子症的情况下，精液最好在加入CPM之前进行浓缩。睾丸精子可用活检或悬浮液的形式冷冻。Crabbé等[90]的研究表明，在机械切碎后将睾丸精子以悬浮液的形式冷冻，比整个活体组织冷冻的效果明显要好[90]。悬浮冷冻的优点是使用高安全性吸管，可更有效地储存在罐内。然而，高安全性小瓶（CBS）可用于睾丸活检的安全储存。

五、精液冷冻保存的特殊关注点

（一）手术取出精子的冷冻保存

1. 睾丸组织冷冻保存

睾丸组织（testicular tissue，TT）的冷冻保存作为一种安全有效的手段，用于治疗无精子症的夫妇，已经在临床/实验室实践中使用了30年。这使得在一次手术后可储存足够的精子用于多个ICSI周期，从而减少患者的费用和重复手术的风险[91, 92]。因此，早期TT冷冻保存的主要目的是为了保存精子发生的最成熟阶段。冷冻介质中含有甘油，全世界都将其作为成熟精子的首选冷冻剂，尽管它对 TT 的其他细胞类型不是最佳选择[90]。Avarbock 等在 1996 年表明，通过将冷冻保存的精原干细胞（spermatogonial stem cell，SSC）移植到不育小鼠的生精小管中，可恢复精子的生成[93]，这为通过 TT 冷冻保存来保护接受性腺毒性化疗或放疗的青春期前男孩的生育力铺平了道路[94]。

因此，需要调整 TT 冷冻保存方案，重点是预先保存 SSC 及其支持细胞而不是成熟的生殖细胞。要做到这一点，主要是为了争取实现最小的冷冻损伤和最大的细胞恢复。这是一个挑战，因为 TT 有各种细胞类型，每个都有不同的尺寸、复杂性和水渗透性，需要不同的最佳冷冻方案。

2. 冷冻的问题

(1) 组织大小：组织的肉眼尺寸是冷冻保存方案中需要确定的一个要点。它是实现 CPA 快速进出扩散和均匀温度变化速度以限制冷冻损伤的平均分布的关键点[95]。这对于玻璃化来说尤其如此，因为样本大小对细胞 / 组织的水环境能否成功凝固成非结晶玻璃相是一个关键变量。它对于防止在升温过程中发生的以冰晶形成为特征的反硝化也很重要[96]。然而，很少有关于样本大小对 TT 冷冻保存的影响的数据。

(2) 储存容器：多年来，人们开发了不同的 TT 冷冻方案，使用吸管或小瓶来储存冷冻的 TT。容器的选择主要根据以前的文献和物流情况来决定。Travers 等[97] 进行了一项比较研究，他们发现与吸管相比，使用小瓶能更好地保护未成熟大鼠 TT 的形态[97]。

与传统的缓慢冷冻相比，对于玻璃化冷冻的研究仔细考虑了冷冻过程中使用的容器，即使用开放式还是封闭式装置。开放式装置是允许样品与冷却液直接接触的装置，通常是液氮（LN2）。

使用开放式装置，实现的冷却速度一般为 20 000～30 000℃ /min，这有利于样品的良好玻璃化[98]。事实上，开放式玻璃化系统，即开放式吸管，已被成功地用于保存未成熟小鼠、猴子和人类 TT 的器官型培养和长期异种移植的完整性和活性[99-101]。问题是，与冷却液直接接触会带来冷却过程中病原体传播到样本的风险，以及容器中交叉污染的高风险。在封闭式系统中，样品在冷冻或储存期间不与冷却液接触，从而解决了污染问题。封闭式系统的一个缺点是冷却速度要低得多，因此需要更高浓度的 CPA 来防止冰晶形成。由于 CPA 的细胞毒性，该方案对细胞来说可能更危险[98]。

Abrishami 等[102] 研究了将成熟的人体组织玻璃化的可行性，该方案被证明可在异种移植时保留未成熟猪 TT 的功能[102]。观察到人类 TT 有冷冻损伤的迹象，因此，固体表面玻璃化冷冻技术需要进一步优化以适用于人类[103]。

（二）少量人类精子的冷冻保存

已有多种方法用于少量人类精子的冷冻保存。Cohen 等[104] 提出了一种空透明带程序。它未能成为主流，因为它依赖于生物载体，有潜在的污染和疾病传播风险[104]。Just 等[105] 开发了球团藻作为冷冻保存载体[105]。其他方法，如琼脂糖微球[106]、吸管[107]、ICSI 吸管[108]、低温环[109] 和细胞睡眠器[110, 111]，也都进行了试验。

一项综述包含 30 篇关于既往所有单独或少量人类精液冷冻保存的方法和技术的报道，结论是尚未开发出可普遍使用的理想容器或器皿 / 平台。需要进一步探索专门用于处理少量精子的新型冷冻保存技术[112]。

Berkovitz 等[113] 对新型精子汽化装置（SpermVD）进行了可行性试验，并对患有非阻塞性无精子症的男性进行了 ICSI 的前瞻性队列研究[113]。作者表明，SpermVD 是一种有效的、简单的载波法，可将少量精液冷冻在低容量液滴中，将解冻后的回收时间从数小时减少至数分钟，可达到 96% 的回收率，以成功使用精子进行受精。这个装置需要通过更大规模的研究来验证。

（三）冷冻保存精子的安全性和有效性

尽管冷冻解冻的精液对生殖有很大的现实好处，但广泛报道的是，包含冷却、冷冻和解冻的冷冻保存过程会引起精子功能的严重损害[114]。众所周知，精子冷冻和解冻的过程不仅会导致膜脂质成分、顶体状态、运动能力和活力的不良变化，而且还会导致精子 DNA 损伤增加[54, 83, 115, 116]。事实上，射出的精子约有 50% 在冷冻和解冻过程中能够存活[117]。冷冻损伤的机制可能与渗透压、冷冲击、细胞内冰晶形成、活性氧（reactive oxygen specie，ROS）的过度产生，以及抗氧化防御系统的改变有关[118]。

尽管冷冻和解冻对精子有损伤的风险，冷冻精子还是成功地用于 IUI、IVF 和 ICSI。在 IUI 和 IVF 中，选择精子使卵细胞受精是一个自然过程。虽然用于 ICSI 的精子是由实验室操作人员根据活力和形态进行选择的，但基于 DNA 完整性的单个精子选择是不可能的。虽然用冷冻精子进行 IUI 的妊娠率低于用新鲜精子进行人工授精，但用冷冻保存的精子进行 ICSI 的受精率和妊娠率与新鲜精子相同。冷冻精子避免了额外的手术，并优化了重复 IVF/ICSI 周期夫妇的结果。

关于精液冷冻后出生的孩子的随访研究令人欣慰，强大的 Meta 分析数据表明，与新鲜样本相比，使用冷冻精子进行 ICSI 或 IVF 的夫妇在临床妊娠率或受精率方面没有统计学差异[119]。另一项澳大利亚大型精子捐赠计划的数据显示，与新鲜样本相比，冷冻保存样本在围产期的不良后果和在先天或染色体异常方面没有统计学意义上的增加[120-122]。

尽管冷冻保存精子在冷冻和解冻过程中会受到损伤，但关于冷冻精子结局的令人放心的数据也需要从卵母细胞质量方面进行讨论。DNA 损伤与临床妊娠率之间缺乏相关性，这可从 Meseguer 等的工作中得到解释，他们发现精子 DNA 裂解对妊娠结局的相对影响取决于可用于受精的卵母细胞质量[123]。换句话说，如果精子 DNA 受到损伤，那么这种损伤有可能被卵母细胞的 DNA 修复机制所修复，但如果卵母细胞本身质量不好，这种情况就不太可能发生。卵母细胞的质量仍然是决定治疗结果的因素。

六、结论

精液冷冻保存是彻底改变了辅助生殖领域的技术之一。另外，ICSI 也使冷冻精子的使用发生了革命性变化，无论是射出的还是未射出的精子。

精液冷冻保存是临床实践中的一个既定程序，适用于各种不同的适应证。与卵细胞和胚胎相比，精子的数量通常较多，解冻后会有一定的质量损失，这也可能是过去几十年来精液冷冻程序没有实质性改变的原因。

甘油仍然是传统精液冷冻保存的首选渗透性冷冻剂，不同的冷却速度和方案都能提供可接受的冷冻存活率。玻璃化冷冻技术作为一种替代性的快速程序，特别是对于少量的精子，不使用可渗透性冷冻保护剂，在广泛应用之前尚需进一步研究。

关于处理、冷冻和储存过程中的安全问题，精子或生殖细胞应装在密封的高安全性吸管（或小瓶）中，并浸泡在液氮或液氮蒸气中储存。储存罐应使用昼夜报警器进行单独监控。在精液冷冻保存过程中的所有步骤，应遵守有关捐献、采购、测试、加工、储存和分发的质量和安全法律要求。

尽管冷冻保存引起了损伤，但有关冷冻保存精子结果的数据是令人放心的。未来的研究应着重于提高精子解冻后的存活率，因为这仍然不太理想。

归纳总结

- 精液冷冻保存的适应证包括同源和供者授精、手术不育治疗前 / 中 / 后的冷冻保存，以及恶性肿瘤治疗前的生育力保存。
- 精液冷冻保存避免了多次行 ICSI 周期的夫妇需要进行额外的手术。
- 精子库应提供给所有希望生育孩子的恶性肿瘤患者。
- 关于处理、冷冻和储存过程中的安全性方面，精子细胞应包装在密封的高安全性吸管（或小瓶）中，并储存在液氮或液氮蒸汽中。
- 储存罐应进行单独监控，并使用昼夜报警器。
- 关于精液冷冻保存后出生儿童的随访数据是令人放心的。

第 35 章　附睾或睾丸精子冷冻保存的适应证和方法

Indications and Methods of Epididymal or Testicular Sperm Retrieval for Cryopreservation

Caroline Kang　Nahid Punjani　James A. Kashanian　著

韩彦博　译　　邵　艳　管静芝　校

约 50% 的男性在一生中会被诊断出癌症[1]。随着癌症幸存者比例的增长，生育问题已经变得更加突出，生育力保存受到了更大的关注。越来越多的育龄男性被诊断出患有癌症，生育力保存问题必须尽早讨论。化疗影响精子产生，对间质细胞有害，并可导致性腺功能减退[2]。睾丸是一种对放射高度敏感的组织，放射可能导致不可逆的睾丸损伤[3]。抗肿瘤治疗和根治性癌症手术，可能会导致男性不育，因此，需要一个多学科的方法来更好地管理癌症患者及其关于保存生育力的愿望。许多专业组织已实施了协调肿瘤治疗和保存生育力的项目。美国生殖医学会（American Society of Reproductive Medicine，ASRM）和美国临床肿瘤学会（American Society of Clinical Oncology，ASCO）建议所有患者接受咨询和早期转诊，以保护癌症治疗之后的生育力[4, 5]。本章的重点是综述男性生育力的适应证、评估和方法。

一、保存生育力的适应证

癌症患者不育风险高的原因有很多，包括放疗、全身化疗和手术。

（一）放疗

放疗被用于治疗男性的各种恶性肿瘤。由于睾丸具有高度的放射敏感性，电离辐射（直接或间接）可能导致严重损伤，包括间质细胞功能障碍和生殖细胞损失[6, 7]。尽管睾丸被屏蔽，但精子的产生仍可能会受到间接辐射的影响[3]。在低剂量（0.1Gy）时，精原细胞可能受到影响，稍高剂量（2～3Gy）会引起精母细胞和精子细胞损伤。高剂量（>4Gy）将损伤精子[3]。除损害精子生成外，放射也已被证明影响精子 DNA 的完整性。放疗后损伤可能持续 2 年，放疗后即刻（即放疗后 6 个月）的 DNA 损伤率更高[8, 9]。其他研究报道称，非常高的放射剂量（24～30Gy）将导致间质细胞功能受损，从而导致睾酮生成降低[10, 11]。

前列腺癌患者可接受体外放疗（external beam radiotherapy，EBRT）或近距离放射治疗。即使睾丸不是靶器官，对前列腺的放射仍会使它们受到影响。先进的技术减少了放射剂量，包括改善图像引导和睾丸屏蔽[12]。近距离放射治疗包括将放射粒子直接植入前列腺，粒子随着时间的推移发出辐射，但辐射对睾丸的影响不如 EBRT 明显，对睾丸组织的影响最小[13]。然而，除睾丸损伤外，辐射对精囊和前列腺组织的影响也可能导致精液体积和精子活力的改变[12]。

淋巴瘤和白血病等儿童癌症可能会使青春期前的男性接受全身照射，接受 10Gy 以上治疗的患者往往患有无精子症[14]。这些肿瘤需要进行全身治疗，因此使用屏蔽睾丸等的方法很困难。

（二）化疗

化疗药物是许多癌症治疗的主要药物。接受治疗的男性在积极接受治疗时，通常被建议避免生育，因为这可能会对精子 DNA 物质造成毒性和后续损害 [3]。化疗对生殖细胞产生明显毒性，在治疗的前 2 个月内精子数减少 100 倍，2 个月后发生无精子症 [15]。化疗毒性也损伤间质细胞，这可能导致患者的性腺功能减退 [2]。不同的抗肿瘤药物对睾丸和精子具有不同的毒性，烷化剂通常用于许多儿童期癌症（即睾丸癌症和淋巴瘤 / 白血病）的男性患者，已被报道为毒性最强的化疗药物 [3]。精子 DNA 的完整性也会受到化疗的影响，并已被证明会随着时间的推移而恢复，在治疗后约 2 年就会恢复到基线水平 [9]。

烷化剂，如环磷酰胺，已被报道在高达 90% 的病例中产生永久性无精子症 [16]。虽然这些药物通常用于霍奇金淋巴瘤患者，但非烷化剂化疗方案已被发现具有类似的治疗潜力，并降低了性腺毒性。使用这些新的非烷化剂，在前 5 年的患者（高达 90%）中观察到精子恢复的改善 [17]。对于作为睾丸生殖细胞肿瘤主要治疗药物的铂类药物，约 2 年后 50% 的患者和 8 年后 80% 的患者精子可恢复 [18]。

（三）手术

手术切除整个器官、肿瘤和（或）相关的淋巴结清扫是癌症诊断和治疗的常见方法。睾丸癌仍然是年轻男性中最常见的恶性肿瘤之一，最初是通过手术干预来治疗的。即经根治性睾丸切除术，或沿着精索将含有肿瘤的睾丸完全切除，直到腹股沟内环的高度，使男性患者仅剩一个孤立的睾丸。在双侧肿瘤或异时性复发的情况下，患者可能会留下很少的睾丸组织或没有睾丸组织。尽管以前精子计数正常，睾丸切除术后几个月精子浓度可能下降高达 50%，高达 10% 的患者可能长期成为无精子症者 [19]。有些团体建议行部分睾丸切除术以尽量减少睾丸组织的切除量，但出于对肿瘤控制和进展的担忧，仍建议遵循严格的标准 [19]。患有晚期睾丸癌的男性可能需要腹膜后淋巴结清扫术（retroperitoneal lymph node dissection，RPLND），这种手术通常需要切除淋巴组织，引起交感神经节和胃下神经丛破坏，从而导致射精功能障碍 [20]。据报道，在接受 RPLND 治疗的患者中，逆行射精和射精失败高达 65%，但在适当病例中，随着神经保留手术的出现，已下降到近 10% [20]。手术干预损害下丘脑 - 垂体轴的其他器官，可能导致精子发生或睾酮生成受损 [21]。

既往盆腔手术也可能导致男性生殖道梗阻，如腹股沟手术、阴囊探查，或前列腺或膀胱手术 [22]。癌症根治性前列腺切除术为预防癌症和分级，将输精管结扎并将精囊切除，经常导致继发于梗阻的不育。此外，负责勃起功能的神经覆盖在前列腺囊膜上，并可能在前列腺手术切除时受到影响。与 RPLND 类似，神经保留技术已被开发出来，以最大限度地减少前列腺切除术后由神经断裂导致的勃起功能丧失。同样，因膀胱癌而接受根治性膀胱前列腺切除术的男性也会切除前列腺和精囊，这使他们面临勃起障碍和阻塞性无精子症的风险。对于局限性膀胱癌症患者，经尿道膀胱肿瘤切除术（transurethral resection of bladder tumor，TURBT）和膀胱内免疫治疗或化疗是标准治疗。局部手术切除不会对精子产生造成负面影响，但与手术切除联合或术后进行膀胱内化疗可能会导致少精子症 [23]。

二、临床评价

转诊至生育专家后，应仔细评估患者，并讨论其未来生育意愿。对患者进行生育力保存的评估包括获取病史和手术史，以及生育史、性生活史、发育史和家族史。此外，还应讨论癌症病史和治疗计划，包括化疗方案和周期、放射剂量总量、靶位和根治性手术。表 35-1 总结了在评估男性保存生育力时的完整病史的组成部分。接下来，应进行一次有重点的体检。重要的是，在儿科患者中，如果不确定青春期是否已经开始（睾丸产生精子），Tanner 分期（下文讨论，表 35-2）可用来确定性成熟度，并为咨询患者和家属提供有用的信息。

（一）病史

对于对保存生育力感兴趣的患者，应获得既往病史、既往手术史和发育史（表 35-1）。家族史也有助于确定任何可能的生育问题。生育史应该包括对系统的一般回顾，然后是一系列与生育相关的重点问题。应注意是否有当前伴侣或以前伴侣妊娠，以及是否活产。之前的生育或任何不育评估问题均应该进行讨论，此外还应获得相应的关系信息，例如，患者是有伴侣还是单身，以及他们将来是否希望生孩子。此外，此时应询问性生活史，包括射精或勃起功能问题。

应与患者和（或）家属（如果患者是未成年人）讨论癌症治疗计划。在许多情况下，患者和（或）家人可能不完全了解或不知道治疗计划，生育专家应直接与肿瘤医生讨论治疗计划。从肿瘤学团队收集的重要信息包括化疗药物的类型、剂量和持续时间，以及任何放疗计划（总累积剂量、靶点、屏蔽）。除未来的癌症治疗计划外，还应与患者和（或）家属讨论过去的癌症治疗（包括化疗、放疗和手术）。

（二）体格检查

体格检查对于确定癌症治疗后可能存在更高正常不孕风险的患者非常重要。应首先完成全身体格检查，然后进行重点泌尿生殖系统检查。应密切注意雄激素缺乏或其他泌尿生殖系统异常的迹象[24, 25]。全面体格检查的组成部分如下。

- 一般表现（先天性异常、综合征特征、第二性特征、虚弱、身体习性）。
- 男性化（头发分布，男性乳房发育）。
- 腹部和腹股沟检查术前手术愈合的瘢痕。
- 阴茎检查（适当发育、包皮环切状态、尿道评估）。
- 精带检查（精索静脉曲张、疝、输精管）。
- 睾丸检查（大小、一致性、肿块）。
- 附睾检查（扩张性或脂肪性，附睾囊肿）。
- 直肠指诊（前列腺囊肿，精囊增大）。
- 放疗的位置。

表 35-1	男性生育力保存评估的病史组成部分
病 史	**举 例**
并发症	神经疾病、心脏疾病、血管疾病、肝脏疾病、肾脏疾病
当前药物	抗抑郁药、阿片类药物、类固醇、睾酮
泌尿生殖道感染史	睾丸炎、附睾炎、尿路感染、尿道炎、性传播疾病
骨盆、会阴、生殖器创伤史	车祸、自行车事故
暴露于性腺毒素	药物、环境暴露、染料
既往手术史	
腹股沟或盆腔手术史	腹股沟疝修补术、前列腺切除术、睾丸切除术
前列腺癌或膀胱癌手术史	根治性前列腺切除术、膀胱前列腺切除术
阴囊手术史	睾丸固定术、精子提取术
生育史	
不孕类型	原发与继发
既往妊娠	活产、终止妊娠
既往不孕评估	精液分析、影像学
计划未来生育率	所需的亲生子女数量
性生活史	
伴侣信息	年龄、妇科病史、既往不孕评估、与患者或其他伴侣的既往妊娠
勃起功能	勃起问题、勃起药物
射精功能	早泄、射精不足
性欲/欲望	性欲低下，睾酮替代疗法
发育史	
儿童疾病史	腮腺炎、睾丸炎、尿路感染、性病
儿童癌症史	癌症类型、部位、治疗、手术
遗传史	Klinefelter 综合征
青春期	青春期年龄，发育第二性特征

（续表）

病　史	举　例
未下降睾丸史	睾丸固定术，解决方法
家族史	
有生育问题的兄弟姐妹或其他问题的家族史	
遗传疾病家族史	
癌症家族史	
癌症病史	
癌症类型	部位、分级、转移
化疗	计划用药、给药剂量、时间、持续时间
放疗	计划剂量、部位目标、持续时间、屏蔽层
手术	需要切除的部位、器官/身体部位
既往癌症史	类型、部位、分级、转移性
既往化疗	剂量、持续时间、治疗后的时间间隔
既往放疗	剂量、持续时间、目标部位、治疗后的时间间隔、屏蔽
其他癌症治疗	干细胞移植、免疫治疗

• 儿科（Tanner 分期评估性成熟程度）（表 35-2）[26]。

梗阻性无精子症可能发生在没有明显输精管、附睾扩张或少量酸性射精的男性身上。重要的是，那些没有可触及输精管的患者应筛查囊性纤维化跨膜电导调节器（cystic fibrosis transmembrane conductance regulator，*CFTR*）基因突变，并可能需要腹腔内成像（肾脏超声）来调查并发的肾脏异常。对于输精管缺失的患者，同时筛查 *CFTR* 基因突变和遗传咨询也是必要的。梗阻性无精子症的男性睾丸大小一般＞4.6cm，而睾丸功能衰竭的男性睾丸小而软（＜4.6cm），提示非梗阻性无精子症[27]。

表 35-2　评估男性性成熟度的 Tanner 分期		
Tanner 分期	**阴毛**	**外生殖器**
1	无阴毛	睾丸体积＜4ml 或长轴＜2.5cm
2	茸毛似的阴毛	睾丸体积 4～8ml 或长轴 2.5～3.3cm
3	末端无毛	睾丸体积 9～12ml 或长轴 3.4～4.0cm
4	覆盖在阴部的整个三角形的末端毛	睾丸体积 15～20ml 或长轴 4.1～4.5cm
5	延伸到大腿腹股沟褶皱之外的末端阴毛	睾丸体积＞20ml 或长轴＞4.5cm

（三）实验室检查

在评估男性生育力保存时，不需要进行实验室检查。然而，由于精子产生是一个复杂的生物过程，受到激素的严格调控，获得血清激素水平可为患者和医疗保健提供者提供信息，了解列入计划的癌症治疗或保存生育力之前是否存在生育问题。精子在睾丸产生，依赖于足够水平的循环和睾丸内睾酮[28, 29]。下丘脑 – 垂体 – 睾丸（hypothalamic-pituitary-testis，HPT）轴负责诱导睾酮生成和精子发生。促性腺激素释放激素（gonadotropin releasing hormone，GnRH）以脉冲方式从下丘脑释放，并刺激垂体前叶释放黄体生成素（luteinizing hormone，LH）和卵泡刺激素（follicle-stimulating hormone，FSH），然后 LH 作用于睾丸内的睾丸间质细胞产生睾酮，FSH 作用于睾丸支持细胞促进精子产生。此外，睾丸支持细胞还分泌抑制素，抑制素负调节 HPT 轴，水平与睾丸体积呈正相关，而雄激素结合蛋白则增加精子发生所需的精细胞微管中的睾酮浓度[30]。血清激素水平的干扰可提供一些关于生精失败和睾丸储备减少的潜在信息。

在对男性不育患者的评估中，最初的激素评估包括血清睾酮水平（由于自然昼夜变化，在早晨测量）和 FSH [24]。用于冷冻保存试验的附睾或睾丸精子提取的其他辅助实验室指标和方法包括 LH、TSH、雌二醇及催乳素 [31]。90% 以上精子正常的男性血清 FSH 浓度在正常范围内 [32]。如果发现实验室异常，可在精子采集前提供药物以优化患者。例如，如果肿瘤对 HPT 轴的影响导致 LH 和 FSH 水平降低，可以给予人绒毛膜促性腺激素（human chorionic gonadotropin，hCG）和重组 FSH。

（四）药物优化

在精液参数异常的男性中，存在各种药物选择，以优化内在精子发生，并增加成功提取精子的机会。非梗阻性无精子症男性的激素优化已得到文献中各种报道的支持 [33]。必须告知患者这些药物的适应证和不良反应，并应密切跟踪随后的激素水平。表 35-3 中列出了各种选项 [34, 35]。必须指出的是，许多旨在改善男性生育力的干预措施可能需要 12～24 周才能获得最大的益处。

三、精液分析和冷冻保存

在开始性腺毒性治疗之前，医疗保健提供者应尽早与患者讨论生育力保存 [4, 5]。这一讨论应包括精液冷冻保存，以用于未来的辅助生殖技术。具体来说，对于面临新的癌症诊断的年轻成年男性患者，精子库为未来生育力提供支持的过程可能是至关重要的 [36]。在对这一高危人群进行咨询时，必须花更多的时间和精力 [37]。计划保存精子的男性必须首先提供精液样本以供分析。世界卫生组织根据在有记录生育力的男性队列中观察到的参数确定了正常精液参数的值（表 35-4）[38]。虽然大多数精液参数在既定正常范围内的男性很可能是有生育力的，但男性的精液参数并不能预测生育力。如果所提供的样本中存在精子，应记录精液参数，并冷冻保存。理想情况下，这些样品应该被分成多个部分，以允许单独的解冻。

如果样本中没有精子，或者在射精中没有精子，在被诊断为无精子症之前，必须提供一个重复的样本进行分析。根据美国泌尿外科协会（American Urological Association，AUA）的指南，只有在检查了 2 个离心的精液样本后，才能诊断无精子症 [24]。精液标本应采用自我刺激法产生，不能使用润滑剂。在处理过程中，样品以最大速度离心（室温下为 3000g，15min），然后由经验丰富的男科医生在显微镜下进行检查 [27]。

显示无精子症的样本不适合进行冷冻保存。无精子症男性可选择的精子提取方法将在下文讨论。

值得注意的是，除缺乏精子外，精液冷冻保存可能具有挑战性，原因有很多，包括相关成本、担心存款会延迟治疗、缺乏足够的设施，以及对晚期疾病和不良潜在预后的心理担忧 [39]。

冷冻保存的类型

冷冻保存允许长期保存生物样本。低温降低了标本细胞成分的代谢，所有的化学和酶反应停止。适当的方案和程序对于足够的组织存活是至关重要的。睾丸组织可作为整个组织冷冻，也可悬浮处理，两种方法的解冻后存活率相似 [19]。冷冻保存的精子已用于辅助生殖技术，具有良好的生育效果，目前只有成熟精子成功用于受孕 [40, 41]。精子库是保存青春期后男性生育力的常用方法，因为精液标本的收集是无创性的，而且大多数青春期后男性在提供精液冷冻保存标本方面没有问题。然而，一些青春期后男性可能有提供精液样本的问题，原因包括癌症疼痛、勃起或射精障碍、心理障碍或宗教信仰。对于无法提供精液样本的个体（可能占肿瘤患者的 15%），可采用其他精子提取方法 [42]。

青春期前的睾丸组织也可被收集和低温保存。目前，尚未成功地使用低温保存的人体睾丸组织来进行妊娠。来自动物模型的结果表明，自体精原干细胞移植、将冷冻保存的睾丸组织移植到睾丸或其他身体部位，或体外精子发生在将来可能会成功 [43, 44]。冷冻保存的恒河猴睾丸组织已被用于自体异位移植后获得精子 [45]。收获的精子具有功能，用于卵胞质内注射（IVF/ICSI）的体外受精

表 35-3　用于优化精子发生的药物[35]

药　物	适应证	机　制	剂　量
伪麻黄碱	逆行射精	膀胱颈闭锁	60～120mg，必要时
FSH	低促性腺素性功能减退症	刺激支持细胞促进精子发生	100～1500U，2～3 次 / 周
hCG	性腺功能减退	刺激间质细胞产生睾酮	1000～5000U，3 次 / 周
阿那曲唑	低血清睾酮 – 孕雌二醇（T∶E）比率	抑制芳香化酶	1mg/d
来曲唑		抑制睾酮向雌二醇的外周转化	2.5mg/d
氯米芬		选择性雌激素受体调节药	高达 50mg/d
他莫昔芬	性腺功能减退	阻断下丘脑 – 垂体 – 睾丸轴上雌二醇的负反馈	20mg/d

FSH. 卵泡刺激素；hCG. 人绒毛膜促性腺激素

表 35-4　世界卫生组织（WHO）2010 年精液参数[38]

精液参数	WHO 参数	异　常
体积（ml）	1.5	无精子症（体积 =0ml）
总精子数（TSC）	3900 万	无精子症（TSC=0）
浓度	1500 万 /ml	严重少精子症（TSC＜500 万） 少精子症（TSC＜1500 万）
进行性运动（%）	32	
总动力（%）	40	精子活力不足
正常形态（%）	4	畸形精子症
活力（%）	58	
白细胞计数	＜100 万 /ml	

后，一只子代恒河猴出生了[45]。因此，在适当的咨询和适当的机构审查委员会的监督下，在睾丸还没有活跃的精子发生的青春期前男性中，睾丸组织可被收集和低温保存，用于未来潜在的生育用途。然而，必须强调的是，此时睾丸组织的冷冻保存完全是试验性的。

四、精子获取方法

精子可在青春期后的男性中从生殖道的不同部位获得。提取精子的方法选择取决于外科医生的经验、梗阻的存在、梗阻的位置、射精功能和癌症特征。表 35-5 总结了各种方法、手术的适应证及每种方法的优缺点。

五、附睾精子获取

附睾精子仍然是提取精子的一个合理选择。附睾的功能是负责精子的成熟和运输，因此，附睾精子具有更多的活力。精子可通过经皮、微创和开放显微手术获取。

（一）经皮附睾精子抽吸术

经皮附睾精子抽吸术（percutaneous epididymal sperm aspiration，PESA）是一种可在局部麻醉下完成的手术（图 35-1）。外科医生使用局部麻醉进

技　术	适应证	优　点	缺　点
PESA	血管阻塞、CBAVD、EDO、性高潮障碍	可在诊室进行，创伤较小	产量低，并发症率高，额外的手术，冷冻保存的产量低
MESA	血管阻塞、CBAVD、EDO、性高潮障碍	精子产量高	全身麻醉/手术室，需显微外科手术经验，成本高
MIESA	血管阻塞、CBAVD、EDO、性高潮障碍	精子产量高，临床操作，局部麻醉，无须显微外科手术经验，成本低	无全身麻醉/手术室，需要放大镜（成本），附睾小管可视化降低
TESA	血管阻塞、CBAVD、EDO、性高潮障碍、无精子症	无须显微手术经验	精子产量低，不能冷冻保存，并发症发生率较高
TESE	无精子症、CBAVD、EDO、性高潮障碍	可获取睾丸组织进行活检和冷冻保存，无须显微外科手术经验	随机选择睾丸组织，成本高
mTESE	非梗阻性无精子症	可获取睾丸组织进行活检和冷冻保存	需显微外科手术经验，成本高
oncoTESE	无精子症、CBAVD、EDO、孤立性睾丸、双侧睾丸肿瘤	从已切除的组织中获取精子（单一手术）	精子的潜在异常，干扰肿瘤的病理分析
PEU	射精功能障碍（逆行性射精）	无创	可能需要插入导管以获取标本
经皮血管抽吸术	射精功能障碍、血管阻塞、EDO	相对无创，诊室手术	样本量小，操作增加，精子产量低
PVS	射精功能障碍、性高潮障碍、脊髓损伤	无创，易使用的装置	可能不能有效地产生标本
EEJ	射精功能障碍、性高潮障碍、脊髓损伤	低风险操作	全身麻醉/手术室，探针可能造成精子损伤，自主神经再生功能障碍

表 35-5　用于生育力保存的适应证和精子提取技术

PESA. 经皮附睾精子抽吸术；MESA. 显微外科附睾精子抽吸术；MIESA. 微创附睾精子抽吸术；TESA. 睾丸精子抽吸术；TESE. 睾丸精子提取术；mTESE. 显微外科睾丸精子提取术；oncoTESE. 肿瘤睾丸精子提取术；PEU. 射精后尿检；PVS. 阴茎振动刺激；EEJ 电射精术；CBAVD. 先天性双侧输精管缺失；EDO. 射精管阻塞

行精索阻滞，并安全地隔离附睾，以避免损伤附近的结构。一根 21 号蝴蝶针通过皮肤插入附睾，然后直接抽吸精子。通常选择附睾头，因为附睾的这个区域最容易触诊和分离。如果有必要，可在多个位点进行取样，以获得足够的样本，然后对标本进行显微镜检查，以确认精子的存在。这种技术的缺点包括可能产量低，并发症发生率高，如果没有吸取精子，患者可能需要开放手术。由于产量较低，取回的精子最好立即用于体外人工

受精，而不是冷冻保存。最后，这种手术常常会导致附睾梗阻[46]。

（二）显微外科附睾精子抽吸术

显微外科附睾精子抽吸术（microsurgical epididymal sperm aspiration，MESA）是附睾精子取出的一种有创性更强的方式，是在手术室完成的，通常需要全身麻醉。这个过程需要通过阴囊切口经筋膜解剖进入睾丸和附睾进入鞘膜（图 35-2）。附睾被分离出来，在标准手术显微镜的帮助下进行目

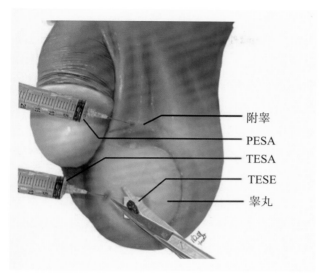

▲ 图 35-1　提取精子的微创技术

这些技术可以在局部麻醉下和在临床环境中进行。PESA. 经皮附睾精子抽吸术；TESA. 睾丸精子抽吸术；TESE. 睾丸精子提取术

标附睾切除术。因为整个附睾可视化，如果需要，精子可以从附睾的所有部位取出。首先确定合适的生精小管，用显微手术剪刀做附睾切除术。然后使用 15° 超锐眼科刀，打开目标生精小管，使用 25 号血管导管将附睾吸入 1ml 预装有 0.1ml 缓冲精子培养基的注射器中。一般来说，获得的精子回收率很高，而且该样品很容易进行低温保存。缺点是，该手术比非手术的经皮手术更昂贵，需要熟练的显微外科医生，同样会导致附睾梗阻[46]。

（三）微创附睾精子提取术

微创附睾精子提取术（minimally invasive epididymal sperm aspiration，MIESA）由 Coward 和 Mills 于 2017 年推出[46]。这种技术允许精子吸入附睾的方式类似于 MESA，但 MIESA 可在诊室中操作（与在手术室进行 MESA 相比），使用放大

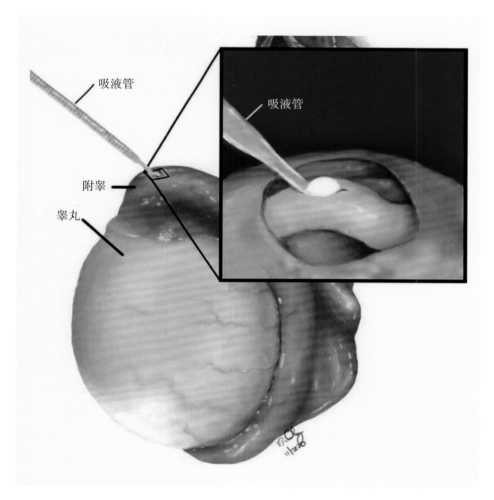

◀ 图 35-2　显微外科附睾精子抽吸术

附睾小管显露后，使用超锋利的眼科刀片打开单个附睾小管，框示吸附睾小管内吸液管，在光学显微镜或相位对比显微镜下检查精子

镜（与 MESA 使用标准手术显微镜相比）和局部麻醉药（与 MESA 全身麻醉相比）。简单地说，在阴囊内做一个小的钥匙孔大小的切口，附睾不完全通过切口显露睾丸。放大镜用于鉴定精子抽吸的附睾小管。使用 MIESA，可回收数百万精子，而且手术风险低，耐受性好[46]。

六、睾丸精子获取

根据不育的病因，睾丸精子也可能是提取精子的合理选择。在非梗阻性无精子症患者中，附睾提取通常是不可行的，因为这些男性存在某些睾丸功能障碍。睾丸精子可通过经皮抽吸或在全身麻醉下进行组织切除。

（一）睾丸精子抽吸术

睾丸精子抽吸术（testicular sperm aspiration，TESA）可作为诊室操作完成（图 35-1）。患者接受精索阻滞的局部麻醉药。睾丸被固定，附睾被保护，以避免意外损伤。使用预先填充有缓冲精子培养基的 18 号针头和注射器，将液体从睾丸吸出。应注意避免已知的或可疑的血管化区域。从同一针头进入可完成多次操作。精子的产量通常很低，因此，回收的精子通常不被冷冻保存。由于手术在非可视睾丸和精小管的情况下完成，TESA 比开放式睾丸精子提取术有更高的并发症发生率[46]。

（二）睾丸精子提取术和显微外科睾丸精子提取术

睾丸精子提取术（testicular extraction of sperm，TESE）是一种开放式手术，可在有或没有标准手术显微镜下进行。传统 TESE 通常在全身麻醉下进行，但也可通过局部麻醉和（或）口服镇静药进行。基于正在取样的睾丸，在阴囊的两侧做一个小的横切口（约 1cm），或者可使用阴囊中线切口（外科医生的偏好）。应注意保护附睾，使其保持在后方。解剖通过腹筋膜向鞘膜进行，然后进入鞘膜。用超锋利的手术刀切开白膜，之后可看到生精小管。轻轻按压睾丸使这些生精小管输送，使用锋利的虹膜剪或显微手术钳，采集睾丸组织或小管

并将其置于缓冲精子培养基中（图 35-1）。用剪刀将组织切碎，然后通过 25 号血管导管，直到大块组织被清除，并在显微镜下检查一小部分液体样本是否存在精子。这个手术也可以通过显露整个睾丸和更长的切口来完成。该手术的优点包括诊断益处和治疗益处。可检查睾丸病理学以帮助确定潜在的组织病理学诊断。存在睾丸瘢痕形成和损伤附近结构的风险，而且需要切开切口并缝合[46]。

对于非阻塞性无精子症的男性，精子提取的金标准是显微外科 TESE（microsurgical testicular sperm extraction，mTESE）。这个过程需要一个手术室、全身麻醉和标准的手术显微镜。阴囊切口沿中线或横跨一侧阴囊。一旦睾丸完全显露，用超锋利的手术刀做一个双瓣切口，沿睾丸以赤道方式完成，防止血液供应撕脱。首先检查睾丸结构，无须解剖，以确定最佳和扩张的生精小管。然后以系统的方式对这些生精小管进行评估，并根据需要谨慎地进行直接解剖，以免破坏整体结构和血液供应（图 35-3）。双极烧灼剂只应在需要时使用，以防止损伤生精小管。然后，将选定的生精小管在缓冲的精子培养基中进行处理。加工过程是一个关键的组成部分，可能会影响精子的产量。然后，这些标本应在显微镜下由训练有素的生物学家或胚胎学家进行检查。

（三）肿瘤睾丸精子提取术

肿瘤睾丸精子提取术（onco-testicular sperm extraction，oncoTESE）是一种在根治性睾丸切除术后从含有恶性肿瘤的睾丸中获取睾丸组织的手术[47, 48]。只有当外科医生确信正常睾丸组织可与肿瘤保持安全距离时，才能完成。睾丸组织可在手术室根治性睾丸切除术时进行处理，以检查标本中的精子。简单地说，白膜被切开，显露出下面的生精小管。如前所述，注意不要选取与肿瘤相关的组织或生精小管。然后，根据是否获取睾丸组织或单个生精小管，对所取的组织进行类似于传统 TESE 或 mTESE 的处理。这种保存生育力的方法对于双侧睾丸肿瘤或异时性睾丸肿瘤（即

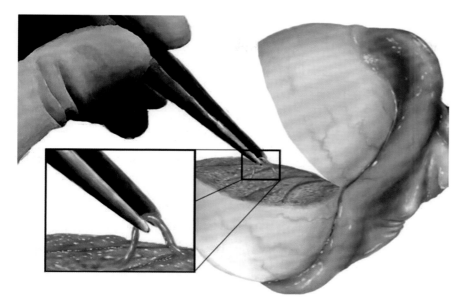

◀ 图 35-3　显微外科睾丸精子提取
在这个过程中，睾丸被切开成两半以显露下面的生精小管。如图所示，可选择单个小管在显微镜下处理和检查精子

孤立性睾丸患者的根治性睾丸切除术）的患者是有用的[47]。

（四）经皮血管抽吸术

对于有输精管梗阻（与梗阻相关的输精管抽吸需要更靠近睾丸血管）、射精管梗阻或无射精的患者，可进行经皮输精管抽吸取精。1997 年首次进行了梗阻性无精子症患者的输精管抽吸。在接受输精管抽吸的 6 例患者中，有 4 人成功从输精管中取出精子[49]。该手术通常使用局部麻醉药进行，其方式类似于进行无手术刀输精管结扎术。通过一个小的皮肤开口，分离输精管，并使用一个 21 号尖针穿透血管壁进入输精管腔[50]。用一根较小的 23 号钝尖针通过尖锐的针进入输精管腔，将注入 10ml 精子洗涤液的 10ml 注射器附在钝尖针上，在输精管注入少量洗涤液（0.2～0.3ml），然后将精液吸入注射器[50]。另外，可用超锐刀片将输精管半切，进行输精管抽吸，使用标准手术显微镜 10-0 尼龙线和 9-0 尼龙线间断缝合输精管[51]。尽管已报道了一些成功案例，但用这种方法获得大量精子可能很困难[49]。然而，能够在临床环境中进行这种手术是该方法的一个吸引人的特点，对于有适应证的患者可能是一个更经济有效的替代方法。

七、其他精子提取方法

（一）射精后尿检

逆行性射精是由于射精时膀胱颈闭合不当造成的。射精后尿液分析是诊断男性逆行射精所必需的。可给予患者服用拟交感神经的药物，如伪麻黄碱，以试图改善顺行精液量。这些药物通过其 α 受体激动药的特性来关闭膀胱颈（表 35-3）。如果不能产生顺行标本，则可以获得逆行精液样品并冷冻保存。对于逆行收集，在收集精液样本之前将膀胱清空。然后男性试图通过手淫产生精液，如果顺行射精，即可收集。如果未产生顺行射精，则在膀胱中插入导管以取出精液样本，然后将样品离心并洗涤。为了尽量减少尿液对精液的有害影响，通常在采集样本之前使用碳酸氢钠，以碱化尿液。替代方案包括射精前通过导管插入术将缓冲精子培养基注入膀胱[52]。

（二）阴茎振动刺激

阴茎振动刺激（penile vibratory stimulation，PVS）是一种无创性技术，用于从射精功能障碍患者中提取精子，射精功能障碍的典型特征是无射精。由于心理或生理因素，对保存生育力感兴趣的男性可能会发生不射精。PVS 不需要麻醉，通常可由患者自行进行。振动装置的易用性甚至允许患者在自己的家中舒适地进行此操作，这可减少压力并增加合适的样本采集的可能性。

PVS 的目的是通过刺激阴茎背神经激活射精反射，前提是保证 $T_{11} \sim S_4$ 水平的脊髓完整[53, 54]。射精反射最终刺激腹下神经（交感神经）导致精液排出，并刺激阴部（躯体神经）和盆腔神经（副交感神经）导致射精。

在进行 PVS 时，患者可采用仰卧位或坐位。振动盘放置在系带上 2~3min 或直到顺行射精发生。如果没有射精，可 1~2min 再进行刺激。顺行射精是脉冲和不断推进的，类似于正常射精。在 PVS 过程中可以观察到勃起、肌肉收缩和肌肉痉挛[53]。标本的采集方式应与按照世卫组织标准进行的精液分析采集方式类似。

（三）电射精

电射精（electroejaculation，EEJ）是一种相对无创性精子提取技术，适用于患有不射精症的男性。与 PVS 相比，EEJ 需要全身麻醉，必须在手术室进行。然而，该手术过程相对快速，风险最小，且通常耐受性良好。由于这些原因，通常建议在 EEJ 之前进行 PVS，并且只有在 PVS 不成功或患者更愿意接受 EEJ 时才进行 EEJ。

EEJ 已用于患有脊髓损伤和其他射精障碍的男性[55]。EEJ 是在全身麻醉下进行的，包括将刺激电极插入直肠，并对前列腺和精囊施加脉冲式电压。全身麻醉诱导后，导尿并清空膀胱，然后用少量缓冲精子培养基冲洗。缓冲精子培养基可保护逆行射精精子免受酸性尿液值的影响[56, 57]。患者取左侧卧位，以便放置直肠探头。应在手术前和手术结束时评估直肠黏膜，以排除损伤。当电极与前列腺和精囊区域的直肠黏膜直接接触时，向探针施加电压。电压以脉冲模式施加，并逐渐增加（1~2V 增加），直到射精发生[58]。在施加电压时，通过沿尿道人工获得射精的顺行部分，然后收集到无菌容器中。对于成功的电射精，报道的电压和电流范围分别为 5~25V 和 100~600mA[59]。收集顺行部分后，取出探针，使患者恢复仰卧位，

并插入膀胱以检测射精的逆行部分，用显微镜对样本的一小部分样本进行精子评估

不射精男性的精子提取在 EEJ 后通常是成功的[60, 61]。然而，尽管电射精的精子数量正常，但活力和形态可能较差，需要关注到功能缺陷[60]。使用 EEJ 获得的精子的受精率普遍较低；然而，使用体外受精和 ICSI 的受精率为 60%~75%，临床妊娠率为 29%~53%[60, 62, 63]。低受精率可能是由于受精过程本身，也可能是由于不射精症的内在精子缺陷。另一种解释是，这些男性中的许多人有很长的禁欲期，可能需要通过重复的操作来改善参数。最后，来自 EEJ 探针的热量和电流可能会导致运动精子数量的减少、生化变化和未成熟精子的产生，或诱导抗精子抗体的形成[62, 64]。

在脊髓损伤患者完成 EEJ 时必须特别关注。EEJ 可诱导 T_6 以上损伤的男性自主神经功能障碍。易患自主神经再功能障碍的男性可预先使用硝苯地平，术前应密切监测和咨询[65]。

八、青春期前男性的特殊注意事项

据估计，2020 年将有 1.1 万名 15 岁以下的儿童被诊断为癌症[66]。该年龄组患者的 5 年生存率约为 80%（2007—2013 年）[66]。因此，尽管儿童人群中癌症的总体发病率略有增加，但可治疗方式的改进增加了幸存者的数量。相应地，对短期存活益处的重视已转移到了对癌症治疗的存活率和长期效果的关注，即附睾或睾丸精液冷冻保存的适应证和方法。因此，保留青少年和年轻成年癌症患者的生育力已成为一个重要的研究领域。ASCO 建议医疗保健提供者与父母或监护人，以及计划在生育期接受癌症治疗的患者就不育的可能性展开讨论[67]。在本讨论中，生育力保存的选择与否应转诊给生殖 / 生育专家或由他们进行解释[67]。

男性青春期发生在 11 岁左右，涉及激素、身体和认知方面的变化。从生育的角度来看，青春期的特征是精原细胞密度和睾丸体积的快速增加[68]。Tanner 分期（表 35-2），或性成熟度评估，是评估在青春期期间发生的第二性特征的一种简

单而有效的方法[26]。然而，年龄和睾丸大小是活跃精子发生的最佳预测因素[69]。年龄＜12 岁或睾丸大小＜7ml 的男性不太可能成功生产精液样本[70]。除生理障碍外，心理障碍也存在，因为青春期前男孩在与父母讨论保存生育力时可能会感到尴尬或焦虑。允许在家收集可能有助于减轻压力。应获得父母或监护人的知情同意，以及私下向患者解释适应证[71]。

目前还没有关于保留青春期前男孩生育力的建议。所有的辅助生殖技术方法都需要成熟的精子，而在青春期前男孩中并不存在。保留青春期前男孩的生育策略包括冷冻保存未成熟睾丸组织，但这仍是试验性的，希望进一步的研究将允许该策略在生育治疗中使用[44]。虽然获取不成熟睾丸组织需要全身麻醉，但这种手术可与其他可能需要进行癌症分期和治疗的潜在手术联合进行（如腰椎穿刺、骨髓活检、输液港或导管放置）。

九、结论

随着癌症幸存者数量的增加，保存生育力是仅次于癌症治疗的一个重要的考虑因素，有必要在开始抗肿瘤药物和治疗之前进行早期讨论。建议转诊或咨询生育专家通过冷冻保存精液或睾丸组织来保存生育力。手术和非手术取精子方法的适应证是伴有射精功能障碍和梗阻性或非梗阻性无精子症的患者。可使用各种方法从癌症患者身上提取精子或睾丸组织，以便这些样本可用于未来的生育用途。

第 36 章　睾丸保留手术
Testis-Sparing Surgery

Eric Huyghe　著

王铭仪　药　晨　译　　于浩天　校

一、检索策略和选择标准

通过在 MEDLINE、PubMed 搜索关键词"睾丸肿瘤"（testicular neoplasms）和"睾丸保留手术"（testis-sparing surgery）的相关文献来完成本综述的撰写。限定在 1980—2020 年发表的英文论文。根据研究方法的质量和首要研究结果，从 137 篇中选择了 50 篇专门论述睾丸保留手术或提供最新相关信息的论文。

二、背景

睾丸癌是 40 岁以下年轻男性最常见的恶性肿瘤，近几十年来，几乎所有工业化国家的睾丸癌发病率都呈上升趋势[1, 2]。恶性睾丸肿瘤绝大多数都是生殖细胞瘤，分为精原细胞瘤和非精原细胞生殖细胞瘤。在过去的 50 年里，睾丸癌在治疗方面的进步提高了预期寿命，10 年预期生存率超过 95%[3]。生殖细胞瘤约占所有睾丸肿瘤的 90%，其余 10% 主要是良性肿瘤，最常见的类型是间质细胞瘤。对这些患者而言，生育力是一个主要的关注点，因为他们通常是年轻的男性，尚没有子女或考虑在未来生育子女[4]。同时性双侧睾丸癌（肿瘤同时在 2 个睾丸中被发现）非常少见，仅占所有睾丸癌的 0.5%～1%[5]。异时性双侧睾丸癌则更常见，发生在 5%～6% 的患有单侧睾丸癌男性[6]。文献显示，大多数异时性双侧睾丸癌是精原细胞瘤，平均发生在单侧癌发生的 4 年后[7, 8]。对于发生在单侧睾丸或双侧睾丸中的生殖细胞瘤，双侧

睾丸切除术不再是标准的治疗方法，因为它会导致终身的雄激素缺乏症、无精子症和心理压力[9]。

我们应尽可能考虑应用睾丸保留手术（testis-sparing surgery，TSS），因为这是避免终身雄激素替代治疗的唯一方法，并可能为患者保留生育子女的机会。考虑到在普通人群[10, 11] 和不育男性[12, 13] 中，近 80% 的肿瘤是良性的，我们更应将 TSS 作为首选措施。本章我们将阐述 TSS 的适应证、技术方法、结局、辅助治疗及预后。

三、睾丸保留手术适应证

（一）对于普通人群

选择保留睾丸的手术而不是根治性睾丸切除术应是医生和患者在充分了解复发风险和长期随访的必要后共同做出的决定。

欧洲泌尿外科协会指南指出，当肿瘤体积小于睾丸体积的 30%，且满足以下标准之一，即同时性双侧肿瘤、异时性双侧肿瘤或术前睾酮水平正常的孤立睾丸肿瘤，可进行 TSS[14]。建议的肿瘤直径截断值是 20mm，超过此值则手术的可行性不能保证。Paffenholz 等提出将 $2.8cm^3$（约 17mm）作为肿瘤恶化的重要预测指标（敏感性 83%，特异性 89%，OR=1.39，95%CI 1.04～1.86，P=0.03）[15]。正如 Weissbach 等[16] 所建议的，睾丸中肿瘤所占的比例比肿瘤的直径更加重要。此外，现已证明 TSS 在 13～16mm 间质细胞瘤治疗中是安全的，且无恶性复发（长达 4 年）[17-19]。

（二）对于不育男性

上述标准对不育人群仍然有效。不育男性的特征如下所示。

Bieniek 等[20] 在对 4088 例不育男性的研究中发现睾丸肿瘤高发，其中 120 例（2.9%）的睾丸肿瘤在 1cm 以下。在这一人群中，间质细胞瘤（主要是良性）和生殖细胞瘤（恶性）都相对常见，这是由生殖细胞瘤和男性不育（隐睾、小结石病、生殖腺发育不全综合征或 Klinefelter 综合征）的共同危险因素导致的[21-23]。Raman[24] 等描述，精液分析异常男性睾丸癌的发病率是普通人群的 20 倍。

在这个人群中，恶性肿瘤的比例有很大的差异性[12, 24-26]。最近的一项法国多中心队列研究发现，25% 的偶发睾丸肿瘤是恶性的，这与 Bojanac 等[27] 发现的 36% 的生殖细胞瘤是接近的。

大多数小的睾丸肿块是在评估不育男性时偶然发现的。高频超声的广泛应用增加了偶发小睾丸肿块的检出率[28]。可触及的肿瘤中有 95% 是恶性的[29]，与之相反，不可触及的病变中有很高的比例（80%）是组织学良性的[13, 30, 31]，这使得 TSS[12, 28] 和主动监测[20, 32, 33] 成为两个有吸引力的选择。

到目前为止，即使是训练有素的超声医生，大多数情况下在一次检查中正式地诊断良性肿瘤，也是很困难的[20]。通常是由肿瘤动态过程来指导决策的。从肿瘤进展或超声风险评估标准的角度来说，当肿瘤大小超过 5mm 时，进行 TSS 和冷冻切片分析通常优于超声监测。

Li 等[32] 对 101 例经阴囊超声诊断为睾丸小病变的男性进行了为期 11 年的回顾性研究。17 例（16.8%）患者的治疗为立即手术，8 例（7.9%）患者超声随访 1~7 个月行延迟手术，76 例（75.3%）患者仅超声随访 6~84 个月。Logistic 回归分析显示，在低回声睾丸病变中，病变大小是发生恶性肿瘤的唯一独立危险因素（$P<0.05$）。大多数睾丸小病变经连续超声检查显示稳定且可能良性。

Toren 等[33] 回顾性分析了 2001—2008 年在西奈山医院生育诊所诊断的 46 例偶然发现的小低回声睾丸病变。39 例（85%）患者被诊断为男性不育（无精子症 15 例，少精子症 18 例，正常精子 7 例）。平均随访 253 天，平均超声检查次数为 2.8 次。平均病灶直径为 4.3mm（范围包括 1~10mm）。平均年增长率为 0.5 毫米 / 年（95%CI 2.2~3.3 毫米 / 年）。3 例患者立即接受了手术，5 例患者接受了在一段时间超声随访后行延迟手术。手术的适应证是肿瘤生长、患者的选择、瘤体尺寸大和存在血流。大多数切除的肿块是良性的。

Bieniek 等[20] 报道，在 4088 例通过阴囊超声进行不育评估的男性中，120 例（2.9%）有 1cm 以下的睾丸肿块。平均随访时间为 1.30 年（范围为 0.1~16.9 年）。18 例男性（15%）进行了切除手术，而 102 例男性在最后一次随访中仍在接受监测，平均病变增长率为每年 0.01mm。手术的原因包括不育症睾丸探查、肿块生长、肿瘤标志物阳性、睾丸癌病史、影像学特点和患者的选择。接受手术的男性中有 1/3 被发现患有恶性肿瘤，且全部是精原细胞瘤。所有恶性病变的初始影像学检查均 >5mm，并显示有血管分布。尽管有这样的结果，截至目前，判别进行监测还是进行手术的肿块大小阈值仍不清楚。

四、睾丸保留手术的技术方法

Weissbach[16] 已经详细描述了经腹股沟部分睾丸切除术的技术方法，如下所示。

1. 手术方法

与根治性的睾丸切除相同，通过腹股沟做一切口（图 36-1），切除外斜韧带。然后用 Penrose 引流管隔离精索（图 36-2）。对睾丸血供的解剖必须非常细致。然后，通过仔细解剖睾丸引带，将阴囊内的睾丸与阴囊皮肤分离，避免撕裂阴囊皮肤。然后在皮肤切口周围放置无菌罩布，使其不要暴露于肿瘤（图 36-3）。

2. 显露肿瘤并与周围健康组织分离

打开白膜（图 36-4），将睾丸显露在手术视野中。术中多普勒超声有助于探测到小而不可触及的肿块，从而确定手术策略，保留睾丸内血管（图 36-5）。在大多数情况下，可以使用钩线来引导检

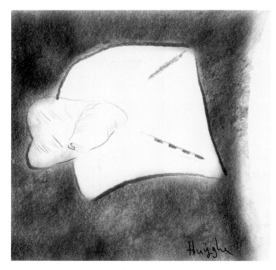

▲ 图 36-1 腹股沟处的手术切口

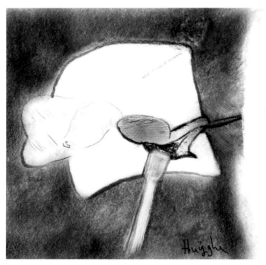

▲ 图 36-3 解剖出睾丸引带后，通过腹股沟切口取出睾丸

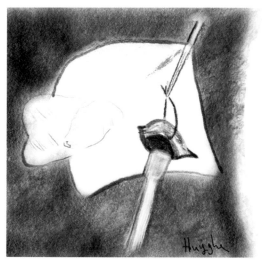

▲ 图 36-2 用 Penrose 引流管隔离精索

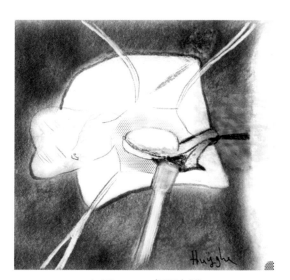

▲ 图 36-4 打开白膜

查肿瘤[34]。然后切开白膜（图 36-6），并分离出肿瘤（图 36-7）。早期的技术是夹住睾丸蒂使睾丸保持在冷缺血状态的同时等待术中病理的结果。然而，根据 33 例没有进行钳夹的睾丸保留手术的结果，所有接受手术者在 52.5 个月中位随访时间内无病生存，提示"不钳夹"OSS 技术是安全可行的[35]。

3. 切除肿瘤（图 36-8）

在大多数情况下，假包膜的存在有助于这种操作。重要的是要避免侵犯肿瘤囊，因为这可能会增加局部复发的风险。要系统地进行临时病理学检查，以验证边缘是否为阴性，并确定肿瘤是恶性还是良性。在法国的合作研究[36] 中，冷冻切片分析显示出较高的阳性预测值（92%）和敏感性（80%）。其他研究则报道了将近 100% 的灵敏度[29, 37]。

4. 切除部位的活检

肿瘤切除后，因为周围实质中小管内生殖细胞瘤（intra-tubular germ cell neoplasia，ITGCN）区域的发生率较高（80%~90%）[16, 38]，所以对切除部位进行活检。

5. 手术结束

在确保切除部位为阴性后，用可吸收缝合线缝合白膜（图 36-9），睾丸移回阴囊[39]。

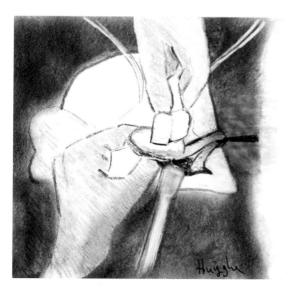

▲ 图 36-5 使用术中多普勒超声定位肿瘤并保留睾丸内血管

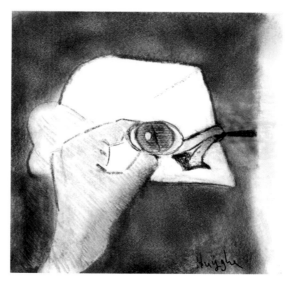

▲ 图 36-7 分离肿瘤

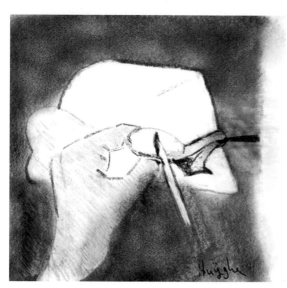

▲ 图 36-6 白膜切口

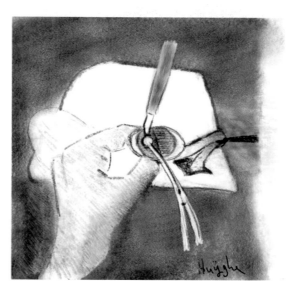

▲ 图 36-8 切除肿瘤

五、睾丸保留手术的肿瘤结局

（一）生殖细胞瘤

截至目前，仅有少数文章报道了通过睾丸保留手术治疗的生殖细胞瘤（germ cells tumor, GCT）。在这一人群中，考虑到 ITGCN 病变的高患病率，文献主要是报道结合保守手术与术后放疗的结果。德国睾丸癌研究小组发表了一项纳入 101 例 GCT 男性的研究，包括双侧和单侧睾丸患者，肿瘤体积＜75% 的睾丸，他们在 8 个中心接

受 TSS 治疗[38]。肿瘤的平均大小为 15mm（范围：5～30mm）。手术中，对手术区域进行多处活检来证实是否伴随 ITGCN 病变，并对 80 例 ITGCN 患者进行 18Gy 局部辅助放疗。经过平均 80 个月的随访，癌症特异性生存率很高（101 例中的 100 例），局部复发率较低（101 例中的 6 例）。4 例拒绝辅助放疗的患者出现复发。

关于 ITGCN 的管理，美国的队列研究[30]比德国研究报道了更多男性选择不接受放疗的结果。17 例男性患有恶性肿瘤，包括 9 例精原细胞瘤，

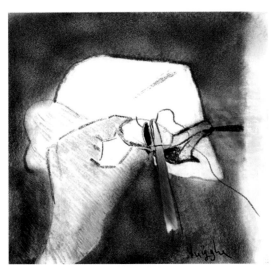

▲ 图 36-9　用可吸收缝合线缝合白膜

3 例畸胎瘤，1 例胚胎性病变，3 例间质细胞瘤，1 例原位癌。冷冻切片准确，无阳性边缘报道，所有肿瘤均为 1 期。9 例患者（53%）发现了原位癌。无围术期并发症记录。17 例中有 12 例在 TSS 后继续观察。2 例患者因原位癌局部复发而接受完全睾丸切除术，其中 1 例接受化疗。一例精原细胞瘤患者选择放疗，一例畸胎瘤需要腹膜后淋巴结清扫。对其余原位癌患者进行了监测。在这些男性中，31% 的患者需要使用睾酮替代治疗。所有患者在 5.7 年中位随访中均无发病，无局部复发。作者建议对局部复发风险低、随访依从性高、术后超声检查为阴性的患者进行观察，并得出结论，保守手术仍然是一个有效降低发病率的选择，但可能与肿瘤复发相关，需要辅助治疗和雄激素替代治疗。

（二）间质细胞瘤

Leonhartsberger[31] 等报道了 40 例接受保留睾丸手术治疗的间质细胞瘤患者的研究结果。在治疗后 63 个月的中位时间内，其中 37 例无疾病复发，3 例在对侧或同侧睾丸有间质细胞瘤复发，因此再次接受了保守性器官手术。

另一个小队列纳入了 1992—2008 年接受治疗的 16 例 25mm 间质细胞瘤患者，其结果表明，从肿瘤学的角度来看，如果有可靠的临时组织学检查，睾丸保留手术是一种安全的治疗选择[18]。围术期准确地区分间质细胞瘤与生殖细胞瘤是至关重要的，也可能是在临床实践中使用睾丸保留手术的最重要限制因素之一。最后，由于间质细胞瘤很少是恶性的，恶性病例中发生转移的风险很高，对间质细胞肿瘤患者的随访应考虑到可能的晚发转移。

六、生殖细胞瘤睾丸保留手术后的辅助治疗

（一）放疗

1986 年，von der Maase 及其同事[40] 描述了睾丸 ITGCN 的放射治疗。在睾丸部分切除术后，如果相邻的 6 个象限活检中的一个显示 ITGCN，睾丸通常接受 20Gy 剂量的放疗，除非患者希望生育[16, 41]。较低的放射剂量会影响肿瘤控制，因此，大多数研究提倡 18～20Gy 的剂量[42]，文献中很少有放疗失败的病例报道[43, 44]。

（二）化疗

以顺铂为基础的化疗是否可根除睾丸 ITGCN 还存在争议。

Kleinschmidt 及其同事[45] 研究了单用卡铂或联合使用顺铂、依托泊苷和博来霉素（Cisplatin, Etoposide, Bleomycin, PEB）后 ITGCN 根除情况。在治疗后平均 8.8 个月，活检显示 11 例受试者中有 7 例仍为 ITGCN。可能的解释是血睾屏障阻碍了化疗药物的扩散，或者 ITGCN 本身可能对化疗有耐药性。

在一项以荷兰人群为基础的研究中，van Basten 等指出，监测对照组对侧睾丸癌的发病率是化疗组[46] 的 3 倍。在另一项研究中，Fossa 等的研究[47] 也报道，铂类药物化疗的益处使得对侧睾丸癌的发病率较低。不过，在化疗后，仍然强烈建议使用密切的随访[12]。

七、随访

通过反复阴囊超声检查进行主动监测，TT≤

1cm 并且肿瘤标志物阴性被认为是安全的（平均增长率被确定为每年 −0.01mm ± 2.36mm，并且对持续生长的肿块进行睾丸切除术）[19, 27]。然而，接受这种睾丸保留手术患者复发情况的长期数据很少。在一项对 73 例接受睾丸部分切除术患者平均随访 91 个月的小队列中，4 例未接受术后放疗患者在切除术后 3～165 个月出现局部复发，随后接受根治性睾丸切除术治疗[38]。该队列中的 1 例患者出现全身复发并死于该病。因此，无法可靠地进行长期随访应被视为睾丸保留手术的禁忌证，尤其是在确认是生殖细胞瘤后未进行辅助放疗的情况下。

临床病例

患者男性，28 岁，因精原细胞瘤而接受左侧腹股沟切除术。最初胸腹 CT 扫描肿瘤标志物（hCG、AFP、LDH）均为阴性，需要进行监测。这位患者保留了 12 根可用于 ICSI 的精管 [（精液分析显示，精子数量严重降低（6 万 /ml），前向运动精子 35%）]。

3 年后，在患者对侧睾丸下极发现了第 2 个病变。临床检查可触及此病变。大小为 10mm × 9mm × 11mm。患者无症状，总睾酮水平为 3.6ng/ml。患者遵守了定期监测的条款。因此与患者共同做出的决定是进行睾丸保留手术。

冰冻切片分析的结论是生殖细胞肿瘤并且切缘阴性。最终的解剖病理检查结果是长轴 12mm 的精原细胞瘤。未见血栓。pTNM 分期为 pT_{1a} 期（在部分切除范围内）。

在邻近瘤体的睾丸实质中，少数生精管可见 ITGCN。多学科会诊的建议是通过睾丸放疗或化疗进行辅助治疗，以防止 ITGCN 演变的风险。患者拒绝了这一建议，理由是他担心放疗的副作用，特别是对内分泌功能的影响。

2 年后，超声检查发现了 3 个结节，最大的结节直径为 5mm。患者进行了切除术，解剖病理检查（图 36-10）发现了 3 个单纯精原细胞瘤[48]，直径分别为 5mm、3mm 和 3mm，无血管侵犯。健康精索被切断。TNM 分期[49] 和 UICC 分级为 pT_{1a} R_0。非肿瘤性睾丸实质表现为局灶性萎缩伴输精管纤维化、间质细胞增生和 ITGCN。

八、结论

与根治性睾丸切除术相比，保留睾丸手术的好处是保存生育力和保留内分泌功能、保持生殖器解剖完整性和男性身体形象。

保存睾丸癌患者生育力的一种方法是最大限度地增加可用于精子发生的组织数量，在某些情况下考虑睾丸部分切除。

然而，到目前为止，睾丸部分切除术的适应证仍然有限，包括单个睾丸上的肿瘤、同时性双侧肿瘤、高度怀疑良性病变。

手术要求：①经过严格筛选的、积极配合的、可定期监测的单睾丸患者（同时性或异时性双侧病变）；②术前内分泌功能正常；③肿瘤体积小于

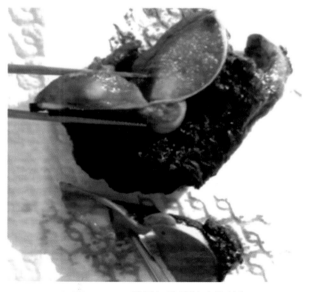

▲ 图 36-10　精原细胞瘤的大体特征

腺体体积的 30%；④肿瘤直径<2cm；⑤即时分析；⑥手术过程中冷缺血；⑦对邻近睾丸组织进行活检以确保切缘阴性。

安全的保留睾丸手术的标准包括肿瘤直径小（<20mm），超声检查可探测，不可触及和无隐睾症或睾丸微石症[11, 12, 25, 27]。

手术采用与全切除相同的腹股沟入路。术中超声可帮助确定肿瘤的边缘，以便制订切除计划。

在远程活检或肿瘤周围发现原位癌时，应进行术后阴囊放疗。这种辅助治疗将有可能保留睾丸的内分泌功能，但不会维持精子发生。

第 37 章　性腺功能减退男性的生育力保存
Fertility Preservation in Hypogonadal Men

Jordan Cohen　Andrew Rezk　Ranjith Ramasamy　著
王铭仪　药　晨　译　于浩天　校

缩略语	英文全称	中文名称
AAS	anabolic–androgenic steroids	合成代谢雄激素类固醇
AI	aromatase inhibitor	芳香酶抑制药
FSH	follicle–stimulating hormone	卵泡刺激素
GnRH	gonadotropin–releasing hormone	促性腺激素释放激素
hCG	human chorionic gonadotropin	人绒毛膜促性腺激素
HH	hypogonadotropic hypogonadism	促性腺激素减退症
ICSI	intracytoplasmic sperm injection	卵胞质内单精子注射
IHH	idiopathic hypogonadotropic hypogonadism	特发性促性腺激素减退症
LH	luteinizing hormone	黄体生成素
NOA	non–obstructive azoospermia	非梗阻性无精子症
RCT	randomized controlled trial	随机对照试验
rhFSH	recombinant human FSH	重组人卵泡刺激素
ROS	reactive oxygen species	活性氧
SERM	selective estrogen receptor modulator	选择性雌激素受体调节药
T	testosteronen	睾酮
TST	testosterone supplementation therapy	睾酮补充疗法

在过去的 20 年里，外源性睾酮用于治疗与 40 岁以上的男性性腺功能减退相关的疲倦、抑郁、性欲下降和勃起功能障碍的情况在 2000 年后增加了 3 倍[1]。外源性睾酮治疗可改变下丘脑 - 垂体 - 性腺轴的自然调节，使精子发生障碍，可能导致严重的无精子症，从而不育。除规定的睾酮补充疗法（supplementation treatment，TST）外，年轻的高中运动员经常使用合成类固醇。在美国，使用合成类固醇的人数估计在 100 万～300 万[2]。非法使用合成类固醇的增加和服用 TST 补充剂频率的增加，对患者未来的生育问题产生了严重的后果。此外，越来越多的人选择推迟生育的情况导致了现有标准的转变，即不再为所有有性腺功能减退症状的患者开出通用的睾酮处方，且要对患者未来的生育力进行严格考量[3]。本章回顾了性腺功能减退症的流行病学，然后细分出与雄激素使用无关的性腺功能减退症的治疗策略。另外，阐述了关于使用睾酮替代治疗方案患者的已知情况。有一些较新的睾酮疗法可让性腺功能减退男性在接受睾酮补充治疗的同时维持精子发生，从而保存生育力。

一、流行病学及发病机制

在男性中，95% 的血清睾酮（testosterone，T）由睾丸间质细胞在垂体分泌的黄体激素（luteinizing hormone，LH）的影响下合成。睾丸功能衰竭的定义是睾丸的内分泌功能（产生睾酮或 T）和外分泌功能（产生精子）均受损或丧失。男性性腺功能减退症是一种临床综合征，具有与低睾酮相关的各种症状，可影响所有年龄段的男性。男性性腺功能减退症是一种表现为一系列症状的临床表型，伴有可测量的 T 降低。男性早晨 T 的正常范围为 300～1000ng/dl[4]。男性性腺功能减退症传统上定义为总 T<300ng/dl[5]。性腺功能减退症病因可细分为原发性或继发性。原发性睾丸功能衰竭的特征是 T 正常 / 低，同时卵泡刺激素（follicle-stimulating hormone，FSH）升高，表明完整的反馈回路促进了精子发生和中枢神经系统中睾酮的

产生。睾酮水平会随年龄增长而减低，反映了成熟细胞的退化、功能性间质细胞数量的减少及睾丸小动脉的动脉粥样硬化[6]。随着年龄的增长，血液中性激素结合球蛋白（sex hormone-binding globulin，SHBG）的循环浓度升高，从而降低了游离 T 的比例，这解释了 T 和游离 T 在年龄增长过程中下降水平之间的差异[7]。在健康男性中，随着年龄的增长，T 水平下降，同时 LH 水平升高，支持诊断为原发性睾丸功能衰竭，由 LH 升高来代偿[8]。

美国雄激素缺乏症的流行率很高。在 20—45 岁男性中，男性性腺功能减退症的发生率为 3%～8%；然而，在一项对前往初级保健中心就诊男性进行的多中心研究中，45 岁或以上男性的发病率接近 39%[9, 10]。此外，马萨诸塞州男性老龄化研究估计，美国约有 240 万 40—69 岁男性患有雄激素缺乏，并得出结论，这一比例随着年龄的增长显著增加[11]。

基于大规模的人口研究，在过去的 10 年中，外源性睾酮在同一年龄段中的使用量呈指数增长，增加了 3 倍[1]。泌尿科医生和初级保健提供者普遍使用 TST 来治疗性腺功能减退的男性性欲下降、疲劳和运动能力下降、抑郁和勃起功能障碍等症状，这对生育力有重大影响。由于已知外源性睾酮对正常睾丸内 T 产生的负反馈抑制，这一队列中患者的精子发生明显减少。在使用合成类固醇的运动量大者和运动员中也观察到了同样的现象。

与之形成鲜明对比的是，在年轻男性和青少年中，性腺功能减退的原因是先天性或获得性疾病扰乱了睾丸产生睾酮或下丘脑 - 垂体 - 性腺轴信号转导的结果。这些病因可能是后天的，也可能是先天的，先天的更为常见。低血清 FSH、LH 和 T 反映了性腺激素水平低下的性腺功能减退状态。这种状态可能是由于先天性促性腺激素释放激素（gonadotrophin releasing hormone，GnRH）缺乏、一系列中枢神经系统紊乱，或影响正常下丘脑 - 垂体轴的全身性疾病造成的，在

许多情况下是特发的。然而，在发展中国家，一些日益严重的不良状态可能正在将性腺功能减退的流行从传统的主流看法转变为人口保健危机。

除了睾丸衰老和类固醇使用的不断增加，肥胖在年轻成年人中也越来越常见，并且成为不容忽视的问题。肥胖不仅对心血管系统明显不利，而且会对整个微血管系统和睾丸血流的产生晚期影响。年轻人的肥胖率正在以惊人的速度增长，预计在未来 10 年内将增加 2 倍[12]。一项利用美国国家健康和营养检查调查（National Health and Nutrition Examination Survey，NHANES）的研究表明，1999—2016 年，青少年和年轻成年人的 BMI 在统计学上显著增加[12]。在欧洲男性老龄化研究中，睾酮降低男性里有 73% 超重或肥胖，BMI＞30kg/m^2 男性的血清睾酮平均比正常体重男性低 5nmol/L[13]。肥胖伴随睾酮减少的确切机制尚不完全清楚，但可能与维持下丘脑 - 垂体正常功能所需的脂肪肽瘦素的增加相关[12]。糖尿病通常伴随肥胖出现。2 型糖尿病带来的威胁已从我们祖父母一代延续到现在的年轻人身上。在 10—19 岁青春期前和青少年中，在新诊断的 2 型糖尿病病例中，美洲本地人（8.9%）、亚裔美国人 / 太平洋岛民（8.5%）和非西班牙裔黑人（6.3%）上升最快[14]。Chosich 及其同事最近的一项研究表明，高胰岛素血症与高血脂水平一起抑制了垂体水平的促性腺激素释放，为这类患者的低雄激素水平提供了一个解释机制[15]。随着青少年和青壮年肥胖症和 2 型糖尿病的流行，这些情况单独或同时存在很有可能可解释 20—40 岁患者雄激素水平低于正常水平的原因[16]。

二、诊断

男性睾酮过低的症状很难诊断。考虑到下丘脑 - 垂体 - 性腺轴的众多途径和激素水平的缓慢变化，雄激素缺乏的体征和症状需要时间才能在临床上显现。低雄激素水平的症状和体征包括性欲和活动减少、勃起功能障碍、自发勃起减少、

性发育不全或延迟、类无睾症、小睾丸、乳房发育、体毛脱落 / 剃须减少、不育症、骨量减少，以及潮热 / 出汗。在老年人群中，不太特异的症状和体征包括精力和活动减少、体能下降、情绪低落、注意力和记忆力下降，睡眠障碍、贫血、肌肉质量和力量减少，以及身体脂肪增加。这在临床上与年轻男性不同，在年轻男性中，更有可能的临床主诉是精力不足。

支持临床怀疑所需的确诊性检验应为上午 7:00—11:00 的空腹血清睾酮水平。虽然对性腺功能减退的确切诊断缺乏共识，但内分泌学会最近在美国疾病控制和预防中心的支持下发表的一份报告指出，非肥胖男性的性激素水平低于 264ng/dl，可诊断为雄激素缺乏[5]。根据欧洲男性老龄化研究，至少应出现 3 种临床性症状，并结合实验室检验异常值来确认雄激素缺乏的诊断[8]。与缺乏性症状相比，疲劳和精力不足的症状在年轻人队列中可能更特异。在确认血清睾酮水平低及伴随的性腺功能减退症状和体征后，临床医生应联合使用血清 LH 和 FSH 及睾酮来鉴别原发性与继发性性腺功能减退症。

三、治疗方案

对潜在疾病（如果可识别）进行治疗，可恢复正常的激素轴，随后改善内源性睾酮的产生和精子发生。一般来说，继发性性腺功能减退症患者有 GnRH 降低、FSH 降低或正常、LH 水平降低和 TT 降低。原发性性腺功能减退症患者 GnRH 升高、LH 和 FSH 升高、TT 降低。

本章其余部分集中于目前治疗男性性腺功能减退和保存生育力的方法。对于那些 BMI 或 HgBA1C 升高的患者，显然应将降低肥胖和糖尿病发生率的药物和饮食调整作为最初的治疗策略。除改变可识别的危险因素外，性腺功能减退的治疗方案很多，临床出现了一些新的治疗方法。下文区分了对保存生育力感兴趣（不补充雄激素）的性腺功能减退症患者与补充雄激素的雄激素缺乏患者。

四、男性性腺功能减退症补充雄激素后生育力保存

（一）高促性腺激素性性腺功能减退症（原发性睾丸功能衰竭）

临床病例

患者男性，26 岁，有已知的隐睾症病史，以不育为主诉。实验室显示低睾酮、高 FSH 和高 LH。精子分析显示为无精子症。经核型证实为 Klinefelter 综合征。此病例为高促性腺激素性性腺功能减退症，是一种原发性睾丸功能衰竭。

原发性睾丸功能衰竭有多种原因，包括性腺毒素（如酒精、尼古丁、合成类固醇、大麻、烷化剂、放射）、遗传异常（如 Klinefelter 综合征）、睾丸缺失和无功能睾丸（隐睾症、双侧萎缩、双侧扭转）。目前，尚无内分泌疗法可用于治疗患有原发性睾丸功能衰竭的男性不育症。可用于帮助患者生育的选择是有限的，包括采取供者精液进行人工授精、体外受精（in vitro fertilization，IVF）或卵胞质内单精子注射（intracytoplasmic sperm injection，ICSI）。在 IVF/ICSI 前进行重组卵泡刺激素（FSH）治疗，可使原发性睾丸功能衰竭患者及激素正常但精子少的患者受益[17]。此外，血清睾酮水平极低（<15.6nmol/L）的 Klinefelter 综合征患者在接受芳香酶抑制药（在后文讨论）后使用睾丸精子提取术的精子回收率为 72%，69% 的患者有足够的精子进行 ICSI[18]。原发性睾丸功能衰竭患者的治疗选择有限，虽然费用昂贵，但可为这些患者生育提供一些好的结果。

（二）继发性性腺功能减退症

继发性性腺功能减退症即促性腺激素分泌不足 / 正常促性腺激素性性腺功能减退，低睾酮，低或正常 FSH/LH。

临床病例

患者男性，28 岁，无既往史，被评估为不育症。青春期正常发育，体格检查显示睾丸大小正常。实验室显示，睾酮低于 30ng/dl。FSH 和 LH 正常。

精子分析显示每次射精时精子不到 500 万。磁共振检查显示下丘脑和垂体区外观正常。诊断为特发性低促性腺激素性腺功能减退症。低促性腺激素性腺功能减退症可能是特发性的，或由于先天性 GnRH 缺乏（Kallman 综合征）、中枢神经系统肿瘤、全身性疾病（如结节病或血色素沉着症），以及导致促性腺激素抑制或促性腺激素细胞损伤的获得性病因。与原发睾丸功能衰竭不同，低促性腺激素性腺功能减退症可接受药物治疗，具体描述见下文。

（三）促性腺激素释放激素

如果患者性腺功能减退归因于下丘脑，GnRH 治疗是一种选择。患有垂体性腺功能减退症的患者需要使用促性腺激素（在后文讨论）来刺激睾丸。据了解，GnRH 从下丘脑脉冲式释放，进而刺激性腺激素（LH 和 FSH）从垂体前叶释放，促进睾丸中睾酮产生和精子发生。通过使用 GnRH 皮下输注泵，每 1～2 小时注射 5～20μg，可重现这种脉冲式分泌，但考虑到其不便利性，基本上只在专业的临床试验中心才能获得[19]。脉冲式 GnRH 替代疗法的起始剂量为每次 25ng/kg，每 2 小时皮下注射 1 次，通过便携式输液泵调节剂量，以获得中等水平的睾酮。可能需要高达 200ng/kg 的剂量来诱导男性化[20]。GnRH 治疗失败可能更多是因为那些 GnRH 受体基因突变的患者及那些在慢性静脉输注过程中产生抗体的患者。虽然脉冲式 GnRH 替代疗法和重组促性腺激素替代疗法在改善精液分析参数和妊娠率方面似乎是相同的[21, 22]，

但主流疗法往往是促性腺激素替代疗法。由于输液的烦琐及 GnRH 的费用，GnRH 在许多机构并不受欢迎。

（四）促性腺激素

促性腺激素是一种从垂体分泌的激素，可刺激性腺的活动；因此，它们主要用于垂体异常引起的性腺功能减退和 GnRH 受体基因缺陷的病例。促性腺激素以前是从尿液中提取的，现在有高质量的重组人绒毛膜促性腺激素（human chorionic gonadotropin，hCG）、FSH 和 LH，以及纯化的尿液促性腺激素可供使用，它们之间的安全性或临床疗效没有差异[23]。

hCG 是一种化学结构与黄体生成素相似的激素，已被用于治疗男性性腺功能减退症，以诱导睾酮产生和精子发生。hCG 可刺激间质细胞产生睾酮，并维持足够的睾丸内睾酮水平。促性腺激素缺乏症的常规治疗包括皮下注射 hCG 1500～3000U 来替代生理性 LH，每周 2～3 次，用或不用绝经期 FSH（75U，每周 2～3 次）或重组人 FSH（100～150U，每周 2～3 次）（rhFSH）。先给予 hCG 纠正 LH 缺乏，然后调整剂量，在注射后 48h，T 的最低值在正常范围内。在注射 hCG 4～6 个月后，如果在精液分析中没有检测到精子，可联合使用重组 FSH 或纯化 FSH，精液参数的改善需要长达 1～2 年[24]。

hCG 和重组人卵泡刺激素（recombinant human FSH，rhFSH）联合使用的作用已经确认，Saleh 和 Agarwal 的一项前瞻性观察研究表明，平均睾丸体积从 4.1ml 增加到 12.4ml，总活动精子数从 0 增加到 480 万[25]。另一项对接受 hCG 治疗的促性腺激素减退症（hypogonadotropic hypogonadism，HH）患者的研究发现，81 例患者在睾酮水平方面有反应，但仍然无精子。其中 84% 的患者实现了精子发生，69% 的患者在添加 rhFSH 后精子密度＞1500 万 /ml[24]。一项多中心Ⅲ期随机疗效和安全性研究报道，每周 450U 剂量的 rhFSH 联合 hCG，足以诱导单独使用 hCG 失败的 HH 男性和

无精子症患者的精子发生[26]。对促性腺激素治疗有良好反应的预测因子包括青春期后促性腺激素缺乏和睾丸体积＞8ml，表明促性腺激素缺乏程度较轻[27, 28]。在青春期前 HH 患者中，添加 FSH 和 hCG 在恢复精子发生方面最有效，而在青春期后 HH 患者中，单独使用 hCG 似乎就足够了[36]。此外，需要固定术的隐睾症是特发性 HH 患者生精诱导的一个已知的负面预后指标[28]。

几乎没有证据表明促性腺激素可在没有 HH 的特发性不育症患者中使用；然而，有初步证据表明，在有限的情况下，rhFSH 可能是临床上有益的。一项临床试验随机对 112 例患有特发性少精子症的男性进行治疗，每隔一天服用 100U rhFSH，持续 3 个月，与不治疗进行相比。治疗队列总体上没有效果，但在亚组分析中，30 例（48.4%）在细针穿刺细胞学检查中发现生精功能低下而无成熟缺陷男性的精液参数得到改善，自发妊娠率显著高于无反应者和未治疗患者[分别为 16.7%（5/30）、3.1%（1/32）和 4.0%（2/50）][17]。早期证据还表明，在患有原发性生精功能衰竭的男性患者中，rhFSH 治疗具有特殊的作用，这些患者也存在某些 FSH 受体基因多态性。在一项研究中，患者随机分为治疗组（n=70）和不治疗组（n=30），治疗组接受 3 个月 rhFSH 治疗，剂量为 150U，每周 3 次。当 70 例受试者按基因分型分组时，只有那些丝氨酸位于第 680 位的男性在精液参数上有统计学上的改善[29]。还需要进一步的研究来验证 rhFSH 的临床应用。

hCG 治疗不仅能够逆转由睾酮补充治疗引起的无精子症，而且还有助于维持精子发生和提高睾丸内睾酮水平。此外，通常同时使用的还有选择性雌激素受体调节药（下文讨论）[30]。在过去的几年里，一些基因位点（ANOS1、FGFR1、KISS1、KISS1R、TAC3）被发现，它们编码与 GnRH 发育与迁移或 GnRH 合成和分泌有关的蛋白质。这些基因与罕见的 GnRH 缺乏有关，如先天性低促性腺激素减退和早发性青春期发育障碍。许多新的研究正在寻找这些特定基因的基因治疗

方法，以帮助解决可能发生的生育问题[31]。应该注意的是，hCG 和氯米芬都有不良反应，特别是骨密度下降和性欲下降。

（五）选择性雌激素受体调节药

选择性雌激素受体调节药（selective estrogen receptor modulator，SERM）是一类具有雌激素受体激动药或拮抗药活性的药物，如氯米芬和他莫昔芬。虽然它们在刺激排卵周期、治疗骨质疏松症和女性乳腺癌方面的应用已有充分证据支持，但这些药物在治疗男性不育症继发性腺功能减退方面的疗效仍未得到证实。氯米芬和他莫昔芬成本低、无须注射给药和不良反应小，成为一种有吸引力的治疗方法。

1. 氯米芬

氯米芬（Clomiphene citrate，CC）对下丘脑和垂体具有抗雌激素作用，阻断中枢神经系统雌激素的负反馈抑制作用，促进 LH 和 FSH 分泌增加，从而推动内源性睾酮的产生和睾丸的生精[30]。基于这一点，与促性腺激素相比，使用氯米芬治疗 HH 患者可能具有相同的生物学效应。它的安全性和有效性以前已确定。2012 年，Katz 等发表了他们关于氯米芬对确诊性腺功能减退症且基线血清睾酮<300ng/dl 男性的疗效的前瞻性研究[32]。86例平均年龄 29 岁的男性接受氯米芬治疗，每隔一天服用 25mg，平均疗程 19 个月，目标血清睾酮范围为 500~600ng/dl。为了达到这一目标，剂量被上调至 50mg。他们的治疗结果显示了血清睾酮和促性腺激素的增加[32]。Katz 的研究和 Ramasamy 在 2014 年进行的一项研究发现，CC 治疗后的男性性腺功能减退症评估有效问卷（ADAM 问卷）显示老年男性满意度得分增加[32, 33]。在这两项研究中没有重大不良反应的报道[32, 33]。在 2019 年对 400 例接受 CC 治疗患者进行的平均持续时间为（25.5±20.5）个月的研究中，8% 的患者报告了不良反应，包括情绪变化、视物模糊和（或）乳房压痛。在服用 CC 3 年以上的男性中，88% 的男性性腺功能正常，77% 的男性报告症状有所改

善。这是一项在 2010—2018 年进行的回顾性研究。治疗超过 3 年或少于 3 年患者的结果没有显著差异，说明 CC 有在较短时间内提高睾酮水平的可能性[34]。Mazzola 等最近的一项回顾性研究结果显示，睾丸体积<14ml 和 LH 水平>6U/ml 是服用氯米芬治疗的性腺功能减退症男性血清睾酮改善的显著预测因素[35]。从理论上讲，氯米芬可增加雌激素水平和雌激素不良反应，然而，与睾酮替代凝胶或安慰剂相比，Ramasamy 报道接受 CC 治疗男性患者的血清雌二醇水平并没有显著上升[33]。虽然小样本研究表明 CC 可改善勃起功能，但其他类似的小型研究没有发现夜间阴茎肿胀和僵硬的改善[36, 37]。这是未来研究应考虑的一个领域。虽然衡量睾酮水平的方法值得研究，但许多男性患者最终想知道的是，它会提高生育率吗？在世界卫生组织对 190 对不育夫妇（正常女性）的研究中，男性接受了 6 个月的 CC 治疗，每天 25mg，与安慰剂相比，妊娠率没有明显的变化[38]。未来的多中心前瞻性研究不仅需要观察睾丸激素水平、症状，还需要研究能否改善生育率。

2. 氯米芬和他莫昔芬联合应用

关于不育症，在多个临床试验对氯米芬和他莫昔芬与其他药物一起进行了疗效评估，但这些药物单独使用的疗效仍未确定。2010 年的随机对照试验显示，在特发性少弱精子症患者中，每天服用氯米芬和抗氧化剂维生素 E（分别为 25mg 和 400mg），在改善精液分析参数方面优于安慰剂组（36.7% vs. 13.3%，P=0.04）[39]。Hussein 等发表了一个多中心病例研究，包括 42 例患有非梗阻性无精子症（non-obstructive azoospermia，NOA）的男性患者，用剂量滴定的 CC 治疗，以达到 600~800ng/dl 的血清睾酮水平，并在治疗期间定期进行精液分析[40]。通过治疗，64% 的患者产生的精子数量足以进行卵胞质内单精子注射（intracytoplasmic sperm injection，ICSI），范围为100 万~1600 万/ml（平均密度为 380 万/ml）[40]。值得注意的是，这项研究中缺乏对照组，限制了其将治疗的影响归因于生育的能力。2013 年，一

项关于使用氯米芬或他莫昔芬治疗患有少精子症和（或）弱精子症的特发性男性不育患者的随机对照试验的 Meta 分析显示，与对照组相比，治疗组受孕率显著增加（合并 OR=2.42，95%CI 1.47～3.94，P=0.00004），精子密度平均增加 524 万（P=0.001），活动率平均增加 4.55%（P=0.03）[41]。

3. 恩氯米芬

恩氯米芬是氯米芬的反式立体异构体，同样有可能通过恢复生理内源性睾酮分泌，同时保持睾丸体积和潜在的精子发生，提高继发性性腺功能减退症男性的血清睾酮水平。Ⅱ 期研究表明，恩氯米芬可显著提高血清睾酮水平，同时保存或改善精子发生[42]。最近的一项平行、随机、安慰剂对照的多中心研究，比较了在 18—60 岁患继发性性腺功能减退症的超重男性中使用恩氯米芬和外用睾酮（androGel® 1.62%）的情况，结果显示，服用在恩氯米芬的超重男性中，血清 T 和促性腺激素水平升高，精子密度正常化。在外用睾酮组，可看到预期的血清 T 升高、促性腺激素和精子浓度降低[43]。由于担心 Ⅲ 期研究在研究入组标准、滴定和方法验证方面没有得到充分的设计，无法在继发性性腺功能减退症和男性少精子症目标人群中显示临床益处，恩氯米芬尚未获得 FDA 的批准。

4. 芳香酶抑制药

芳香酶抑制药（aromatase inhibitor，AI），如阿那曲唑、睾内酯、来曲唑通过阻断作用于 P_{450} 酶的芳香化酶，抑制雄激素向雌激素的外周转化，从而提高内源性 T 水平。通过这一机制，减少了雌二醇的反馈抑制，间接提高 FSH 和 LH 水平[44]。体内试验已证实了血清雌激素升高和血清睾酮降低对精子发生的负面影响[45]。尽管这些研究不是安慰剂对照和随机设计[44, 46, 47]，但 AI 可以恢复正常的 T/E_2 比值，并被证明可改善少精子症男性的精子密度和活动率。可生育男性的平均血清 T/E_2 比值为 14.5 ± 1.2，而 NOA 和 Klinefelter 综合征患者的 T/E_2 比值分别为 6.9 ± 0.6 和 4.4 ± 0.5[44, 46]。NOA 或特发性少弱精子症及低 T 和 T/E_2 比值<10 的患者从这种治疗中获益最多[44, 46, 48, 49]。虽然 AI

在这一适应证中的使用仍不符合标准，睾酮在美国也没有商业应用，但血清雌二醇水平升高的不育男性中的一部分似乎受益于 AI 的使用（阿那曲唑每天 1mg 或来曲唑每天 2.5mg）。这些药物一般耐受性良好，有罕见的不良反应，包括恶心、性欲下降和骨密度下降[50, 51]。由于每日剂量将雌二醇的产生抑制到几乎检测不到的水平，可能会对骨骼健康和性欲产生影响，我们建议如果预处理雌二醇水平在 60～80pg/ml，则阿那曲唑每周 2 次，剂量为 1mg；如果预处理雌二醇水平>80pg/ml，则每周 3 次，剂量 1mg。

5. 抗氧化药

精液中活性氧（reactive oxygen specie，ROS）的存在与精子功能障碍、精子 DNA 损伤和生育力受损有关，促使临床医生为男性提供抗氧化药治疗作为补充[52, 53]。一些临床试验表明，抗氧化药治疗可能会改善精子功能和 DNA 完整性。Cochrane 数据库最近的一项研究系统回顾分析了 48 项随机对照试验（randomized controlled trial，RCT）的数据，这些试验对 4179 例患有不育症的男性单一和联合使用抗氧化剂与安慰剂、不治疗或其他抗氧化剂进行了比较[54]。试验持续时间为 3～26 周，随访时间为 3 周至 2 年，入选的男性年龄为 20—52 岁。大多数男性的精子活动率和精子密度都很低。作者指出这项综述受到以下事实的限制，即 48 项试验中有 25 项报道了精子参数作为主要结果，其中只有 3 项试验还报道了活产或临床妊娠，研究设计报道不佳和不一致，许多试验不精确，样本量小，以及缺乏不良事件报告，导致支持抗氧化药治疗的证据强度被指定为"非常低"到"低"。作者得出的结论是，抗氧化药可能会增加活产率（OR=4.21，95%CI 2.08～8.51，P<0.0001，来自 4 个随机对照试验，277 例男性），但这是基于小型研究中 277 对夫妇的 44 名活产。至于临床妊娠，他们报道抗氧化药可增加妊娠率（OR=3.43，95%CI 1.92～6.11，P<0.0001，来自 7 项随机对照试验，522 例男性），但证据的质量同样很低[54]。目前还没有关于使用抗氧化药治疗

男性不育的具体建议。

6. 多巴胺激动药

出现不育症和高催乳素血症的男性应被初步诊断是患有催乳素分泌的微腺瘤或大腺瘤，除非证明并非如此，并应随后对垂体腺瘤进行诊断评估。血清催乳素升高会抑制促性腺激素释放激素的脉冲式分泌，导致性腺功能减退与不育症，占位性肿瘤也可能引起头痛或引起视交叉受压导致的视野缺陷等症状。在这种情况下，多巴胺激动药如溴隐亭或卡麦角林被用于腺瘤和不育症的治疗，一些证据表明卡麦角林对 70% 的溴隐亭耐药患者在抑制催乳素产生和使催乳素正常化方面具有优势[55, 56]。因此卡麦角林是首选药物，每周 2 次，剂量为 0.25～1.0mg。53% 的不育症患者可逆转病情。治疗失败的患者可能对多巴胺激动药耐药，因此有可能需要手术切除腺瘤[57]。

（六）优化手术取精的措施

精子发生依赖于睾丸内高 T 和 FSH 的局部激素环境来刺激支持细胞，由于高达 70% 的 NOA 男性会有局部精子发生，优化激素谱有助于最大限度地获取精子[58]。如前所述，SERM、AI 和促性腺激素的使用可提高睾丸内 T 水平并使血清雌激素正常化。一项对患有 NOA 的 Klinefelter 患者进行的回顾性研究显示，在 micro-TESE 前接受氯米芬、AI 或 hCG 治疗，且血清 T 恢复至 250ng/dl 或更高的患者，与未达到该阈值水平的患者相比，精子回收率提高 22%[59]。另一项对没有 Klinefelter 综合征但患有 NOA 和性腺功能减退的男性的研究表明，这些男性对药物治疗（SERM、AI 或促性腺激素）确实有反应，T 水平升高，但在这种情况下，治疗前后的 T 水平似乎都与总体取精率、临床妊娠率或活产率无关[60]。尽管有这些发现，并且缺乏设计良好的 RCT 来评估使用药物治疗优化精子获取的情况，但仍有有限的数据表明这是有好处的。一项前瞻性研究显示，对使用氯米芬治疗成熟停滞或生精不足的男性进行活检时，收集到精子的可能性和有利的睾丸活检结果

在统计学上显著增加[40]。此外，hCG 和 rhFSH 的使用被证明可改善以下患者的精子回收率[61, 62]，即 NOA 患者、micro-TESE 手术失败的患者，以及在 micro-TESE 前使用氯米芬未能使血清 T 水平正常化的患者[63]。未来的随机对照试验需要进一步阐明这些药物在手术取精中可能提供的益处。

五、补充雄激素对性腺功能减退男性生育力的保护作用

（一）睾酮疗法及其替代方案

临床病例

患者男性，29 岁，运动员，长期使用雄激素，并在生育方面存在问题。患者精力和性欲下降。实验室检查显示睾酮降低，FSH 正常，LH 降低。精子分析诊断为少精子症，精子数不到 500 万。

性腺功能减退的症状通常包括精力下降、性欲下降、情绪低落、肌肉质量下降和体脂增加。治疗男性性腺功能减退症最常见的治疗方法是 TST。外源性睾酮治疗在治疗性腺功能减退症方面已显示出疗效。睾酮治疗可改善性功能、肌肉力量和骨密度，以及情绪和认知[64]。

在北美，睾酮缺乏综合征（testosterone deficiency syndrome，TDS）可通过多种方式进行外源性睾酮治疗[65, 66]，包括局部透皮凝胶、口服药物、肌内注射、皮下注射、皮下药丸和最近的鼻内给药产品（见下文）。患者和医生权衡每种选择的优缺点，以选择最适合患者的治疗需求、偏好、安全性、耐受性和生活方式的治疗方法。考量因素可能包括便利性、成本、潜在的局部不良反应（如刺激）或全身反应（如心血管症状、红细胞压积改变）、迁居、气味，以及医生的建议[67-72]。

大多数睾酮补充剂的处方来自内分泌科医生（23.73%），其次是全科医生（16.95%），第三是泌尿科医生（15.25%）[73]。据美国泌尿外科协会调查，多达 25% 的泌尿科医生仍将睾酮作为不育症的治疗手段，尽管已有证据表明睾酮补充疗法的避孕效果[74]。此外，广告和营销使消费主义的倾向更为明显[75]。虽然睾酮可显著改善性腺功能减退男性的生活质量，但也有一些不良反应。外源性睾酮可能会导致乳房发育、乳痛、痤疮、继发性红细胞增多症和睾丸萎缩等。虽然睾酮治疗与心血管风险之间的关系仍未完全确定[76]，但在 2015 年，美国食品药品管理局（Food and Drug Administration，FDA）发布了警告，警告称睾酮可能会增加心脏病发作和脑卒中的风险[77]。

外源性睾酮导致下丘脑 - 垂体 - 性腺轴的负反馈抑制（减少 LH 和 FSH 的产生），从而导致正常男性生发上皮萎缩，并抑制精子发生，使用 10 周睾酮可诱导无精子症[78]。睾丸萎缩是一种常见的疾病，由于精子发生受抑和间质细胞功能降低，睾丸体积减小。对于希望保持生育潜力或积极尝试使伴侣受孕的性腺功能减退男性，不建议使用睾酮替代疗法。正是出于这个原因，许多患者寻求能够保存生育力和保持睾丸体积的替代方案，并推迟他们需要接受睾丸替代疗法的时间。

（二）睾酮鼻腔凝胶

虽然健康男性在外源性睾酮戒断 6～18 个月后可能表现出精子发生的反弹[79]，但在 TST 之前精子发生受损的患者中，高达 4%～10% 的患者在停止治疗后可能仍然无精子，这对他们未来的生育力有重大影响[80]。因此，一般来说，不提倡对要求生育的性腺功能减退男性进行睾酮治疗。然而，最近发布的短效 4.5% 睾酮鼻腔凝胶 Natesto®

具有独特的脉冲型 PK 曲线，对下丘脑 - 垂体系统的影响很小，LH、FSH 和内源性睾酮的产生不受阻碍，精子数量得到保留[64, 80-82]。在最近的一项Ⅲ期试验的后期分析中，服药前 TT<100ng/dl 的患者在情绪和勃起功能方面的反应与服药前 TT>100ng/dl 的患者相似[83]。2017 年 11 月，Ramasamy 及其同事在 Aytu BioPharma 资助的一项单中心、前瞻性研究中，启动了一项关于 Natesto® 在低 T 男性中保存精液参数作用的临床试验。入选标准是 18—55 岁的男性，至少有 2 次 T 水平<350ng/dl 的结果，他们进行了 2 次精液分析，活动精子总数（total motile sperm count，TMSC）超过 500 万[81]。在研究开始之前，所有受试者都没有补充过睾酮。公布的 23 例受试者（中位年龄 35 岁）的初步结果及其中 15 例受试者在治疗 1 个月时的数据显示，15 例受试者中有 14 例的 T 水平超过 300ng/dl，中位数为 423.5ng/dl（350.0～870.0ng/dl）。在完成 3 个月治疗的 6 例受试者中，TMSC 的中位数从基线的 3750 万（17.0 万～6390 万）降低到 2480 万（7.1 万～5200 万）（无统计学意义）[81]。尽管这些只是初步结果，但观察到使用 Natesto 一日 3 次可提高睾酮水平，同时对 TMSC 影响不大，这可能为雄激素缺乏男性提供一种新的有希望的治疗方法，同时又可能保存未来生育力。

（三）绒毛膜促性腺激素和睾丸补充疗法结合

前文讨论了 hCG 治疗作为性腺功能减退男性替代黄体生成素的方法，以促进睾丸内睾酮产生的恢复。肌内注射 hCG 也被证明可减少外源性睾酮对睾丸内 T 水平的影响，尽管之前在男性 TST/AAS 中使用 hCG 的数据很少。对 29 名健康男性进行了随机对照试验，每周服用 200mg 庚酸睾酮，并随机接受肌内注射生理盐水安慰剂、125U hCG、250U hCG 或 500U hCG，每隔一天注射 1 次，持续 3 周。分别在第 0 天和第 21 天评估睾丸内睾酮水平和促性腺激素水平。庚酸睾酮 / 安慰剂组的睾丸内睾酮水平被抑制 94%，庚酸睾酮 /125U hCG 治疗组的睾酮水平被抑制 25%，庚酸睾酮 /250U hCG 治疗组的睾酮水平被抑制 7%，而庚酸睾酮 /500U hCG 治疗组的 T 水平实际上比基线水平增加了 26%[84]。内源性 LH 和 FSH 水平分别被抑制到基线的 5% 和 3%，这并不令人惊讶。这表明，即使是超生理剂量的 TST 也可被小剂量的 hCG 抵消，以维持睾丸内正常的睾酮水平[84]。

虽然睾酮单独使用会抑制精子发生，但 hCG 对睾丸有直接的刺激作用，可刺激精子发生，可被认为是 TTh 的替代或辅助治疗，以模拟或维持精子发生。

对 26 例性腺功能减退男性患者进行的一项回顾性研究表明，TST 对精子发生的影响通过透皮贴片或肌内注射及小剂量 hCG 产生。测定血清总 T、游离 T、血清雌二醇、精液参数和妊娠率。治疗前精液参数：平均体积 2.9ml，浓度 3520 万 /ml，活动力 49.0%，前向进展为 2.3。在 1 年多的随访中，无论 T 配方如何，精液参数没有观察到变化，在治疗过程中，没有 1 例男性患者变成无精子症，26 例男性患者中有 9 例的伴侣妊娠[85]。最近，在一项多中心队列中，TST 治疗后出现无精子症或严重少精子症的患者，每隔一天接受 hCG 3000U 治疗，并辅以 FSH、氯米芬、他莫昔芬或阿那曲唑[86]。接受 hCG 联合疗法患者的精子发生在 4 个月内恢复到平均密度 2200 万 /ml[86]。这些研究表明，hCG 治疗对于性腺功能减退男性是有益的，他们既希望通过 TST 缓解症状，又希望在生育年龄保存生育力[87]。关于 hCG 治疗用于 AAS 继发的性腺功能减退症男性的数据更加有限。有病例报道记录了单独使用 hCG 2000U 每周 3 次和 10 000U 每周 1 次，可恢复精子发生并实现临床妊娠[88-90]。hCG 和 FSH 联合治疗（分别为每周 10 000U 和每天 75U）也被报道在恢复精子发生方面取得了临床成功[91]。HCG 与 TST 联合应用的长期效果目前尚不清楚。

（四）选择性雌激素受体调节药

SERM 在治疗症状性性腺功能减退症中的作用是通过抑制雌激素对下丘脑 - 垂体 - 性腺轴的负反馈抑制，从而促进促性腺激素的增加和睾丸内睾酮的产生。关于使用氯米芬恢复精子发生的数据很少。关于使用大剂量氯米芬（每天 100mg）治疗 AAS 诱导性腺功能减退症的病例报道记录了在 2～3 个月内恢复了正常的激素轴，但没有评估精子发生[92, 93]。此外，正如前面提到的，氯米芬与 hCG 联合使用已证明在接受 TST 男性中恢复精子发生的效果。恩氯米芬是氯米芬的一种效力更强、作用时间更短的反式异构体，一项随机、开放、对照的 ⅡB 期研究评估了 12 例继发性性腺功能减退症患者的生育力，这些患者以前曾接受 1% 的睾酮凝胶治疗至少 6 个月[94]。停止 TST 后，晨间总 T 值平均为（165±66）pg/dl。治疗组服用 25mg 恩氯米芬，对照组使用 1% 睾酮凝胶，比较 3 个月和 6 个月的结果，包括血清总睾酮、FSH、LH 和精液参数[94]。在随访中，仅用恩氯米芬治疗恢复血清 T 水平和精子计数，同时还升高了 LH 和 FSH[94]。随后进行了一项随机、ⅡB 期、安慰剂对照、平行、多中心研究，研究对象为 73 例继发性性腺功能减退症患者，分别给予 2 种剂量的恩氯米芬和 1.62% 外用 T 凝胶。所有男性停用 TST 至少 6 个月，或者从未接受过治疗。与以前的研究相比，这一研究人群的特点是性腺功能减退更严重和基线血清 T 水平更低。与安慰剂组相比，恩氯米芬逆转了血清 T 和促性腺激素的低水平，同时与 TST 治疗组相比保持了精子发生[95]。随后，这些发现在 Ⅲ 期随机对照试验中得到了进一步验证[43]。到目前为止，恩氯米芬还没有被 FDA 批准用于治疗男性性腺功能减退，进一步的 Ⅲ 期研究还在进行中。

（五）芳香酶抑制药

目前没有评估芳香酶抑制药在继发于 TST 或 AAS 的性腺功能减退症患者中使用情况的前瞻性试验。前面提到的 Wenker 等对 TST 后无精子或少精子症患者回顾性研究中评估基于 hCG 的联合疗法（包括 AI）的回顾性研究显示，在恢复精子发生方面有 98% 的成功率，使用补充 hCG 治疗与 TST 类型之间没有差异[86]。从这些药物治疗中获益最多的患者将具有较低的血清 T 水平和 T/E$_2$ 比值（＜10）[44, 46, 48, 49]。因此，在之前接受 TST/AAS 或希望继续接受 TST/AAS 的男性中，AI 在恢复和维持精子发生中的作用将是有限的，可能只是辅助作用。

六、精索静脉曲张引起性腺功能减退和改善生育的治疗方法

临床病例

患者男性，25 岁，不明原因不孕不育。患者否认泌尿系统症状。体格检查呈阳性，左侧阴囊轻度饱满，随着 Valsalva 动作变大，当患者躺下时，这种饱满消失。睾酮、FSH 和 LH 都在正常范围内。精子分析显示精子密度降低，精子总数减少，活动精子数减少。

精索静脉曲张是由精索静脉丛扩张引起的，通常位于左侧。这是由于左性腺静脉以垂直角度进入左肾静脉的解剖特点，左性腺静脉血管内压增加，最终血液逆行。精索静脉曲张修复术可提高部分性腺功能减退男性的睾酮水平。精索静脉曲张可能与睾丸功能障碍、睾丸萎缩，甚至一些男性的无精子症相关。精索静脉曲张的病因和病理生理学是复杂和多因素的。精索静脉曲张不仅减少间质细胞的数量，而且损害间质细胞的功能，导致血清睾酮水平下降和睾丸体积与对照组男性相比减小。精索静脉曲张导致睾丸功能受损的确切机制尚不清楚，但可能与睾丸血流改变、阴囊温度升高或氧化还原失衡有关。在一项组织学研究中，Abdelrahim 等评估了 30 立精索静脉曲张不育男性在精索静脉曲张手术期间和术后的双侧睾丸活检。与健康对照组相比，术前活检显示精子发生减少，成熟停滞，生精上皮死亡，间质细胞减少。治疗后，22 例患者（73%）的精子发生有所改善。这些患者还表现出上皮细胞的

再生，其中 18 例患者（60%）的间质细胞数量正常化[96]。Tanrikut 等进行了一项病例对照研究，发现精索静脉曲张修复术显著提高了睾酮水平，[基线为（358 ± 126）ng/dl，修复后为（454 ± 168）ng/dl，$P<0.001$][97]。2012 年的一篇 Cochrane 综述分析了 10 项不同研究中涉及 814 例男性的数据，发现精索静脉曲张修复后的自然妊娠率从 26% 提高到 40%[98]。他们发现，精索静脉曲张切除术后，平均血清睾酮显著升高，平均为 97.48ng/dl。尽管大多数数据仍是回顾性的，但越来越多的证据表明精索静脉曲张切除术对性腺功能减退男性的血清睾酮水平有潜在的有益影响。因此，精索静脉曲张修补术后血清睾酮水平的提高似乎与显微结构水平的改善相关。鉴于可触及的精索静脉曲张的存在会对精子发生和睾酮产生具有进行性有害影响，越来越多的证据表明，精索静脉曲张的早期修复可能会预防未来的不育症和雄激素缺乏[99-101]。

七、生活方式调整

在西方国家，肥胖、代谢综合征和阻塞性睡眠呼吸暂停等慢性健康疾病正变得越来越普遍，降低了血清睾酮水平。高空腹血糖、大腰围和甘油三酯升高与循环血清睾酮水平低于正常水平相关[102, 103]。病例研究表明，定期的有氧运动和减肥可对血清睾酮水平产生积极影响[104, 105]。在对 11 项关于饮食和减肥及其与血清睾酮关系研究进行的 Meta 分析中，Corona 等观察到，地中海饮食中的低脂、乳制品、鸡蛋、家禽、鱼和蔬菜产生了积极的精子计数结果，而西方饮食中的高脂肪乳制品、加工食品和精制谷物与精子计数呈负相关[106]。其他生活方式的改变，如改善睡眠模式和减轻压力，可提高睾酮水平。Singer 观察到，与对照组相比，应激水平高的男性血清睾酮水平显著降低[107]。他们评估了 7 名内科住院医师（应激

状态），他们的平均血清睾酮水平为（11.8±1.06）nmol/L，显著低于非内科男性医护人员的睾酮水平［对照组为（20.6±5.2）8nmol/L，$P<0.0005$］。在开始提高血清睾酮水平的药物治疗计划之前，超重且糖尿病控制不佳、阻塞性睡眠呼吸暂停、睡眠模式不佳或工作压力很大的男性应该考虑制订锻炼计划、减肥和调整工作与生活的平衡，以提高自己的体内睾酮水平（表37-1）。

表 37-1 现有的保存生育力的疗法综述			
药　物	**给药方式**	**剂量 / 频率**	**特别注意事项**
选择性雌激素受体调节药（SERM）	口服	氯米芬 25～50mg，每天 1 次	总体来说，耐受性很好。治疗男性不育属于超说明书用法。更有效的异构体恩氯米芬目前处于Ⅲ期临床试验
		他莫昔芬 20mg，每天 1 次	
芳香酶抑制药（AI）	口服	阿那曲唑，1mg，每天 1 次	适用于 T/E$_2$ 值＜10 的男性。考虑每周服用 2～3 次，以保持骨骼健康和正常性欲。不良反应包括恶心、性欲下降和骨质脱矿。治疗男性不育属于超说明书用法
		来曲唑 2.5mg，每天 1 次	
GnRH	皮下注射泵	每泵 25～200ng/kg，每 2 小时 1 次	由于给药不便，在临床试验之外不常使用
人绒毛膜促性腺激素（hCG）	皮下注射 / 肌内注射	1500～3000U，每周 2～3 次	FDA 批准用于治疗继发性性腺功能减退症的不育症状
重组人卵泡刺激素（rhFSH）	皮下注射 / 肌内注射	75U，每周 2～3 次	FDA 批准用于治疗继发性性腺功能减退症的不育症状
多巴胺激动药	口服	卡麦角林 0.25～1mg，每周 2 次	卡麦角林是首选。外科手术切除垂体腺瘤，提示存在多巴胺激动药抵抗。治疗男性不育属于超说明书用法
		溴隐亭 2.5～5.0mg，每周 2 次	

GnRH. 促性腺激素释放激素；T. 睾酮；E$_2$. 雌二醇；FDA. 美国食品药品管理局

实用临床技巧和归纳

- 很大比例的男性人口表现出睾酮水平减低，而且这个比例还在不断上升。随着寿命的增长和生育年龄变大，医生们面临着挑战，既要管理由雄激素水平低导致的临床症状，同时又要平衡对生育 / 当父亲的渴望。治疗的目标是基于我们对下丘脑 - 垂体 - 性腺轴的了解，包括优化血清 LH 对内源性睾酮产生的重要性，优化血清 FSH 对精子发生的重要性，以及降低血清雌激素的重要性。虽然睾丸激素替代疗法似乎是一种合理而简单的方法，可解决雄激素水平低下、活力和性欲下降及勃起功能障碍的症状，但它严重损害了一个人成功生育的能力。停用睾酮替代疗法可能会引起精子发生能力恢复，但这并不是绝对的。氯米芬、阿那曲唑和 hCG 已被用于升高睾丸内睾酮，同时维持精子发生。然而，它们也有不良反应，如降低骨密度和性欲。此外，FDA 没有批准它们用于治疗男性低睾酮。Natesto 有一些有希望的初步数据，可在保持 FSH、LH 和精液参数的同时提高血清睾酮水平。最后，在开始实施治疗雄激素缺乏的策略之前，应与患者讨论生活方式的改变。

主要阅读材料

[1] Selected below from the references are vital readings for the audience: [3, 16, 25, 40, 82].

第38章　出生时被指定为男性患者的性别重置手术
Genital Affirmation Surgery for Patients Assigned Male at Birth

Cecile A. Ferrando　著

王铭仪　药晨　译　　于浩天　沈兰　校

阴道成形术是一种旨在通过生殖器手术创造女性外阴和阴道的手术，目的是在给跨性别女性（出生时被指定为男性并自认为是女性的人）创造一个女性外阴和阴道。手术包括男性外生殖器的分离和创造新的阴蒂、阴唇、前庭、阴道和尿路。最常见的手术是对阴茎内翻阴道成形术的改进。这一手术最早是在 20 世纪 50 年代由 Gillies 和 Millard 医生[1] 描述的，后来由在卡萨布兰卡执业的法国妇科医生 Georges Burou 推广[2]。在这一章中，我们回顾了这一手术的技术和结果。还讨论了围术期、手术注意事项和术后结局，并专门回顾了肠道阴道成形术的技术，这是一种不太常见的性别重置手术，但对一些患者来说仍然是一种选择。

一、术前注意事项

在接受阴道成形术之前，围术期有一些重要因素是必须考虑到的，以确保手术结局的益处对医生和患者都是最大化的。框 38-1 列出了这些重要的注意事项。

在会诊时，建议在手术前进行全面的病史问询和彻底的体格检查。评估临床并发症，并确保得到很好的管理。通过对所有临床症状的询问，外科医生可确定是否需要进行任何有助于减少围术期并发症的术前清除或检查。具体到这种手术，病史记录的一个重要部分与患者的前列腺病史相关，包括她接受过的任何癌症相关治疗。了解患者的病史可让外科医生更好地了解患者与手术相关的可能风险。重要的是在手术前讨论任何可能

框 38-1　围术期注意事项

- 临床并发症的病史、体格检查、评估
- WPATH 手术标准回顾
- 体重标准
- 生殖器脱毛
- 戒烟
- 糖尿病患者的血糖控制
- HIV 阳性患者的 HIV 病程状态和病毒载量
- 持续接受精神健康服务提供者的护理
- 手术时的社会关系支持

WPATH. 世界跨性别者健康专业协会；HIV. 人类免疫缺陷病毒

的尿路症状，如失禁或尿后滴沥，以及性功能障碍和无法达到性高潮，因为患者通常在术前被告知，这些类型的症状在术后通常是不变的，患者应知道什么是预期的。

患者必须符合世界跨性别者健康专业协会（World Professional Association for Transgender Health，WPATH）设定的标准才能作为手术的候选人。这些标准旨在作为治疗寻求过渡性医疗的性别焦虑症患者的从业者指南。保险公司现在也与这些指导方针保持一致，要求患者满足所有标准才能进行手术。框 38-2 显示了这些标准。患者必须有性别焦虑症的正式诊断，诊断由在治疗性别焦虑症患者方面经验丰富的心理健康专业人员做出。他们必须提交来自 2 名不同精神健康专业人员的转诊函，专业人员中的一人需要拥有公共卫生博士（PHD）或医学博士（MD）学位。患者还必须对任何并存的精神疾病有良好的控制并记录在

案，并且连续接受激素治疗 12 个月，确认为自我认知的性别。符合这些标准的患者只要符合外科医生设定的其他标准，就被认为可作为手术候选者。

体重标准因外科医生而异。在我们的实践中，我们要求患者的体重指数（body mass index，BMI）≤34kg/m²。有些要求更为保守，而另一些做法则允许 BMI 高达 45kg/m²。我们还要求所有吸烟者戒烟，以确保伤口愈合良好和减少并发症。HIV 阳性患者必须有足够的中性粒细胞计数和无法检测到的病毒载量。此外，糖尿病患者的血糖控制是非常重要的，以避免伤口愈合并发症，控制不好可能导致术后无法达到美容愈合。我们要求患者在手术前 3 个月内达到 HgbA1c≤7.0%。

一些外科医生要求去除生殖器毛发。如果使用阴茎内翻阴道成形术，阴囊皮肤的一部分，有时是阴茎皮肤，经常被用来形成新阴道。如果是这样的话，激光脱毛和电灼是必要的，以确保阴道不会有毛发生长，否则会成为术后的麻烦[3]。术中摘除毛囊的技术也有助于缓解这一问题，但术前脱毛是预防这一问题的最好方法，尽管成本很高。

最后两个非常重要的围术期考虑因素是我们实践中需要达成的要求，所有患者在手术前和手术后都要与他们的心理健康专业人员积极接触，并证明他们在围术期将得到朋友或家属的支持。在我们的经验中，这两个考虑因素是确保患者术后恢复良好的关键。

二、手术注意事项

手术注意事项显示在框 38-3 中。在最初的问病查体中，患者应被问及既往的任何手术史，包括因为各种指征（包括性别确认）而进行的睾丸切除术。如果患者既往接受过睾丸切除术，他们在阴道成形术期间将不需要进行这一步骤。应询问患者手术是通过腹股沟还是阴囊切开进行的。在阴囊切开的情况下，可能存在精索残留物，应进行仔细的解剖，以免造成术中血管损伤。对于患者来说，接受睾丸切除术作为阴道成形术的过渡并不少见，不管是为了减少接受女性激素治疗方案的压力，还是因为进行阴道成形术的困难[4]。无论如何，术者应该意识到这一点，并在与患者的初次接触中明确这一点。

前列腺癌手术和（或）放疗会损伤和使前列腺周围组织形成瘢痕，使膀胱直肠间隙的剥离变得非常具有挑战性，有前列腺癌病史的患者面临内脏损伤的风险，并可能发展为生殖道瘘或直肠阴道瘘。这样的患者应进行彻底的风险咨询，考虑只进行外阴成形术（也称为"零深度"或"浅深度"手术），而不是完全形成一个新阴道腔的阴道成形术。如果患者愿意，所有患者都适合进行零深度手术。一些患者不想经阴道性交，选择了这种改良术式，可减少潜在的并发症，使术后恢复更容易一些。

最后一个重要的手术考虑因素为是否有足够的皮肤来进行生殖器重建。长时间的激素治疗会改变外生殖器，减少可用皮肤的面积。此外，我们看到越来越多的患者在青春期前几年开始进行性别转变，他们经历了青春期发育抑制，他们的生殖器没有达到成人的大小，也减少了可用于重建的组织和皮肤。在所有情况下，都需要重建材料的替代来源，以实现良好的美观和功能。术中可从患者身上获得分层厚皮移植片，也可使用生物异种移植物，最近，一些外科医生已开始研究在这些患者中使用腹膜（包括游离和带蒂）来再造阴道[5]。又或者，肠道阴道成形术虽然不常见，但也是这些患者的一种选择。

三、术前准备

术前注意事项列在框 38-4 中。根据患者的年龄和风险分层进行常规的术前检查。

框 38-4　术前准备
• 术前常规检查
• 减少或停用外源性雌激素
• 肠道准备
• 知情同意

我们不会在手术前停止外源性雌激素，但我们确实会参考绝经后女性对更年期症状进行激素治疗的方法来减少剂量。要求患者在手术前 3 周将雌二醇降至每天 1mg。建议患者可继续服用处方剂量的螺内酯，并在手术前检查基本代谢情况，以确保不会因为药物导致高钾血症。

接受全深度阴道成形术的患者通常会在手术前一天被要求做肠道准备。在我们的实践中，我们要求患者在手术前 12～24h 服用柠檬酸镁和双醋苯啶，并在此期间保持清澈的流质饮食。

知情同意是围术期的重要内容之一。在这次访视中，需要告知患者与手术相关的所有风险，包括出血和需要输血的风险，周围脏器的损伤和可能发生的瘘管，以及术后伤口问题和感染。应讨论可能需要二次手术的常见并发症，如美容效果差和尿路症状。知情同意程序是确保患者的期望与现实结果一致。患者通常对外阴的外观有很高的期望，但有时对正常的解剖结构的样子缺乏了解。使用以前患者的照片及解释女性解剖的各种类型来帮助形成符合现实的期望是有帮助的，这也是知情同意的重要组成部分。

四、手术方法

在框 38-5 中，我们介绍了手术步骤。

框 38-5　阴道成形术步骤
• 皮肤标记
• 摘除阴囊皮肤移植物
• 睾丸切除术
• 构建新的阴道腔
• 解构阴茎
• 构建阴蒂皮瓣
• 构建阴茎皮管和新阴道腔内壁
• 外阴成形术

全身麻醉后，患者采用仰卧高截石位，注意不过度伸展或屈曲肢体。围术期应用抗生素和药物预防静脉血栓栓塞（venous thromboembolism，VTE）。可使用必妥碘进行直肠冲洗，以减少术中污染的风险。这一点很重要，特别是在术中进行直肠检查的情况下。患者完成术前准备并以无菌单覆盖。

然后对患者进行标记（图 38-1）。标记取决于可供移植的皮肤量。识别会阴体并标记为倒 V 形，以形成会阴皮瓣，该皮瓣用于创造新阴道的后部开口。侧方切口被标记在腹股沟内侧。上方的切口被标记在阴茎的下方，以确保皮肤能以最小的张力拉到会阴体部标记。使用这些标记，阴囊皮肤的很大一部分被移除，形成阴囊皮肤移植物，稍后用于形成新阴道腔的内壁。移植物是准备好的，形成了一种中厚移植物。它是沿着支架缝合的，支架的大小与预期腔道大小相同。

如果有睾丸，则进行双侧睾丸切除术（图38-2）。精索在腹股沟外环水平结扎。两边精索进行同样的操作。如果进行了睾丸切除术，可能会遇到精索残留物，并根据它们是否会在手术前给患者造成影响，或者是否会改变重建的结果，选择保留或切除。腹股沟环可用永久性缝合线闭合。从理论上讲，这降低了腹股沟疝的风险，目前还没有关于这种阴道成形术后并发症的病例被记录。

然后，将阴囊周围剩余的脂肪对称地折叠在两侧，以形成新的大阴唇脂肪垫。接下来，阴茎结构被分解，并将覆盖的阴茎皮肤脱套（图 38-3）。

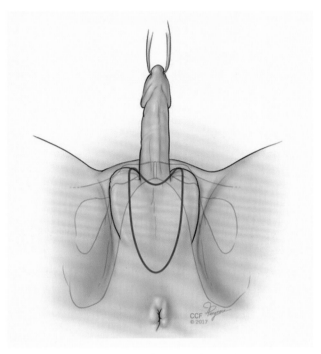

▲ 图 38-1　阴囊皮肤移植物的体表标记

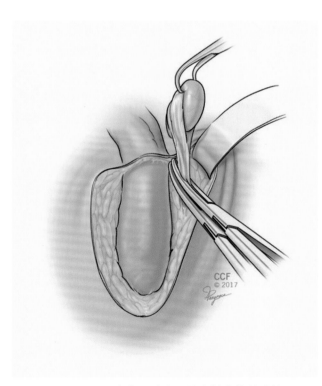

▲ 图 38-2　睾丸切除术，精索被夹住并结扎

阴茎皮管被保留下来，并在以后的重建过程中使用。

新阴道腔可在手术过程中的任何时刻建立（图 38-4）。在我们的实践中，一旦阴茎脱套，在阴茎结构被解构之前，我们就会进行这部分手术。插入 Foley 导管，排空膀胱。Foley 气囊被当作指导解剖的标记。会阴的中央肌腱是通过将阴茎球海绵体肌向上牵引来识别的。它被切开或被烧灼。然后在海绵层下继续剥离，使用通常用于会阴前列腺切除术的技术。轻轻地牵引 Foley 导管，可很容易地触摸到尿道和前列腺体。提肛肌从侧面分开，为新阴道形成足够大的管腔。最终抵达直肠腹侧筋膜，也称为 Denonvilliers 筋膜，这是解剖过程的一个里程碑，因为完成解剖的目标在筋膜的顶部。这时可钝性地进行解剖，直到达到足够的深度，通常在膀胱腹膜反射的水平。一旦腔体被创建，它就会被临时填充，直到开始构建内壁为止。

然后，阴茎结构被解构。海绵层和尿路与其上的海绵体结构分开。然后切除海绵体，以去除尿路的粘连。这在尿道球部的水平上尤其重要。

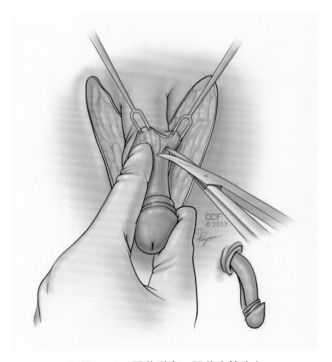

▲ 图 38-3　阴茎脱套，阴茎皮管建立

接下来，阴蒂皮瓣在阴茎龟头上标记出来。目的是将背侧神经血管束保持在其白膜鞘内。这个鞘从海绵体上分离出来，然后将海绵体截断后丢弃

（图 38-5）。海绵体的脚也可以切除，但这取决于外科医生的偏好和技术。下一步，将阴蒂皮瓣折叠，形成新的阴蒂（图 38-6）。将它与下面的骨结构缝合，新阴蒂固定在腹股沟皱褶内收肌腱插入的水平（通常与生物学女性阴蒂的水平相关）。然后切开尿道，在导尿管腹侧打开。固定好尿道口，形成一个新的尿道。将新阴蒂与剖开的尿道缝合，形成一个新的前庭（图 38-7）。

　　接下来，将阴囊皮肤移植物缝在支架上，然后将带移植物的支架穿过阴茎皮管，与阴茎皮管吻合（图 38-8）。此时放置耻骨上引流管。另一种方法是，在手术结束时引流阴唇。然后支架被倒置到新阴道腔中。注意确保在倒置过程中不施加任何张力。为了避免腔内狭窄和外阴结构不明确，阴茎皮管开口与会阴瓣之间需要最小的张力。一旦皮管被倒置，支架就被移除，新生阴道紧紧地包裹在一起。新阴道移植物的下缘是固定的。

　　构建外阴结构（图 38-9）。阴茎皮瓣在阴茎中线切开，露出下面的前庭（尿道瓣）和阴蒂皮

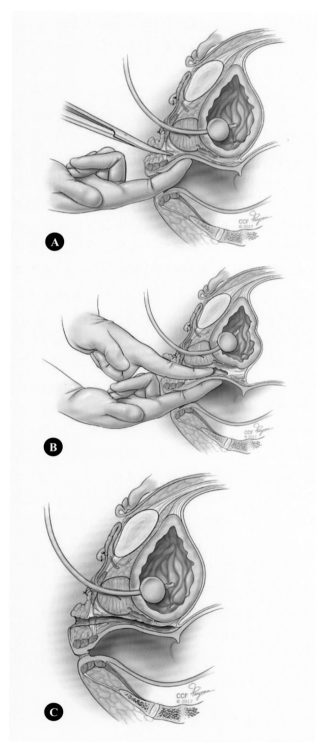

▲ 图 38-4　用锐性和钝性解剖在直肠和膀胱之间创造新阴道腔

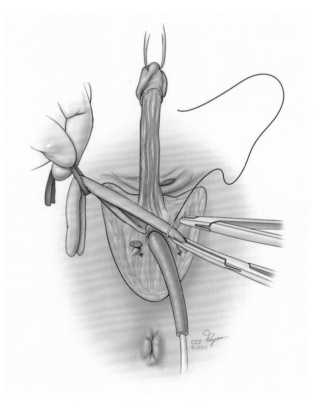

▲ 图 38-5　海绵体从阴蒂皮瓣上分离

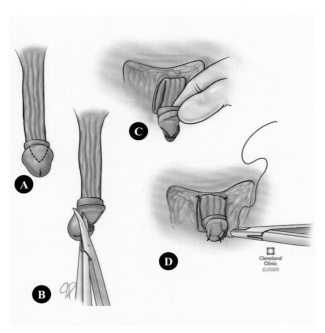

▲ 图 38-6　阴蒂皮瓣和新阴蒂的形成

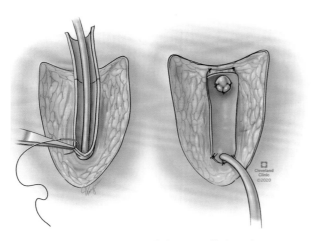

▲ 图 38-7　尿道成形术和前庭重建

瓣。皮肤边缘固定在尿道瓣上，形成小阴唇和阴蒂包皮。最后，重新切开皮瓣形成大阴唇并与下方组织闭合。应用加压敷料。可缝合到位，以增加压力。Foley 导管与阴道填充物一起留在原位。2 名接受阴道成形术的患者的 6 个月结果显示见图 38-10。

五、术后护理与注意事项

住院时间和住院地点因手术方式而异。我们的患者将在医院住 3 晚，然后出院到附近的酒店

再住 4 晚，在那里他们接受日常护理。其他做法可能会使用二级病房或让患者在观察期间都留在医院。

每天给予患者 2 次复方新诺明片，连续 7 天，以预防尿路感染和蜂窝织炎。在入住酒店期间，他们还每天服用依诺肝素预防 VTE。他们还被提供了口服镇痛药。

从术后第 1 天开始，允许患者有规律地饮食和行走。术后第 2 天或第 3 天，根据出量拔除引流管。在术后第 3 天出院前取出加压敷料。术后第 6 天拔除 Foley 导管和阴道填充物。第 7 天，患者在诊疗室接受治疗，配备扩张器，并教导如何正确扩张。仔细审查患者的扩张方案，并给出所有的出院预防措施。这次访视之后患者就可以回家了。

根据术后探视时间表检查患者，以确保伤口充分愈合和扩张是可行的。所有患者在手术后 4 周和 6 周接受盆底物理治疗师的治疗，以治疗任何盆底功能障碍或手术引起的提肛肌疼痛，并帮助患者扩张。治疗师还帮助处理瘢痕和愈合伤口。纳入术后盆底物理治疗干预是相对较新的办法，越来越多的中心开始采用这种方法。在 Jiang 等的一项回顾分析中，阴道成形术患者的术前和术后盆底 PT 发现术后盆底和肠道功能障碍的发生率较高 [6]。在术前发现有功能障碍的患者中，术后首次访视盆底和肠道功能障碍的改善率分别为 69% 和 73%。接受治疗的患者术后盆底功能障碍的发生率显著降低。

常见的术后主诉包括扩张困难，如上所述，在我们盆底治疗师的帮助下，这种情况得到了缓解。患者还抱怨阴道充血和异味，我们通过不同的冲洗方案来解决这些问题。最后，患者有时报告阴道出血伴有扩张，这通常来自再造阴道肉芽组织，可在诊疗室烧灼或切除。

六、术后修复手术

在阴道成形术之后接受二次手术是很常见的。作者回顾了 117 例接受阴茎内翻阴道成形术的外

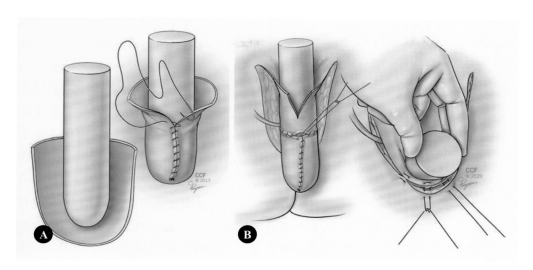

◀ 图 38-8 将阴囊皮肤移植物缝在支架上，并将带移植物的支架穿过阴茎皮管，与阴茎皮管吻合

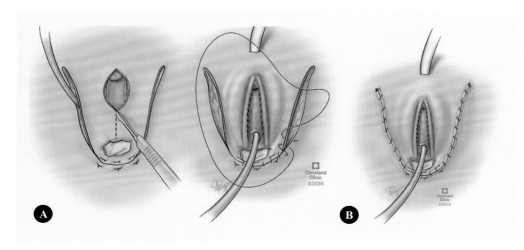

◀ 图 38-9 外阴成形术，构建外阴结构

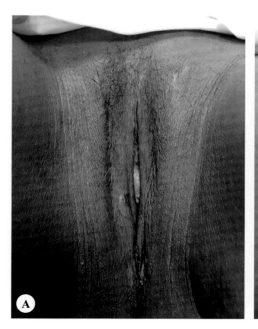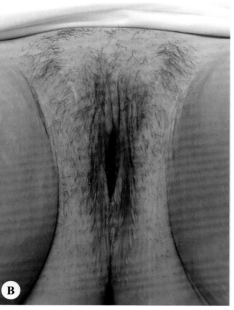

◀ 图 38-10 患者术后 6 个月的结果

科医生的经验，发现 28 例患者（23.9%）接受了阴唇修复和（或）阴蒂修复[7]。需要修复的患者有可能是在术后出现肉芽组织、阴道内瘢痕形成和完全阴道狭窄的问题。大多数接受阴唇修复术和（或）阴蒂修复术的患者报告说，他们对最终的手术结果和与生殖器相关焦虑症的解决感到满意。

阴道成形术后尿流异常很常见。这通常是由于尿道周围瘢痕形成，阻塞尿道和使尿流偏离。尿路修复术通常可以作为门诊手术进行，术后仅需很少的恢复时间。患者通常对这种类型的修复手术非常满意。内部瘢痕可导致扩张和插入式性交困难。它不像阴道狭窄那样，只需简单的翻修手术就可修复。通常，用 Z 字成形术或一种远端阴道推进皮瓣足以修复瘢痕区域并获得满意的功能。

七、术后并发症

关于阴道成形术结局的数据正在改善。直到最近，大多数可用的数据都是低质量到中等质量的回顾性病例研究。

狭窄是最常见的严重并发症之一。这一问题导致了深度不够和患者的不满。这类并发症的矫正可通过会阴途径来实现。新阴道腔是通过手术重建的，所有的瘢痕都被大幅切除，并用另一种可从患者身上获得的移植物重新衬砌空腔。一些机构也提供异种移植。术后患者必须定期扩张，以确保管腔不会再次狭窄。最近，使用会阴和腹部联合入路的腹膜瓣技术已经被报道，截至目前，专业外科医生的手术结果是积极的[8]。肠阴道成形术也是新阴道修复手术的一种选择，这项技术将在本章后面介绍。

据报道，泌尿生殖道瘘，特别是尿道阴道瘘的发生率为 1.2%[9]。这种类型的瘘管通常是由于新阴道腔形成时的尿路损伤。如果在解剖过程中遇到尿路损伤，应将损伤分两层闭合。有时，在放置新阴道移植物之前，可以使用球海绵体肌组织来覆盖缺损，以减少术后瘘管的风险。对这些患者来说，延长术后导尿时间是很重要的。

直肠阴道瘘也可能是由于在新阴道腔的形成过程中直肠损伤（可识别和未识别）。van der Sluis 及其同事发表了一项对接受阴道成形术的跨性别女性进行的大型回顾分析，报道称直肠阴道瘘的总发生率为 1.2%[9]。在这个队列中，翻修手术更有可能与瘘管的发生有关，初次阴茎内翻手术为 0.8%，初次肠道阴道成形术为 0%，修复肠道阴道成形术为 6.3%。总共有 23 例患者（2.1%）术中发生了直肠损伤，其中 4 例患者（17.3%）因此发生了瘘管。作者还报道说，38% 需要处理瘘管的患者在手术时可能有未被识别的直肠损伤，因为他们是在手术后立即被诊断出来的。这项研究中的大多数患者都需要手术修复他们的瘘管。中位手术时间为 3 个月（0.0～9.7 个月）。大多数情况下，瘘管切除加一期缝合或局部推进皮瓣就足够了。在接受手术的患者中，4 例患者接受了粪便改道，并即刻或延迟修复瘘管。在我们的实践中，直肠阴道瘘的处理，无论是即刻并发症或迟发性并发症，通常是通过临时的粪便转流和在此期间修复瘘管，确认瘘管闭合后终止转流。

八、肠道代阴道成形术

肠道代阴道成形术可在阴囊皮肤不足的患者身上进行，也可在经历过阴道狭窄并接受过手术利弊咨询的患者中进行。在肠道代阴道成形术中，一段肠段被分离并与新阴道腔吻合以形成新阴道衬里。乙状结肠和回肠是最常用的手术方式，手术可通过腹部切开或微创技术来完成[10]。这个手术的主要优点是，它通常会创造出有深度且自我润滑性极佳的新阴道。缺点是，它涉及的腹部手术有其自身的并发症、新阴道炎症（尤其是在存在已知的炎性肠道疾病）、新阴道恶性病变的风险及肠内狭窄和瘢痕形成。

九、阴道成形术后的生活质量

目前尚不存在对接受阴道成形术患者进行患者报告的结果衡量标准。正在努力开发有效的结果评价标准，这些评价标准应对生殖器手术的独特尿路、性别和美学结果以及潜在的并发症敏感。对这类数据的系统评价也是缺乏的。

在对 117 例患者的一次回顾分析中，94% 的患者报告对手术结果非常满意，71% 的患者报告他们的性别焦虑症得到了解决[11]。患者不满意的最高预测因素是阴道内瘢痕、持续疼痛、外部过度瘢痕、感觉丧失和术后血肿 / 出血过多。在另一项关注患者满意度和阴道成形术后生活质量的小型研究中，91% 的患者生活质量得到了改善。所有患者都表示将再次接受 SRS，并不后悔。在我们的实践中，患者在手术后表现出很高的满意度，并报告功能良好。然而，还需要更多的研究来弥合目前存在的关于以患者为中心的结果和手术后生活质量的知识空缺。

第 39 章　睾丸组织移植
Testicular Tissue Transplantation

Dorien Van Saen　Ellen Goossens　著
王铭仪　药　晨　译　于浩天　校

一、背景

精原干细胞（spermatogonial stem cell，SSC）移植是一种潜在的方法，适用于有生殖细胞损失风险但无法选择冷冻精液样本以保存生育力的患者。SSC 是精子发生的始动细胞，因此对于产生精子细胞（人类每天有 9000 万个）来说是不可或缺的。SSC 的功能一方面是维持睾丸中的干细胞群体（自我更新），另一方面是产生足够的前体细胞（分化），从而在成熟精子中进一步分化[1]。为了获取这些功能，干细胞被定位在一个受到严格调控的干细胞利基中。

支持细胞与 SSC 之间的相互作用对精子发生的调控具有重要意义。支持细胞的数量也决定了睾丸中 SSC 的数量，从而决定了精子的输出。它们通过连接点相互连接，并与生殖细胞相连，从而实现了两种细胞类型之间的紧密联系[2]。其他体细胞参与调节 SSC 更新和 SSC 分化之间的紧密平衡，这些体细胞包括间质细胞、管周肌样细胞、其他间质细胞和血管系统[3]。间质细胞通过合成雄激素来支持精子发生，雄激素通过与支持细胞和管周肌样细胞上存在的雄激素受体相互作用来调节精子发生。越来越多的证据表明，肾小管周围肌样细胞也在精子发生的调节中发挥作用。它们通过与细胞外基质和成纤维细胞一起形成基底膜来提供结构支持，并刺激支持细胞和 SSC 附着到基底膜。它们的肌样特征有助于生精小管中成熟精子向附睾部的运输[4]。这些不同细胞类型之间的密切相互作用确保了 SSC 微环境内精子发生的严格调控（图 39-1）。很明显，对这个器官的任何损害最终都会导致不育。

如今收集的许多关于精子发生的组织、SSC 更新和睾丸微环境的知识都是通过将 SSC 移植到生殖细胞枯竭的睾丸而获得的。睾丸细胞悬液移植可恢复不育小鼠的精子发生[5, 6]。1994 年的这些首批报道为一个新的研究领域铺平了道路，即保存生育力。SSC 的冷冻保存和移植可能成为保存和恢复因腺毒性治疗而面临 SSC 丧失患者生育力的一种手段。最初是睾丸细胞悬液移植，不久之后是睾丸组织移植[7]。现在，25 年后，随着许多研究的报道，这项技术的临床应用是指日可待的。然而，尽管世界各地已经提供了睾丸组织的冷冻保存，但移植程序仍处于试验阶段，临床应用的机会仍需等待[8]。本章概述了目前干细胞移植所取得的成就和见解，以及可能的应用。

二、精原干细胞移植在动物模型中的应用

SSC 移植最初是由 Brinster 和 Avarbock 于 1994 年在小鼠模型上开发的。分离的小鼠睾丸细胞可重新克隆不育小鼠的睾丸，并分化为具有受精能力的完全成熟精子，这一点已被存活的后代的出生所证实。这是首次证明遗传信息可通过 SSC 传递给下一代。通过标记移植的供体细胞，可实现供体细胞及其后代的鉴定。第一个被报道的检测系统是基于 ZFLacZ 供体细胞的移植，这些细胞在 X-Gal 染色后染成蓝色[5]。第二个系统也是最常见的系统，涉及转基因动物的供体细胞，这些细

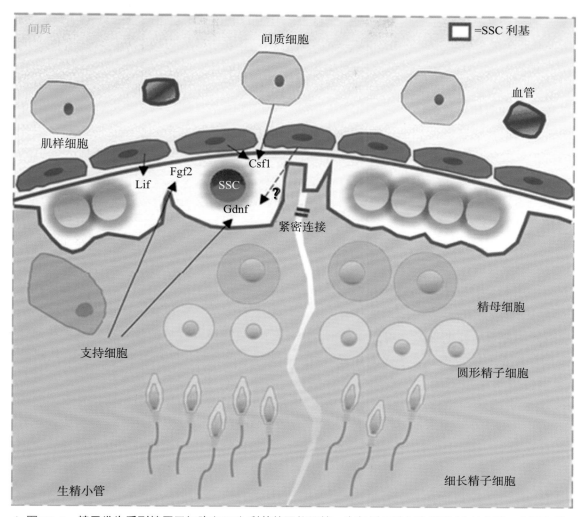

▲ 图 39-1　精子发生受到精原干细胞（SSC）利基的严格调控，它包括几种细胞类型（支持细胞、间质细胞、管周肌样细胞）和血管系统

SSC. 精原干细胞；Fgf2. 成纤维细胞生长因子 -2；Gdnf. 神经胶质细胞衍生的神经营养因子；Csf1. 集落刺激因子 -1；Lif. 抑制因子

在 β- 肌动蛋白启动子的控制下在所有细胞中表达绿色荧光蛋白（green-fluorescent protein，GFP）[9]。除了用于制订生育保护策略外，这些模型还可为 SSC 和精子发生基本方面的知识增加有价值的信息，或用于保护濒危动物物种和产生转基因动物。此外，在寻找睾丸中终末 SSC 的过程中，SSC 移植曾经是，现在仍然是证明干细胞活性的唯一方法。

或者，我们可不单独分离和移植 SSC，而是让 SSC 自己找到自己的利基（归巢），将 SSC 所在的利基一起移植（睾丸组织移植）。2002 年首次

报道移植给免疫抑制小鼠的睾丸组织恢复了精子发生 [7, 10, 11]。

在过去的 25 年里，干细胞的移植（无论是作为细胞悬液还是作为组织）得到了深入的研究。

（一）异种移植

在小鼠模型中成功地通过移植 SSC 恢复精子发生后，研究者们评估了物种间移植的效率。用成年大鼠和金黄地鼠的供体细胞进行 SSC 移植后，可从小鼠附睾中分离出成熟精子。通过比色染色（β- 半乳糖苷酶 /X-GAL）[12] 和（或）通过鉴定小鼠附睾中形态不同的精子 [13]，证实了供体来

源精子发生的存在。虽然包括生殖细胞和体细胞在内的睾丸细胞悬液被移植到受体小鼠的睾丸中，但只有 SSC 能够回到一个空利基中并在生精小管上定植，而其他细胞被支持细胞吞噬[14]。这意味着来自受体小鼠的躯体环境能够支持大鼠和仓鼠的精子发生。然而，随着供体和宿主之间系统发育距离的增加，受体生精小管微环境支持移植的 SSC 生精的效率似乎降低。未成熟兔和猪的睾丸细胞悬液移植后，观察到了定植和有限的精原细胞扩张，但分化没有进行减数分裂。当来自犬、牛和马的睾丸细胞被移植到小鼠睾丸时，观察到了定植，尽管效率很低，但没有观察到分化[15, 16]。这表明支持细胞和生殖细胞之间的相互作用在不同物种之间只是部分保守的。

移植睾丸组织可绕过利基和干细胞之间日益扩大的系统发育差异的问题。这赋予了在它们自己的利基内移植 SSC 的优势，并避免了可能导致低定植效率的归巢步骤[17]。最初，将未成熟睾丸组织移植到免疫缺陷小鼠的背部皮肤下。异位移植来自仓鼠[18]、猪、山羊[7]、猫[19]、犬[20]、马[21]、牛[22]和恒河猴[7, 23]的未成熟组织，导致异种移植物产生完全的精子发生。来自小鼠、山羊[7]、猪[24]和恒河猴[23]精子的胚胎发育证实了异位发生的精子的功能。从猪的异种移植中分离的精子可成功地激活猪卵母细胞的胚胎发育，并支持直到囊胚期的发育[24]。异种移植产生的精子具有功能这一点被猪和猴子的活后代的出生所证实[25, 26]。最初，精子是从新鲜的异种移植物中提取的，但从移植前玻璃化的异种移植物中也可分离出来[27]。对冷冻保存的异种移植精子所产仔猪的性成熟和受精率进行了评价。雄性后代睾酮水平和睾丸组织学正常，自然交配后能使母猪受孕，产下的仔猪产仔数和出生体重均正常。雌性第一代后代在用传统公猪的精子进行人工授精后生下了健康的幼崽[28]。还从猴子的异种移植物中收集了精子细胞，并直接用于卵胞质内单精子注射（intracytoplasmic sperm injection，ICSI）或冷冻保存以供以后使用。移植体外受精的卵母细胞获得

了 7 只新生猴子[25]。

尽管在许多物种中异位移植物成功地产生了精子，但在人类异种移植中还不能实现完全的生精。关于人体组织异种移植的第一份报道只显示精原细胞存活有限[10, 29, 30]。这些最初的报道中，成人睾丸组织被移植，但结果是导致了退化和玻璃化的生精小管。与在仓鼠组织中观察到的情况类似，这种结果归因于使用了成年组织这一事实。持续的精子发生似乎对移植物存活有负面影响[10]。移植未成熟人类组织的睾丸组织（10 岁和 11 岁）使得生精小管的完整性得到更好的保存，但移植后 4 个月和 9 个月精原细胞的存活有限[31]。当将新生的绒猴组织移植到小鼠的背部皮肤上时，也观察到了类似的结果。移植后收集的精囊重量表明人类和绒猴移植物中雄激素的产生较少，而接受未成熟小鼠或仓鼠组织的去势小鼠的精囊重量恢复到对照组小鼠的大小[10, 30]。与其他物种相比，绒猴和人类异位组织移植物对小鼠促性腺激素的反应和启动睾酮产生的能力较低。在大鼠异种移植物中也观察到减数分裂停滞，这属于例外情况，因为不完全的精子发生大多在较大物种的异种移植物中观察到。大鼠异种移植的精子发生不会超出粗线期精母细胞[32, 33]。移植小鼠的精囊重量恢复到与完整对照雄性小鼠相似的大小。与未去势的小鼠相比，黄体生成素（luteinizing hormone，LH）水平也与完整对照相似，而卵泡刺激素（follicle-stimulating hormone，FSH）水平仍然较高。FSH 受体表达缺失，可能与 FSH 浓度升高有关。支持细胞转录本的异常表达也被观察到，这表明体细胞间蛋白表达的改变可能在大鼠异种移植的生精停止中发挥了作用[33]。这证明异种移植物中精子发生的功能建立与物种有关。

除了异位移植，供体睾丸组织也可移植到原位位置，即阴囊或睾丸组织原生的位置，即睾丸本身。人睾丸组织在受体小鼠去势后移植到阴囊中。短期评估（移植来自隐睾症男孩的未成熟睾丸组织 3 周后）显示，尽管生殖细胞显著丧失，但管状结构保存完好，没有纤维化，精原细胞存

活。精原细胞的数量从新鲜组织中每管 0.55 个精原细胞减少到冷冻和移植后的 0.08 个[34]。长期评估（移植后 6 个月）证实人精原细胞在青春期前男孩的阴囊移植物中存活。尽管在移植的组织中发现了类精子细胞，但这些细胞不表达减数分裂或减数分裂后的标志物[35]。

睾丸内移植最先由 Shinohara 等报道，将小鼠和兔的睾丸组织移植到免疫缺陷小鼠的睾丸膜下。精子发生恢复，从移植块中分离出精子并与卵母细胞受精，产生了健康的后代。由于使用了 GFP+ 供体，小鼠的精子细胞可通过 GFP 的表达来识别，而兔精子细胞的识别则基于其独特的精子头[11]。在绒猴睾丸内异种移植中也有完全精子发生的报道[36]，但青春期前和围青春期男孩的睾丸异种移植中没有完全精子发生[37-39]。不同物种的睾丸组织异种移植的成果如图 39-2 所示。

（二）同种异体移植

通过向睾丸移植 SSC 来恢复精子发生的可行性已在除小鼠外的许多物种中进行了评估。据报道，山羊、猪、犬、绵羊、牛和猴子成功移植了 SSC 并实现精子发生[40-45]。Schlatt 小组报道了第一次将生殖细胞成功转移到大型物种中[46]。

由于供体细胞和受体之间的遗传背景不同，异基因移植可能需要处理免疫反应。啮齿类动物的异种或同种异体移植是在免疫抑制动物中进行的，但这在较大的物种中并不总是可行的。在啮齿类动物中，当受体小鼠接受免疫抑制因子治疗时，同种异体幼崽通过自然交配出生[47]。尽管在睾丸中观察到精子发生，但在未经处理的啮齿动物附睾中没有观察到精子细胞。然而，同种异体生殖细胞移植后，精液中的精细胞可成功生成，而受体没有任何免疫抑制，表明睾丸中存在一定

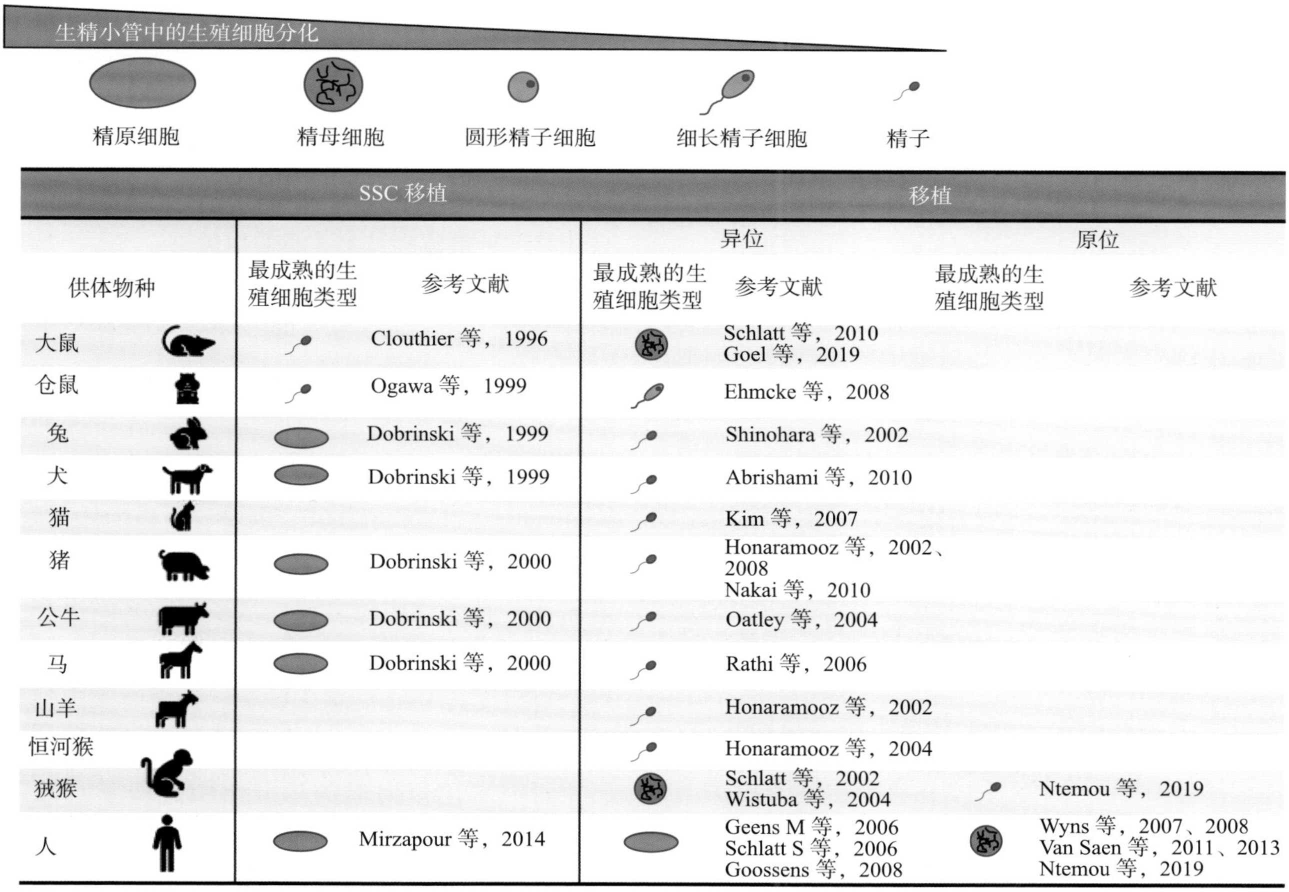

生精小管中的生殖细胞分化					
精原细胞	精母细胞	圆形精子细胞	细长精子细胞	精子	

供体物种	SSC 移植		移植			
			异位		原位	
	最成熟的生殖细胞类型	参考文献	最成熟的生殖细胞类型	参考文献	最成熟的生殖细胞类型	参考文献
大鼠	精子	Clouthier 等，1996	精母细胞	Schlatt 等，2010 Goel 等，2019		
仓鼠	精子	Ogawa 等，1999	细长精子细胞	Ehmcke 等，2008		
兔	精原细胞	Dobrinski 等，1999	细长精子细胞	Shinohara 等，2002		
犬	精原细胞	Dobrinski 等，1999	细长精子细胞	Abrishami 等，2010		
猫			细长精子细胞	Kim 等，2007		
猪	精原细胞	Dobrinski 等，2000	细长精子细胞	Honaramooz 等，2002、2008 Nakai 等，2010		
公牛	精原细胞	Dobrinski 等，2000	细长精子细胞	Oatley 等，2004		
马	精原细胞	Dobrinski 等，2000	细长精子细胞	Rathi 等，2006		
山羊			细长精子细胞	Honaramooz 等，2002		
恒河猴			细长精子细胞	Honaramooz 等，2004		
猕猴			精母细胞	Schlatt 等，2002 Wistuba 等，2004	细长精子细胞	Ntemou 等，2019
人	精原细胞	Mirzapour 等，2014	精原细胞	Geens M 等，2006 Schlatt S 等，2006 Goossens 等，2008	精母细胞	Wyns 等，2007、2008 Van Saen 等，2011、2013 Ntemou 等，2019

▲ 图 39-2 小鼠接受精原干细胞（SSC）移植或未成熟睾丸组织移植后最成熟生殖细胞类型的可视化汇总

程度的免疫耐受[41-43]。甚至不同绵羊品种的无亲缘关系的免疫活性动物之间的移植也产生了供体来源的精子。人工授精后活后代的出生证明了这些精子的功能[44]。

为了保证 SSC 的利基完整，受体需要耗尽内源性生殖细胞。与啮齿类动物模型类似，这是通过用化疗药物[42]或睾丸局部照射[43,44]受体实现的。或者对缺乏精子发生的青春期前动物进行移植[41]。然而，精原细胞仍然存在于这些动物中，因此可能阻止移植的 SSC 的有效归巢。受体的最佳准备可提高移植的效率，并提高供精在精液中的比例[44]。

内源性精子发生的存在阻碍了供体来源精子的鉴定，从而阻碍了 SSC 移植成功的证明。为了确认供体来源的精子发生，需要区分供体细胞和受体细胞。一种选择是用荧光染料标记细胞，从而能够在定植后检测供体精原细胞。然而，荧光标记似乎被细胞分裂稀释，因此不利于识别荧光精子细胞[41]。一种隐性遗传会导致精子不能游动和解剖异常，这种情况被用来证明猪 SSC 移植的成功。受这种影响的公猪移植了来自年轻正常杂交公猪的供体细胞。SSC 移植后 13～59 周，在精液中观察到活精子[42]。也可使用微卫星标记进行基因分型来区分供体和受体精子细胞[43,44]。

在一些物种中，睾丸组织被移植到背部皮肤下。异位小鼠同种异体移植物中产生的精子细胞显示出完全的受精能力，从而产生了活的后代，这些后代被证明是可生育的，并表明生殖细胞谱系没有受到严重损害。尽管在这些异位移植物中产生了功能性精子细胞，但在移植后第 4 周就已经注意到了管腔空间的过早坍塌和扩大，这可能是液体积聚的结果[48]。已经在恒河猴和狨猴中探索了异位睾丸组织移植，考虑到临床应用，非人类灵长类动物的模型应主要用于研究自体移植，因此我们将在后文中对这种方法进行讨论。

（三）自体移植

在同种或异种移植中，由于供者和受者的遗传背景不同，必须考虑免疫耐受问题。在临床应用中，这一问题不会出现，因为为了进行自体移植，干细胞将被保存。已经在牛身上进行了自体移植。注射牛 SSC 导致 15% 的生精小管中存在精子，而在未移植的对照睾丸中，只有精原细胞出现且只存在于 45% 的生精小管中[45]。

为了研究干细胞移植在人类临床应用中的潜力，在非人灵长类动物中评价了注射干细胞后精子发生的恢复。在超声引导下，将半睾丸切除食蟹猴产生的细胞悬液经睾丸网注入同一只猴的对侧睾丸。移植后 4 周，睾丸内出现分化的精原细胞[46]。类似的实验也在一只通过 X 线照射而不育的食蟹猴身上进行。然而，在注射生理盐水的睾丸中可观察到精子发生的自发恢复，这使得很难得出关于存在供体来源的精子发生的结论，尽管有报道称注射 SSC 的睾丸的重量更重[49]。证明精子发生起源于移植的供体细胞是在经白消安处理的狨猴身上得出的。供体精子的存在通过单核苷酸多态来评估，单核苷酸多态能够区分供体精子和受体精子。移植后 15～63 周观察到完全生精。这项研究表明，将干细胞移植到接受化疗的睾丸中，有可能恢复精子发生[40]。由于恒河猴和人类的睾丸生物学、内分泌调节和免疫功能相似，被认为是一种可靠的模拟人类应用模型。

然而，很难证明精子发生起源于自体移植的供体细胞，而不是内源性精子发生。最初，供体细胞被 BrdU 标记，但对于移植后供体细胞的长期鉴定似乎无效[46,49]。利用慢病毒载体在供体细胞中诱导 GFP 表达，可有效地应用聚合酶链式反应（polymerase chain reaction，PCR）检测供体信号。由于慢病毒荧光不能与自身背景荧光区分，对供者来源的精子细胞与内源性精子细胞之间进行区别是困难的[40]。用绿色荧光蛋白慢病毒转染山羊 SSC 可以实现 SSC 的稳定转染。这些转基因细胞能够在受体小鼠的生精小管上定植[50]。

研究者用恒河猴的睾丸组织进行了自体移植[51,52]。2012 年，仅在原位移植物中实现了完全的精子发生，而异位移植物则显示减数分裂停止[51]。然而，在最近的一份报道中，显示了在异位猕猴移植物中实现精子发生的可行性。4块睾丸组织分别在背部皮肤或阴囊皮肤下缝合。在移植后8～12个月收集移植物，发现单个移植物融合成一个大块，重量增加了5倍。异位移植物和原位移植物均有完整的精子发生。精子细胞被分离并用于 ICSI，结果生下了一个健康的雌性猴子 Grady[52]。

从绒猴的自体移植物中产生完全的精子发生似乎更难实现。精子完全发生仅发生在移植到阴囊的睾丸组织中，精母细胞是异位移植中存在的最高级的生殖细胞类型[53, 54]。

虽然睾丸内组织移植在异种移植研究中是非常有效的，但截至目前还没有进行过睾丸实质的自体移植（图 39-3 ）。

（四）在动物中的应用

1. 转基因动物的生产

转基因小鼠已经培育很多年了，特别是用于生物医学研究。然而，人们对生产转基因家畜的兴趣和需求也越来越大。牲畜是指在农业环境中饲养的驯养动物，用于生产牛奶、牛肉、鸡蛋、毛皮、羊毛等动物产品。它们可用于生产生物制药产品或农产品，但也可用作人类疾病的生物医学模型[55]。第一批转基因家畜是通过原核注射产生的，其中包括将 DNA 注入受精卵母细胞的原核。体细胞核移植（简称克隆）是另一种产生大型转基因动物的技术。然而，这两种技术在操作层面上都具有挑战性，且成本高、耗时长、效率较低。SSC 在将基因传递给后代能力上是独一无二的，这使它成为基因操作的理想目标。与体细胞核移植相比，转基因生殖细胞移植可缩短产生转基因精子的时间。它还消除了生产非花叶种系突变体的劳动密集型异交育种。单一的转基因 SSC 可产生大量的精子细胞来产生转基因后代。此外，精子发生是消除带有不想要的突变精子的自然选择机制[56]。通过慢病毒转染成功地将 EGFP 基因导入山羊 SSC。当将这些转染细胞移植到生殖细胞耗尽的受体小鼠身上时，它们能够在睾丸中定植[50]。

异位移植可能是产生转基因动物的更好方法。供体和受体之间的种系发育距离在进行 SSC 移植时更为重要，但许多物种的异种移植都实现了完

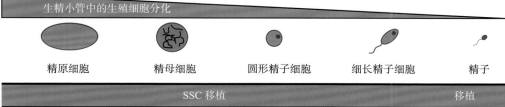

生精小管中的生殖细胞分化				
精原细胞	精母细胞	圆形精子细胞	细长精子细胞	精子

	SSC 移植		移植			
			异位		原位	
供体物种	最成熟的生殖细胞类型	参考文献	最成熟的生殖细胞类型	参考文献	最成熟的生殖细胞类型	参考文献
公牛		Izadyar 等，2003				
山羊		Honaramooz 等，2003				
羊		Herrid 等，2009				
犬		Kim 等，2008				
猪		Mikkola 等，2006				
恒河猴		Jahnukainen 等，2011 Hermann 等，2012		Fayomi 等，2019		Jahnukainen 等，2012
狨猴		Jahnukainen 等，2011 Hermann 等，2012		Wistuba 等，2006 Luetjens 等，2008		Luetjens 等，2008

▲ 图 39-3 大型动物的精原干细胞移植或未成熟睾丸组织移植（异体或自体移植）后出现的最成熟生殖细胞类型的可视化汇总

全的精子发生。从这些移植物中分离转基因精子也更容易，因为它们可从裸鼠背部的皮下移植物中提取出来。SSC 移植后转基因精子的分离将更加困难，因为它们必须与内源性精子区分开来。在一项移植转基因猴睾丸组织的研究中，使用从异位异种移植物中分离的精子进行 ICSI 后，报道了一只供体来源的猴子出生。通过 RT-PCR 和 Western 印迹证实转基因在子代中的存在[25]。

2. 濒危物种的保护

由于人类活动，如栖息地破坏、过度捕猎/捕鱼和气候变化，一些动植物物种的灭绝速度比预测的要快得多[57]。冷冻保存和随后的 SSC 移植在保存珍贵或濒危物种方面可能有用。与成熟精子的保存相比，涉及 SSC 保存的技术有几个优点。SSC 的冷冻保存能够保存单个物种的整个遗传潜力，因为当移植时，分化的生殖细胞将发生基因重组。SSC 可从性未成熟的雄性中获取，这对新生或幼年死亡率较高的物种至关重要[58]。这也有助于保存早期被阉割但在后期表现出优越特征的有价值物种（如马）[59]。

三、有生殖细胞损失风险患者的生育力保存

直接的临床应用在于保存有生殖细胞丧失风险的患者的生育力。儿童癌症的发病率在不断增加。幸运的是，死亡率同时在下降[60]。在大多数工业化国家，癌症是最常见的非意外死亡原因。在欧洲和美国，被诊断为癌症的儿童和青少年的总体 5 年生存率为 72%～78%，不同类型的癌症之间存在差异。一些癌症类型的长期生存率甚至高达 99%[61]。不幸的是，恶性细胞并不是化疗和放疗的唯一靶细胞。睾丸中快速分裂的细胞也会被激进的癌症治疗摧毁。这种癌症治疗的副作用在许多年后这些童年癌症幸存者有了生育的愿望时才变得明显。多年来，成年癌症患者的生育力可通过冷冻精子来保存[62]。然而，在青春期前和年轻的患者中，精子发生尚未开始，因此无法收集精子。干细胞的保存和移植为这些患者带来了希望。通过在治疗期间分离和储存 SSC，这些患者的生育潜力可得到保障（图 39-4）。

四、保存生育力的适应证

不能生育会对生活质量的心理方面产生重大影响。干细胞的冷冻保存可为儿童时期癌症患者带来生育的希望。然而，除了癌症患者，其他患者群体也可能受益于 SSC 保存。

（一）性腺毒性治疗

儿童时期诊断的癌症与成人的癌症性质不同，其发生与年龄有关。幼儿主要受神经母细胞瘤等胚胎性肿瘤的影响，年龄较大的儿童中白血病、中枢神经肿瘤和淋巴瘤（非霍奇金和霍奇金淋巴瘤）的发病率较高。这些儿童癌症的治疗方案通常包括多种药物的化疗[63]。最初，人们认为儿童性腺毒性治疗的影响不会像成人那样严重，因为缺乏活跃的精子发生。然而，生殖细胞的增殖和体细胞的成熟发生在童年时期。从绒猴睾丸的数据推测，睾丸向成熟状态的转变比青春期要早得多[64]。对生育力的影响取决于睾丸中存在的两个形态上可区分的干细胞群体的存活情况。A_{dark} 精原细胞被认为是真正的睾丸干细胞，具有睾丸储备的功能。在正常情况下，它们的增殖率很低，但在细胞毒素刺激后，增殖率会增加。A_{pale} 精原细胞具有较高的增殖率，是生殖细胞分化的祖细胞[65]。如果只有 A_{pale} 精原细胞被破坏，由于 A_{dark} 精原细胞补充了祖细胞池，生育力是有可能恢复的。然而，这两种干细胞群体的完全枯竭将导致永久性不育。除了生殖细胞的存活，对躯体环境的破坏可能对精子发生的恢复产生很大影响[66]。不仅是药物的种类，还有剂量、疗程和患者年龄都是影响因素[63]。

治疗方案可细分为低风险治疗和高风险治疗。烷化剂如环磷酰胺、顺铂和白消安被归类为高风险治疗。这些治疗方法有很高的风险，既会破坏整个干细胞种群，又会影响体细胞池，极大地减少精子发生的自发恢复机会。关于这些治疗方法

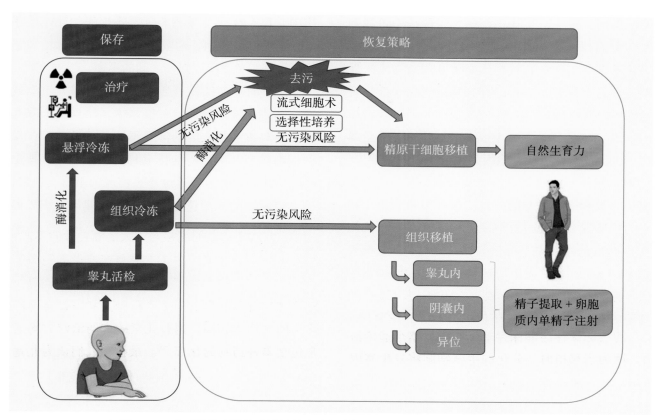

▲ 图 39-4　应对性腺毒性治疗导致的生殖细胞损失风险的潜在生育力保存和恢复策略

对青春期前睾丸的影响的研究很少。在一个儿童淋巴瘤幸存者的大队列中，42% 的患者观察到睾丸功能受损。损伤效应主要依赖于累积剂量，与年龄或青春期状态关系较小[67, 68]。在青春期前男性的睾丸活检中观察到的 SSC 数量显著较少，这些男孩在睾丸组织保留之前已经接受了烷化剂治疗。当在睾丸组织保存之前接受非烷化剂时，其睾丸活检与对照组没有差异[69]。

除化疗外，放射也会对生发上皮造成损害。研究者已经描述了在低至 0.1Gy 的剂量照射后精子发生受损，4Gy 时出现不可逆转的性腺损伤。损伤不仅取决于剂量，还取决于放疗的分割[70]。研究者报道了成年前放疗对恒河猴的长期影响。对尚未完全成熟的猴子进行了不同剂量的照射，剂量为 4.0～8.5Gy。观察照射后 3～8 年对睾丸发育的长期影响。在大多数猴子中观察到睾丸中 SSC 的再生，但即使在接受最低剂量照射的猴子中也没有达到完全恢复。在接受照射的猴子中，

有 13% 观察到完全不育，其中接受最高剂量 8.0Gy 和 8.5Gy 放射剂量的猴子，以及接受 6.0Gy 分次照射的猴子出现了完全不育。同时发现支持细胞的数量也有所减少。由于支持细胞的数量决定了生殖细胞的数量，这也对生育力产生了负面影响[71]。

非恶性疾病的治疗方案也可能涉及腺毒性治疗。患有镰状细胞贫血或地中海贫血等血液病的患者通常需要进行造血干细胞移植，需要接受全身照射（10～13Gy 放射剂量）的预适应治疗，以耗尽血干细胞系[66, 72]。这些患者也有很高的不育风险。

儿科肿瘤学家 / 血液学家应告知患者不育的风险及他们保存生育力的选择。由于缺乏关于不同治疗方法对不育风险的详细阐述，有必要密切跟踪这些儿童癌症幸存者的生育潜力。

（二）遗传性疾病

无精子症定义为射精液中没有精子，在所有不育男性中占 10%～15%[73]。除了病因不明的特

发性病例（40%），其中 20%～25% 的病例可找到遗传原因[74]。在成年后才能被诊断为无精子症，这使得这些男性没有机会选择采取预防措施来保存自己的生育力。然而，约 14% 的无精子症患者被诊断为 Klinefelter 综合征（Klinefelter syndrome，KS）[74]。KS 患者，有一个或多个额外的 X 染色体拷贝，出现无精子症，原因是大量生殖细胞损失，从青春期开始加速损失[75]。由于 KS 患者主要在成年时被确诊，最初的生育力保存策略侧重于精子的冷冻保存。通过提取睾丸精子获取精子细胞在约 40% 的患者中是可行的[76, 77]。由于现在越来越多的 KS 患者在成年前被确诊[78]，人们提出了保存青春期前后（精子）或青春期前（SSC）生殖细胞的想法。然而，在青春期收集精子并没有证明是有益的[79-82]。此外，睾丸组织库保存的青少年患者的睾丸组织活检显示 SSC 数量非常少[83, 84]。即使在青春期前冷冻保存的睾丸活检组织中，SSC 数量也非常低[85]。因此认为睾丸组织库对 KS 患者的生育力保存没有额外的益处。

五、精原干细胞的冷冻保存

为了使睾丸组织移植成功，睾丸活检需要在不影响其功能的情况下保存。冷冻保存利用极低的温度来保存结构完整的活细胞和组织，从而使生物样本能够长期保存在体外。在 0℃ 以下冷却时产生的生物效应主要是水的冻结，这涉及 80% 的组织质量。冷冻将液态水转化为冰晶，导致溶质在剩余的液体中集中，并使溶质超过其溶解极限而沉淀[86]。必须避免细胞内冰晶的形成，以确保细胞在冷冻和解冻过程中存活。

冷冻保存损伤可通过添加低温保护剂（cryoprotective agent，CPA）来控制和减轻。它们的低温保护作用包括在脱水和复水阶段降低溶质浓度和增加膜的稳定性。有两类 CPA，即渗透性 CPA（如二甲基亚砜、甘油、甲酰胺和丙二醇）和非渗透性 CPA，非渗透性 CPA 包括糖（如蔗糖、海藻糖、葡聚糖、乳糖和 D- 甘露醇）和高分子量化合物（如聚乙二醇和羟乙基淀粉）[87]。在冷冻介质中添加 CPA 使生物材料能够不损失功能性地在低温下储存。然而，需要仔细考虑 CPA 毒性和它们保护细胞免受冷冻损伤之间的平衡。

SSC 的冷冻保存可通过冷冻整个睾丸组织或冷冻细胞悬液来完成。一般来说，冷冻整个睾丸组织更具挑战性，因为涉及不同的细胞类型，每种细胞类型都有自己的特点和要求。组织冷冻也受到快速降温和升温速度不易实现的阻碍。通常，整个组织块的冷却速度并不均匀，即与组织表面的温度相比，样品中心的温度变化更慢[88]。虽然从技术上讲，冷冻保存细胞悬液更容易，但 SSC 的活性和功能也会受到酶解离的影响。除此之外，冷冻细胞悬液限制了解冻后移植的选择[89]。

（一）睾丸组织冷冻

冷冻睾丸组织不仅意味着 SSC 的功能得以保持，而且意味着睾丸干细胞微环境的完整性和功能性得以保持。20 世纪 90 年代，为了避免无精子症患者重复手术，冷冻保存睾丸活组织的方法已有报道。甘油被用作 CPA，因为这是世界范围内精液冷冻保存的选择，这些方案主要旨在恢复精子发生的终末阶段[90, 91]。然而，甘油的使用似乎不利于保存旨在维持 SSC 和睾丸完整的睾丸组织。当使用 1, 2- 丙二醇时，也观察到了同样的情况。相比之下，DMSO 能够维持睾丸的完整性和保持间质细胞的功能活动，这是通过体外睾酮产生来评估的[92]。使用可编程冷冻机的受控缓慢冷冻（controlled slow-freezing，CSF）方案被用于冷冻保存未成熟非人灵长类动物的睾丸组织[93]。冷冻解冻的灵长类动物组织在异种移植到成年小鼠身上时保持了启动精子发生的能力，最近，从自体移植中分离出的精子成功使一只健康猴出生[52]。此外，人类精原细胞在 CSF（以 DMSO 和蔗糖为 CPA）后的异种睾丸组织中存活[34, 35]。

前面提到的方案涉及使用昂贵的冷冻装置，并且相当耗时。因此，研究者开发了一种更简单、更省时的方案，当在小鼠模型中进行评估时，证明这种方案保存细胞和生精小管完整性的效果与

CSF 类似。在这种单步缓慢冷冻方案（single-step slow-freezing，SSF）中，将冻存管放入异丙醇容器中，在 –80℃ 下放置 24h，然后放入液氮中[94]。该方案成功地用于冷冻保存未成熟的人睾丸组织，保持了精原细胞存活、生殖细胞增殖及生精上皮和间质的完整性[95]。人未成熟 SSC 能够在 SSF 后，在睾丸内异种组织移植中启动分化[37-39]。

另一种替代 CSF 和 SSF 的方法是玻璃化，这是一种避免形成冰晶的超速冷冻方法。因此，玻璃化冷冻可能有利于细胞存活和组织完整性的保存。玻璃化冷冻小鼠青春期前睾丸组织似乎有效地保存了生精小管和细胞的完整性[94, 96]，并且不影响小鼠睾丸内移植物的存活率和精子发生恢复[94]。据报道，在猪[27]、猫[97]、灵长类动物[98]和人[99, 100] 中已有成功的睾丸组织玻璃化冷冻。猪睾丸组织玻璃化冷冻和异种移植后的活体子代的出生证明可保证功能的完整性[27]。

（二）细胞悬液冷冻

睾丸细胞悬液的冷冻保存研究较少，主要应用于成人的细胞悬液[101-103]。大多数生育中心提供睾丸组织库作为对未成熟男孩的生育保存策略，使用缓慢冷冻方案进行睾丸组织冷冻。然而，当储存的睾丸组织被酶消化以用于去除恶性细胞的污染和随后的 SSC 移植时，也可能需要存储睾丸细胞悬液。在安全测试过程中，细胞悬液可能需要再次冷冻保存，直到去污程序的结果出来。当细胞悬液去污成功后，可再次解冻细胞悬液进行干细胞移植。对未成熟小鼠睾丸细胞悬液进行了冷冻保存方案的优化。冷冻保存睾丸细胞悬液的最初方案是以 DMSO 为 CPA 的不受控制的缓慢冷冻方案[104]。使用相同 CPA 的受控方案可提高解冻后活细胞的回收率。在受控方案中使用乙二醇（ethylene glycol，EG）作为 CPA，可产生类似的回收率。然而，在 SSC 移植后再次启动精子发生方面，DMSO 方案显示出稍好的结果。与注入新鲜细胞后恢复精子发生相比，从冻融细胞悬液中重新启动精子发生的能力是有限的。这表明这些冻融悬液中存活的干细胞数量可能非常少，因此冷冻保存方案需要进一步改进[105]。与受控缓慢冷冻方案相比，玻璃化冷冻方案的使用并没有增加活细胞的回收率。用冻存管代替细管储存和添加抗凋亡因子（z-VAD［Oe］–FMK）有利于细胞存活，并能恢复 SSC 移植后的生精功能[106]。

六、精原干细胞移植在临床中的应用

经过 25 年的研究，将 SSC 重新引入不育的受者来恢复精子发生，这项技术的临床应用仍有待观察。尽管许多生育中心在接受性腺毒性治疗前已提供了青春期前组织的冷冻保存[8, 107]，但干细胞移植还没有在人类临床环境中发生。根据美国和欧洲的调查报道，被诊断为癌症的男孩接受睾丸活组织冷冻保存的比率为 60% 或更高[108-110]。或许在不久的将来自体移植储存 SSC 的愿望将在某个提供睾丸组织库的中心之一提出来。在决定如何将干细胞移植到患者体内时，需要考虑几个因素。

（一）组织还是细胞

由于 SSC 冷冻保存主要以睾丸组织库的形式提供，因此 SSC 移植和睾丸组织移植都是可能的。睾丸组织移植提供了保留原始状态下干细胞和它们的利基之间相互作用的可能性。

当进行 SSC 移植时，SSC 必须通过血睾屏障才能在空巢中定植。据报道，SSC 成功定植于不育小鼠睾丸的效率仅为 12%[17]。在成人睾丸中，SSC 非常少见，仅占所有细胞的 0.01%～0.03%[111]。虽然它们在青春期前的睾丸中所占比例较高，但只有很少的活组织可用。

虽然将单个细胞注射到小鼠睾丸中主要是通过输出小管进行的，但将这一技术移植到更大的睾丸似乎是困难和低效的。在超声引导下，经睾丸网注射似乎更有希望[46, 112, 113]。使用超声引导的睾丸网注射的优点在于这种技术不需要手术，因为注射针可通过阴囊皮肤插入[40]。通过超声引导下在人体睾丸内注射对比剂，经显微 CT 扫描和组织学检查评价不同的注射部位。在通过输出小管或附睾头注射后，没有观察到睾丸实质的灌注。在生精小管中盲目注射只会导致有限的输注，而睾丸网输注可观察到睾丸实质的明显充盈[112]。通过注射小鼠GFP⁺睾丸细胞来评估以相同注射方法注射睾丸细胞悬液的可行性，这些细胞被⁹⁹ᵐ锝标记，随后用单光子发射计算机断层成像进行评估[113]。在以前的实验中，细胞的注射是通过静液压注射进行的。然而，观察到细胞间隙存在高度变形和渗漏，这可通过使用输液泵来减少[114]。

低定植效率和需要一种具有挑战性的注射方法的事实表明，睾丸组织移植在人类应用中可能更容易进行。在小鼠模型中，睾丸内组织移植导致移植后睾丸重量更重，移植物恢复率更高。此外，SSC移植可能会失败，最重要的是，并不是所有成功移植的睾丸都出现了供体来源的精子发生[9]。然而，对于被诊断为血液恶性肿瘤或转移性癌症的患者，冷冻保存的睾丸组织的自体移植存在重新引入恶性细胞的主要风险。在被诊断为急性淋巴细胞白血病的患者中，21%的青春期前患者可发现白血病细胞浸润睾丸[115]。这一缺陷意味着干细胞移植可能是这些患者的唯一选择。与睾丸组织相比，从细胞悬液中去除恶性细胞在理论上是可能的。从睾丸细胞悬液中去除恶性细胞的效率需要很高，因为有报道称，仅移植20个白血病细胞就可导致大鼠白血病的传播[116]。几个研究小组对去污策略进行了研究。通过磁激活细胞分选（magnetic-activated cell sorting，MACS）技术阳性选择生殖细胞和（或）阴性选择癌细胞来消除恶性细胞似乎不足以清除所有恶性细胞，因为用这种MACS去污染细胞悬液移植后出现了将白血病传播给受体的情况[117-119]。在SSC移植后至少8周内，通过荧光激活细胞分选（fluorescence-activated cell sorting，FACS）对恶性细胞进行特异性标记的阴性选择似乎足以消除白血病细胞的传播风险[120]。然而，在另一项研究中，这些有希望的发现并未得到证实。在这项研究中，MSCS和FACS的组合被用于选择性地浓缩SSC，并通过

负向分选恶性细胞来净化污染。对分选部分的分析仍然表明存在恶性细胞（0.4%），这足以在小鼠移植后诱导传播[117]。恶性细胞膜上表达的抗原与SSC表达的抗原相似，阻碍了肿瘤细胞的完全消除。此外，恶性细胞可非特异性地附着在生殖细胞上，这意味着对生殖细胞的阳性选择仍然存在污染的风险。在2个重复的FACS周期中，阴性和阳性选择的组合在移植小鼠中120天内没有诱发白血病[118]。使用单点判别避免了对细胞团的不当分选，结合正反选择进一步提高了分选效率。不过，通过流式细胞仪对分选的部分进行纯度检查，仍然检测到残留污染[121]。用1个SSC阳性选择表面标志物和2个白血病细胞阴性选择表面标志物实现了人睾丸细胞悬液的去污。然而，研究表明，不同的白血病细胞株需要不同的标志物[122]。因此，有必要对恶性细胞进行免疫表型分析，以选择最有效的阴性选择标记。进一步改进分选技术并结合个体化标志物将是必要的。在临床应用中，从睾丸细胞悬液中去除恶性细胞必须通过PCR来证明，因为这是灵敏地检测最微小的污染细胞残留物的唯一方法。

FACS似乎会消耗单细胞悬液，与此相关的一个主要问题是分选后细胞的损失[118, 121]。这种低细胞回收率，加上睾丸活检中的SSC数量少，以及低定植效率，使得SSC扩增对于SSC移植的临床应用是不可或缺的。在啮齿动物体内体外扩增SSC的策略已有报道。然而，将这些培养方法应用于更大动物的SSC并没有得到预期的结果[123-125]。最近，猪SSC的体外扩增被报道，当异种移植到小鼠睾丸中时，保留了它们的定植能力[126]。据估计，要在临床应用中实现足够的定植，需要增加1300倍的SSC[127]。已有研究报道成年男性[127]和青春期前男孩[128, 129]在体外培养条件繁殖人类SSC。RT-PCR和免疫组织化学显示SSC特异性标志物的表达证实了这些培养细胞的特性。然而，由于人类SSC的异种移植并不有效，因此缺乏有效的分析来证明长期培养的人类细胞SSC能力。

（二）移植位点

显然，当干细胞作为单细胞悬液移植时，唯一可能的选择是将它们移植到生精小管上，这样它们就可在可到达的利基上定居。移植的雄性和雌性自然交配后产生了健康的后代[130]。这将为不育患者提供通过自然受孕使其伴侣受孕的机会。

睾丸组织的移植已在不同的位置进行，如背部皮肤（异位）、阴囊和睾丸（原位）。在大多数异种移植研究中，睾丸组织被移植到裸鼠的背部皮肤。在与人类关系最密切的模型中，猕猴的异位移植物实现了完全的精子发生。在异位移植中，高达15%的生精小管可观察到完全的精子发生[23]。然而，在绒猴身上却达不到同样的结果。在该物种中，移植部位似乎对移植的结果有重大影响。在绒猴移植物中诱导精子发生的效率仅限于精原细胞的存活且只能分化到精母细胞水平[10]。由于雄激素不是由绒猴移植物产生的，假设睾酮的产生失败导致了这些移植物减数分裂前的停滞。这一假设得到了黄体生成素受体基因外显子10缺失的支持，这使得该物种对绒毛膜促性腺激素（chorionic gonadotrophin，CG）敏感，而不是对在小鼠受体中产生的黄体生成素敏感[131]。然而，无论是外源性人CG刺激还是共移植仓鼠未成熟组织以提供高水平的局部睾酮，都不能克服绒猴移植物的减数分裂障碍[10, 132]。通过将未成熟绒猴睾丸组织移植到同一动物背部皮肤上，使其处于合适的激素环境中，可诱导精子发生，但不能超过减数分裂。这些移植动物的血清睾酮水平仅略有升高，这可以解释减数分裂停止的原因。另外，移植部位被毛皮覆盖，导致温度升高[54]。这种高温可能是异位移植物不能完全精子发生的主要原因，因为在去势恒河猴的自体阴囊移植物中可观察到精子发生[53]。最近，异种睾丸内移植物在没有通过去势或任何外源性促性腺激素刺激改变激素环境的情况下，实现了完全的精子发生[36]。

在一项对冷冻保存的恒河猴睾丸组织进行移植的研究中，阴囊移植物显示出完全的精子发生，而粗线期精母细胞是自体异位移植物中最高级的细胞类型。应该指出的是，在这项研究中，使用的是在冷冻保存时已经开始精子发生的绒猴睾丸组织[51]。事实上，当未成熟恒河猴睾丸组织被自体移植时，阴囊与背部皮肤移植之间没有区别。无论移植部位如何，70%以上的生精小管都能观察到完全的精子发生。然而，与异位移植物相比，阴囊移植物的移植物尺寸较大[52]。这两项研究之间的差异可能是源于供体年龄或冷冻保存方案的些许不同。

与几乎完全变性和纤维化的异位移植物相比，将成人组织移植到阴囊也能确保更好的生精小管完整性。虽然当使用未成熟人类组织时，人类异位异种移植生精小管的完整性也得到了改善，但在阴囊或睾丸内移植的精原细胞存活率似乎更好[31, 35, 37]。

（三）激素环境

在对小鼠的异种移植中，内源性促性腺激素足以启动精子发生并确保其在牛移植物中的延续[22]。高水平的LH和FSH是通过移植前对宿主的去势来保证的[23]。高水平的FSH刺激支持细胞的增殖和成熟，而LH则触发间质细胞成熟并产生睾酮，这表现为精囊重量增加和血清睾酮水平增加[7, 48]。异位移植物产生的睾酮将对去势宿主的促性腺激素释放产生负反馈，导致LH和FSH水平下降[23, 48]。去势小鼠在移植物采集时精囊重量的增加表明在移植物组织中产生了睾酮。然而，移植受体的精囊重量（表明产生生物活性睾酮的指标）重于去势小鼠，但仍低于未去势雄性小鼠。生物活性较低的睾酮的产生是由于供体间质细胞对小鼠促性腺激素的反应性较低。在马的异位异种移植中，显示出完全的精子发生，但只能在非常有限的生精小管中实现。在大多数生精小管中，只能发育到减数分裂。外源性人绒毛膜促性腺激素（LH样）和孕马血清促性腺激素（FSH样）可促进马异种移植的生殖细胞分化。这一改进表现为在未成熟供体的移植物中观察到了细长精子细胞，而粗线期精母细胞是未处理对照组中最高级的细胞类型。有分化细胞的生精小管所占百分比并没有改善。外源性促性腺激素治疗也不会导致精囊重量增加[21]。对移植了青春期前人类组织的小鼠给予外源性促性腺激素也没有引起移植物减数分裂后的精子发生。在处理组和未处理的对照组移植物中都观察到了减数分裂活性[38]。然而，外源性给予促性腺激素导致猕猴异种移植物完全精子发生，而未经处理的移植物没有表现出生殖细胞分化。在处理和未处理的移植物中均观察到支持细胞成熟[133]。

精子发生的减数分裂后进程依赖于睾酮[134]，因此移植物中较低的睾酮浓度可能解释了异种移植物很难获得完全成熟精子。在异位移植物中，睾酮的产生仅来自供体间质细胞，需要小鼠促性腺激素的刺激。由于去势小鼠是目前用于异种移植实验的流行模型，在移植的那一刻，异种移植物被放置在睾酮浓度较低的环境中。这与新生儿和未成熟组织的自然环境相对应。去势小鼠体内高水平的FSH被认为是导致移植组织中体细胞成熟的原因。从接受未成熟或年轻供体组织移植的小鼠精囊重量增加来看，未成熟或年轻组织中供体间质细胞对小鼠促性腺激素的反应性似乎高于成年组织[20]。然而，最近的一项研究得出了新的见解，该研究评估了宿主环境对绒猴移植物发育的影响。与雌性小鼠和去势小鼠相比，移植到非去势雄性小鼠的移植物获得了更好的生精小管存活率、生精上皮排列和精子发生进展[135]。

（四）供体年龄对睾丸移植物成熟度的影响

了解供体年龄的影响对于确定患者的年龄范围是很重要的，在这个范围内可提供这项技术，以便在自体移植后成功恢复精子发生。研究者注意到至少在异种移植实验中，当移植物移植到背部皮肤时，在实现完全精子发生的成功率方面存在很大差异。在异种异位移植物中已成功地产生了精子，但采集成熟精子所需的时间因物种而异。在猪和灵长类异种移植物中，与年龄匹配

的对照组相比，在较年轻的组织年龄观察到精子发生[7, 23]，而在猫、马和公牛中观察到精子发生延迟[21, 22, 136]。在猫和犬的异种移植中评估了供体年龄的影响。当使用年轻的供体组织时，异种移植物的减数分裂初始加速，但成熟的精子只有在晚于猫睾丸正常出现精子的时间点之后才能恢复。与青春期前供体移植物相比，来自年轻成年供体的异位组织移植物没有发育且显示出退化，而来自青春期动物的组织在移植时已经存在减数分裂生殖细胞，显示出较低的成熟精子回收率和较低的生产效率[19]。未成熟睾丸组织在移植物中显示出最好的诱导完全精子发生的潜力。在犬的异种移植中也有同样的发现[20]。与青春期前男孩的移植物相比，围青春期人类供体的阴囊和睾丸内移植物出现更广泛的生精小管损伤[37]。一般来说，移植时移植物中有精子发生的存在似乎会增加移植物中生精小管退化的风险，并且这种风险随着移植时供体组织中存在的精子发生水平增加而增加[19, 20]。成人睾丸组织在移植阶段存活的机会很低，并且大多导致移植物硬化。这在不同的物种中都有报道，包括小鼠、仓鼠[10]、马[21]和人类[29, 30]，这可用精子发生需要大量氧气的事实来解释。因此，成熟组织更容易受到缺血期的影响，而未成熟组织在移植后恢复血液供应方面更有效[10]。此外，与接受成年供体组织的小鼠相比，携带未成熟或年轻供体移植物小鼠的精囊重量更重。这表明，未成熟和年轻供体组织对小鼠促性腺激素更敏感，导致移植物中睾酮产生更多，刺激减数分裂后的发育[20]。

尽管存在较高的生精小管解体风险，但青春期开始时分离的供体组织显示出支持完整精子发生发展的最佳潜力。这可能是因为身体环境和生殖细胞在这时已经准备好开始精子发生。人类围青春期睾丸组织移植到小鼠睾丸9个月后，显示出更好的精原细胞存活率，并显示精母细胞进入减数分裂，而更年轻供体的移植物没有显示出这样的效果[37]。然而，在一项后续研究中，在青春期前供者（2.5—12.5岁）的异种移植物中也可观察到

减数分裂细胞，但没有实现减数分裂后分化[38]。

根据物种的不同，睾丸组织的体内成熟需要几天（啮齿类动物）、几个月（猪、绵羊、山羊）、几年（马、猴子、牛），或者对人类来说，需要 9～15 年。这对未来的临床应用具有重要的意义。移植组织的成熟不可能以正常的速度进行，因为如果在新生儿期进行冷冻保存，这可能需要 10 年以上。如此长的潜伏期不仅不会被有生育愿望的患者接受，而且可能太长了，移植物无法有效地存活。因此对于在年轻时冷冻保存并在成年后移植的睾丸组织，需要加速成熟才能有效地恢复生育力。

在动物模型中，在有[21, 133]和没有[7, 23]外源性促性腺激素刺激的情况下，加速成熟都可以完成。在人类睾丸内异种移植物中，由于支持细胞仍表达抗米勒管激素，因此未达到成熟。未完全成熟可能是人类青春期前组织移植物尚未实现完全精子发生的原因。在绒猴移植物中，睾丸内移植克服了异位移植物中观察到的减数分裂障碍，但这不符合人类异种移植物的情况。虽然人类青春期前组织被移植到睾丸后经过很长一段时间（12 个月），但在这些移植物中没有获得减数分裂后的生殖细胞[37-39]。绒猴是最被接受的人类睾丸发育的临床前模型，但在绒猴中，睾丸成熟需要 15～18 个月[64]，而在人类则需要 10 年以上。不幸的是，这一时期远远超过了小鼠的生命周期。

（五）生长因子的递送

睾丸组织移植后的前几天对移植物的进一步发育至关重要。在此期间，需要在移植物和宿主之间建立连接，以缩短缺血期，并为移植物提供氧气、营养物质和支持生殖细胞增殖分化及体细胞成熟的因子。据报道，睾丸组织移植后不久就有大量生殖细胞损失[34, 37, 51]。牛异种移植中生殖细胞的存活评估表明，生殖细胞早期损失是牛异种移植很难完全精子发生的原因之一。为了限制这种早期的生殖细胞损失，重要的是迅速和有效地建立移植物的血液供应。因此，通过刺激新生血管可提高移植物和生殖细胞的存活率。与非功能性移植物相比，在功能性移植物中检测到更多的血管，这凸显了血管生成对于移植物组织中精子发生过程存活、发育和生成的重要性[137]。有研究表明，供体和受体之间的毛细血管系统的连接是由移植物长出的小毛细血管和来自受体的大血管共同建立的[32]。

为促进血管生成，有研究评价了血管内皮细胞生长因子（endothelium growth factor，VEGF）治疗移植物的效果。VEGF 是血管形成的重要调节因子。在胚胎发育期间，它刺激血管形成和血管新生，但它也被认为是癌症和其他疾病新生血管的关键介质[138]。在牛的异种移植中，用 VEGF 治疗增加了生精小管的数量，并使精子细胞变长了。然而，在这些移植物中没有观察到血管数量或微血管密度的增加[137]。另一种解释是，完全生精的生精小管数量增加可归因于抗凋亡因子 B 淋巴细胞瘤 -2 的产生增加了精原细胞的存活率[139]。虽然在这些牛的异种移植物中没有血管的变化，但在人类青春期前的异种移植物中可观察到血管表面和血管密度的增加。这导致了更好的生精小管完整性和精原细胞存活率，但没有刺激减数分裂后的分化[39]。睾丸移植的 VEGF 治疗要么是通过在移植部位直接单次注射[137]，要么是在移植前在体外用 VEGF 处理睾丸组织 5 天[39, 139]。相比起一次性注射或移植前孵育睾丸组织，睾丸组织移植物受益于更长时间的 VEGF 输送，以刺激与受体血管系统连接。然而，全身注射 VEGF 可能会在远端导致不受控制的影响，使其在临床上使用不安全。组织工程学可能有助于提供持续和受控的分子输送。这涉及在三维环境中的封装，用生物基质合成或衍生以模拟细胞外基质[140]。通过在睾丸组织移植物中应用具有生物相容性的水凝胶，以及可包裹在壳聚糖 / 葡聚糖纳米颗粒中的生物分子，可实现局部和长期的生物分子输送。生物相容性的要求意味着所使用的生物材料应与受体的生物环境相联系，而不是诱导免疫反应，并允许与受体完全整合。最重要的是，载体生物降解产生的产物应在不干扰其他器官的情况下从体内清除[140]。使用支持性基质材料优化睾丸组织移植，在小鼠自体移植中进行评估。将睾丸组织包埋在两种不同的水凝胶（藻酸盐和纤维蛋白）中。海藻酸盐微囊包埋优于纤维蛋白微囊，移植后5天可获得较高的血管密度，提高阴囊移植物的成活率。虽然移植后几天观察到的有益结果不能维持到移植后21天，但组织工程学在改善移植物存活和分化方面的额外价值仍需进一步探索[141]。

七、睾丸组织移植后的生育力

虽然在进行SSC移植时自然受孕是可能的，但这在睾丸内移植中从未得到证实。移植的组织可能很难与睾丸网连接，并让移植组织中产生的精子到达附睾处，在射精时离开睾丸。因此，可能不得不通过提取睾丸精子来收集精子。需要确定在人类应用中从移植组织中收集精子的最合适时间点。目前尚不清楚需要多长时间才能在睾丸中产生成熟精子，这可能取决于供者在冷冻保存时的年龄。从猪异位异种移植中分离出的精子受精率低于睾丸、附睾和射精精子。异位生产的精子不会经历最后的成熟步骤（通常发生在附睾处），但可与睾丸精子相媲美。然而，在公猪中，观察到异位产生的精子受精率低于对照公猪的睾丸精子。这种较低的受精率可能是由于移植物中精子衰老造成的。在睾丸内可保证产生的精子从生精小管中持续清除。然而，睾丸内移植物的情况并非如此。理论上，当睾丸组织移植至睾丸时，移植组织中开放的生精小管可与现有的生精小管连接。虽然这可从移植组织中清除衰老的精子，但移植物产生的精子细胞数量可能太少，不适合自然受孕。为了避免这一问题，应尽快从移植物中分离精子。

八、结论

SSC移植和睾丸组织移植似乎都是面临生殖细胞丧失风险的患者保存生育力的有前景的策略。在异种移植模型中，还没有实现从人类精原细胞

恢复精子发生。然而，在非人灵长类动物中自体移植SSC能够恢复受体的生育力。此外，在非人灵长类动物睾丸组织移植物中产生的精子能够使卵母细胞受精，从而分娩出了健康的幼猴。这些有希望的结果为这项技术在临床上的应用提供了保证。对这些操作的效率和安全性进行仔细评估是必要的。睾丸组织移植被认为是最有效和最简单的方法，但当储存的睾丸组织中存在被恶性细胞污染的风险时，这种方法存在太多风险。在对患者进行移植之前，必须对残留疾病进行彻底的评估。在保证彻底消除恶性细胞的前提下，SSC移植可能是一种选择。

定义

- 精原干细胞：干细胞位于睾丸内生精小管的基底膜。负责更新睾丸中的干细胞库和精子发生的始动细胞。
- 精原干细胞移植：通过输出小管注入睾丸细胞悬液将精原干细胞移植到睾丸。
- 睾丸组织移植：移植睾丸组织。将睾丸组织植入白膜下，在插入睾丸组织片后缝合白膜。

实用临床技巧

- 精原干细胞移植和睾丸组织移植需要转化为临床应用。几个中心已经进行了睾丸组织冷冻。所有提供睾丸组织冷冻保存的中心都使用缓慢冷冻方案。在应用到临床之前，需要考虑几个因素以判断如何将干细胞移植到患者身上。
- 我们应移植组织还是细胞？
- 如果移植睾丸组织，我们应移植到哪里？
- 我们应为激素环境提供外部支持吗？
- 我们应该提供生长因子来刺激移植物存活吗？

临床病例
　　尚无临床病例。

归纳总结

- 通过移植精原干细胞或睾丸组织，可恢复不育动物的精子发生。
- 在将精原干细胞（细胞悬液或组织）移植到大型动物后，可繁育出健康的子代。

- 睾丸组织移植和精原干细胞移植是恢复青春期生殖细胞丧失风险患者生育力的有希望策略。
- 几个生育中心已提供了睾丸组织的冷冻保存项目。
- 自体移植尚未在临床进行。

主要阅读材料

[1] Picton HM, Wyns C, Anderson RA, Goossens E, Jahnukainen K, Kliesch S, et al. A European perspective on testicular tissue cryopreservation for fertility preservation in prepubertal and adolescent boys. Hum Reprod. 2015;30(11):2463–75.

[2] Hermann BP, Sukhwani M, Winkler F, Pascarella JN, Peters KA, Sheng Y, et al. Spermatogonial stem cell transplantation into rhesus testes regenerates spermatogenesis producing functional sperm. Cell Stem Cell. 2012;11(5):715–26.

[3] Fayomi AP, Peters K, Sukhwani M, Valli-Pulaski H, Shetty G, Meistrich ML, et al. Autologous grafting of cryopreserved prepubertal rhesus testis produces sperm and offspring. Science. 2019;363(6433):1314–9.

[4] Baert Y, Van Saen D, Haentjens P, In't Veld P, Tournaye H, Goossens E. What is the best cryopreservation protocol for human testicular tissue banking? Hum Reprod. 2013;28(7):1816–26.

第40章 自体移植精原干细胞前恶性细胞的去除
Removal of Malignant Cells Before Autotransplantation of Spermatogonial Stem Cells

Omar Abdelaal Hooman Sadri-Ardekani 著

王铭仪 药 晨 译 于浩天 吕思睿 校

本章评估了目前关于在精原干细胞（spermatogonial stem cell，SSC）自体移植以恢复生育力之前从睾丸活检中检测和移除恶性细胞的方法。

一、背景

在美国，儿童癌症的发病率约为 16/10 万[1]。幸运的是，在过去的几十年里，儿童癌症的治疗成功率有所提高，现在约 80% 的儿童在接受治疗后痊愈[2, 3]。癌症患者的化疗和放疗可能会产生性腺毒性，并导致永久性不育[4, 5]。不育是一个重要的问题，因为它对这些患者的生活质量和情绪健康有重大影响[6]。精液冷冻保存是成年男性保存生育力的黄金标准选择。

不幸的是，对于还没有精子的青春期前男孩来说，这不是一个可行的选择。睾丸组织冷冻保存为这些年轻的癌症幸存者带来了生育的希望。研究中的几种细胞和组织疗法可能允许冷冻保存的睾丸组织产生精子并产生生物学后代[7-9]。这些前景被看好的技术已促使世界各地的几个中心开始为青春期前癌症患者冷冻保存睾丸组织，等待这些新技术在他们进入青春期时可为他们所用[10]。

青春期前癌症男孩在保存生育力过程中面临的最关键障碍之一是他们的睾丸组织活检时可能受到恶性细胞污染。白血病倾向于侵犯睾丸[11]。急性淋巴细胞白血病（acute lymphoblastic leukemia，ALL）患者睾丸白血病浸润率为 5%～40%[12]。据推测，储存在睾丸组织样本中的恶性细胞可重新将癌症引入疾病缓解后的患者。另一项研究表明，即使只有 20 个恶性细胞也能导致疾病传播[13]。这些事实引起了人们对使用储存的睾丸组织进行睾丸组织或 SSC 自体移植风险的担忧。人们越来越需要找到一种灵敏的方法来检测睾丸组织样本中是否存在恶性细胞，并找到一种有效的方法来彻底清除这些细胞。

二、睾丸组织中恶性细胞污染的风险

Jahnukainen 及其同事在 2001 年发现，移植 T 细胞白血病大鼠的睾丸细胞可导致白血病传播给健康大鼠[13]。移植是通过将睾丸细胞注入睾丸网或睾丸间质组织来完成的。受体大鼠先用白消安处理，去除精原细胞。本研究分为四组：第一组，注射新鲜分离的健康和白血病大鼠小管细胞；第二组，注射白血病大鼠的冻融小管细胞；第三组，注射冻融的间质细胞；第四组，注射健康供体的细胞与不同数量的白血病细胞（2 个、20 个、200 个或 6000 个来自淋巴结的淋巴母细胞）混合物。

结果显示，所有注射了新鲜分离小管细胞的大鼠在 14 天内都出现了晚期白血病的表现；这些细胞通过睾丸网注入，或者通过间质注入。注射白血病大鼠冻融细胞的组在 3～6 天后达到晚期白血病。在注射间质细胞组中，组织学损害比接受小管细胞组更显著。在接受健康细胞和白血病细胞混合物的第四组中，接受 6000 个细胞和 200 个细胞的大鼠分别在 14 天和 19 天后出现晚期白血病。

只注射了 20 个淋巴母细胞的 5 只大鼠中，有 3 只（60%）在注射 21 天后出现了终末期白血病。只有注射了 2 个细胞的大鼠，才能保持健康到 42 天。

这项研究表明，移植来自白血病供体的睾丸细胞，无论是新鲜的还是冷冻保存的，都有将白血病传播给受者的显著风险。少量细胞即使低至 20 个也并不能消除这种风险。

在过去的 20 年里，研究人员一直在试图开发一种策略，以检测和消除睾丸组织或睾丸细胞悬液中的恶性细胞。本章总结了既往对动物和人类材料的研究，以推断克服这一问题的前景。

三、动物研究

研究人员已尝试净化不同动物物种的睾丸组织。小鼠是第一个进行研究的实验动物，随后是大鼠和非人灵长类动物（表 40-1）。去除恶性细胞的主要方法是细胞分选。细胞分选意味着根据细胞的特定标准将细胞从混合物中分离出来。这些标准可根据大小、形态或表面蛋白表达的不同而不同。生物学研究中主要使用的 2 种细胞分选方法是磁激活细胞分选（magnetic-activated cell sorting，MACS）和荧光激活细胞分选（fluorescence-activated cell sorting，FACS）。

MACS 是一种旨在从混合细胞群中富集特定细胞类型的方法（图 40-1）。通过用针对靶细胞上特定表面标记的抗体来使磁珠具有功能。这些磁珠由聚合物外壳和嵌入其中的磁芯组成。这些磁珠是可生物降解的，它们不会影响细胞的功能或结构，同时也是顺磁性的，这意味着它们不具有永久磁性，但当施加到外部磁场时，它们就会被磁化。

磁分离可通过阳性选择或阴性选择实现。阳性选择是使带有针对靶细胞上已知抗原的微珠附着在靶细胞表面。当带有磁珠的靶细胞通过磁场时将被分离。阴性选择意味着微珠将带上针对非靶细胞已知抗原的抗体。当带有磁珠的非靶细胞通过磁场时将被移除，剩余的溶液富集靶细胞。就特异性而言，阴性选择不如阳性选择，可能需

要多个分选步骤[14, 15]。

FACS 是一种基于细胞荧光标记的细胞分选技术（图 40-2）。用针对特定细胞表面标记的荧光结合抗体对细胞进行染色。来自不同细胞群体的单个细胞通过激光，根据它们的荧光标记获得电荷。这种电荷导致细胞偏转到单独的收集管中。每个试管都有丰富的带正电荷或带负电荷的细胞。就像在 MACS 中一样，FACS 也可通过阳性选择或阴性选择进行，方法是用荧光标记的抗体对靶细胞或非靶细胞进行染色。在细胞活性和功能方面，FACS 逊于 MACS；然而，就浓缩细胞的特异性和纯度而言，FACS 优于 MACS[16]。

Fujita 及其同事在 2005 年[17]利用流式细胞仪进行了一项研究，试图从生殖细胞中分离出恶性细胞。他们使用了 C1498 白血病细胞系，这是一种起源于 C57L/6 的小鼠白血病细胞系。细胞取自 C57L/6 小鼠腹腔注射 C1498 细胞 2 周后取出的睾丸组织。用 CD45 和 MHC-Ⅰ类重链（H-2Kb/H-2Db）作为生殖细胞的表面标志，用于 FACS 分离。99.7% 的 C1498 细胞呈 CD45 阳性和 H-2Kb/H-2Db 阳性，而 93.5% 的生殖细胞均为阴性。H-2Kb/H-2Db 阳性细胞经 TRA98 免疫组化染色证实为生殖细胞。TRA98 是一种单抗，可染色除长精子细胞和成熟精子外的生殖细胞核。将富集到的生殖细胞和白血病细胞分别腹腔注射给 12 只 C57BL/6 小鼠。注射生殖细胞组的所有小鼠都存活到注射后 300 天，没有白血病的迹象。他们的骨髓和腹膜渗出物在组织学检查中没有白血病细胞的迹象。相反，注射白血病细胞组在 40 天内出现白血病和出血性腹水。

将 C1498 接种绿色荧光蛋白（green-fluorescent protein，GFP）小鼠（供体）的生殖细胞移植到 C57BL/6 小鼠（受体）的输出小管内。移植用细胞获取自腹腔注射 C1498 细胞 2 周后的 GFP 小鼠睾丸。受体在注射前 4 周注射二甲磺酸丁酯使其不育，以确定分选的生殖细胞进行精子发生的能力。以 GFP 小鼠为供体是为了区分供体细胞和受体细胞。所有接种富集生殖细胞的小鼠在移植后

表 40-1 动物实验总结与比较

研 究	年 份	纯化方法	恶性细胞	睾丸细胞来源	恶性细胞数量/百分比	恶性细胞标志物	生殖细胞标志物	检测方法
Jahnukainen 等	2001		大鼠 T 细胞白血病细胞	PVG 大鼠	2 个、20 个、200 个或 6000 个细胞			同种异体移植
Fujita 等	2005	FACS	小鼠 C1498 白血病细胞	小鼠 C57BL 生殖细胞	未知	CD45、MHC- I (H-2Kb/H-2Db)	TRA98	同种异体移植
Hou 等 (a)	2007	FACS	Roser T 细胞白血病细胞	PVG 大鼠	使用被污染供体的睾丸细胞进行分类	CD4、MHC- I	Ep-CAM	同种异体移植
Geens 等	2007	MACS 和 FACS	小鼠 EL-4 T 细胞淋巴瘤细胞	B6CBAF/Juco 小鼠	小鼠淋巴瘤实验 5%	H-2Kb (MHC- I)	α6 整合素 (CD49f)	流式细胞术、体外细胞培养、同种异体移植
Hou 等 (b)	2007	异种移植	Roser T 细胞白血病细胞	PVG 大鼠	未知	CD4	CD90	组织学、流式细胞术、异种移植
Hou 等	2009	MACS	Roser T 细胞白血病细胞	PVG 大鼠	未知	CD4、CD90	CD90	流式细胞术、体内肿瘤成瘤形成免疫细胞化学
Fujita 等	2008	异种移植	人急性 T 淋巴细胞白血病细胞	SCID 小鼠	100 个、10³ 个、10⁴ 个、10⁵ 个、10⁶ 个、10⁷ 个、10⁸ 个细胞		DAZL、Prm2	RT-PCR、异种移植
Hermann 等	2011	FACS	人源 MOLT4 细胞	青春期前非人灵长类	10%	CD45	CD90	免疫细胞化学、体内肿瘤形成(小鼠间质内质注射实验)
Shabani 等	2018	NP 载药	小鼠 EL-4 急性淋巴细胞白血病细胞	新生小鼠 SSC	5%	H-2Kb	α6 整合素	流式细胞术、异种移植术
Tani 等	2019	密度梯度、MACS 和 FACS	人源 B 淋巴细胞白血病细胞	GFP 和 C57BL 小鼠生殖细胞	未知	CD20、CD38	CD90、α6 整合素 (CD49f)	异体移植术、组织学

FACS. 荧光激活细胞分选; MACS. 磁激活细胞分选; SSC. 精原干细胞; NP. 纳米粒子; GFP. 绿色荧光蛋白

8 周内均存活。睾丸解剖组织显示出正常的外观。生精小管内可见供体 GFP 细胞，生精功能正常，可产生成熟精子。相反，所有移植了未分选生殖细胞的小鼠在 4 周内都出现了终末期白血病的症

状。移植后 2 周，睾丸解剖组织出现白血病浸润性病变。

为了研究从受体睾丸获得的 GFP 精子是否能够支持正常发育，进行了卵胞质内单精子注射。42 枚胚胎中有 40 枚（95.2%）在培养 24h 内发育到二细胞期。胚胎移植给雌性小鼠后，共产仔 12 只（28.6%）。50% 的幼崽在激发光下发出绿色荧光，表明精子来自移植的生殖细胞。

Hou 及其同事在 2007 年[18]还进行了一项研究，使用 FACS 作为一种去污染和浓缩睾丸组织样本中生殖细胞的方法。本研究着重于从 Roser T 细胞白血病大鼠的睾丸标本中确定白血病或生殖细胞特异性表达的表面标志，并检查影响分选过程的细胞因素。对白血病和非白血病大鼠的 T 细胞白血病细胞和睾丸细胞进行了全面的免疫表型分析。根据分析结果，使用 CD4 和 MHC- I 来鉴定睾丸样本中的 Roser T 细胞淋巴母细胞。EP-CAM 作为睾丸非白血病细胞的标志物。

在选择特异性标志物后，采用 4 种不同的方案进行 FACS：①用结合一抗（EP-CAM）阳性分

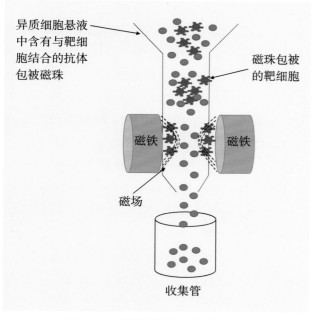

▲ 图 40-1　磁激活细胞分选（MACS）

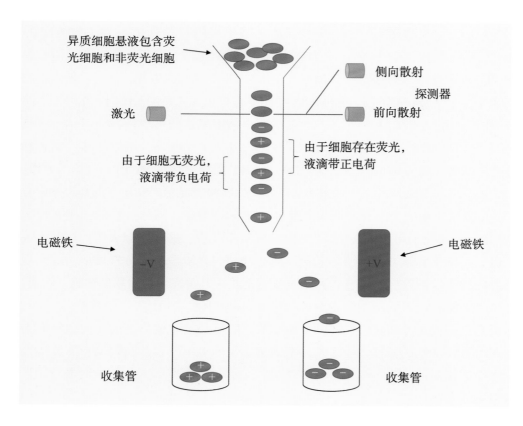

◀ 图 40-2　荧光激活细胞分选（FACS）

选生殖细胞；②用二抗阳性分选生殖细胞（以增强一抗信号）；③用 2 种标志物（CD4 和 MHC-Ⅰ）阴性分选恶性细胞；④结合阳性选择和阴性选择（EP-CaM⁺/CD4⁻ 和 MHC-Ⅰ⁻）分选。在前述所有方案中[19]，表现精原细胞特征且显示 SSC^low 和 FSC^high 的细胞被考虑用于分选。

为了评估分选程序，从每个分选方案中获得的细胞被用于移植到健康的大鼠睾丸中或进一步标记用于 FACS 分析。用这些标本制备细胞离心涂片，进行免疫组织化学染色。所有接受未分选白血病睾丸细胞的健康大鼠（作为对照）在不到 20 天内死于终末期白血病。接受方案 1 和方案 2 产生的细胞（EP-CAM 阳性）的 3 只大鼠中，有 2 只分别在注射后 25 天和 33 天死于白血病。在方案 2 中，重复实验使用更高的生殖细胞浓度和更快速的分选，导致程序延长，细胞存活率降低。所有接受从方案 3 获得的细胞（CD4 和 MHC-Ⅰ阴性）的大鼠都死于白血病。最有希望的结果显示在方案 4（结合阳性和阴性选择）中，因为接受这一部分的大鼠在注射后无病生存长达 120 天。分选后流式细胞仪未检测到表达 CD4/MHC-Ⅰ 的细胞。

精原细胞标志物 Oct-4 免疫组织化学染色显示，EP-CAM（方案 1 和方案 2）阳性筛选的细胞中有 96.5% 的细胞呈 Oct-4 阳性。按 CD4/MHC-Ⅰ阴性选择（方案 3）分选的细胞仅有 1.8% 呈 Oct-4阳性。经 EP-CAM 阳性选择和 CD4/MHC-Ⅰ 阴性分选的细胞均为 Oct-4 阳性，证明了该方法的富集性。

这项研究表明，FACS 的纯化效果完全依赖于精原细胞或癌细胞的特定表面标志物的可用性。表面标志物的低特异性、白血病细胞和睾丸细胞的聚集，以及白血病细胞群的异质性严重影响了该方法的有效性。事实上，干细胞和白血病细胞有少数共享的标志，这使得它们的绝对分离变得非常困难。只有精原细胞和白血病细胞的阳性和阴性联合选择方法才显示出令人满意的结果，但由于 2 个分选周期，细胞损失非常高。这一点至

关重要，因为青春期前男孩睾丸的活检中存在的干细胞数量很低。

几年后，Hermann 及其同事在 2011 年[20] 尝试使用 FACS 从 MOLT4 人类 T 细胞白血病细胞中净化新鲜和冷冻保存的青春期前恒河猴睾丸细胞。培养 MOLT4 细胞，并用表达 GFP 的慢病毒标记，以便于最终确定肿瘤细胞来源。CD45 作为 MOLT4–GFP 细胞的标志物，CD90（Thy-1）作为睾丸细胞的标志物进行流式细胞术分析和分类。采用 CD90 阳性选择和 CD45 阴性选择进行分选。取睾丸细胞与 10% MOLT4 细胞混合，分选 CD90⁺/CD45⁻、CD90⁻/CD45⁻ 和 CD90⁻/CD45⁺ 细胞。分选后，对未分选和分选的细胞进行 VASA（生殖细胞标志物）免疫细胞化学染色。将分选和未分选的细胞移植到裸鼠睾丸的间质中，以评估肿瘤的生长情况。

几乎所有 VASA 阳性细胞仅存在于 CD90⁺/CD45⁻ 组分（推测为 SSC 组分）。然而，由于分选过程中的细胞损失，FACS 后只有 15% 的起始 VASA 阳性细胞被恢复。对分离的 CD90⁺/CD45⁻ 组分进行恶性细胞污染检测和用流式细胞仪进行纯度检查，结果表明它含有 0.1% 的 GFP⁺CD90⁻/CD45⁺（可能是 MOLT4）细胞，足以在受体小鼠的睾丸中形成 GFP⁺ 肿瘤。因此，即使是低水平的 MOLT4–GFP 污染也足以在裸鼠体内产生肿瘤。

为了减少细胞粘连的可能性，还用单态分选进行了 4 个额外的分选程序，细胞粘连可能解释了 CD90⁺/CD45⁻ 组分中存在 MOLT4⁺ 细胞的原因。SD 分选后，纯度检查显示，在 4 个重复程序中有 3 个没有 GFP 阳性细胞，这些分选的细胞在裸鼠睾丸中没有发生肿瘤。这项研究表明，在非人灵长类动物模型中，多阶段单态分选可成功地实现从睾丸细胞活检中几乎完全消除恶性细胞。然而，分选后生殖细胞的高损失仍然是一个缺陷。

Hou 及其同事延续了他们之前在大鼠细胞上使用流式细胞仪的工作[18]，并利用 MACS 作为纯化方法进行了另一项研究[21]。他们试图通过阴性选择恶性细胞来从大鼠 Roser T 细胞白血病细胞中

分离出睾丸细胞。供体睾丸细胞取自放射诱发白血病花斑杂色（piebald variegated，PVG）大鼠的睾丸。Roser T 细胞白血病的免疫表型与人类 ALL 非常相似。从白血病大鼠睾丸获得的细胞用抗 CD4 抗体标记，这是 Roser T 细胞白血病细胞的已知特异性标志物。对细胞悬液进行 2 次分选，将分选出的细胞注射到健康 PVG 大鼠的睾丸内。部分细胞用于流式细胞仪分析和免疫细胞化学。对于 FACS 分析，CD90 表面标记被用来代替 CD4，因为 CD4 表位已经被偶联到磁性微球上的抗 CD4 抗体占据。

　　MACS 后纯度检测结果显示，白血病细胞数量在免疫细胞化学分析中（CD4$^+$ 细胞）减少 0.07%～27%，流式细胞术分析中（CD90$^+$ 细胞）减少 0%～52%。因此，这种减少的程度是高度可变的。结果还表明，将抗体浓度从 20μl/10^6 细胞增加到 35μl/10^6 细胞，可使 MACS 对 CD4 细胞的减少能力从 27% 提高到 49%。然而，进一步增加抗体浓度或孵育时间并不能取得进一步的改善，相反，细胞产量显著降低。

　　受体大鼠被分成四组和一组接受未分选细胞注射的对照组。根据抗体浓度和孵育时间将分选后的睾丸细胞分为四组。将细胞注射到受体大鼠的睾丸中。在每个实验中，每个睾丸内都注入了 150 万个细胞。对照组的所有大鼠在 14 天内因白血病晚期死亡，而接受 MACS 分选细胞的所有大鼠也在几天后死亡。

　　综上所述，这项研究表明，尽管 MACS 在血液学领域是一种临床可用的方法，但它并不是消除被恶性细胞污染的睾丸细胞的有效方法。细胞大小的变化和白血病细胞的免疫原性特征的多变可能解释了这种方法的失败。

　　Geens 及其同事在 2007 年发表了一项关于小鼠的研究。本研究旨在评价 MACS 和 FACS 联合用于去除睾丸细胞悬液中恶性细胞的效果[22]。在本研究中，B6CBAF/Juco 小鼠睾丸细胞被 5% EL-4 细胞（小鼠 T 淋巴瘤细胞）污染。50% 的受污染细胞在实验前被冻融，其余的保持新鲜，以

比较两种条件下的分选效果。用于分选的细胞标志物是 CD49f（α6 整合素）和 H-2kb，CD49f 是一种小鼠体内的 SSC 富集标志物，H-2kb 是一种已知的 MHC-Ⅰ 分子，表达于 T 细胞淋巴瘤细胞，而不表达于生殖细胞。

　　最初使用 CD49f-PE 偶联抗体和抗 PE 微球进行 MACS，以富集精原细胞群。用抗 H-2Kb-FITC 单抗对分离的 MACS 细胞进行 FACS。FACS 程序结合了 CD49f 细胞的阳性选择和 H-2kb 细胞的阴性选择。分别在消化后、抗体标记后、MACS 后和 FACS 后用活／死荧光染色检测细胞的存活率。为评价分选纯度，每一个步骤中的细胞均用流式细胞仪检测，并培养以观察肿瘤集落形成情况。

　　最终分选出细胞后，通过输出小管移植到 W/WV 不育小鼠的睾丸中，对净化后的细胞进行体内评估，并跟踪观察肿瘤的形成。此外，为了验证该评估技术的敏感性，将 44 只 W/WV 小鼠移植了序号为 EL-4 的细胞，并在 120 天后或自然死亡后检查肿瘤形成情况。

　　这项研究显示 CD49f 阳性细胞（精原细胞）的比例从未分选细胞群中的平均 3.94% 显著增加到 MACS 后的 40.46% 和 FACS 后的 76.55%。另外，H-2kb 阳性细胞从未分选细胞群的 10.35% 下降到 MACS 后的 3.54% 和 FACS 后的 0.39%。细胞培养显示在分选前 100% 形成肿瘤集落。在 MACS 后，这一比例下降到 50%，但在 FACS 后，32 孔中只有 1 孔（3.1%）形成了肿瘤集落。11 只小鼠注射新鲜细胞悬液，9 只注射冻融细胞。20 只小鼠中只有 1 只（5%）在移植后出现了腹部肿瘤。

　　在此过程中，细胞的活力没有明显下降。消化后细胞存活率为 70.5%。这一比例在标记和 MACS 后保留（69.7%），但在 FACS 后下降到 60.5%。此外，当比较新鲜样品和冷冻解冻样品时，也没有发现显著差异。

　　这项研究的结果与以前的实验结果相矛盾[17]。这项研究表明，以小鼠为研究背景下，在 MACS 和 FACS 后，仍有 0.4% 的 H-2kb$^+$ 细胞出现在悬液中，这些细胞在体外可形成集落，在体内可形成肿瘤。

Hou 及其同事在 2007 年[23] 研究了将患有晚期 Roser T 细胞白血病大鼠的睾丸组织移植到裸鼠背部，作为检测睾丸组织样本中恶性污染的一种方法。以健康 PVG 大鼠为对照。将裸鼠分为三组进行移植，第一组注射 4 个新鲜睾丸移植物。第二组注射 4 个冻融移植物，第三组注射 8 个冷冻保存移植物。其他裸鼠分为三组，分别以 20 个细胞 / 只、200 个细胞 / 只、6000 细胞个 / 只进行腹腔注射。对移植睾丸组织的小鼠和注射了白血病细胞的小鼠进行监测，以寻找白血病和局部肿瘤形成的迹象。

异种移植结果显示，所有小鼠在移植后 11～13 天都出现了局部肿瘤，而接受冻融移植的小鼠则延迟了 1～2 天。更多数量的睾丸移植物不会增加白血病的发病率，也不会影响白血病小鼠的存活时间；新鲜移植物和冷冻移植物之间也没有差异。

在注射细胞的小鼠中，注射 6000 个细胞和 200 个细胞的各 4 只小鼠中分别有 2 只和 3 只在 31～33 天内发展为终末期白血病。另外一组在 3 个月监测期内存活下来，没有任何疾病迹象。

这项研究表明，将大鼠睾丸组织移植到裸鼠体内，为开发实用的恶性肿瘤检测方法提供了一种有前途的技术。此外，注射低数量细胞（200 个细胞）的小鼠发生白血病证实了白血病传播的高风险。

2008 年，Fujita 及其同事进行了一项研究，评估白血病细胞污染对睾丸异种移植的影响[24]。他们设计了一种人类 Jurkat T 细胞白血病的大鼠模型。分别注射 100 个、1×10^3 个、1×10^4 个、1×10^5 个、1×10^6 个、1×10^7 个或 1×10^8 个 Jurkat 细胞。将细胞接种于裸鼠皮下，8 周后观察肿瘤生长情况。在实验的另一部分中，将 20 万个 Jurkat 细胞注射到 SCID 小鼠（作为成年模型）和 C57/BL6 小鼠（作为青春期前模型）的睾丸中。注射后 5 天处死供体小鼠，将睾丸碎裂为 6～8mm³ 的小块，移植于去势裸鼠体内。8 周后评估移植瘤的生长情况，然后对移植物进行解剖和组织学检查，并进行 RT-PCR 检测。

Jurkat 细胞裸鼠体内注射实验结果显示，注射小于 1×10^5 个细胞的裸鼠未发生肿瘤。然而，注射 1×10^6 个细胞的小鼠中有 20% 发生肿瘤，注射 1×10^7 个细胞的小鼠中有 80% 发生肿瘤，注射 10^8 个细胞的小鼠中 100% 发生肿瘤。

在评估移植组织的小鼠时，检测到 25% 的移植物形成肿瘤。所有移植物的组织学检查均未见睾丸组织。此外，生殖细胞（DAZL 和鱼精蛋白 2）、支持细胞（MIS）和间质细胞（LHR）的 RT-PCR 标记也没有检测到任何剩余的睾丸细胞。这证实了白血病细胞取代了移植物中的所有睾丸细胞。

这项研究的结论是，睾丸组织的异种移植可能会消除癌症幸存者再次感染白血病的潜在风险。然而，已经渗透到睾丸组织的白血病细胞可能会损害异种移植物的精子发生。结果还表明，异种移植并不是检测人类癌细胞污染的可靠方法，因为只有 25% 的受体小鼠发生了肿瘤。

最近进行了纳米粒子（nanoparticle，NP）靶向给药的广泛临床研究，以改善癌症治疗并降低药物相关毒性[25]。Shabani 及其同事在 2018 年[26] 进行了一项研究，使用一种新的方法从新生小鼠睾丸细胞中去除白血病细胞，使用叶酸结合的聚乳酸 - 乙醇酸纳米粒子 [poly（lacticco-glycolic acid）nanoparticle，PLGA NP] 作为顺铂化疗药物的药物载体。顺铂的治疗效果有限，因为它的低水溶性，对结合血浆蛋白的高亲和力，以及可降解性[27, 28]。因此，使用 NP 靶向递送顺铂可能是有前景的。

将新生小鼠 SSC 与 5% EL-4 ALL 细胞混合在同一培养液中。将培养的 SSC-EL-4 细胞分为四组，即对照组、单纯空白纳米粒子（NP 不含顺铂）组、有效顺铂组、顺铂 - 叶酸偶联 PLGA 纳米粒子（NP-Cisplatin）组。用 MTT 检测法分别检测纳米粒子和顺铂对 EL-4 细胞和 SSC 的毒性。用原位细胞死亡检测试剂盒检测顺铂和搭载顺铂的 PLGA 纳米粒子对 EL-4 细胞的毒性。SSC 的表面标志物为 α6 整合素，EL-4 细胞的表面标志物为 H-2kb。

培养 48h 后，将四组细胞分别与结合 FITC 的抗 H-2kb（白血病细胞标志物）抗体和结合 PE 的抗 CD49f（SSC 标志物）抗体共同孵育，用流式细胞仪分析其对肿瘤细胞的体外杀伤作用。流式细胞仪分析显示对照组和空白 NP 组 CD49f$^+$ 和 H-2kb$^+$ 细胞百分率无显著差异。而 NP– 顺铂组的白血病细胞百分率较低（0.8 ± 0.14 vs. 1.90 ± 0.17），SSC 百分率明显高于顺铂组（59.64 ± 2.5 vs. 39.43 ± 6.33）。对照组和空白 NP 组细胞存活率无明显差异，证实了 NP 本身的安全性。

为了在体内评估去污染过程，将来自四个组的细胞混合物注射到受体裸鼠的输出小管中，以评估肿瘤的产生。注射 NP– 顺铂处理的 SSC– 白血病共培养细胞 8 周后未见肿瘤形成。在受体小鼠的许多生精小管中发现了 SSC 的定植和体内精子发生的启动。

本研究表明，在 SSC 培养中，搭载顺铂的 PLGA 纳米粒子显著影响白血病细胞的耗竭。然而，这并不能从混合物中消除恶性细胞。

Tian 及其同事在 2019 年的一项研究中[29]比较了小鼠睾丸细胞的不同纯化方法。他们使用人类 B 细胞 ALL 细胞系进行实验，建立了 GFP 裸小鼠的白血病模型。通过文献回顾确定 B-ALL 细胞和小鼠 SSC 的标志物，并验证其特异性。采用免疫荧光染色和流式细胞术进行检测。他们最终对 B-ALL 细胞使用了 CD20 和 CD38 标记，对 SSC 使用了 CD90 和 CD49f 标记。尾静脉注射 $10^2 \sim 10^8$ 个 B-ALL 细胞建立小鼠白血病模型。记录每组小鼠的白血病发病情况。结果发现，随着注射的 B-ALL 细胞数量的增加，小鼠白血病开始时间和小鼠存活时间逐渐缩短。每隔 7 天取睾丸活检一次，恶病质出现后处死小鼠，取睾丸组织，消化提取 SSC。他们在这些提取的细胞上测试了 3 种方法，即密度梯度离心法、MACS 和 FACS。

按 20%、30%、35%、40%、45%、50%、60% 的顺序制备 Percoll 密度梯度液。分离管在 4℃、500g 的条件下离心 10min，收集 35%～45% 梯度的细胞作为 SSC。

对于 MACS，细胞被附着在抗 CD20、CD48、CD90 和 CD49f 抗体标记的磁性微珠上重新悬浮。对于 FACS，在细胞悬液中加入抗 CD20、CD38、CD90 和 CD49f 抗体，孵育后加入 FITC 标记的二抗。

将 3 种方法分离纯化的 SSC 分别移植到 4 周龄裸鼠和使用白消安后 C57BL/6 小鼠的生精小管内。移植后，受体小鼠睾丸中大量表达 GFP，提示 GFP 阳性 SSC 在受体生精小管内增殖分化，开始生精。GFP$^+$ 精子最早于移植后 32 天在受体小鼠睾丸中被检出，平均时间为（47.6 ± 16.4）天。从受体睾丸获得 GFP$^+$ 精子用于受精，并产生 GFP$^+$ 后代。至于移植受体的白血病发病情况，发现接受密度梯度离心纯化 SSC 的裸鼠在移植后都出现了白血病症状，最早检测到的时间为 11 天。

此外，在这些裸鼠睾丸中未检测到 GFP$^+$ 精子，提示被 B-ALL 细胞侵犯睾丸组织的生精功能受到影响。然而，接受 MACS 和 FACS 纯化 SSC 的裸鼠中没有出现白血病症状。流式细胞仪检测未检测到受体裸鼠血液和睾丸组织中的 B-ALL 细胞。本研究建议联合使用多种分选标志物，使用 MACS 或 FACS 从白血病睾丸组织样本中纯化 SSC。

四、人体研究

同样的方法，也被应用于人类组织和人类恶性细胞系（表 40–2），主要是利用在动物研究中使用的流式细胞仪。

Fujita[30] 等于 2006 年在人类生殖细胞上进行了实验，使用了他们在之前的研究中使用的相同方法[17]，即对恶性细胞的 2 个表面标志物进行流式细胞仪检测。人睾丸细胞取自一名因睾丸钝挫伤而接受手术的患者。本研究检测了多种人类恶性细胞系，包括 Jurkat T 细胞白血病、MOLT4 T 细胞白血病、HL60 早幼粒细胞白血病、KU812 慢性髓系白血病、Raji Burkitt 淋巴瘤和 DHL8 B 细胞弥漫性大非霍奇金淋巴瘤。这些细胞系代表了最常见的儿童血液系统恶性肿瘤。血液病和非实体性恶性肿瘤更容易侵犯睾丸[11]。

表 40-2 人体研究总结与比较

研 究	年 份	纯化方法	恶性细胞	睾丸细胞来源	恶性细胞数量/百分比	恶性细胞标志物	生殖细胞标志物	检测方法
Fujita 等	2006	FACS	人 T 细胞白血病（Jurkat、MOLT4）细胞、人早幼粒细胞白血病（HL60）细胞、人慢性粒细胞白血病（KU812、K562）细胞、人淋巴瘤（U-937、Raji、DHL8）细胞	人生殖细胞	未确定	CD45、HLA-ABC	α6 整合素（CD49f）	流式细胞术
Geens 等	2007	FACS	人 B 细胞白血病（SB）细胞	成人睾丸组织	0.05%、5%	HLA-I	α6 整合素（CD49f）	PCR
Geens 等	2011	选择性基质黏附	人 SB ALL 细胞	成人睾丸组织	1%、5%、10%	HLA-ABC		流式细胞术、PCR（DNA、B 细胞受体）
Dovey 等	2013	FACS	人白血病（MOLT4、TF-1a）细胞	成人睾丸组织	10%	CD49e、HLA-ABC、CD45	Ep-CAM	异种移植（同质注射或睾丸小管内移植）
Sadri-Ardekani 等	2014	选择性培养体系	人 B 细胞 ALL 细胞	成人和青春期前人睾丸细胞	0.04%、0.4%、4%、40%	CD1、CD2、CD3、CD5、CD10、CD19、CD20		MRD-PCR（患者特异性实时定量 PCR）

FACS. 荧光激活细胞分选；ALL. 急性淋巴细胞白血病；MRD. 微小残留病灶。

获取人体样本后，将组织消化，获得睾丸细胞悬液。首先使用免疫组织化学检测一组恶性细胞和生殖细胞标志物，以确定每个恶性细胞系的特定表面标志物。他们选择了标记 HLAABC、CD45 和 α6 整合素（CD49f）。精原细胞 CD34 和 HLA-ABC 均为阴性，而存在于生精小管与恶性细胞之间的白细胞 CD45 和 HLA-ABC 均为阳性。

分离的生殖细胞和恶性细胞在流式细胞仪的前向散射（forward scatter，FSC）和侧向散射（side scatter，SSC）直方图上绘制在相似的区域。在 FSC^{high} 和 SSC^{low} 区域（可能表明精原干细胞富集）[19]，所有的白血病细胞和淋巴瘤细胞都被抗 HLA-ABC 和抗 CD45 抗体染色。约 1.45% 的 K562 细胞（人髓系白血病）存在于 HLA-ABC 和 CD45 阳性的分离物中。这归因于 MHC- I（HLA-ABC）的低表达，在其他白血病细胞系中也有报道[31]。为了实现这些细胞的完全去除，在流式细胞术前用干扰素 γ[32] 诱导 K562 细胞表达 HLAABC。结合两种表面标志物和 FSC^{high} 和 SSC^{low} 细胞群的门控，可将所有的恶性细胞从生殖细胞中去除。

HIWI、DAZL、VASA 和 NANOG 作为生殖细胞标志物，STELLAL 和 OCT4 作为干细胞标志物的实时荧光聚合酶链式反应证实了包括 SSC 在内的生殖细胞的存在。α6 整合素染色显示，未分选的生殖细胞中阳性细胞占 18.3%，分选的生殖细胞中阳性细胞占 76.7%。这表明分选不仅可净化恶性细胞，还可导致干细胞群的富集。

这项研究为从恶性细胞中提纯人睾丸组织显示了良好的前景。然而，这完全取决于识别每个恶性细胞系特定的表面标志物，了解人类癌症不同的免疫表型。

作为 2007 年 MACS 和 FACS 结合实验的一部分[22]，Geens 等在人类睾丸细胞上进行了 FACS。由于睾丸组织的数量有限，MACS 没有应用于人体试验。

细胞取自输精管结扎术后的患者，生精功能正常。恶性细胞是来自一名 B 细胞 ALL 患者的 SB 细胞，B 细胞 ALL 是儿童最典型的白血病。5 例患者睾丸细胞被 5% SB 细胞污染，6 例患者睾丸细胞被 0.05% SB 细胞污染。混合细胞悬液在实验前解冻。

FACS 是通过阴性选择 HLAI 类阳性细胞来进行的，该标志物在 SB 细胞上表达，而在生殖细胞上不表达。流式细胞仪分析后进行聚合酶链式反应以评价 SB 细胞的净化效率。流式细胞仪和聚合酶链式反应检测结果显示，11 例患者细胞悬液中有 10 例仍含有 SB 细胞（0.58%），与 5% 和 0.05% 初始污染组之间差异无统计学意义。

2013 年，Dovey 等[33] 在人类睾丸细胞上测试了同样的方法，验证了流式细胞仪和异种移植的使用。他们使用了人睾丸细胞和 MOLT4 T 细胞急性淋巴细胞白血病细胞系。首先，他们验证了 MOLT4 细胞的 CD49e 和 HLA-ABC 标志及精原干细胞的 EP-CAM 标志。用 10% 的 MOLT4 细胞污染睾丸细胞，然后用混合细胞悬液进行分选。分选得到两个主要组分：① EP-CAM$^-$/CD49e$^+$/HLA-ABC$^+$，推测为 MOLT4；② EP-CAM$^+$/CD49e$^-$/HLA-ABC$^-$，推测为精原细胞。两组分均用于异种移植。分离和未分离的细胞被移植到间质间隙（生精小管之间）或通过输出小管移植到裸鼠的生精小管（管内）。间质注射用于肿瘤生物学测定，而小管内注射用于检测生殖细胞的定植活性。

未分选的细胞群通过间质和管内注射分别在受体睾丸中形成了 62% 和 41% 的肿瘤。EP-CAM$^-$/CD49e$^+$/HLA-ABC$^+$ 组分在间质注射和管内注射分别有 55% 和 23% 的睾丸发生肿瘤。在注射 EP-CAM$^+$/CD49e$^-$/HLA-ABC$^-$ 组分的睾丸中，无论是间质注射还是管内注射，均未发现肿瘤形成。

这项研究使用另一种白血病细胞系 TF-1a 和另一种白血病细胞标志物重复进行。CD45 被用来证明多参数 FACS 策略可应用于去除不同的恶性肿瘤。

根据最近的文献发现，所有在 SSC 移植前使用 FACS 方法的研究都认为它具有潜在的临床应用价值。然而，最初应建立可靠的特异性细胞标志物来区分恶性细胞和 SSC。此外，还需要解决分选过程中生殖细胞严重损失的问题。

Geens 等 2011 年进行了一项研究[34]，使用选择性基质黏附技术在人类模型中丰富生殖细胞和消耗癌细胞。来自输精管结扎术逆转手术患者的人睾丸细胞是通过睾丸活检获得的。经酶消化后，将睾丸细胞与 1%、5% 或 10% 的白血病患者外周血 B 淋巴细胞（CCRF-SB 细胞系）混合。

混合细胞悬液以 200 万 /cm² 的浓度接种于含 20% 胎牛血清（fetal bovine serum，FBS）的培养液中，在未包被的培养皿中培养 4 天。在第 4 天，他们执行了一个逐步选择的过程。取贴壁细胞，用大鼠抗 CD49f-R-PE 抗体、生殖细胞标志物和抗 PE-MAC 微球标记。用 MACS 对 CD49f⁺ 细胞进行浓缩。之后，将分选出的细胞用于基于基质的筛选。将细胞接种于含 15% 胎牛血清的 Ⅰ 型胶原包被的培养皿中，孵育 4h。收集未结合的细胞，以 0.5～100 万 /cm² 的浓度接种。在涂有层粘连蛋白的培养皿中培养 45min，收集与层粘连蛋白结合的细胞，用于流式细胞仪分析和 DNA 提取用于聚合酶链式反应。所有细胞孵育和培养均在 32.5℃进行。

以抗 CD49f-R-PE 和抗 HLA-ABC FITC 分别作为生殖细胞和 CCRF-SB 细胞的标志物进行流式细胞术分析。CD49f⁺/HLA-ABC⁻ 细胞在未分选、未污染细胞中的比例约为 6%，但经 MACS/ 基质筛选后，这一比例增加到 87.8%。在细胞选择结束时，仍有 HLA-ABC⁺/CD49f⁻ 细胞存在，比例为 0.9%～4.6%。B 细胞受体的 PCR 结果证实在最终选择后的所有样本中都存在白血病细胞。这一策略显示出显著的浓缩生殖细胞能力，但在消除恶性细胞污染方面效果不佳。

2014 年，Sadri-Ardekani 等[35]尝试在之前建立的成人和青春期前精原细胞培养系统中，对恶性肿瘤细胞和精原细胞进行长期共培养[36, 37]。由于 SSC 的数量相对较少，因此在使用它们恢复生育力之前，应该在培养基中进行繁殖。

睾丸细胞取自一名患有成年前列腺癌男性的切除组织和 2 名试验性生育力保存库中的青春期前男孩。ALL 细胞取自 3 例 B 细胞 ALL 患者的骨髓。用多标记流式细胞仪检测淋巴母细胞百分比。

在实验开始前，将睾丸细胞在体外培养 3～5 周以增加其数量。在此之后将 ALL 细胞加入培养基中。他们使用多种不同浓度的 ALL 细胞进行培养（0.04%、0.4%、4% 和 40%）。培养条件与单独培养睾丸细胞相同。细胞混合物共培养 52 天。ALL 细胞在这些培养条件下存活的能力是通过将 ALL 细胞单独培养作为共培养的平行对照来评估。活 / 死染色后流式分析检测细胞活性。每一代剩余的共培养细胞用于 DNA 和 RNA 的分离。患者特异性实时定量 PCR 微小残留病灶分析（MRD-PCR）[38]用分离的 DNA 检测每一代的 ALL 细胞。MRD-PCR 的灵敏度最初被验证为在 10 000～100 000 个睾丸细胞中检测到单个 ALL 细胞。

对照组培养 14 天后，白血病细胞全部死亡。在第 1 代（培养 14～16 天）中，0.04%、0.4% 和 4% 初始浓度组的 3 例患者中有 2 例没有检测到白血病细胞。在第 2 代（培养 20～26 天）中，所有组的白血病细胞均未被 PCR 检测到。精原细胞在整个培养过程中不断生长、增殖并保持活力。

本研究证实，目前的 SSC 增殖培养体系也能有效去除骨髓活检获得的恶性白血病细胞。然而，未来需要对不同类型的恶性肿瘤进行研究，以测试消除它们的能力。

五、结论

在过去的几十年里，试图为那些有不育风险的人保存生育力的工作大幅增加。将 SSC 用于体外精子发生或 SSC 移植的新方法的前景受到了男性生育研究界越来越多的关注。然而，在临床环境下实现干细胞移植仍然存在一些障碍，最明显的是恶性细胞污染的风险。在本章中，我们试图重点介绍研究人员为寻找一种可靠的方法来纯化动物和人类干细胞所做的最重要的尝试。有些研究是成功的，有些则不是。来自不同小组的不同结果的争议使我们认为，需要做更多的工作和更多的研究，以实现标准化处理青春期前癌症患者睾丸组织样本这一目标。

第 41 章 男性不育症的移植治疗
Transplant Therapies for Male Infertility

Kien Tran　Sarah K. Munyoki　Amanda C. Zielen　Richard N. Yu　Kyle E. Orwig　著

王铭仪　药晨　译　　于浩天　校

一、背景

癌症的化疗和放疗或其他疾病，如自身免疫病和骨髓移植前的清髓准备，可能会导致永久性不孕不育。癌症幸存者报告，生育状况对他们的生活质量有重要影响[1]。因此，美国临床肿瘤学会[2]、美国生殖医学会[3]和国际生育保护协会[4]建议所有患者接受与治疗其原发病相关的生殖风险的咨询，以及保存生育力的选择。成年患者可选择在治疗前冷冻卵子、精子或胚胎，这些治疗可在未来使用现有的辅助生殖技术实现妊娠[5-7]。这些选择并不适用于所有成年患者（如无法接受卵巢刺激的女性）或尚未产生成熟卵子或精子的青春期前患者。这是一个重要的人类健康问题，因为大多数儿童将在癌症中幸存下来，而他们未来仍需要繁育后代[8]。研究表明，儿童癌症的成年幸存者希望有子女[9-13]。出于这些原因，世界各地的中心正在积极地为患者冷冻保存性腺组织，以期这些组织在未来能够成熟，产生卵子或精子和后代[14-34]。

性腺组织冷冻保存一直被认为是试验性的，通常在学术机构进行，并获得适当的监管批准，用于人类受试者的研究。最早记录的卵巢皮质组织冷冻保存病例似乎发生在 20 世纪 90 年代中后期，用于那些不能接受卵巢刺激以获得卵母细胞或胚胎冷冻保存的年轻成年女性[35-37]。第一批将这些组织移植回幸存者体内的报道分别产生于 2004 年比利时和 2005 年以色列[37]。目前，已有130 多例活产婴儿在冷冻和解冻卵巢皮质组织原位移植后出生[38]。这些活产结果促使美国生殖医学会（American Society of Reproductive Medicine, ASRM）的实践委员会建议，卵巢组织库是一种可接受的生育力保存技术，不应再被视为试验性技术[39]。该指南没有区分成年患者和青春期前患者，但是有一篇公开发表的关于冷冻保存青春期卵巢组织（14 岁）[40]和冷冻保存青春期前卵巢组织（9 岁）的活产报道[41]。大多数在儿童期（青春期前）冷冻保存卵巢皮质组织的患者还很年轻，需要多年时间才能积累儿童癌症幸存者的活产结果。ASRM 承认来自儿童癌症幸存者的数据有限，但认为卵巢组织冷冻保存是青春期前女孩唯一可用的生育力保存选择。去掉卵巢皮质组织冷冻的试验标签可能对获得医疗服务具有重要意义，因为美国几个州最近通过了法案，要求为标准的生育力保存技术提供保险[42]。

与卵巢组织相比，冷冻和解冻未成熟睾丸组织没有记录在案的活产结果，青春期前患者的睾丸组织冷冻仍被认为是试验性的[39]。我们在匹兹堡的生育保护计划（https://fertilitypreservationpittsburgh.Org/）及其协调中心 2011 年以来为 371 例患者冷冻保存了睾丸组织[29, 43]（STUDY19020220、STUDY19070264），诊断包括白血病 / 淋巴瘤、中枢神经系统癌症（如胶质母细胞瘤）、肉瘤、需要骨髓移植的非恶性疾病（如镰状细胞贫血、β- 地中海贫血）和性别焦虑症（图 41-1）。根据已发表的报道[30]，全世界已有 1000 多例患者对未成熟睾丸组织进行了冷冻保存，实际病例数量肯定要高得多。因此，研究和医学

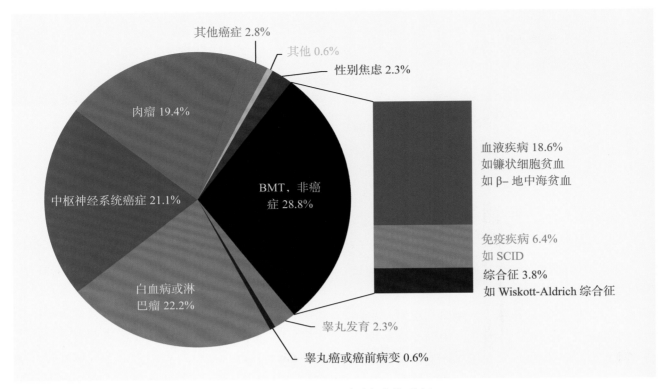

▲ 图 41-1　睾丸组织冷冻保存的适应证

UPMC Magee 女子医院的生育保护计划从 2011 年 1 月至 2021 年 3 月为 371 例患者冷冻保存了睾丸组织。睾丸组织冷冻保存的适应证和总病例的百分比如饼图所示

BMT. 骨髓移植；SCID. 严重联合免疫缺陷

界有责任开发下一代生殖技术，这些技术可在未来用于成熟这些组织并生产具有受精能力的精子。本章将简要介绍精原干细胞（spermatogonial stem cell，SSC）和生精谱系的发展，综述基于 SSC 的治疗方法的研究进展，并讨论这些治疗方法在不久的将来应用于人类生育临床的潜力，以及对获得前沿生殖保健的影响。

二、精原干细胞与生精谱系发育

精原干细胞是睾丸中的成熟组织干细胞，它平衡自我更新和分化分裂，以维持 SSC 池并支持男性青春期后持续的精子产生[44-47]。在人类中，精原干细胞的活性被认为是基于 A_{dark} 和 A_{pale} 精原细胞群，这些细胞位于生精小管的基底膜（图 41-2），从出生到成年都存在[48,49]。未分化的 A_{dark} 精原细胞和 A_{pale} 精原细胞可能经历 1~2 次有丝分裂，然后形成分化的 B 型精原细胞，B 型精原细

胞分裂产生初级精母细胞，该初级精母细胞从基底膜上剥离并进入生精小管的管腔[47,50]。随后的 2 次减数分裂形成次级精母细胞和单倍体圆形精子细胞，它们经过精子发生产生终末分化的精子（图 41-2B）[50]。精子发生出现在睾丸的生精小管中，这些生精小管的两端连接到一个共同的收集池，即睾丸网（图 41-2A）。由于精子发生是一个以干细胞为基础的过程，并且发生在一个管状系统中，这些小管、储液器和导管可很容易地接受治疗药物输注，因此特别适合干细胞移植治疗。

对于男性患者，有几种基于干细胞的疗法正在研究中，未来可能会用于从未成熟睾丸组织中生产精子[51]。这些技术包括 SSC 移植[52-58]、睾丸新生形态发生[59,60]、睾丸组织移植 / 异种移植[61-67]和睾丸组织器官培养[68-71]。未来甚至有可能通过一种称为体外配子发生（in vitro gametogenesis，IVG）的过程，从成年体细胞（如皮肤或血细胞）

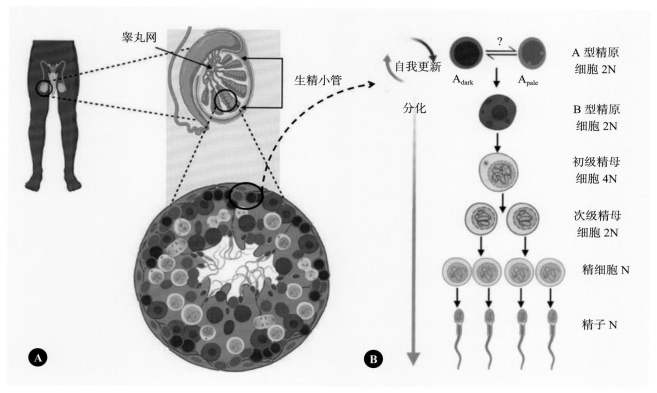

▲ 图 41-2　睾丸的解剖和生精谱系的发育

A. 精子发生出现在睾丸的生精小管中，每个生精小管都与睾丸网腔相连，该结构可用于输注干细胞和其他疗法。B. 未分化的干、祖精原细胞（A_{dark} 型和 A_{pale} 型）和分化的 B 型精原细胞位于生精小管的基底膜。B 型精原细胞产生初级精母细胞，这些初级精母细胞从基底膜上剥离，进入睾丸的近腔室。随后 2 次减数分裂形成次级精母细胞和单倍体圆形精子细胞。精子发生产生终末分化的精子

中产生可移植的生殖系干细胞或精子。对于 IVG，体细胞被重新编程为诱导多能干细胞（induced pluripotent stem cell，iPSC），再分化为原始生殖细胞样细胞（primordial germ cell-like cell，PGCLC），可移植用于体内分化或在体外分化为精子[72-74]。体外生殖细胞或体外配子发生技术通往临床的道路很长，因为这些技术除小鼠之外，还没有在任何物种上独立复现。相比之下，自体干细胞移植和睾丸组织移植是成熟的技术，已经在许多动物物种中复现，并可能准备好转化到今天的人类临床生育。接下来的两个部分描述了这两项技术的历史发展及转化到人类临床生育的准备状态。

三、精原干细胞移植

（一）发展史

SSC 移植最早是在 25 年前由 Brinster 及其同事[75, 76] 在小鼠身上描述的，他们证明了供体 SSC 在移植到因化疗而不育的小鼠睾丸后，可再生精子发生并产生供体衍生的子代。SSC 移植是一项强大的技术，现在已经在大鼠、猪、山羊、公牛、绵羊、犬和猴身上复现，产生来自供体的胚胎或小鼠、大鼠、山羊、绵羊和猴的子代[52, 54, 56-58, 77-83]。从新生到成年的所有年龄段的供体 SSC，都能再生生精[54, 84]，并且 SSC 可被冷冻保存，并在解冻和移植后保留生精功能[58, 85, 86]。Wu 及其同事报道说，小鼠 SSC 在冷冻保存 14 年后能够再生精子发生并产生子代[87]。因此，似乎可在性腺毒性治疗前从青春期前男孩身上获取睾丸组织（包含 SSC）冷冻，未来解冻后移植回他的睾丸以恢复精子发生。

Radford 及其同事在 1999 年[88] 和 2003 年[89] 分别报道了首次在人类患者中进行干细胞移植。

简单来说，对 12 例霍奇金淋巴瘤患者的睾丸细胞悬液（包括 SSC）进行了冷冻保存。其中 7 例患者的解冻睾丸细胞被移植回他们的睾丸。这些移植的结果没有报道，但这项研究提供了对愿意接受早期试验性程序以获得生物学子代的男性动机的洞察。当 Radford 及其同事在 1999 年报道了第一例自体人类 SSC 移植时，仅在小鼠和大鼠中进行了同源物种 SSC 移植。这项技术现已在许多哺乳动物物种上复制，支持了在人类临床应用的安全性和可行性。

（二）方法学

小鼠的干细胞移植需要通过外科手术进行。通过腹中线切开进入睾丸，并在立体显微镜下定位，以显示连接睾丸网腔和附睾头的输出小管。玻璃毛细管沿着输出小管传递，直到管的顶端伸入睾丸网腔，这可在小鼠睾丸表面上看到[90]。通过将细胞悬液或其他治疗药物注入睾丸网腔，有可能同时填充睾丸的所有生精小管。

猴和人睾丸网间隙位于睾丸的中央，因此，它不能在睾丸表面被肉眼所见。然而，睾丸网腔是回声密集的，可通过超声观察到。Schlatt 及其同事于 1999 年率先在超声引导下将睾丸网注射法用于解剖的牛、猴和人睾丸，并在体注射到食蟹猴睾丸中[91]。这种方法现在已被用来将睾丸细胞悬液注入几个大型动物的生精小管中，以再生精子发生，在某些情况下还可以再生胚胎或后代[56-58, 79-82]。与用于啮齿动物 SSC 移植的方法不同，超声引导下对较大哺乳动物的睾丸网注射不需要手术。皮下注射针只需穿过阴囊底部和睾丸实质，直到针伸入睾丸网腔。注射针和睾丸网在超声上均回声致密且可见（图 41-3A 至 C）。输注至睾丸网的同时充满所有生精小管，因为所有生精小管都与睾丸网相连接（图 41-3C）。在我们和其他人的经验中，250～500μl 液体或细胞悬液可被注射到青春期前恒河猴的生精小管，500～1000μl 可被注射到成年恒河猴的生精小管[58, 83, 92]。重要的是不要过度填充生精小管，因为这会阻碍血液流动，导致睾丸缺血。我们相信，超声引导下的睾丸网注射也可应用于人类，因为通过对人体睾丸的超声检查，可以很容易地看到睾丸网（图 41-3D 和 E）。

（三）其他考虑因素

年轻患者的活检组织通常很小，可能不包含足够的 SSC 来在移植后产生强大的精子发生。因此，在移植前，可能有必要扩增培养中的 SSC 数量。SSC 培养方法已在啮齿类动物中得到确立[93-98]，包括无须依赖支持层细胞的技术[99, 100]，这可能是临床应用的一个重要考虑因素。SSC 培养已经扩展到大鼠、仓鼠和兔的模型中[95, 101, 102]，但推广到更大的动物物种一直是一个挑战，可能是因为调节 SSC 的因素因物种而异[103-105]。许多实验室已经描述了人类干细胞培养的方案[14, 15, 106-121]，但缺乏在高等灵长类动物中长期扩增干细胞的确凿证据，也没有方法可在其他实验室中独立复制[114, 122, 123]。在缺乏一种确凿的方法用于培养扩增人类 SSC 的情况下，最好的方法可能是将细胞移植到其自然环境中的睾丸生精小管中，并提供适当的结构支持和支持人类 SSC 增殖、自我更新和分化的利基因子。

在小鼠中，5～8 日龄小鼠的 SSC 植入和精子发生再生的效率高于成年受体[54]。小鼠不像人类那样有较长的青春期前期。出生后几天内，精原干细胞或精原细胞迁移到生精小管的基底膜，启动精子发生[124-126]。因此，十几岁男孩的睾丸发育可能类似于 5～8 日龄小鼠，睾丸在促性腺激素的影响下生长，支持细胞突然增殖[127, 128]，这可能伴随着 SSC 利基的扩张。青少年男孩的睾丸网应可用于 SSC 移植（图 41-3D 和 E）。

四、睾丸组织移植

（一）发展史

睾丸组织移植和异种移植是一种成熟的技术，这种技术将含有生精小管的未成熟睾丸组织块移植到皮肤下。这项技术的目的不是为了在受体的生精小管中再生正常的精子发生，而是促进移植

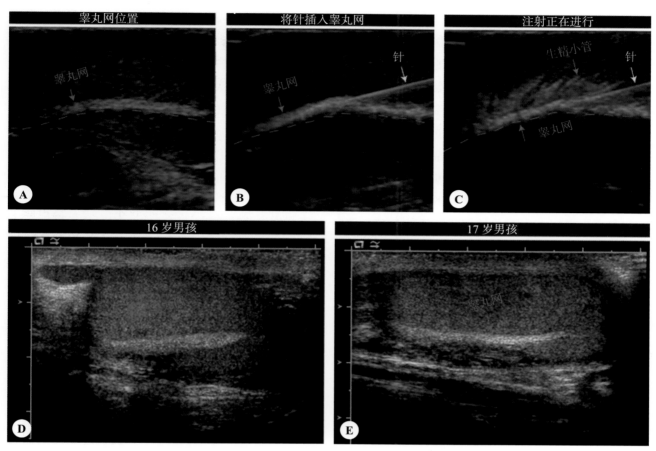

▲ 图 41-3　超声引导下于睾丸网注入精原干细胞移植

睾丸的所有生精小管都与睾丸网腔相连，回声密集，超声可见。A 至 C. 显示了恒河猴睾丸的图像。B. 25 号 1.5 英寸皮下注射针（超声也可见）穿过阴囊和睾丸实质底部，直到针伸入睾丸网腔。C.将微泡添加到供体睾丸细胞悬液中，以跟踪注射过程。注入物填充睾丸网腔，同时填充所有生精小管。D 和 E. 人类睾丸的解剖结构与恒河猴相似。超声成像清楚地识别了 16 岁和 17 岁患者睾丸网的间隙，表明同样的超声引导下睾丸网注射方法也适用于人类患者（经许可转载，改编自 Hermann et al., *Cell Stem Cell* 2012.）

的未成熟睾丸组织片段成熟，并产生可通过卵母细胞质内单精子注射（intracytoplasmic sperm injection，ICSI）用于受精的精子。来自小鼠、猪、山羊、兔子、仓鼠、犬、猫、马、牛和猴的未成熟睾丸组织被移植到免疫缺陷裸鼠的背部皮肤下，产生了成熟精子[66, 129]。移植的精子能使小鼠、猪、山羊和猴的卵母细胞受精[62, 65, 130]，并在小鼠、猪和猴子中产生子代[61, 67, 130]。

因此，从理论上讲，将儿童癌症幸存者的未成熟睾丸组织移植到动物宿主中，产生的精子可利用现有的辅助生殖技术实现妊娠。这种方法可能特别适用于白血病或睾丸癌患者，对于他们来说，将组织移植回自己的身体可能不安全，或

者对不想经历男性青春期的变性女性来说，这将是成熟睾丸组织所必需的。然而，病毒或其他异源物质从动物宿主传播给患者的可能性需要仔细考虑[131-133]。

同源物种未成熟的睾丸组织移植在小鼠身上的实践是首次报道的，产生了完全的精子发生和子代[61-63]。几个小组已经报道了在非人灵长类动物中进行同种和（或）自体睾丸组织移植，以建立可能支持移植到人类临床的安全性和可行性[66, 134-136]。Luetjens 及其同事研究了未成熟组织与成熟睾丸组织在半阉割猴（即正常激素环境）背部皮肤下异位移植的成功率。成熟组织退化，未成熟组织存活，精子发生受阻于精原细胞水平。第二个实验

比较了年轻的去势受者异位（背部皮肤）和原位（阴囊）的移植物位置，以及冷冻保存是否会影响移植物的结果。在这次实验中，冷冻保存移植物无一存活。异位新鲜移植物在减数分裂过程中存活但精子发生受阻，而原位新鲜移植物完全精子发生。在该实验中，冷冻保存移植物只移植在背部皮肤下，而不是阴囊内，因此尚不清楚是冷冻保存、异位移植物部位，还是两者都导致移植物死亡[135]。Jahnukainen 及其同事将冷冻保存的青春期前和青春期睾丸组织移植到阴囊原位，部分回答了这个问题。与成熟组织的结果类似，在移植时已经包含精子的青春期移植物在 5 个月后无法恢复。冷冻保存的青春期前移植物移植到去势的自体受体阴囊可恢复。移植物复苏率低（5%），仅有 13% 和 17% 的生精小管完全精子发生。这两项研究都将小块（0.5～1mm³）的睾丸组织移植到移植物部位（每个移植物部位 4～6 块）。在这两项研究中，都没有通过受精或生育子代来测试精子功能[135, 137]。

（二）方法和结果

最近，我们在恒河猴癌症生存率模型中进行了轻微的修改，重复了这些实验。具有青春期前睾丸组织的未成熟动物半去势。未成熟睾丸组织被切成比以前的研究（9～20μm³，图 41-4A）稍大的小片，并在含有 5% 二甲基亚砜和 5% 血清的介质中通过控制的缓慢冷冻进行冷冻保存，如前所述[21]。半去势后 5～7 个月，取出剩余睾丸，切成小块（9～20μm³），部分用于新鲜组织移植。在切除第 2 个睾丸后，立即将同一动物新鲜和先前冷冻保存的组织移植到背部皮肤（3 个部位用新鲜组织，3 个部位用冷冻保存组织）或阴囊皮肤（一侧用新鲜组织，一侧用冷冻保存组织）下，分别将 4 块睾丸组织缝合到皮瓣下（图 41-2 和图 41-4B）。这个实验设计在 5 只动物身上重复，总共有 40 个移植部位（30 个在背部皮肤下，10 个在阴囊皮肤下）。在 40 个移植物部位中，有 39 个取回了睾丸组织，当受体动物在手术后打开切口处时，有

一个移植物丢失。在移植后的 6～8 个月内，青春期恒河猴的睾丸激素水平上升到正常范围。睾丸激素只能来自移植的组织，因为受体动物已去势。移植物在整个实验期间（8～12 个月）持续生长，不受移植物位置（图 41-4C）、冷冻保存或在移植物部位添加 Matrigel 的影响。移植时未成熟睾丸组织（图 41-4D）在恢复时显示出完全的精子发生，生精细胞或精子在 >70% 的生精小管中完全发生（图 41-4E）。通过人工解剖或酶消化回收精子，并与美国俄勒冈州国家灵长类动物研究中心的辅助生殖技术核心合作，通过 ICSI 将其用于猕猴卵母细胞受精。2018 年 4 月 18 日，一个健康的移植物衍生婴儿（Grady）出生[66]。我们推测了可能解释移植物恢复率和精子发生程度提高的因素。第一，本研究中 DMSO 冷冻保护剂的浓度（5%，0.7mol/L）低于以往研究的浓度（10%，1.4mol/L）。第二，我们研究的睾丸组织块（9～20μm³）比以前的研究（0.5～1mm³）大，这可能增加了局部自分泌或旁分泌因子的浓度。第三，较大的组织块允许我们将每一块组织单独缝合到皮瓣毛细血管丰富的底面，而不是将小块组织的匀浆沉积到皮下口袋中。

（三）其他考虑因素

与干细胞移植类似，睾丸组织移植和异种移植都是成熟的技术，已经在许多哺乳动物物种中复制，包括在非人灵长类动物中产生具有受精能力的精子和子代[66, 67, 129]。在大多数物种中，冷冻保存的移植物保留了再生完全精子发生的潜力，这是儿童癌症成年幸存者的一个重要考虑因素。未成熟睾丸组织移植不会在内源性睾丸或自然生育中重现正常的精子发生，但可产生受精能力强的精子，可通过 ICSI 来实现妊娠。在几乎所有未成熟睾丸组织移植或异种移植的报道中，受体动物都已去势，理论上是为了消除内源性睾丸对下丘脑和垂体的负反馈。当然，我们的患者不会被去势，所以在未来的研究中证明移植物的发育可发生在睾丸完整的患者身上，这一点很重要。

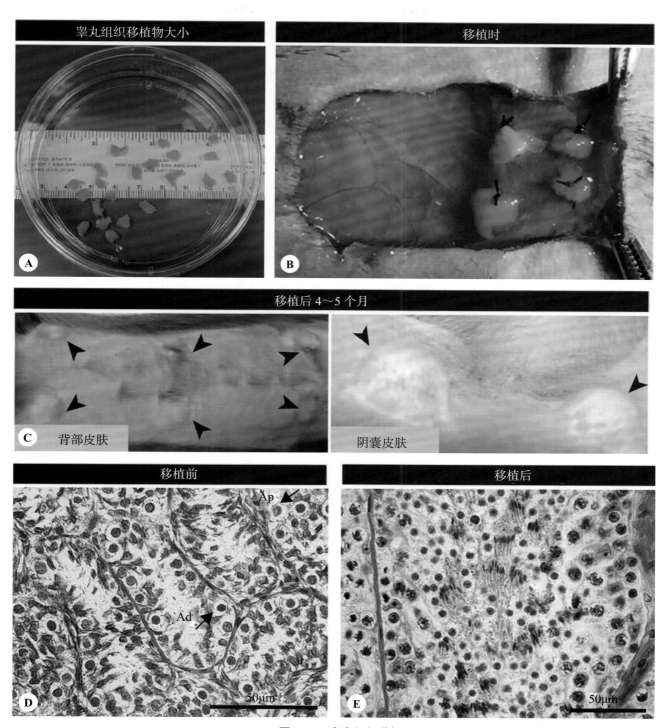

▲ 图 41–4 睾丸组织移植

通过楔形切除收集睾丸组织。A. 在生育力保存实验室中，活组织被切成直径 2～5mm 的小块（估计为 9～20mm³），并通过受控的缓慢冷冻进行冷冻保存。B. 解冻后，将睾丸组织块单独缝合到皮瓣下。C. 移植组织在背部皮肤或阴囊皮肤下持续生长 8～12 个月。D. 移植时睾丸组织未成熟，生精小管只含有未分化的 A_{dark} 精原细胞和 A_{pale} 精原细胞。E. 在移植后 8～12 个月收集移植物时，70% 的小管具有完全的精子发生作用和受精能力（经许可转载，引自 Fayomi et al., *SCIENCE* 2019.）

五、结论

全世界已有 1000 多例患者接受了睾丸组织的冷冻保存[30]，其中一些患者可能已准备好使用这些组织进行生殖。精原干细胞移植和睾丸组织移植是成熟的技术，在过去 20 年里已在许多实验室和许多哺乳动物物种中复制。对非人灵长类动物的应用提供了关键的安全性和可行性数据，这些数据可能证明复现到人类临床生育问题是合理的。具体地说，冷冻保存的青春期前睾丸细胞或组织可产生精子发生，突出了在儿童癌症或良性疾病骨髓移植的青少年或成人幸存者中的潜在应用。自体移植方法可能不适合白血病或睾丸癌患者，因为有将恶性细胞重新引入癌症幸存者的风险。对于这些患者，可能需要筛查和（或）移除恶性细胞的方法[138]。或者，也有可能在体外使睾丸组织成熟[69, 139]。然而，我们大多数（>60%）冷冻睾丸组织的患者患有不会转移到睾丸的实体瘤（肉瘤、神经母细胞瘤）或非恶性疾病（如镰状细胞病、β-地中海贫血）（图 41-1）。这些患者可能是第一批自体睾丸细胞或组织移植试验的理想对象。

目前尚无来自冷冻 / 解冻的未成熟睾丸组织或细胞的活产婴儿，因此，在美国，睾丸组织冷冻保存仍处于试验阶段。相反，ASRM 根据 130 多例冷冻和解冻卵巢组织移植后新生儿的报道，建议可从卵巢组织冷冻保存[39]中去掉试验性的标签[38]。这有助于减少获得生育力保护治疗的一个重大障碍，因为它为一些患者创造了获得保险覆盖的机会。然而，值得注意的是，青春期前和成年患者的卵巢组织都已被冷冻保存，并且

大多数记录的出生是来自卵巢组织冷冻保存时已经成年的女性[35]。未成熟睾丸组织冷冻保存几乎只用于青春期前患者。这意味着，第一批男性可能需要数年时间才能重新使用他们冷冻保存的睾丸组织。从睾丸组织冷冻保存中去掉试验性标签还需要多少年和多少个新生儿？此外，如果一个人在自体精原干细胞移植后产生精子和（或）子代，我们如何知道精子是来自移植细胞还是来自内源性细胞？这个问题在一定程度上可通过睾丸组织移植方案得到解决，因为这些组织可被移除和解剖，从而明确是从冷冻解冻的未成熟睾丸组织中释放出精子。来自这些组织的活产还需要很多年的时间，因为这些患者中的大多数还很年轻。丹麦的经验可能具有启发性。1990 年，丹麦卫生部长得出结论，如果只考虑自体移植，冷冻卵巢组织或睾丸组织不受限制。这项裁决将性腺组织冷冻保存置于正常医疗实践的背景下。一位作者的观点是，上述见解和已发表的报道表明，睾丸组织活检和冷冻保存几乎没有不良后果，足以证明可以将试验性标签从睾丸组织冷冻保存中去掉[19, 22, 29, 30]。

感谢：作者在支持这项工作的研究中得到了 Eunice Kennedy Shriver 国家儿童健康与人类发展研究所（HD092084，HD096723；HD075795；HD076412；HD100197）、Magee 妇女研究所和基金会、UPMC Magee 生殖与移植中心及匿名捐赠基金的支持。作者感谢不孕不育患者，他们激励了我们在研究实验室和生育 / 生育力保存临床的工作。

第 42 章　体外精子发生
In Vitro Spermatogenesis

Christine Wyns　Marc Kanbar　著

王铭仪　药　晨　译　　于浩天　赵瑞瑞　校

缩略语	英文全称	中文名称
AG	agarose gel	琼脂糖凝胶
AL	air-liquid	气液
DTM	decellularized testicular matrix	脱细胞睾丸基质
EC	endothelial cell	内皮细胞
ECM	extracellular matrix	细胞外基质
EGF	epithelial growth factor	内皮生长因子
EiS	elongating spermatid	延长型精子细胞
ES	elongated spermatid	细长精子细胞
FGF	fibroblast growth factor	成纤维细胞生长因子
FSH	follicle-stimulating hormone	卵泡刺激素
GC	germ cell	生殖细胞
GDNF	glial-derived neurotrophic factor	胶质源性神经营养因子
hCG	human chorionic gonadotropin	人绒毛膜促性腺激素
ICSI	intracytoplasmic sperm injection	卵胞质内单精子注射
IGF1	insulin-like growth factor 1	胰岛素样生长因子 1
IGFBP2	insulin-like growth factor protein 2	胰岛素样生长因子蛋白 2
IHC	immunohistochemistry	免疫组化
ITT	immature testicular tissue	未成熟睾丸组织
KS	Klinefelter syndrome	Klinefelter 综合征
LC	Leydig cell	间质细胞
LIF	leukaemia inhibitory factor	白血病抑制因子

MCS	methyl cellulose	甲基纤维素
MIP2	macrophage inflammatory protein 2	巨噬细胞炎性蛋白 2
mTESE	microsurgical testicular sperm extraction	显微外科睾丸精子提取术
NGS	next-generation sequencing	二代测序
NOA	non-obstructive azoospermia	非梗阻性无精子症
OA	obstructive azoospermia	梗阻性无精子症
PDMS	polydimethylsiloxane	聚二甲基硅氧烷
PGT-A	pre-implantation genetic testing-aneuploidy	植入前基因检测 – 非整倍性
PS	primary spermatocyte	初级精母细胞
PTMC	peritubular myoid cell	管周肌样细胞
RA	retinoic acid	视黄酸
ROSI	round spermatid Injection	球形精子细胞注射
RS	round spermatid	球形精子细胞
SC	Sertoli cell	支持细胞
SDF1	stromal cell-derived factor 1	基质细胞衍生因子 1
SS	secondary spermatocyte	次级精母细胞
SSC	spermatogonial stem cell	精原干细胞
ST	seminiferous tubule	生精小管
TCS	testicular cell suspension	睾丸细胞悬液
TEC	testicular endothelial cell	睾丸内皮细胞
TESE	testicular sperm extraction	睾丸精子提取

一、背景

男性器官的产物和妊娠之间的关系可以追溯到 5000 年前,约 150 年前,Enrico Sertoli[1] 的工作对精子发生过程有了具体的理解(参见 Geyer 的综述)。

虽然精子发生似乎是一门简单的科学,但 1 个多世纪的研究表明,这一过程错综复杂,在一个人的一生中产生数十亿个精子。精液质量随着时间的推移而下降,男性不育症的发病率最近急剧上升[2],以及人们对包括癌症治愈后生育力在内的生活质量的担忧[3],这些事实都提高了人们对精子发生的研究兴趣。

在体内,精子发生过程发生在一个有组织的器官结构中,并由许多复杂的信号通路[4]调控,在整个过程可在体外复现之前,仍有许多未知机制需要被解开。

19 世纪末,随着细胞和组织体外培养技术的发展,Goldschmidt 率先报道了利用血淋巴悬液中培养的蛾精子滤泡(包括精原细胞和精母细胞)进行体外精子发生(in vitro spermatogenesis,

IVS）[5]。这项工作，以及随后在兔子、小鼠和大鼠中进行的其他工作[6, 7]，开启了体外配子发生的研究。

毫无疑问，Steinbergers 及其同事在 20 世纪 60 年代至 90 年代在该领域取得了重大发现和成就。他们的研究对确定适合哺乳动物睾丸组织在体外存活、成熟和启动减数分裂的培养条件有重要影响，包括培养介质、pH、温度、氧气（O_2）和二氧化碳（CO_2）[8-10]（Staub[11]）。尽管粗线期晚期是他们器官培养模式中实现的最高级阶段，但它被科学家广泛应用于精子发生第一步的体外研究。

两项主要突破帮助将 IVS 定位为一种潜在的生育恢复策略。第一个是冷冻保存方案，使人类睾丸组织[12-18]和细胞悬液存活[16-20]。第二个是在卵胞质内单精子注射（intracytoplasmic sperm injection，ICSI）后实现卵母细胞受精[21]。

Tesarik 等首次利用这些成果，在 1999 年报道了用体外培养 48h 的含有初级精母细胞（primary spermatocyte，PS）和球形精子细胞（round spermatid，RS）的睾丸细胞悬液（testicular cell suspension，TCS）体外培养的细长精子细胞（elongated spermatid，ES）进行 ICSI 后总共获得了 4 例活产[22]。然而，在他们的研究中减数分裂发生得极快，以及这项技术缺乏进一步的成果，人们对其真正的潜力提出了许多问题。

虽然早期的器官培养技术似乎不能完成体外减数分裂，但一些研究报道了用分离的人类生殖细胞（germ cell，GC）单独培养[23]和与支持细胞[24]或 Vero 细胞[24-26]共培养的情况。然而，这些技术要么不符合人类的临床实践（Vero 细胞），要么不能从精原干细胞（spermatogonial stem，SSC）本身的水平上复制减数分裂。IVS 的真正突破来自日本的 Ogawa 团队，他们成功地利用琼脂糖凝胶（agarose gel，AG）培养方法（一种改进的器官型培养技术），以及含有 knockout 血清替代物（knockout serum replacement，KSR）的培养液，在新生小鼠的新鲜和冷冻保存睾丸组织碎片中实现体外完全精子发生，最终从新鲜[27]和冷冻样本[28]产生了健康和有生育力的子代。

这些初步实验的经验教训，加上对哺乳动物和人类睾丸微环境调节[29, 30]知识的增加，以及生物技术领域（3D 细胞培养、微流体、3D 打印）的进步，导致了过去 10 年中更多种类的 IVS 培养系统的发展。

虽然截至目前，除小鼠之外，还没有任何其他物种从体外衍生的 GC 中获得活产，但在其他哺乳动物和人类中已经达到了一定高度。高级哺乳动物的报道描述了大鼠、公牛、恒河猴、广西巴马小型猪和家猪的减数分裂完成[31-37]。关于人类 IVS，减数分裂后细胞的发育作为最先进的成果仅在 8 篇论文中被报道，其中 2 篇来自未成熟睾丸组织[38, 39]，6 篇来自成熟睾丸组织[32, 40-44]。

值得注意的是，许多研究人员未能在哺乳动物和人类中实现完全减数分裂[11, 45-48]，而且培养条件很可能需要针对不同的物种，甚至不同的细胞株，因为最近有研究表明，在小鼠 SSC 培养条件下，人 SSC 在体外显示有限的增殖[49]，而来自不同品系小鼠的睾丸组织在相同的体外条件下培养会导致不同的结果（精母细胞阶段受阻，而不是完全精子发生）[50]。也可以合理地假设，待培养睾丸组织的性成熟程度，即青春期前或围青春期也会影响 IVS 方案。

在本章中，我们将尝试涵盖 IVS 中的不同培养系统，并讨论使用单一 / 混合细胞群的培养系统与使用完整睾丸组织片段的培养系统之间的差异，以及它们各自的优缺点。我们将特别关注可能在临床环境中用于恢复人类生育力的培养系统。

二、精子发生：启动、调节和完成

体内精子的产生受到睾丸解剖及几种激素依赖和免疫机制的制约[51, 52]。虽然附睾负责精子的最终成熟，即表面蛋白的获得，但这些"基因传递"单倍体细胞产生的 3 个主要阶段发生在睾丸内。第一个阶段是增殖期，也称为精母细胞发生，生精上皮基底部的精原细胞经历一系列有丝分裂产生初级精母细胞。第二个阶段是减数分裂期，前细线期和细线期精母细胞穿过紧密和高度选择性的支持细胞（Sertoli cell，SC），即血睾屏障（blood-testis barrier，BTB），在管状腺体间形成单倍体 GC，称为精子细胞。第三个阶段也是最后一个阶段，即分化期，也被称为精子发生，精子在释放到生精小管（seminiferous tubule，ST）管腔之前获得最终的形状和功能[53]。

虽然内分泌效应物，如 FSH、黄体生成素和睾酮，在青春期睾丸成熟和青春期后启动和维持正常精子发生方面的重要性已经得到很好证实[54]（Ramaswamy 和 Weinbauer[54]），但关于不同的旁分泌因子、发育途径和调节精子发生的躯体微环境中 GC 的相互作用仍有许多需要阐明[55, 56]。

这一部分将简要回顾关于 SSC 的现有知识，以及其生态位和需要复现以确保人类 IVS 成功的体细胞微环境。

精原干细胞及其微环境

在二倍体精原细胞群中，SSC 是位于 STS 基底膜上的一组未分化细胞，它们既能自我更新又能分化[57, 58]。这种特殊的能力使 SSC 成为各种生育力恢复策略中的关键效应者，将这一细胞群体分离出来（SSC 移植），无论是从睾丸组织碎片（组织自体移植或组织 / 器官培养）中，还是从重建的微环境中（3D 培养 /TCS 的器官形成）[59]（De Michele 等的综述[59]）。然而，目前还没有能够准确识别 SSC 的表型标志物[60]，尽管单细胞转录组测序的最新进展在实现这种细胞选择方面看起来很有希望[61, 62]。

干细胞生态位是生精上皮（沿着基底膜走行、干细胞之间、BTB 后和血管附近）中的一个非常特殊的位置，在那里可找到干细胞[63]。在生态位内，未分化干细胞的命运（即自我更新和分化）由体细胞微环境（干细胞、间质细胞、肌样细胞、巨噬细胞和内皮细胞）分泌的多种旁分泌因子调控。胶质源性神经营养因子（glial-derived neurotrophic factor，GDNF）、成纤维细胞生长因子（fibroblast growth factor，FGF-2）、白血病抑制因子（leukaemia inhibitory factor，LIF）、上皮生长因子（epithelial growth factor，EGF）、干细胞因子（stem cell factor，SCF）、血管内皮生长因子（vascular endothelial growth factor，VEGF）和胰岛素样生长因子 –1（insulin-like growth factor 1，IGF-1）已主要在啮齿动物中被描述[29, 64, 65]（Oatley 和 Brinster 的综述[29]）。

关于人类方面，除 GDNF 和 FGF-2 外，由睾丸内皮细胞（testicular endothelial cell，TEC）分泌的胰岛素样生长因子 2（insulin-like growth factor protein 2，IGFBP2）、基质细胞衍生因子 1（stromal cell-derived factor 1，SDF1）和巨噬细胞炎症蛋白 2（macrophage inflammatory protein 2，MIP2）最近被发现是体外培养的人 SSC 存活和更新的重要调节因子。事实上，当含有 SSC 的青春期前男孩未成熟睾丸组织（immature testicular tissue，ITT）的 TC 与 GDNF 和 FGF-2 或与内皮细胞（endothelial cell，EC）（来自人类诱导的多能干细胞）体外培养时，仅加入 GDNF 和 FGF-2 培养在 2 周后死亡，而那些与 EC 一起培养的 TC 存活并形成了大量的 SSC 克隆[66]。图 42–1 代表了完成体内精子发生所需的睾丸体细胞微环境，这也被认为是 IVS 的关键[30]。

SC 是躯体微环境的基石，在 GC 分化的过程中发挥着不可或缺的作用，它不仅分泌视黄酸（retinoic acid，RA）等基本因子来启动减数分裂[55]，而且还通过形成 BTB（一种动态结构），维持着基底部和腺体之间的免疫屏障。BTB 几乎完全是由专门的 SC 连接（即紧密连接、黏着连接、缝隙连接和桥粒）形成的，这些连接与黏附蛋白复合体、类固醇等联系，并允许细线期前期精母细胞进入近腔室[67]（Cheng 和 Mruk）。失去 BTB 重要蛋白（Claudin 11 和 Cxexin 43）的小鼠成为不育小鼠，其 GC 失去超过减数分裂的能力[68]，在人类中，BTB 蛋白的异常模式被假设为患有早熟停滞和纯睾丸支持细胞综合征（Sertoli cell-only syndrome）的男性不育的原因[69-71]。

间质细胞（Leydig cell，LC）分泌睾酮，这是

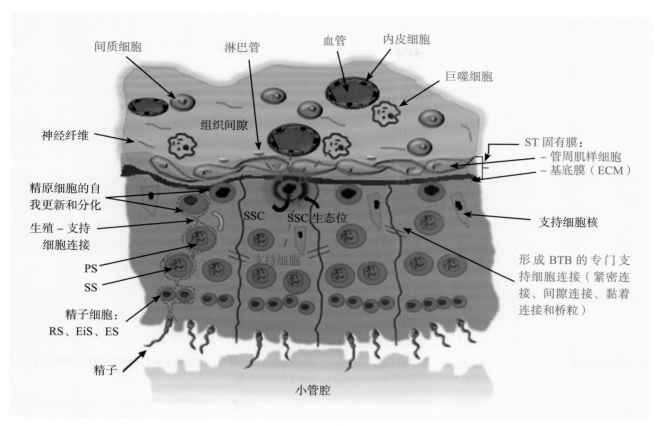

▲ 图 42-1　睾丸微环境

橙色虚箭表示在生态位内直接调节精原干细胞（SSC）的细胞（支持细胞、内皮细胞、肌样细胞、巨噬细胞）。绿色文字代表微环境的重要细胞和结构成分。红线表示 BTB 的特化支持细胞连接部分，它将生精上皮分成基底室和近腔室。PS. 初级精母细胞；SS. 次级精母细胞；RS. 球形精子细胞；EiS. 延长型精子细胞；ES. 细长精子细胞；BTB. 血睾屏障；ST. 生精小管

一种众所周知的促进 GC 存活的因素[72]，它通过位于 SC 上的雄激素受体起作用，促进减数分裂和精子形成[73]。

虽然巨噬细胞对微环境的贡献取决于它们在间质间隙中的位置[74]，但它们在人类中的确切作用仍有待充分了解[61]。更重要的结构成分也起着关键作用，如 ST 基底膜和管周肌样细胞（peritubular myoid cell，PTMC）。细胞外基质（extracellular matrix，ECM）蛋白是基底膜的主要成分。在体内，它们与精原细胞和干细胞[75]密切接触，调节睾丸微环境内的重要生化和结构事件[76]。PTMC 不仅通过其收缩性质提供机械支持，而且已被证明具有分泌特性，使其成为精子发生的旁分泌调节的效应者[77]。由于睾丸微环境的破坏被证明对体内精子发生有害[78, 79]（Stukenborg 等[79]），

在体外保持其功能完整性是实现 IVS 的关键。

三、体外精子发生作为生育恢复策略的候选方案

IVS 用于人类生育恢复的主要优点是，当 SSC 移植有禁忌证时，它可为 SSC 的自我更新和分化提供足够的体外条件。事实上，对于一些患者（表 42-1）而言，IVS 可能是拥有自己遗传物质子代的唯一希望。

青春期前男孩是作为生育力保存策略一部分的 IVS 最重要的候选者之一[80]，因为选择接受睾丸组织活检的男孩中有 35%～41.7%[81, 82]患有血液恶性肿瘤，其中冷冻保存睾丸组织被污染的风险升高。重新移植解冻的睾丸组织块或分离的 SSC 等策略在受者中具有很高的重新引入癌细胞的风

险[80, 83]。尽管在 SSC 自体移植[84] 之前为去除恶性细胞付出了努力（Del Vento 等的综述[84]），IVS 仍然是患有血液病或转移性癌症患者恢复生育力的首选策略。其他被标记为高风险成年后不育症（即 Klinefelter 综合征和隐睾症）的候选人正被纳入生育力保存方案试点研究的一部分[85, 86]。

表 42-1　使用含 SSC 的冷冻保存未成熟 / 成熟睾丸组织碎片进行 IVS 的潜在候选者	
未成熟睾丸组织 IVS 的适应证	成熟睾丸组织 IVS 的适应证
1. 青春期前患者从癌症中治愈，尚无安全的技术从睾丸样本中消除恶性细胞	1. 已知躯体功能障碍的患者（如 NOA 伴成熟停滞症）
2. 隐睾症患者	2.Klinefelter 综合征患者
3. 因 DSD 而行睾丸切除术的患者	3. 男性转性为女性，因接受激素治疗而有碍于组织或细胞移植的发展
4.Klinefelter 综合征患者	

SSC. 精原干细胞；IVS. 体外精子发生；DSD. 性发育障碍；NOA. 非梗阻性无精子症

Klinefelter 综合征（Klinefelter syndrome，KS）的发病率为 1/600～1/450，其特征是额外的 X 染色体和在出生前就开始的生殖细胞重要损失[87]。这些患者中约 90% 在成年后有生育问题，50%～60% 的无精子症 KS 患者在睾丸精子提取术（testicular extraction of sperm，TESE）/ 显微外科 TESE（microsurgical testicular extraction of sperm，mTESE）后可发现精子，使用辅助生殖技术的累计活产率为 50%[88, 89]。然而，在 mTESE 精子回收失败后，仍有 21% 的成人、31.5% 的青春期男孩和 3 例青春期前患者可获得精原细胞[85]。

虽然有一些证据表明 KS 患者的睾丸环境受损，阻碍了精子发生过程[90, 91]，但研究表明，XXY 精原细胞在体外繁殖时能丢失额外的 X 染色体，后续可能用于 IVS[92]。然而，还没有关于实现 KS SSC 体外培养的尝试的报道，因此需要在这方面进行研究。由于 GC 完全丧失的确切时间尚不清楚[85]，而且青少年和成年 KS 患者的精子回收率没有差异[89]，建议针对 IVS 的 ITT 只能作为研究的一部分[93]。

隐睾症是性发育障碍（disorders of sexual development，DSD）的一部分，在足月出生男性中占 1%～4%，早产者高达 30%[94]。它是非梗阻性无精子症（non-obstructive azoospermia，NOA）的常见原因，在未经治疗的双侧隐睾症患者中，NOA 的发生率高达 89%[95]。如果及时进行睾丸固定术，这一风险将降至 46%[95]。当进行 TESE/mTESE 时，有单侧或双侧隐睾病史患者的精子取回率在 60%～74%[96, 97]。在隐睾小鼠模型中，随着年龄的增长，观察到睾丸组织形态的进行性损害[98]，由于 SC 和 LC 功能障碍在隐睾症男孩中被描述[99, 100]，可考虑在睾丸固定术时冷冻保存 ITT 以确保 IVS 后的生育力，特别是对于那些被确定为高不育风险的人[86]。

DSD 谱中的其他罕见疾病，如性腺发育不全（46XY 性腺发育不良和 45X/46XY 混合性性腺发育不良）和 17βHSD-3 缺乏症，可能导致青春期前睾丸切除[71]（Giudice 等的综述[71]），他们也可能是进行 IVS 的 ITT 冷冻保存的候选对象。然而，应该注意的是，对于性腺发育不全患者，在 2 岁之前发现 GC 的机会最高，之后由于在这些病例中观察到的早期进行性睾丸透明化和萎缩，GC 几乎为零[101]。

减数分裂停滞约占所有接受睾丸活检的 NOA 病例的 4%～30%。虽然有些病例是可逆的（即精索静脉曲张、促性腺激素或营养缺乏），但由躯体或遗传异常导致的其他病例则不可逆[102]。这种停滞最常发生在减数分裂中期水平[103]，睾丸微环境受损被认为是减数分裂停滞的主要原因[104]。因此，在缺乏 GC 用于球形精子细胞注射（round spermatid injection，ROSI）或 mTESE/TESE 以进行 ICSI 的情况下，IVS 可克服这些患者体内 SSC 分化的不利条件。

四、体外精子发生策略

正如前面提到的，IVS 可通过培养完整的睾丸组织碎片来实现，也可通过培养分离的 TCS（机械培养、酶培养或两者兼有）来实现。器官培养技术的优点是为 SSC 提供了生理性的三维微环境，并保持了完整的细胞黏附力和与 ECM 的细胞黏附力，从而保持了所有的相互作用。

尽管支持 IVS 的器官培养技术似乎更简单，但这并不总是考虑应用。事实上，正如上文所提到的，许多可从 IVS 中受益的患者存在潜在的躯体睾丸微环境受损，这种微环境不能支持体内精子发生，而且可能也不支持体外条件下的精子发生。在这方面，使用假定正常的供体 GC 和具有假定正常体细胞的受体组织的实验是有启发性的。睾丸组织移植物的器官类型培养（将正常的供体 SSC 注入受体有功能的睾丸微环境中）导致（从供体 GC 开始的）精子发生恢复和健康后代出生[105]。

虽然这种方法不能在临床环境中考虑，但它表明了开发一种模仿体内 SSC 微环境和结构的人造睾丸模型的可能性。这样的模型将有助于完善 IVS，以恢复有潜在微环境损伤患者的生育力（参见三维细胞培养系统部分）。

虽然关于体外培养系统（33～35℃和 5% 二氧化碳）的温度和气体培养条件似乎有一个普遍的共识[106]，但在培养介质（体积、成分、换液时间、单一和连续）（有关培养介质成分见 Rich 等的综述[107]）和培养系统（即器官与 TCS、静态与。动态、二维与三维、悬滴/气液界面等）方面仍存在很大异质性。图 42-2 总结了关于这一主题的现有文献，具体说明了培养条件和系统的异质性，这些条件和系统可能在未来可符合临床实践。我们将进一步审查该技术，特别是对人体组织进行的研究。

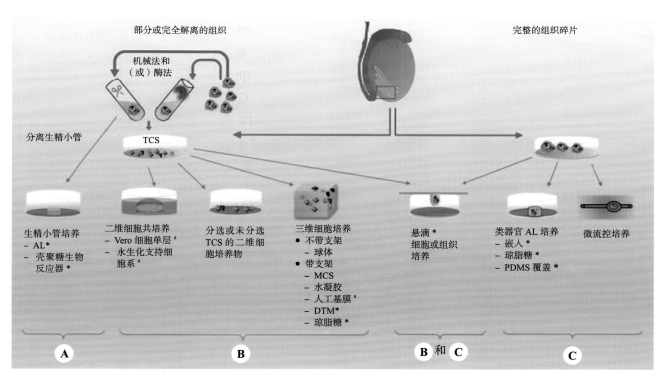

▲ 图 42-2　目前文献描述的 IVS 可用技术使用保存的、部分或完全分离的睾丸 SSC 微环境
A. 部分分离的原始睾丸微环境中的 SSC；B. SSC 与原始睾丸微环境分离；C. 原始睾丸微环境中的 SSC
*. 可在临床环境中用于 IVS 的技术
a. 不能在临床环境中使用的技术。已应用于人类睾丸细胞 / 组织培养的技术。通过重建睾丸微环境，诱导器官的形成
SSC. 精原干细胞；IVS. 体外精子发生；AL. 气 - 液；MCS. 甲基纤维素；DTM. 脱细胞睾丸基质；PDMS. 聚二甲基硅氧烷；TCS. 睾丸细胞悬液

五、完整微环境中的精原干细胞培养

（一）气 – 液界面类器官培养系统

气 – 液（air-liquid，AL）界面培养系统是 Steinberger 首次将其应用于人类睾丸组织[108]。他们的系统是对 Trowell[109] 的改进，由一个小培养皿（60mm）内的不锈钢丝网格子组成，培养皿上覆盖着一层薄薄的琼脂。在大鼠睾丸组织培养条件下培养人睾丸组织移植物显示，与大鼠相似，A 型精原细胞和体细胞在 4 周内仍然存活，用 GC 细胞核的 ³H– 胸腺嘧啶核苷标记和放射自显影，GC 在体外可从细线期前精母细胞阶段分化到粗线期晚期。尽管如此，粗线期是 GC 在所有培养实验中可分化的最高级阶段[110-112]。

在 21 世纪初，器官培养技术包括将睾丸组织碎片放置在聚酯衬垫上（底部由微孔形成），沉积在微孔板中，并被培养介质包围。3 个短期培养实验使用这种改良的器官培养技术，比较了不同冷冻和解冻方案对青春期前睾丸组织完整性和精原细胞存活率的影响[13, 113, 114]。

2006 年，Roulet 等改进了 AL 技术，从接受前列腺癌睾丸切除手术的可生育老年患者的睾丸组织碎片中培养出 3mm³ 睾丸组织，放置在装有培养液的 6 孔板中的聚酯插入物上。培养 16 天后，用溴 –2′– 脱氧尿嘧啶核苷（BrdU）标记法显示有一定程度的粗线期精母细胞分化。虽然偶尔可用电子显微镜观察到新形成的精子细胞，但这些细胞可能在培养之前就已存在了。作者还观察到，即使添加促性腺激素（200ng/ml FSH 和 1U/ml hCG），GC 也有相当大的损失[40]。

直到最近，该系统才被应用于 ITT，目的是在体外培养成熟精子，以便将来在生育力保存计划中使用冷冻 ITT 恢复生育力。来自 3 例患者的冷冻解冻的 1mm³ ITT 碎片在 2 种添加睾酮或 hCG 的不同培养液中培养，显示出组织完整性保存长达 139 天，SC 成熟，睾酮释放和 SPER 间质细胞良好的增殖率，尽管它们的数量随着时间的推移而减少[115]。然而，没有观察到分化，这归因于不

完全建立的 BTB，即连接蛋白 43 位于腺腔内[48]。

基于小鼠实验[27] 和围青春期血液激素的生理水平，在同一培养系统中调整了培养基[115]。5 名 2—12 岁的青春期前男孩在器官培养 ITT 后，加入 FSH（5U/L）和 10% 的无血清、无异种蛋白的 KSR，无论其他培养液浓度如何，均获得了单倍体 GC，并通过免疫组织化学（immunohistochemistry，IHC）和显色反应原位杂交证明了这一点。

然而，单倍体生殖细胞数量的稀少，精子发生的失败，以及培养期间 SSC 池的丧失，表明我们仍然需要确定 IVS 的最佳条件。虽然 KSR 的加入导致了单倍体 GC 的产生，但其在培养基中的存在是研究过程中一个不可忽视的限制因素，因为其成分未被供应商披露[38]。

在这些研究之后，Medrano 等使用 Sato 及其同事使用的 AG 培养系统培养了 4 个青春期前男孩的睾丸组织（1~2mm³ 碎片）[27]。在他们的研究中，他们测试了 2 种不同的温度（37℃或 34℃），并比较了 4 种不同的培养液，其中 KSR 为 10% 或 FBS 为 10%，添加或不添加促性腺激素（FSH 和 LH 5U/L）。温度为 34℃，培养液中含有 KSR 和促性腺激素，为精原细胞和 SC 的存活提供了最佳支持，但没有获得减数分裂后细胞[47]。培养系统和培养基构成的差别可能是造成结果差异的原因。

（二）微流控类器官培养系统

微流控技术的目的是挑战传统的静态培养方法。它的动态特性使其更接近体内条件，在三维复杂环境中，细胞以扩散受限的方式从邻近血管获取营养和氧气[116]。

虽然微流控技术的大多数用于细胞培养，但在 2016 年才尝试在微流控装置中进行器官型培养[117]。在他们的研究中，作者使用聚二甲基硅氧烷（polydimethylsiloxane，PDMS）开发了一种微流控透气芯片，PDMS 是一种经常用于生物医学研究和细胞培养的透气生物聚合物。在他们的第一个装置中，由 2 个 PDMS 层组成，都包含通道和组织室，由多孔膜隔开，并连接到介质储存器

和抽吸泵之间的闭路，实现了小鼠新生睾丸组织的完全精子发生，并保持了 6 个月的时间。从培养 41 天和 185 天后获得的 GC 通过 ICSI 和 ROSI 获得了健康幼崽。

这是第一次报道在体外培养系统中进行 6 个月精子发生的研究。更重要的是，事实证明，该技术在精子发生效率方面明显优于经典的 AG 凝胶。随后进行了两项关于改善整体系统设计和用户友好性的研究，发现在精子发生效率方面也有相同的结果[118, 119]。到目前为止，微流控系统还没有应用于人类睾丸组织。

（三）悬滴组织培养体系的建立

悬滴组织培养方法是保持生长介质中的组织悬挂在倒置的玻璃片上，最初由 Harrison 描述[120]。第一个应用是在小鼠模型中，研究与睾丸生长有关的信号[121]。根据作者的说法，在小体积介质中存在一小块组织可集中不同的局部产生的因素，这些因素可能对复杂组织的功能至关重要[121]。

在人类中，该系统用于分析药物对成人睾丸组织培养碎片中生殖细胞 - 体细胞生态位相互作用的影响[122]。尽管他们的培养系统能够支持正常睾丸组织的 GC 增殖长达 14 天，但他们的数量与第 0 天相比显著下降[122]，这表明如果延长培养时间，该系统不能支持体外持续的精子发生过程。

六、部分或完全分离微环境中的精原干细胞培养

（一）生精小管培养系统（部分分离）

Parvinen 等强调了使用 ST 小管培养的研究。因为可通过透光来识别开始培养的生精周期的阶段[123]。这很有趣，因为使用这种方法可在无辐射的情况下跟踪 GC 的发展[11]（Staub）。

20 世纪 90 年代，Seidl 和 Holstein 首次报道了人类分离的 ST 培养，他们培养了 9 例老年睾丸癌切除患者的 ST[124]。用新鲜分离的 ST 和冷冻解冻的 ST 在 96 孔微滴定板上进行培养，使用 Dulbecco 改良 Eagle 培养基加或不加胎牛血清（foetal calf serum，FCS）等各种营养物质。作者在他们的研究中证明，ST 的远端需要关闭以维持细胞存活。培养 5~20 天后，仅有 Ap 和 Ad 精原细胞存活，加入 FCS 组的有丝分裂细胞数较多。

Tesarik 及其同事研究了 16 例男性梗阻性无精子症（obstructive azoospermia，OA）患者的部分分离的睾丸组织，在 30℃的 gamete-100 培养液中加入或不加入 FSH（25U/L），培养 48h 后，显示出减数分裂的进展，特别是在添加 FSH 的那一组，无论是否直接接触 SC[125]。然而，他们研究中的分析主要基于形态，主要使用手动计数技术。对 9 例 PS 期（$n=5$）和 RS 期（$n=4$）减数分裂停滞患者的睾丸组织，应用相同培养体系和添加促性腺激素（25U/L）和睾酮（1μmol/L）的培养液。培养 48h 后，PS 减数分裂停滞组（2/5）和 RS 减数分裂停滞组（4/4）观察到正常的 RS 和异常的延长型精子细胞。通过形态分析和荧光原位杂交（fluorescence in situ hybridization，FISH）确认细胞倍性，两组均在 ROSI/ICSI 后实现妊娠[22]。

最近，从成年患者睾丸切除术后（作为变性手术的一部分）分离出的 ST（新鲜和冷冻 / 解冻的），于无血清培养条件下，在由鱿鱼壳聚糖（一种生物相容性材料）制成的壳聚糖水凝胶生物反应器中培养了 60 天。对于新鲜的（第 55 天）和冷冻 / 解冻（第 34 天）的样品，每个生物反应器观察到 5~20 个精子。使用 FISH 在第 60 天检测非整倍体（使用 13 染色体、18 染色体、21 染色体、X 染色体和 Y 染色体的探针），作者发现 2%~3.8% 的细胞是单倍体[32]。然而，除效率低之外，作者还无法证明精子是从 SSC 发育而来的，而不是从已经分化的精原细胞发育而来。此外，已有报道称，如果考虑临床应用，壳聚糖还可调节免疫功能[126]（Ahmadi 等的综述）。

（二）二维细胞培养系统

分离和富集构成睾丸的不同类型细胞是一个开创性的步骤，可研究单个细胞的功能，对

于 SSC 来说，它们的繁殖可在体外增加它们的数量[127]。

尽管这些系统对研究细胞在各种刺激（生长因子、细胞因子、激素）下的行为和相互作用很重要，但越来越多的证据表明，与体内细胞相比，二维环境中的细胞具有不同的生物活性，因此可能会带来误导性的结果[128, 129]。

此外，关于 IVS，该模型的一个显著缺点是 GC 失去了其三维结构，并且变得更难识别其规则的空间分布[130]。在人类中，有几项研究试图在二维环境中复制精子发生，大多数研究是与 Vero 细胞共培养或包含 Vero 细胞条件培养液[24-26]。人类 RS 阶段的阻断在体外可以被逆转，以获得胚胎干细胞，甚至是具有受精能力的精子，并伴随着囊胚期胚胎的发育[25]。在与 SC 共培养的不同类型精原细胞混合物中加入 Vero 细胞条件培养液，并添加 FSH 和睾酮，可诱导 NOA 男性初级精母细胞分化为 RS，分化为 RS 的比率为 3%～7%，诱导 RS 分化为正常细长精子细胞的比率为 5%～32%[24]。分离的初级精母细胞与 Vero 细胞共培养产生了染色体正常的 RS[26]。然而，尽管这些研究表明 Vero 细胞分泌因子在促进末期减数分裂和精子发生后的分化方面特别有效，但由于它们来自动物，这些细胞与临床级 IVS 方案不兼容。

2012 年，Riboldi 使用了来自 NOA 和 OA 患者的 TC，这些细胞与 α6 整合素阳性细胞培养在富含 GDNF 的培养液中，然后将它们转移到 SC（病毒感染红色荧光蛋白）和胶原单分子层上[131]。虽然 IHC 和 FISH 证实了单倍体细胞的存在，但它们（NOA 组中 1 例患者只在 FISH 中显示单倍体除外）都是从通常精子发生正常的 OA 患者中获得的，因此不适合 IVS。

（三）三维细胞培养系统

虽然器官培养中的细胞是在它们原始的三维环境中发现的，但三维细胞培养系统的目标是将分离的细胞培养成模仿其原始形态的细胞聚集体。与二维系统相比，在三维系统中生长的细胞在细胞之间、细胞与细胞外基质之间的相互作用，以及微环境方面更类似于体内细胞[129]。由于细胞在三维培养中能够重组和模拟体内器官的结构和功能，这种系统也被类器官同化[132]。

三维睾丸细胞培养的两种主要策略区别在于是否使用支架。无支架技术通常依赖于细胞的自动组装特性，从而生成球体[129, 133]。至于基于支架的技术，组织工程策略的进步使设计更复杂的三维基质模仿体内支持条件成为可能。

支架可是天然的，也可是合成的，可是固体的，也可是液体的，下文将主要强调那些与人类临床应用兼容的支架（表 42-2）。关于啮齿动物和其他非人类哺乳动物，三维培养系统能够支持在青春期前小鼠[106, 134-136]、青春期前大鼠[137] 和青春期前猴[35] 中通过减数分裂后 GC 形成实现精子发生（参见 Alves-Lope 等[138] 和 Rich 等[107]）。

关于人类，表 42-3 显示了在三维系统中培养成熟睾丸细胞或未成熟睾丸细胞的研究。

关于使用成熟睾丸组织的研究，Lee 等在胶原 -Matrigel® ECM 制剂和 FBS、浓缩培养液中培养了 18 例 NOA 患者的成熟 TC。仅 12 天后，单倍体细胞占培养细胞总数的 11%～37%[139]。然而，由于作者指出，在培养开始之前，精子细胞很少，很难判断最终是否在体外发生分化。

2016 年，为了开发第一个人类睾丸类器官，Baert 等培养（持续 4 周）来自 7 例成人患者（包括 1 名 15 岁围青春期男孩）的睾丸细胞，在悬挂的 Transwell® 顶室使用基于支架（含有 ECM 成分的脱细胞睾丸基质）和无支架（在琼脂糖层上）的方法。培养液中添加 10% KSR、1% GluTamax®

表 42-2 目前报道的三维睾丸细胞培养支架

潜在适合临床应用	可能不适合临床应用
• 人脱细胞睾丸基质	
• 海藻酸盐	
• 人类细胞外基质衍生水凝胶	• Matrigel®
• 胶原	• Collagen-Matrigel®
• 软琼脂	

表 42-3　人睾丸细胞悬液用于三维培养的研究综述			
	以体外精子发生为目标的三维培养	以形成类器官为目标的三维培养	
		有支架	无支架
未成熟睾丸细胞悬液	Abo Foul 等，2018：15 周后基于形态学和 IF 的精子样细胞[39]	Baert 等，2017[a]：生殖细胞增殖；无分化[133]	Baert 等，2017[a]：生殖细胞增殖；无分化[133] Sakib 等，2019[b]：5 天后类器官中存在 GC[140]
成熟睾丸细胞悬液	Lee 等，2007：基于 IHC 和 FACS，12 天后获得单倍体细胞[139] Abo Foul 等，2019：基于 PCR 和 IF 测定的 105 天后细胞[44] Sun 等，2018[c]：第 20 天可使小鼠卵母细胞受精的减数分裂后细胞[43]	Baert 等，2017：生殖细胞增殖；无分化[133]	Baert 等，2017：生殖细胞增殖；无分化[133] Pendergraft 等，2017：基于数字化 PCR 和 IF 的第 23 天减数分裂后细胞的发育[42]

a. 一例处于青春期的 15 岁患者
b. 未进行生殖细胞增殖或分化检测
c. 只有一项研究使用了体外衍生配子的功能分析
IF. 免疫荧光；IHC. 免疫组织化学；FACS. 荧光激活细胞分选；PCR. 聚合酶链式反应；GC. 颗粒细胞

和促性腺激素（FSH 和 hCG 均为 5U/L）。虽然他们获得了椭圆形的有机体，使用成人和围青春期组织均显示了 GC 的增殖和有功能的躯体微环境，但没有重组成睾丸特有的细胞排列，也没有观察到 GC 分化是由于使用了无支架还是有支架的方法[133]。

Pendergrag 等试图研制一种用于体外研究精子发生和性腺毒性的睾丸类器官。分离的人 SSC（取自 3 例脑死亡成人）与永生化成体干细胞和 LCS 在悬液中培养 48h，然后在微孔中添加 1μg/ml ECM、2μmol/L 视黄酸、2.5U FSH、100ng/ml SCF 培养 23 天。尽管没有睾丸特异的结构，但在培养期末，0.2% 的细胞是减数分裂后的 GC[42]。虽然他们的研究首次报道了在人类培养系统中使用可溶性 ECM，但在没有对照组（没有添加可溶性 ECM）的情况下，很难判断体外减数分裂的实现是由于添加了可溶性 ECM 还是由于天然 ECM 的产生。

使用三维细胞培养系统的 IVS 在 2018 年达到了一个重要的里程碑[43]，RS 显示了正常的染色体、相似的全基因图谱和 DNA 甲基化（与其原位对应的 RS 相比），这些 RS 能够使小鼠卵母细胞受精，并在 Matrigel® 水凝胶中将 60 例 OA 患者的 GRP125+ 精原细胞（假定为 SSC）培养到灭活的 SC 培养层上后，发育成八细胞胚胎[43]。然而，Matrigel® 基质的使用是临床应用的真正限制因素。

最近，来自 5 例被诊断为纯睾丸支持细胞综合征的成人患者（根据作者所说）的 TCS（6 个样本）被培养在三维甲基纤维素（methyl cellulose, MCS）合成基质和含有 KSR（25%）、GDNF、FGF 和 ILF 的浓缩培养液中。作者声称，3 个供体 TCS 在 6～7 周后发育出新的减数分裂后细胞（基于 IHC 和 RT-PCR）[44]。然而，在 6 个被分析的样本中，有 5 个在培养开始时已经有一个减数分裂后的阳性标志（在分析的 2 个标志中），这意味着这些睾丸碎片有精子发生活性，细胞正在进行并实现减数分裂。

关于涉及未成熟睾丸组织的研究，Huleihel 小组报道称，在接受化疗的青春期前男孩的 8 个 ITT 样本中，有 1 个在三维 MCS 系统中培养后，形态学和免疫荧光染色分析显示发育出精子样细胞[39]。然而，尽管结果很有趣，但使用暴露于化疗的睾丸组织（7 例患者中有 6 例在接受性腺毒性治疗后不到 1 年的时间里接受了睾丸活检）限制了结论的得出，特别是关于培养条件，因为这种治疗可能同时改变了生殖细胞和体细胞的功能。

三维培养系统中 ECM 成分的存在允许在培养成人睾丸组织时进行减数分裂后细胞的体外发育。由于在三维细胞培养系统中减数分裂的实现不需要睾丸特有的体系结构，类器官如何有利于旨在恢复生育力的 IVS 的问题仍然悬而未决。然而，尽管存在许多挑战，但改进三维 / 类器官培养系统是至关重要的，因为这些模型是那些体内受损微环境中生殖细胞只有 SSC 的患者实现 IVS 的唯一可能。

七、未来展望、安全和伦理考量

关于人类体外受精作为一种临床适用的生育力恢复策略的未来，还存在几个问题。更好地了解 SSC 在体内的生态位和睾丸体细胞微环境是如实地在体外复制这一过程的基础。在这方面，使用单细胞转录学来测量在睾丸细胞群中发现的无数基因的表达水平的研究可能是这一领域的重要贡献[141]（Gille 等）。改善培养条件以实现人类精子发生和提高精子发生效率也是重要挑战。例如，已知直接接触空气的氧化应激会改变培养细胞的特性[142]。在这方面，在组织碎片上使用活性氧（reactive oxygen specie，ROS）清除剂[143]或透气覆盖物以避免直接空气接触[144]的策略都被证明能够提高小鼠的精子发生效率。微流控系统在体外维持较长时间的精子发生和提高 IVS 效率方面也被证明可能是有益的。

最后，最关键的挑战是体外精子的安全性，因为体外条件无法与体内环境相比较。在实施临床试点研究计划之前，必须证明体外衍生精子的遗传完整性和表观遗传稳定性（图 42-3）。通过多参数二代测序（next-generation sequencing，NGS）在单个精子细胞[145]和胚胎[146]基因组图谱方面的

进展似乎对这一问题的解决有益。

更重要的是，患者需要就 ROSI 的潜在安全性进行咨询，因为来自 90 个婴儿的令人放心的数据显示，与自然出生的婴儿相比，经 ROSI 出生的婴儿在身体和认知发展方面没有差异[147]。尽管现有结果令人安心，但在这方面还需要更多的大规模研究。

此外，类似于青春期前男孩生育方案中发现的问题[148-151]，实施体外受精恢复生育力在临床实践中提出了新的挑战，并提出了应列出和解决的具体伦理问题。

除使用人类 SSC 的 IVS 外，未来可能还将考虑非生殖或转基因 SSC 的潜在用途。尽管这两种策略在小鼠身上的结果似乎都令人鼓舞[152, 153]（Fang 等[153]和 Mulder 等[152]），但目前对这些技术的了解带来的许多不确定性、风险和伦理困境应使它们的使用仅限于实验水平，并阻止它们目前作为治疗程序提供给患者[154]。

八、结论

自从在小鼠身上复现了完全的精子发生已经过去了 9 年，仍然没有一个研究小组能够在人类身上完全而有效地复现它。然而，越来越多的证据表明不同物种之间存在显著差异，甚至在 SSC 生态位调节的水平上也是如此[155]，迫切需要更多使用成熟和未成熟人类睾丸组织的研究，以加快体外受精作为一种生育力恢复策略发展的步伐，特别是对于那些在性腺毒性治疗之前将睾丸组织储存起来的青春期前男孩。

适当培养技术的应用在很大程度上取决于患者的睾丸微环境是否受损。允许特定的细胞间接触以忠实地复制睾丸微环境的策略，是体内正常精子发生的必要条件，可能是最有希望的。在动态培养系统中改善细胞和组织灌流似乎对提高精子发生效率也有价值。最重要的是，所有进行 IVS 恢复生育力实验的科学家都应该考虑改用无血清、无异物培养液，以及可成为临床级别的 ECM，以满足临床应用的要求。培养媒介的成分披露将进

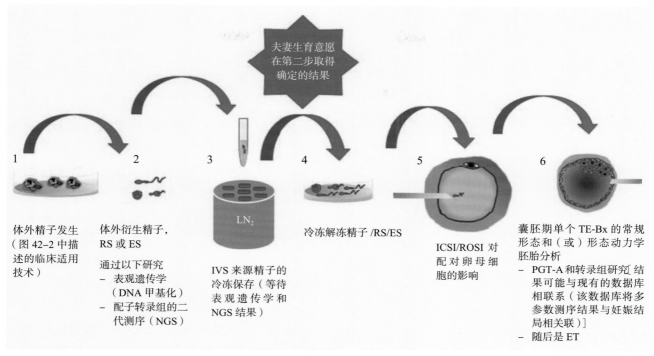

▲ 图 42-3　参与试验的夫妇使用 IVS 衍生配子的过程示意

RS. 球形精子细胞；ES. 延长型和细长精子细胞；LN₂. 液氮；IVS. 精子发生；ICSI. 卵胞质内单精子注射；ROSI. 球形精子细胞注射；TE. 滋养外胚层；Bx. 活检；PGT-A. 着床前基因检测 - 非整倍体；ET. 胚胎移植

一步有助于增进认知。

　　除改进体外培养技术外，还需要通过分子、基因组、蛋白质组[61]和显微解剖学方法的结合来充分理解 SSC 的调控。此外，在不同条件下的体外培养过程中，将基因表达与 SSC 命运相关联，可能有助于确定每个时间点在体外繁殖和维持精子发生所需的必要信号。

临床病例 1

　　2005 年，一名 8 岁男孩被诊断出患有 ALL，他的治疗需要在全身照射后进行骨髓移植。患者治疗后不育的风险评估为 90%。在开始化疗的同一天进行了睾丸活检。从左侧睾丸取出小睾丸组织碎片，并将其冷冻在该机构的生殖组织和细胞库中。免疫组化证实精原细胞的存在。在其父母同意后，20%的样本用于研究，80% 的样本用于保存生育力。

　　2019 年，患者及其女友回到诊所，希望在接下来的几年里一起生育子女。患者上一次进行精子分析是在 2013 年，在 2008 年治疗完成 5 年后，精子分析显示无精子，2019年就诊前 1 周重复进行的精子样本仍然显示无精子。睾酮水平检测显示，游离睾酮浓度显著下降。

实用临床技巧

- 向患者 / 夫妇介绍使用冷冻保存的青春期前睾丸组织恢复生育力的最新策略，包括体外受精。
- 讨论精子捐献计划或领养方案作为当前的替代方案，并提出心理学建议，以支持患者的决策过程。
- 将患者转诊给内分泌科医生，以跟进 / 治疗他的睾酮水平低下。

临床病例 2

患者男性，55 岁，患有 NOA（左侧睾丸体积 5ml，右侧睾丸体积 6ml），在儿童时期患有严重的睾丸炎，在 micro-TESE 阴性后，向您询问他的生育力恢复方案。他的 Johnsen 评分为 3，病理报告证实 MAGEA4 阳性细胞（精原细胞和精母细胞的标志）的存在。他想知道是否有任何方法可以使他用自己的遗传物质实现生育。

实用临床技巧

- 告知患者，患有 NOA 的成人睾丸组织的精子发生尚未进入临床实践，在进入试点临床试验之前，应进一步分析体外来源单倍体细胞的遗传完整性和表观遗传稳定性。
- 推荐捐精计划。
- 只有在 IRB 批准的临床研究到位后才能联系患者。

归纳总结

- 人 IVS 尚不具备临床应用条件。在 IVS 恢复生育力的方案得到验证和标准化之前，关键的方法仍然是就当前的局限性和未来可能的应用提供充分的咨询。
- ROSI/ICSI 将是通过体外受精恢复生育力的唯一途径。
- 确保体外精子的遗传完整性和表观遗传稳定性是该程序的验证步骤中最重要的一步。
- 体外培养是一种很有前途的工具，可用于增加对人类精子发生的了解，以及用于各种睾丸损伤的体外药物测试或评估药物所致的睾丸损伤。
- 从非生殖细胞繁殖的精子发生应仅限于研究目的。

主要阅读材料

[1] Sato et al. [27].
[2] De Michele et al. [38, 48, 115].
[3] Medrano et al. [47].
[4] Komeya et al. [117, 144].
[5] Sun et al. [43].
[6] Pendergraft et al. [42].
[7] Perrard et al. [32].
[8] Baert et al. [133].
[9] Abofoul-Azab et al. [39, 44].
[10] Alves-Lopes et al. [138].
[11] Richer et al. [107].

第三篇

生育力保存的注意事项
Fertility Preservation Considerations

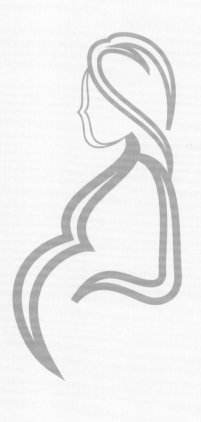

第43章 生育力保存的心理学方面
Psychological Aspects of Fertility Preservation

Verena Ehrbar　Sibil Tschudin　著

纪海云　译　　吴香仪　校

一、背景

> **病例1**
>
> Sarah 在刚满30岁被诊断出患有乳腺癌。几周前，她感到右乳房有一个可疑的肿块，不久之后确诊。一切都发生得非常快，但幸运的是，Sarah 在诊断出癌症几天后，就转诊到生殖医学专家那治疗。专家向她说明了化疗前保存生育力的选择。
>
> Sarah 和她男朋友杰克交往了3年。他们在谈论将来要孩子的事。Sarah 解释说："当然，我的第一个想法是活着然后才是拥有一个孩子，但我从来没有想过癌症会成为我的一部分。"

威胁生命的诊断，如癌症，是一个主要的压力源，尤其是年轻患者会面临着情感上的挑战。生存总是唯一优先考虑的吗？当然了。然而，随着医学的进步，确诊癌症不再意味着绝对的死刑。年轻癌症患者的生存率不断增高，目前已超过80%[1]。为了在癌症后的生活有质量，有些问题需要在早期诊断时就考虑。例如，向患者提供有关生育力保存（fertility preservation，FP）的信息，并让他们可以选择是否要进行生育保护，这不仅是一个医学问题，也是个心理问题。

处于生育年龄的年轻癌症患者如何应对生育力受损的问题？影响生育问题心理因素有哪些？

医疗保健专业人员（healthcare professional，HCP）应该如何告知、支持和为患者提供生育方面的咨询？

读完本章，你会明白生育障碍对年轻癌症患者的巨大心理影响。你也会认识到，告知患者他们的选择是很重要的，因为他们可以有更多的时间来思考决定。随着信息的提供和额外的支持工具，冲突和遗憾可能会减少。在本章结束时，您将了解 FP 心理方面的情况，以及了解还需在哪些方面进行更多研究以改善患者治疗和支持。通过临床实例和临床常规的实用技巧，本章将帮助您理解并将生育问题的心理观点融入年轻癌症患者的医疗中。

二、生育和计划生育的心理层面

生育力受损对癌症患者的影响不可否认，它影响了生活质量，增加了心理健康问题的风险[2]。许多年轻的癌症患者可能没有想好是否进行 FP。他们认为考虑未来的生育和生育计划的同时面临危及生命的疾病是一个额外负担。然而，大多数受影响的癌症患者认为，能够选择 FP 是希望的源泉，也是考虑癌症后生活的理由。尽管如此，有关 FP 的决策对所有患者及其家属和医务人员来说都充满挑战。

三、生育问题

不孕不育的潜在风险是癌症患者最关心的五大问题之一[3, 4]。大多数癌症患者想要保存生育力，许多人希望能生育自己的亲生子女[5]。生育问题足以影响癌症治疗的决策，最近的一项研究报道称，30%的癌症患者会选择不太理想的癌症治疗方案，以减少对生育的负面影响[6]。

生育问题取决于患者的年龄或性别，以及癌症治疗的阶段和产次[7]。与癌症诊断前有子女的患者（女性 31%，男性 26%）相比，没有子女的患者似乎更关心生育力（男女性均为 76%）[8, 9]。然而，确诊癌症并不能改变想生育的愿望[10]。所有患者的共同之处在于，由于生育力受损，他们经历了生育计划的中断，这也会影响到癌症患者的伴侣。对子女的渴望因人而异，但是有伴侣的患者和在诊断时单身的患者都很痛苦[11]。

> **重点阅读：** 请记住，生育问题对患者有很大的影响，与关系状态、生育史或性别无关。生育问题的重要性足以影响癌症治疗的决策。

四、心理压力

潜在的不孕不育是癌症治疗过程的一个痛苦的问题[8]。有许多研究表明，当患者没有机会与专家讨论生殖问题时，心理压力会增加[12-15]。不孕不育相关的痛苦通常在确诊时出现，并持续到生存期。患者和癌症幸存者都回顾性地报告了诊断时的一系列负面情绪，如失控和恐惧、害怕、不知所措、抑郁和沮丧[14, 16]。据报道，在诊断和接受 FP 治疗时，癌症患者的抑郁、焦虑和创伤发生率增加[17]。癌症幸存者在确诊之前没有实现生育子女的愿望，因此对生育有更高的担忧，显示出患抑郁症的风险升高，精神健康状况较差[14, 18]。必须注意的是，抑郁症通常是癌症幸存者中最常见的心理健康问题，然而，它与生育力并没有特别的联系。

事实上，癌症患者所经历的痛苦不仅是由潜在的生育力丧失引起的，还与诊断本身密切相关。然而，为年轻的癌症患者提供 FP 方案可提

高生活质量[5, 19]。这强调了认真对待生育问题的重要性。

> **重点阅读：** 不孕不育的困扰可能发生在确诊时及在后续治疗期间，并产生各种心理后果。在随访咨询期间也要询问患者关于生育的担忧。

五、资讯提供

> **病例 2**
>
> Heather 今年 35 岁，刚刚开始她在儿童保育方面的新工作。在她工作的第 1 周，她就开始觉得不舒服，在看了几位医生后，她被发现了妇科肿瘤的问题，被诊断为 FIGO Ⅲb 期宫颈癌。

对于 Heather 来说，生育计划的选择是有限的，因为癌症治疗会对相关器官产生很大影响。此外，根据推荐的肿瘤治疗，专家并不认为 Heather 未来能妊娠。从肿瘤学的角度，开始治疗是首要任务。尽管如此，在多学科的讨论中，生殖医学专家还是指出了为 Heather 提供咨询的重要性。

六、指导方针

知道了常见的生育问题和可预期的心理后果，如何与患者充分解决这个问题至关重要。患者首先需要获得有关 FP 的信息。事实上，并不是所有癌症患者都知道癌症治疗可能会对生育力造成损害，并且有 FP 选择。根据国际指南和建议，所有处于生育年龄的癌症患者都需要在开始接受癌症治疗前，由生殖医学专家告知他们可保存生育力的方法[4, 20]。考虑到生育问题是因人而异的，并且可能影响所有癌症患者，因此无论其当前的关系状况如何，以及以往生育史的影响，都应向患者提供这些信息。确诊后应立即转诊给生殖医学专

家，以确保在癌症治疗开始前开始 FP。在咨询过程中，必须告知患者现有的选择，了解其居住国家关于 FP 程序的财务方面规定和具体规定。FP 的费用和后续费用是否包含在医疗保险中，这取决于国家和计划的程序。此外，各国关于冷冻保存卵母细胞和卵巢组织的法律也存在差异。

正如我们在 Heather 病例中所看到的，告知所有处于生育年龄的年轻患者，无论他们的预后如何都至关重要。即使没有建议的 FP 方案，患者也有权了解任何潜在的损害。有了这些信息，患者就可以正确处理，并根据情况感受相应的情绪（例如，失去生育力的悲伤，无法生育子女）。

Logan 和 Anazodo 总结了截至 2019 年发布的 33 项关于计划生育的指南或建议[17]。这些文件由来自 12 个国家的 19 个不同组织编写。这种全球视角提供了有关基础医疗系统、FP 可用性和信息提供的差异的见解。这可能会影响 FP 的重要性，并突出不同国家和机构对 FP 的不同使用。此外，这些指南根据年龄、性别和治疗因素在内容上有所不同。然而，几乎所有人都提到需要转诊咨询，这是 FP 过程的关键部分。

> 重点阅读：指南建议所有年轻癌症患者在癌症治疗开始前了解 FP 方案。

七、提供信息的障碍

尽管存在这些指导方针和建议，但不是所有的年轻癌症患者都能从转诊到生殖医学专家那里获益。事实上，尽管近年来被转诊到生育计划咨询的人数有所增加，但在全球范围内，受益于 FP 的患者仍只有一小部分[21]。

当涉及生育问题的讨论时，通常是患者自己提出的，而不是肿瘤医生或其他医务人员。是什么阻止专业人士提出年轻癌症患者生育力的话题？在最近的文献中报道了各种障碍。首先，并不是所有的机构和癌症中心都专门针对 FP 制订了

方案，也不是所有的机构和癌症中心都能够提供生育计划现场服务。尽管无论患者在哪里接受治疗都应给他们提供 FP 咨询，但情况并非如此。有证据表明，患者的特征，如年龄或家庭状况，是患者是否接受生育咨询的影响因素。研究表明，在确诊癌症时已经有子女的女性在确诊癌症被问及生育计划问题的可能性较小[13]。癌症也成为转诊计划生育咨询的障碍。确诊某些疾病和预后的患者很少转诊。其次，专业人员存在相当大的知识缺口，这已经被认为影响了转诊率。由于他们缺乏知识，他们对解决 FP 问题犹豫不决，因此不将患者转诊给生殖医学专家。许多医务人员担心患者感到沮丧，不愿意进行生育相关的讨论，特别是对预后不良的患者或他们认为不关心生育问题的患者，由于他们的关系状况、性取向或年龄因素。然而，医疗行业的知识至关重要。最近的一项研究报道称，在没有接受过有关 FP 方面的特殊培训情况下，只有 6.7% 参与研究的医生表示曾在癌症患者中发起过 FP 的讨论。接受适当培训后，提及生育计划的医生数量显著增加至 46%[22]。因此，对于向癌症患者提供 FP 信息的医务人员的教育显得至关重要。

> 重点阅读：提供信息至关重要。在医疗保健系统中，所有患者接受生育计划信息仍然存在障碍。目前，太多的医护人员显示出知识不足。对专业人员的具体教育和生育计划的明确指导方针至关重要。

八、患者的知识缺失

当没有专科医生介入时，患者对自己病情没有足够的认识。因此，仍有许多患者不知道生育力的潜在损害及 FP 的可能性。众所周知，患者希望在癌症治疗开始前了解 FP 方案[10]，尽管他们对自己在收到这类信息时的情绪反应（例如，他们会感到不知所措）表示担忧。患者仍然说对他们的 FP 方案没有充分了解，希望更多地参与决策过

程。可能一些患者在诊断时并没有迫切的想要子女的愿望，或者他们将来健康妊娠的可能性不大。即使如此，这些患者仍然说，他们希望了解可能的选择，当医务人员自动假设他们不想讨论 FP 选择时，他们并不满意。正如我们在 Heather 的例子中看到的那样，它通常更多的是理解而不是真正做每一件事。

病例 2（续）

Heather 证实，与生殖医学专家的讨论对她非常重要。她说，在接受诊断后的一段时间里，比起癌症本身她更担心是可能无法拥有自己的子女。放弃这个梦想，让这个机会从她身边被夺走，这让她很难接受。相关信息的充分了解有助于她应对这种情况。她还在治疗期间和治疗后定期去看心理医生，偶尔讨论有关她生育力的话题。

患者应了解他们癌症的确诊和治疗对生育力的影响。她们需要知道是否有其他选择，以便对她们未来的生育力做出充分和知情的决定。当患者被转诊到生殖医学专家那里时，总体是有益的。在专家面诊之后，他们了解了更多的知识，特别是 FP 方面，他们的心理健康也更好了[23, 24]。

生殖医学专家及其他医务人员都应记住，每个患者有不同程度的医疗知识水平。对于水平较低的患者，可能难以理解提供给他们的详细医疗信息。因此，负责生育信息的医务人员在提供咨询时应特别注意患者的健康医疗知识，以确保他们理解这些信息。已经确定了几个可能在咨询后提高知识的预测因素，如高等教育、与生殖医学专家的额外联系、与他人讨论 FP 选择，以及使用特定网站和（或）决策辅助等教育材料[25]。好消息是，大多数预测因素都是可以改变的。它们要用于临床实践，以满足癌症患者的需求。因此，提供随访咨询或提供额外的教育材料可能是改善临床护理的有效方法。

> 重要阅读：目前，太多患者缺乏相关知识。患者需要了解收到的信息。咨询需要尽量提高患者的健康素养。对相关情况的了解提高了癌症患者的心理健康水平。

九、决策制订

40 年前，通常是医生家长式地为患者做决定，而现在已经变成共同做决定。在共同决策中，患者和医务人员积极参与决策过程，但最终患者必须做出选择。在生育计划的具体情况下，在癌症治疗开始前患者通常只有几天的时间来考虑未来的生育力，并对 FP 做出决定。此外，还必须考虑到，在知道自己确诊癌症等特殊情况下，个人的应对能力会变得有限。对于一些患者来说，当他们面临这样的诊断时，克服癌症才是第一位的。大多数患者不了解 FP，因此他们可能会感到对未来的生育和生育计划做出决定毫无准备。年轻或刚开始恋爱关系可能会使决策更加复杂。研究表明，特别是对于女性患者，FP 决策被认为是最具挑战性的决策之一。

要决定是否要进行 FP，如果进行，选择哪一种，需要充分了解情况，并涉及个人关于 FP 的价值观及如何实现自己的目标。对于许多年轻的癌症患者来说，这可能是他们第一次认真地考虑生育计划。在为患者提供有关生育计划的咨询时，除减少不确定性外，医务人员还必须提供建议并让患者权衡利弊。在定性研究中，Hershberger 等旨在了解年轻女性接受拒绝 FP 的原因，并将已确定的原因分为 4 个方面（图 43-1）[26]。所有参与者都认为认知评估是决策的影响因素。此外，情感因素和道德判断也有显著影响。然而，决策伙伴似乎对最终决策至关重要。考虑到所有这些因素，许多患者的纠结就不足为奇了。

> 重点阅读：共同决策 FP 至关重要，但也具有挑战性。

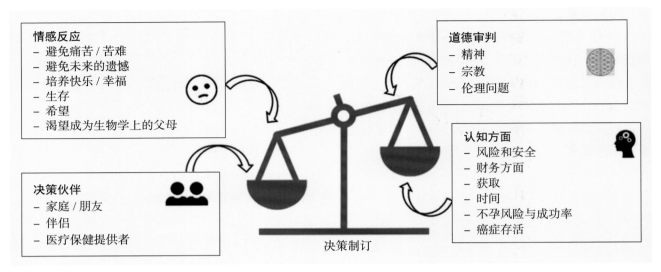

情感反应
- 避免痛苦／苦难
- 避免未来的遗憾
- 培养快乐／幸福
- 生存
- 希望
- 渴望成为生物学上的父母

道德审判
- 精神
- 宗教
- 伦理问题

认知方面
- 风险和安全
- 财务方面
- 获取
- 时间
- 不孕风险与成功率
- 癌症存活

决策伙伴
- 家庭／朋友
- 伴侣
- 医疗保健提供者

决策制订

▲ 图 43-1　决策制订：平衡的行为
改编自 Hershberger et al [26].

十、决策冲突

定义：决策冲突被定义为对所要采取的行动过程的一种不确定状态[27]，即"当在相互竞争的选项中进行选择涉及风险、损失、后悔或对个人生活价值观的挑战"[28]。

决策冲突量表（Decision Conflict Scale，DCS）是 O'connor 等开发的经过验证的自我报告问卷，可用于评估决策冲突[29]。DCS 有 4 个版本，传统 DCS 由 16 个项目组成，分为 5 个分量表，即感觉被告知、价值清晰、感觉被支持、不确定性和有效决策。DCS 得分越低，表明患者认为他或她的选择是充分知情的，是基于他或她自己的价值观。分数越高表明选择的不确定性越大。决策冲突不是一个静态的结构，可能随着时间的推移和各种影响而变化。复杂的决策很可能伴随着一定程度的不确定性，高度参与决策制订过程可能会暂时增加决策冲突。许多研究表明，大多数患者报告在进行计划生育选择时存在相当大的决策冲突[30-32]。增加年轻癌症患者关于生育问题的决策冲突的因素是癌症治疗对未来生育影响的不确定性、安全性问题、时间限制和经济考虑。据报道，缺乏知识也会导致决策冲突增加。因此，如果患者了解详细情况，并对自己的个人价值观有了认

识，他们就可以做出明智的选择。让患者有咨询的机会，为他们提供生殖专家的随访访问，也能降低患者的决策冲突。

重点阅读：癌症患者的决策冲突在一定程度上是可以预期的。在整个癌症治疗过程中，如果提供足够的、个性化的关于生育和 FP 的信息，死亡率可能会降低。

十一、决策后悔

定义：决策后悔被定义为"对一个决定的懊悔或苦恼"[33]。

经验证的决策后悔量表（Decisional Regret Scale，DRS）是评估决策后悔的官方工具，其解释方式与决策冲突量表相同，标准量表为 0～100。DRS 是一份 5 个项目的自我报告问卷，分数越低表明做出决定后后悔程度越低，因此在做出决定后的悔恨或痛苦程度也会减少。对于严重的决策后悔，并没有准确的截止时间。由于需要在短时间内做出决定，必须决定是否接受 FP 的患者有很高的后悔风险。通常，这些决定都是仓促而且高度脆弱时做出的。决策冲突和决策后悔是相互关联的，在诊断时报告决策冲突的个体随后决策后

悔的可能性明显更高。

在 FP 的特定背景下，有多种因素导致决策后悔的减少，主要与降低决策冲突的因素有关。其中包括接受过生殖医学专家的咨询（与没有咨询或只接受肿瘤学家咨询相比），因此感觉消息灵通。此外，接受咨询的患者对他们的决定表现出更高的满意度，无论他们对 FP 的选择如何。特别是在年轻患者中，有报道称，只要有一个关于 FP 的选择，就有助于将决策降低遗憾[34]。想想 Sarah 和 Heather 的例子。他们都表示，最重要的是不要被癌症夺走选择的机会。

重点阅读：决策后悔与决策冲突相关。它们是由相似的因素驱动的。

十二、决策辅助

病例 1（续）

对于 Sarah 来说，与专家的讨论很有帮助，但也让人不知所措。因为她面临着许多关于确诊癌症和生育方面的困难，所以很难集中精力理解 FP 方面的问题。因为他们即将收到有关未来计划生育选择的信息，所以 Sarah 觉得 Jack 到场很重要，让她松了一口气。生殖医学专家建议他们使用在线 DA 来补充咨询中获得的信息，并帮助他们做出决定。他们在心理咨询结束后的晚上在家里使用 DA，Sarah 还把链接发给了她的母亲，她通常会和母亲讨论所有的事情。

患者希望积极参与 FP 的决策，但他们在决策过程中需要支持，以减少决策冲突和遗憾。即使生殖医学专家或其他 HCP 对患者进行了适当的咨询，也不能保证患者可正确地处理这些信息。可能需要更多的资料和辅助工具来补充口头提供的资料。信息资料应针对患者的个人情况，即年龄、诊断和生活状况进行订制。提供给患者的信息质量和支持与咨询感受及决策过程总体上呈正相关。然而，有用信息的可获得性仍然很低。这使得 DA 尤其重要。它们已被用于其他医疗保健领域，Cochrane 的一项审查承认循证 DA 是促进决策的黄金标准[35]。特别是当有不止一个合理的选择，以及当个人价值观影响竞争选择的风险和收益的权衡时，DA 是一个有用的支持来源。Cochrane 回顾了 115 项关于 DA 的研究，提供了高质量的证据，与常规医疗相比，DA 能够增加患者的知识，加快决策速度，减少决策冲突和遗憾，并让患者更积极地参与决策过程[35]。DA 旨在支持人们做出特定的决定。他们帮助患者了解不同选择的潜在风险和好处，并通过练习考虑自己的个人价值积极参与决策过程[35]。这些练习包括理性地评估利弊，但也允许用户根据他们的直觉支持或反对各自选择（图 43-2）。循证 DA 是根据国际患者 DA 标准开发的[36]。在决策时间有限的情况下，DA 是非常有用的工具。特别是在癌症的背景下，DA 在鼓励患者参与决策过程方面是成功的[37]。

目前只有少数的 DA 存于 FP 和癌症的背景下，但数量在增加（表 43-1）。截至目前，涵盖了不同的癌症类型和语言，其中英语和乳腺癌是主要的语言和癌症类型。开发更多语言或用于其他癌症诊断的 DA 开发正在进行中。接下来，我们将概述当前的 DA 及其影响（表 43-1）。

澳大利亚的一个研究小组为乳腺癌患者开发并评估了第一本 DA 手册[32]。DA 的使用导致更高的生育相关知识水平，更低的决策冲突和遗憾，以及更高的决策满意度。自从他们的第一个 DA 开发以来，他们对内容进行了更新和改编。该手册可供公众查阅，并可通过其网站以 pdf 格式下载。荷兰的一个研究小组根据澳大利亚的研究成果开发了一个在线版本。他们将内容翻译成荷兰语，并在线提供练习。与常规医疗相比，他们能够在使用 DA 的乳腺癌患者中表现出更高的知识水平[38]。然而，自从研究完成，这个在线 DA 已不再可用。不久之后，瑞士的一个研究小组为患有任何类型癌症的女性开发了德语在

冷冻卵子的优点和缺点：用 1～5 颗星（*****）来表示对你个人的重要性

优　点	缺　点
这只需要稍微推迟我的癌症治疗	这可能涉及高剂量激素的使用，可能会影响我的癌症
这可能会增加我将来生育孩子的机会	不能保证我一定会有孩子（成功取决于收集到的卵子数量和质量）
我可以以后再考虑生育力的问题	费用很高
冷冻卵子所生的孩子会和我有基因上的关系	我对不得不丢弃冷冻卵子感到不舒服
我可以用未来伴侣的精子受精	这是一个需要镇静的小手术
在接受癌症治疗后，我将能够回顾过去，并知道我曾经尝试过	
这是一种预防未来可能不孕的"保险"	

▲ 图 43-2　价值澄清练习的示例
引自 Australian DA[32]，published by the Breast Cancer Network Australia (BCNA). https://www.bcna.org.au/resource/booklet-fertility-relatedchoices/.

在这一点上，你是否正在学习冷冻卵子？（在直线上标出与你感觉最接近的位置）

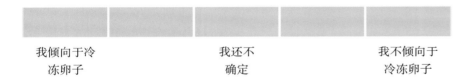

我倾向于冷　　　　　　　我还不　　　　　　　我不倾向于
冻卵子　　　　　　　　　确定　　　　　　　　冷冻卵子

线 DA，并在一项随机对照试验中对其进行了评估。并不是所有的结果都已发表，但截至目前，他们已能够表明，与只接受生殖医学专家咨询的一组相比，使用 DA 的一组决策冲突更低。此外，对 DA 的满意度很好，做出决策的时间也缩短了[39]。德语的在线 DA 已公开，最近刚刚被翻译成法语。

有些 DA（但不是所有的 DA）是基于网络的。基于网络的 DA 比离线版本更可取的原因有很多。随着医疗技术的发展和 FP 立法的定期调整，在线版本可立即将内容更新到最新技术水平。此外，基于网络的 DA 可随时随地为患者提供，并允许更多的互动过程。如有需要，可链接和更新其他有用资源。当然，这意味着要有人定期负责这项任务。在任何情况下，在线提供 DA 意味着它可以快速更新，并向全球范围内的广大患者提供信息。

现有的 DA 都是专门为女性癌症患者开发的。这可能是因为女性的选择被认为更具挑战性，因为她们的选择比男性更复杂。虽然有一些信息平台，但对于男性来说，可用的资源数量仍然很少[44-46]。

必须强调的是，诸如 DA 之类的额外支持工具不能取代生殖医学专家的咨询。个人咨询对于告知患者适用于其情况的 FP 可能性是极其重要和必要的。然而，DA 提供了额外的支持，并允许患者阅读他们在咨询中口头得到的信息，将这些信息展示给他们的伴侣或家人，并在价值澄清练习中评估 FP 选项的利弊并思考他们的个人价值观。

作　者	国　家	语　言	癌症类型	格式	关于有效性的数据	实　施
Peate 等[32]	澳大利亚	英语	乳腺癌	小册子	增加知识，提高决策满意度；减少决策冲突和决策遗憾	小册子可于网上下载（pdf）
Garvelink 等[38]	荷兰	荷兰语	乳腺癌	在线	增加知识	不再可用
Ehrbar 等[39]	瑞士 / 德国	德语 / 法语	任何癌症类型	在线	增加所选选项的知识；减少决策冲突，有时间做决定；对决策辅助有较高的满意度；期望更多的数据（如决策后悔）	可公开获取：FertiOnco
Gonçalves 等[40]	葡萄牙	葡萄牙语	乳腺癌	小册子	在发展；目前尚无最终数据；研究方案可用	未知
Speller 等[41]	加拿大	法语	乳腺癌	在线	在发展；最终数据尚未公布；开发和 alpha 测试可用	公开可用：以前
Jones 等[42]	英国	英语	任何癌症类型	小册子 / 在线	在发展；尚未公布数据；研究方案可用	可在线查询：癌症、生育和我
Woodard 等[43]	美国	英语	任何癌症类型	在线	在发展；尚未公布数据；研究方案可用	未知

表 43-1　女性癌症患者决策辅助工具概述

重点阅读：对于决定是否选择 FP 的患者来说，DA 是一个有用的额外支持来源。评估的 DA 数量有限，且大多数是英文的。在线形式最适合年轻癌症患者的需求。应该开发更多的 DA 并对其进行系统评价。

病例 1（续）

Sarah 最终决定在化疗开始前冷冻保存卵母细胞。她和 Jack 希望在癌症后的一段时间里保留生育选择权，那时他们可能会决定组建家庭。她说，最重要的一个方面是以后还有选择的余地，而癌症并没有夺走这种选择。

十三、医疗服务提供者的支持

在已经被诊断癌症情况下，不孕不育是另一个痛苦的来源。约 1/3 的癌症患者会出现有临床意义的精神障碍（主要是情感性障碍）。与生育相关心理困扰的后果突出表明，需要对癌症患者提供额外的心理支持[17]。提供信息和提供支持的时机至关重要，最合适的时机是在诊断后尽快提供。感觉得到支持是获得选择满意度的一个已知关键因素，而来自 HCP 支持的重要性是毋庸置疑的。总的来说，文献表明，来自 HCP 协作工作组的跨学科支持是有益的[47]。然而，在生育问题上，HCP 应如何及何时提供支持？

十四、肿瘤学家的角色

从诊断到随访，肿瘤学家从癌症相关医疗的开始到结束，都发挥着重要作用。作为癌症治疗方面的专家，他们通常成为初级保健提供者，赢得了患者的信任。对于肿瘤学家来说，了解这一情况并将患者转诊给其他 HCP 以获得额外所需支持是很重要的。他们在生育医疗中的作用是将患者主动转诊给生殖医学专家。鉴于肿瘤学家与患者的关系，他们对 FP 的决策有影响。

十五、专科医生在生殖医学中的作用

在现有指导方针中，"生育咨询"一词通常是指与生殖医学专家讨论有关 FP 医学方面的信息。因此，生育咨询可理解为提供信息和决策支持。生育咨询对癌症患者的情绪健康有显著影响，特别是在诊断和治疗的早期阶段。当患者想要更多关于他或她的生育状况信息，或者在癌症治疗成功后想要继续 FP 时，生殖医学专家也可能在后续医疗中发挥重要作用。已经有了联系人对患者非常有帮助，使他们更容易获得他们所寻求的信息和支持。

十六、心理学家的角色

经过医学培训的初级保健医生就生育的医疗方面向患者提供咨询和支持，但这并不能用心理健康培训取代临床医生经常给予的必要心理支持。不孕不育有许多可能的后果，可能会影响身份、身体形象、性行为和人际关系。这些话题可与心理学家讨论，并就它们对患者个人价值观的影响进行更深入的探讨。生育咨询中的心理支持只在少数指导方针和建议中提到。在未来的指南版本中，重要的是不仅要提到心理支持的必要性，还要促进对心理痛苦的评估，这是转诊的临床截止点[17]。心理学家也可能在癌症治疗和生存过程中提供支持。

> 重点阅读：提供支持是必要的，多学科方法是最合适的。HCP 的不同学科在不同的治疗阶段很重要。

十七、超越急性期（肿瘤生育后的医疗）

癌症患者对 FP 的可能性表示欢迎，将卵子或精子"存入银行"可让他们在癌症治疗期间集中精力做其他事情。不过，在癌症治疗成功结束之后会怎样呢？做了 FP 是否意味着不再需要生育方面的支持或咨询？并非如此。患者已经明确表示，在癌症治疗的身体和心理后果的后续医疗方面，

他们感到被忽视了[48]。这突出了改进善后医疗和进一步发展的重要性。约 90% 的癌症患者在诊断后 5 年内至少有一种情绪担忧。这意味着善后医疗不仅涵盖医疗和身体需求，还应包括患者的情感健康。此外，并非所有患者都有机会在癌症治疗开始前进行 FP。这意味着在完成癌症治疗后，有相当数量的患者可从某些情况下出现的计划生育机会窗口中获益。

在妊娠期医疗中，从诊断到生存期间应一直对患者进行随访。截至目前，在治疗后的护理中，生殖健康问题往往没有被充分考虑。然而，众所周知，生育问题比癌症治疗的终止更持久，因此需要一种全面的多学科方法来进行癌症生育医疗。对于成功完成癌症治疗的患者，目前没有关于生育问题的官方幸存者医疗计划。尽管官方指南强调在诊断时应直接告知所有患者有关 FP 方案的选择，但对于何时应进行后续会诊的建议不一致。然而，生育问题会影响性健康、身体形象和人际关系等领域。持续的悲伤、焦虑、抑郁、恐慌和社会孤立可能在诊断后持续 20 年。这些后果足以突出在整个癌症过程中提供适当的心理护理的重要性。

本章前面讨论的指南之间缺乏一致性可能会增加 HCP 在癌症治疗后提供关于生育咨询的最佳医疗方面的困难。此外，目前尚不清楚患者从哪里获得信息，以及他们向谁寻求指导、答案或关于癌症后生育的一般支持。因此，涵盖医疗和心理需求的肿瘤生育医疗应成为从诊断到生存的癌症医疗不可或缺的一部分。

Macklon 和 Fauser[49] 指出，所有中心都应提供肿瘤生育服务，从诊断开始，一直持续到患者有机会满足他们对家庭的渴望。他们提出了一个完整的肿瘤生育服务的具体模型（图 43-3）。由于癌症幸存者在许多方面都需要生殖保健，因此在后续咨询中应涵盖各种主题，如性健康、性功能障碍或激素不足。理想情况下，这些肿瘤生育单位应是多学科的，包括生殖医学、内分泌学、心脏病学和心理学的专家。被问及肿瘤生育医疗应包括哪些内容的患者提到了信息提供、与年龄相

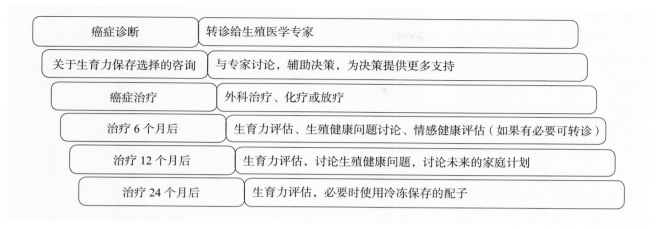

▲ 图 43-3　肿瘤生育综合医疗建议
改编自 Macklon and Fauser[49].

适应的沟通、经济支持和心理支持[9]。关于从癌症之旅开始到生存的全面肿瘤生育医疗模式应该是：①促进对 HCP 的医疗管理，明确他们的责任；②确保患者知道应向谁谈论生育问题。然而，需要进行更多的研究来开发和实施一种既能满足 HCP 需求又能满足患者需求的护理模式。

重点阅读：生育力也是后续医疗中的一个问题，癌症幸存者不仅担心他们的生育力，还担心性健康。因此，在后续医疗期间，应为患者提供跨学科支持。

十八、进一步的研究和展望

我们对癌症患者 FP 心理方面的了解很多，但仍有一些方面需要在未来进行深入研究，并在目前的临床常规中实施。心理支持已被证明对癌症患者在诊断时和幸存时都是有益的。由于生育计划方面的医学进步才刚刚开始，很少有关于癌症和生育问题的心理方面的长期数据。未来的研究应探索癌症患者如何避免长期的负面心理后果。

必须指出的是，至少从医学角度来看，男性和女性癌症患者的生育计划是非常不同的。的确，女性癌症患者的选择要比男性患者多，但男性癌症患者的手术可能比女性癌症患者更简单。然而，从心理学的角度来看，研究表明，在人生的这个充满挑战的时期，男性和女性都需要类似的支持[34]。男性癌症患者报告说，在适当的生育咨询和支持方面，他们感到被忽视了。事实上，对女性癌症患者的研究更多，而对男性癌症患者经历的了解较少。需要对男性癌症患者进行更多的研究，以充分满足他们在癌症诊断和生存率方面的生育支持需求。

重点阅读：需要更多关于接受癌症生育治疗患者心理健康的长期数据，以及需要对男性癌症患者的更多重视。

十九、临床意义

在本章中，我们描述了当前卫生系统方法在肿瘤生育问题医疗方面的成就和不足。后者需要在每个治疗癌症患者和幸存者的诊所和中心得到解决和讨论。接下来我们总结了未来需要克服的困难。

显然，缺乏转诊的新诊断癌症患者需要到生殖医学专家处进行生育咨询。接受咨询的患者人数应该增加。内部机构政策非常重要。开发标准化的途径来支持多学科环境可能是一个有用的方法，为癌症患者和幸存者提供最佳的支持性医疗。需要对 HCP 进行额外培训。知识渊博的 HCP 会更好地与患者讨论生育问题。

有趣的是，生殖方面的担忧可能持续存在，但与生殖能力的明显生理障碍无关。因此，初级保健方案不仅要探讨患者的生殖功能，还要探讨他们对生育潜力和对生活质量的影响的担忧。根据患者的担忧，可能需要转诊给专家。临床医生应该意识到，一些患者群体（如在确诊前没有孩子的患者[11]）更需要心理支持。这类患者可从心理学家的额外支持中获益；医务人员可通过及时转诊加快这一进程。

在为决策提供额外支持方面，DA 被视为黄金标准。一些已评估的 DA 已存在并已在临床实践中实施，而其他的仍在评估中或缺乏临床实施所需的资源。DA 已被证明是一种有用的支持来源，需要更多不同语言和针对不同癌症类型的 DA。需要更多的证据来支持 DA 在临床实践中的实施。

临床常规的一个非常重要方面是确保持续的支持。一开始癌症诊断和生育力的潜在损害可能是最具威胁性，但当患者可能已经康复时，进一步的心理上的影响不应被忽视。因此，每一个会见癌症患者的 HCP 都应强调患者的心理健康，并对他们的健康和生活质量提出一些问题。如果患者确认有生育问题，应保证转诊给适当的专家那里。

重点阅读：最佳的癌症治疗要求 HCP 对患者和幸存者的生育问题有高度的认识，以促进治疗的连续性，并密切关注患者的心理健康。

二十、结论

生育力是年轻癌症患者和癌症幸存者生活质量和身份认同的一个重要方面。在这些患者中，相当多的人有想成为父母的愿望。不孕不育可能是癌症诊断和治疗最困难的长期心理后果之一。它与抑郁、焦虑、悲伤、自卑、性生活质量差和性别认同的挑战有关。在癌症治疗开始前，与生殖医学专家进行生育咨询可减少与生育相关的痛苦，降低决策后悔的可能性，并增加心理健康。

接受 FP 手术的可能性取决于癌症类型、肿瘤治疗方案、开始肿瘤治疗的时间、可能的预后及获得服务的机会。关于 FP 的决定可能会因新的癌症诊断、经济障碍和心理因素而变得更加复杂。这突出了这一决策的复杂性，并强调需要全面的决策支持。

然而，提供支持的情况并不总是充分的。生殖医学专家的生育咨询是首要需求，但在许多情况下，心理学家的支持可能是必要和有益的。此外，患者和医护人员都应考虑将循证 DA 作为有益的补充。

在癌症治疗结束后，生育问题仍然存在，在急性期之后，应提供咨询。作为综合医疗计划的一部分，生育问题应在后续咨询中得到解决。对于生育困难，多学科研究被认为是有益的，以最好地满足患者的需要。

第 44 章　生育力保存的伦理考虑
Ethical Considerations of Fertility Preservation

Heidi Mertes　Guido Pennings　著

纪海云　译　　吴香仪　安慧茹　校

正如在本书的前几章中提到的那样，男女保存生育力的可能性在不断扩大。原则上，我们应欢迎这一进展，因为不孕不育的诊断与幸福感的大幅下降有关。然而，当前和潜在的干预措施伴随着社会关注和不同的伦理困境，在这些困境中，哪一种选择最佳地平衡尊重患者自主权和避免伤害患者的伦理责任并不总是简单的。在本章中，我们将首先考虑对育儿的渴望，因为这是保存生育力的重点，然后讨论与女性和男性的特定干预有关的伦理问题。

一、对遗传亲子关系的渴望

保存生育力的伦理基础是基于生殖自由的概念，以及许多人对遗传亲子关系的重视和渴望。保存生育力的目的是因为人们想要拥有自己基因相关的下一代。然而，关于遗传生育的重要性目前仍有很多争论[1-3]。多项研究和人们的行为表明，大多数人更喜欢有一个与自己基因相关的孩子[4]。然而，这一事实本身并不能告诉我们社会应做些什么来适应这种偏好。这并不是因为人们想要别人或整个社会应采取行动来给予他们动力。未来的父母可能会愿意为实现这一目标而竭尽全力。其他一些机构，如医疗保健专业人员和社会，可能会以不同的方式评估目标，并在不同的点画线。医学辅助生殖受到了强烈的批评，因为它证实并强过分强调了亲子关系中遗传联系的重要性[5]。在生育力保存的背景下，Asch[6] 和 McLeod[7] 鼓励我们更批判性地去思考一些我们认

为理所当然的传统理念，即为人父母是一个人的生活中必不可少的组成部分，认为基于遗传关系的家庭比其他形式的家庭构建更幸福[6, 7]。他们认为，如果事实上这些假设被证明是错误的，我们就不需要把资源投入生育力保存措施上，而是要告诉患者不孕不育不一定会对他们的整体生活质量或未来的幸福感产生影响，除了基因育儿之外，还有其他选择。

判断一个目标价值的一个重要因素就是是否存在替代方案。在保持父母基因遗传的情况下，替代方案是使用供者配子或供者胚胎和收养。在大多数国家，领养是非常昂贵的，具有高度选择性（或歧视性）是一件非常难的事情。另一个更现实的选择方案是配子捐赠。有些人会认为这不是一个真正的替代方案。很明显一些为人父母的想法只能通过基因亲子关系来实现。例如，人们希望长生不老，从而把我自己的一部分传递给下一代，传播基因等。对为人父母的看法分歧可通过死后生育来说明。许多人不愿意接受死后生育，因为这个人将永远不会知道他/她成了父母，因为他/她将永远不能做父母通常做的事情。其他人认为为人父母是一种关系，其特征是父母关注孩子的幸福，父母和孩子之间无条件的爱，以及父母有意抚养孩子成为一个独立自主的人[8]。这种对为人父母的定义意味着，非遗传形式的父母身份应被认为是基因父母的有价值的替代：一个人可在与孩子没有基因联系的情况下做所有事情。

虽然遗传父母和非遗传父母可被认为是同

等的选择，但尊重自主权的原则要求，如果给定的患者更喜欢遗传学意义上的父母而不是非遗传学意义上的父母，应该优先考虑这种偏好，除非有充分的理由持反对意见。在某些情况下，未来儿童的福利和医疗保健领域中稀缺资源的分配是两个具有足够道德分量的考虑因素。后者主要涉及的问题是法律，主要集中在偿还问题上。在许多国家，人们只有在有足够的经济能力的情况下才能获得医疗辅助生殖。也有国家将不孕不育治疗视为基本医疗保健的一部分，并会提供公共资金来增加获得治疗的机会。但所有国家（以色列除外）都根据成本和效力来限制社会的贡献。这是限制女性在高于一定年龄的体外受精补偿的主要理由。在成功概率很低的情况下，花费数千欧元并不划算（可很好地利用稀缺的资金）。如果有证据表明只有很低比例的患者可拥有孩子，那么也可提供类似的理由来限制对保存生育力的补偿。因此，即使生殖被认为是重要的，它也不能凌驾于其他考虑因素之上。限制人们使用医疗辅助生殖的第二个原因是为了未来孩子的普遍福祉。为了避免遗传疾病，有很高风险将遗传疾病传给孩子的人，会接受多个周期的体外受精（in vitro fertilization，IVF）和植入前遗传学诊断（preimplantation genetic diagnosis，PGD），以避免疾病。然而，即使孩子的福祉和健康有风险，一些人仍然更倾向于遗传亲子关系，而不是一个不受影响的孩子。几年前引发激烈争论的一个例子是，Y 染色体上有微缺失的男性使用卵胞质内单精子注射（intracytoplasmic sperm injection，ICSI），从而将不育遗传给了他们的儿子[9]。同样地，一些接受 IVF 和 PGD 的患者如果没有未受影响的胚胎，可能会要求移植受影响的胚胎，而不是移植供者配子。其中一些胚胎对遗传性乳腺癌和卵巢癌等严重疾病检测呈阳性[10]。在临床实践中引入新技术时，儿童的福祉也是一个值得关注的问题。配子和性腺组织的处理可能对采集材料的患者的健康（睾丸活检后的并发症），以及在实验室技术如体外精子发生的情况下，对未来孩子的健康

产生影响[11]。

综上所述，尽管生育一个遗传相关的孩子是一种正当的干预措施，但这一目标应与其他价值观（如分配公平和非恶意）相平衡。

二、成年女性和女孩的生育力保存

女性保存生育力的几种不同适应证导致了不同的可能干预措施和不同的伦理考虑。为了本章的目的，我们将从关注成年癌症患者开始，然后继续讨论生育治疗的其他类别的潜在受益的特定问题，如儿科患者、Turner 患者和健康女性。

（一）肿瘤生殖：有哪些选择

在初始阶段，保存生育力几乎是肿瘤生育的同义词：对于需要切除生殖器官或接受盆腔放疗或化疗的癌症患者，保存生育力，使他们面临急性卵巢功能衰竭、过早绝经和妊娠并发症的风险。化疗和放疗都会耗尽卵巢中的卵泡，大剂量的放射会对子宫造成永久性损害。治疗对生育力的影响差异很大，一些治疗几乎肯定会导致立即绝经，而另一些治疗可能会将绝经开始的时间提前几年，但不会严重损害患者的生殖选择[12]。在这组女性中，避免或逆转不孕症的最常见干预措施包括卵巢移位（用于盆腔放疗）、保存生育力的手术选择、卵母细胞冷冻保存、胚胎冷冻保存、卵巢组织冷冻保存或联合使用 GnRH 激动药治疗（用于化疗）[13]。尽管后者对月经恢复和排卵有积极作用，并似乎能使乳腺癌患者获得更好的妊娠结局，但就其对妊娠结局的影响而言，后者对保存生育功能的有效性的证据目前尚无定论[14]。在本章中，我们将主要关注胚胎、卵母细胞和卵巢组织的冷冻保存。

对于癌症患者而言，最成熟的选择是卵巢促排卵后的胚胎冷冻保存。然而，胚胎冷冻保存只适用于那些有时间接受卵巢刺激周期、处于夫妻关系或愿意使用供者精子的女性。正如欧洲人权法院（European Court of Human Rights）的 Evans 诉英国一案所表明的那样，即使胚胎是在承诺的

关系中创造的，男性也可以撤回使用创造的胚胎来受孕的同意，从而导致一种情况，即为了保存患者的生育力而推迟癌症治疗，最终却没有给患者带来任何好处[15]。在这方面，卵母细胞冷冻保存通常是首选的选择，尽管目前缺乏通过冷冻保存的卵母细胞出生的孩子的长期随访[16]。对冷冻卵母细胞出生的孩子健康的短期随访目前是令人放心的[17]。

尽管已经制订了允许在月经周期的任何时间开始卵巢刺激的方案，但卵巢刺激仍然需要2～3周的时间。根据癌症诊断后多久向患者提供生育力保存，这将导致癌症治疗的开始推迟。避免这种延迟的一种方法是选择卵巢组织冷冻，这可包括冷冻卵巢皮质部位或整个带血管蒂的卵巢，和（或）收集孤立的卵泡，然后进行体外成熟和冷冻保存。这些选择的优点是，癌症治疗的延迟程度最小，而且对于卵巢组织，除保留生育的可能性外，卵巢或皮质条移植后（癌症治疗后）的内分泌功能也可以恢复。这两种选择的缺点是，它们目前被认为是试验性的治疗方法，卵巢组织移植的主要风险是恶性细胞的重新引入，特别是白血病、非霍奇金淋巴瘤和卵巢癌。此外，一次移植手术的平均寿命只有3年[18]。尽管如上文所述，目前关于其效率的数据尚不确定，但GnRH激动药的联合治疗是一种很好的选择。虽然有许多卵巢组织移植后活产的报道，但这种选择仍被认为是试验性的，因此只能在研究范围内提供[19]。

（二）肿瘤生殖：有什么问题

首先，推迟癌症治疗（在卵巢刺激的情况下）、采用次优治疗方法（在保守手术的情况下），或对患者造成额外的身体负担（在卵母细胞或卵巢组织冷冻保存的情况下）是否合理，将取决于许多因素，这些因素会影响手术的效用（因此受益）或手术的风险。从后者开始，癌症的严重程度、存活的机会与治疗的紧急程度之间往往相关。如果患者生存的概率很低，并且受益于早期治疗或外科手术而不是保守治疗，那么似乎只有在非

常强烈成为父母意愿的患者明确和知情的要求下，才有必要采取保存生育力措施。

其次，需要考虑治疗后不孕的实际风险。如前所述，虽然一些治疗方案会立即导致不孕，但大多数方法会减少卵巢储备，而不会立即完全耗尽。这意味着许多癌症患者在接受治疗后可能有足够的机会生育，而不需要采取保存生育力的措施。在这种情况下，保存生育力的措施弊大于利。然而，一种治疗方案的最终结果有时很难在治疗开始时预测，特别是当一开始使用温和的治疗，但后来被更激进的治疗所取代。

再次，我们需要评估患者在未来用自己的卵母细胞生育的可能性。人们常常认为，所有年轻女性（应该）都想要生育，但事实并非如此。一般来说，对于男性癌症患者，即使该治疗有创性最小且对癌症治疗没有影响，即使未来受益的可能性非常小，存储精液样本也是合理的（提供选项之前的治疗）。男性患者可以说"没有什么可失去的"，这是一种保持未来所有选择的方式，因为生育想法在一生中会发生变化。然而，女性患者往往会失去一些东西，因为推迟治疗会影响她们的生存机会。虽然临床肿瘤学家更可能关注患者的生存，并可能淡化保存生育力的重要性，但生育专家可能会试图将他们在不孕患者身上遇到的绝望投射到癌症患者身上——根据定义，不孕患者高度重视（遗传）父母身份，因此高估了不孕不育对患者未来生活质量的影响和保存生育力的重要性。对于生育专家来说，重要的是要记住，寻求不孕不育医疗服务的人群是经过挑选的人，他们渴望成为父母，并因不孕不育而痛苦。然而，据估计，这一群体约占所有不孕症患者的50%[20]。虽然许多不同的因素可能导致不孕不育寻求医疗服务的决定，如经济或心理障碍，但可以公平地假设，相当一部分不孕不育患者没有经历严重的不孕不育，因为他们没有（强烈的）为人父母的愿望，或者因为他们采取了有益的应对方式，或者因为他们对非遗传父母持开放态度[21]。同样，在癌症患者中，这种不确定性也可能存在[22]。简

而言之，虽然生育专家是不孕不育可能造成的心理伤害的见证者，但他们也可能对实际遭受这种伤害的人数比例方面存在偏见。重要的是，他们要意识到这种偏见，这样他们才能相应地调整自己的直觉。

考虑到前面的评论，权衡生育力保存措施的利弊，并决定采取哪些步骤，应始终是多学科团队和患者本人共同努力，从而逐个做决定。必须指出的是，在这种情况下，知情同意的概念面临着相当大的压力。知情同意基于四个标准：①患者被告知医疗干预的程序、风险和预期结果；②她了解这些信息；③她同意医疗程序，不受外界压力；④她有能力做出这样的决定。

在癌症生育决定的情况下，有几个标准是妥协的。第一，患者可能正处于情绪困扰中，因为她刚刚被诊断出癌症（影响其能力）。这可能会导致患者放弃保存生育力的干预措施，从而导致患者后悔做出决定[23]。第二，患者必须消化大量关于她的癌症诊断、她的治疗方案和她的生育力保存选择的信息。如前所述，患者需要考虑许多可能性，即生存的机会、对生育力影响的机会、未来想要为人父母的机会、从生育力保存干预中获益的机会、生育力保存干预对生存机会的影响等。这可能是一种精神超负荷，患者会过滤掉一切与他们的生存无关的东西。最后，外界的压力的可能性很大，患者失去生育力的风险不仅影响到患者本身，还影响到她的伴侣和（或）父母。例如，不倾向于接受生育力保存提议的年轻人可能会觉得他们必须向父母解释和证明这一决定，并且对他们改变主意的情感要求很高。此外，诸如技术必要性（"技术是可用的，所以我应该利用它"）、二元思维（不是"我只有2%的机会让这个冷冻保存的组织/配子健康活产"，而是"我有机会让这个冷冻保存的组织/配子健康地活产"），以及预期的决策后悔（"如果我以后想要孩子，我会后悔没有保存我的生育力"），可能会阻碍自由决策，并导致在"至少我们尝试了所有方法"的座右铭下，即使潜在效益非常有限，也会大量采用生育力保

存干预措施[24]。上述限制知情同意的因素不会强制将患者的决定推向任何一个方向，但会导致对生育力保存的过度吸收和利用不足。这里最重要的教训是，支持患者决策的医疗团队应该充分意识到知情同意的所有潜在限制，以及（非指令性）生育力保存咨询的重要性。即使是那些决定放弃生育力保存患者报告的心理健康水平也高于那些从未接受过咨询的患者[25]。这种咨询最好包括一个多学科团队，以避免医生权威（无论是肿瘤学家还是生育专家）对决策过程的单方面影响。

最后，患者和医生都担心将癌症易感性遗传给下一代的风险。然而，这种风险可通过使用PGD来限制，而且还没有严重到完全排除这些患者的生育力保存[16]。

（三）儿科患者

由于收集卵母细胞不是青春期前女孩的选择，卵巢组织冷冻保存通常被认为是她们保存生育力的唯一选择。然而，这并不意味着卵巢组织冷冻应该成为面对性腺激素治疗的年轻患者的标准程序[26]。此外，由于儿童的卵巢储备比成人患者大得多，他们在治疗后立即不孕的可能性较小（除非他们接受了大手术，如干细胞移植的全身照射）。这意味着许多女孩可以选择在癌症治疗几年后，当她们没有时间压力或情绪困扰，有能力做出自己的决定，有更强烈的为人父母的愿望和期望时，将卵细胞储存起来。因此，为所有年轻癌症患者提供卵巢组织冷冻保存，以防他们失去生育力，违反了无恶意原则。相反，应该保持严格的患者选择。已被充分验证的纳入标准是爱丁堡标准，该标准成功纳入了早发性卵巢功能不全（premature ovarian insufficiency，POI）高危患者（被选组为35%，非被选组为1%）[27]。对于那些立即发生POI的机会有限而不适合冷冻卵巢组织，但有过早绝经风险的女孩来说，需要注意的一点是，理想情况下，这些女孩在年轻时就会去生育专家那里评估她们的卵巢储备。然而，一旦癌症治愈，她们就不会定期去看专科医生。因此，培养全科

医生了解不同治疗方案对生育力的潜在影响是非常重要的，这样他们就可以在适当的时候向儿童癌症幸存者提出潜在的不孕问题。

（四）Turner 综合征患者

除了性腺激素治疗，遗传条件也会导致 POI。最常见的情况（发病率约为 1/2000）是 Turner 综合征（X 单倍体），其特征是在儿童或青年时期卵巢储备耗尽。Turner 综合征嵌合体女性（约占 Turner 综合征患者的 1/3）最有可能经历青春期，这使得她们在青少年时期就可以选择进行卵母细胞冷冻保存。在其他卵巢池消耗较快的患者中，可考虑卵巢组织冷冻保存[28]。另一种方法是冷冻保存患者母亲的卵母细胞[29]。虽然保存生育力可能为 Turner 综合征患者的心理健康带来巨大好处，但也伴随着一些伦理问题。首先，对未成年人试验性有创治疗的担忧与上述相同。其次，Turner 综合征患者的妊娠被认为是高危妊娠，产妇方面最担心的是心力衰竭、主动脉夹层和猝死的风险，导致产妇死亡率为 1/50（相比之下，发达国家一般人群的死亡率为 1/10 000）[30]。其他报道的孕产妇并发症包括甲状腺功能障碍、肥胖、糖尿病、梗阻性肾病、高血压、子痫前期和流产率增加[31]。此外，胎儿畸形、宫内生长受限、低出生体重和早产的发生率增加都是影响胎儿健康的危险因素。其中一些风险的发生率可通过仔细选择患者和密切监测妊娠来降低；然而，风险仍然很高。依靠供者的卵母细胞（无论是来自未知供者，还是来自母亲或姐妹）无法完全解决这些问题。因此，关于这些风险的咨询、建立家庭的其他方式、是否要孩子的选择是至关重要的。依赖母亲、姐妹或其他家庭成员捐献的卵母细胞的优点是不需要对未成年人进行有创性手术，避免了可能存在于患者自己卵母细胞中的染色体异常，并在 Turner 综合征患者与她的孩子之间建立了基因联系。与此同时，有必要进行心理咨询，探讨以这种方式建立的复杂家庭关系从长远来看会存在多大程度的问题。此外，有人指出，当母亲为女儿冷冻保存卵母细胞时，这可能会给 Turner 综合征患者带来使用这些卵母细胞的压力，而不是选择捐赠的卵母细胞或不要孩子[32]。这种担忧是否超过了那些无法保存自己生育力但可以很好妊娠的女孩的潜在好处，还有待讨论。

简言之，虽然告知 Turner 综合征患者及其父母关于生育力保存的选择，并监测卵巢储备以进行及时干预是有益的，但在这个人群中，应谨慎地向最终无法妊娠到足月的患者过度宣传生育力保存措施。通过提供为人父母的希望来安慰 Turner 综合征患者的愿望不应掩盖对该程序的实用性和良好临床实践的现实期望，因为这不会伤害患者和潜在的未来儿童。

（五）健康女性

冷冻保存的卵母细胞在以后用于 IVF 治疗的可能性不仅扩大了癌症和 Turner 综合征患者的生殖选择，而且扩大了健康女性的生殖选择，因为他们的个人情况（最常见的是没有合伙人）不允许他们在最有生育能力的年份进行生殖。特别是在其引入临床之初，对于卵母细胞冷冻保存技术是否应用于"非医疗目的"存在较大争议。然而，这种对医用和非医用卵母细胞冷冻保存（或者所谓的社会卵母细胞冷冻保存）的区分在很大程度上是武断的[33, 34]。衰老和癌症治疗都会导致卵巢储备功能的耗竭，我们通常不会将其他与年龄相关的健康问题称为（如骨质疏松、视力不良、听力问题等）非医学问题。在卵母细胞冷冻保存的背景下对医学与非医学/社会卵母细胞冷冻保存进行区分的事实表明，在此背景下存在许多预设和刻板印象，需要进行批判性反思[35]。

首先，反对违背自然。虽然癌症患者的生育力保存被认为支持"大自然的意图"的（也就是说，女性可生育到 40 岁左右），但与年龄相关生育力下降的生育力保存却违背了事物的这一自然过程。如前所述，很大一部分医学家专注于治疗与年龄相关的疾病，这些疾病不具备同等程度的抵抗力。因此，即使人们相信自然是以最佳方式组织的，这里也存在一致性问题。

其次，有观点认为，健康女性对卵子库的需求是可避免的，因为它是有目的推迟生育的结果。根据这一推理，通过教育女性使她们在年轻时繁衍后代和（或）以不同的方式组织社会，使母职更容易与职业责任相结合，年龄相关性不孕的卵子库将成为多余的[35]。然而，女性为了职业生涯的发展而选择推迟生育。健康女性目前要求卵母细胞冷冻的年龄表明，"推迟"生育在年轻时很少被计划，因此冷冻卵母细胞是一种紧急干预，而不是"拥有一切"的精心设计的生活计划的一部分[36]。大多数女性（和男性）认为开始育儿的理想年龄在25—35岁[37]。然而，一些人由于缺乏伴侣、工作要求高、经济无保障等原因，一点点地推迟生育。一种现象也被称为"永久性推迟"，在他们还没有认识到这一点之前，他们的生殖岁月已经过去了[38]。同时，由于社会经济条件的限制，妇女除推迟生育之外别无选择的说法也是不准确的。当人们拥有孩子时，取决于情境因素和个人价值观之间的相互作用，任何一方都不会完全凌驾于另一方之上。多项研究发现，女性在承担亲职责任之前，首先完成教育、有经济保障、有良好的住房和稳定的关系变得越来越重要[37, 39, 40]。这些并不是女性应抛弃的自私顾虑，而是为了她们未来孩子的最佳利益而做出的考虑。因此，如果我们想要支持女性行使生育自由，就应从几个方面支持她们：通过教育使她们了解自己的生育寿命，为她们提供生育孩子的最佳环境，还可让她们在已观察到的体外受精治疗（有或无供者卵母细胞）的限制范围内获得可延长其生育寿命的技术。只要女性打算在这个年龄范围内使用其卵母细胞，就很难说论证用供者卵母细胞进行生殖是允许的，但用自己的、先前冷冻保存的卵母细胞进行生殖是不允许的。

然而，对于AGE库（用于预期配子衰竭的卵子库）存在一些合理的伦理担忧，尤其是在这项技术日益普及的商业环境中。虽然向受益机会最高的女性提供AGE库是有好处的，但将这项技术"推销"给那些不太可能受益的女性，让她们相信这将"停止她们的生物钟"，这是不道德的[41]。理想的AGE库候选人是34岁女性，她们不处于（稳定的）关系中，或者没有（尚未）选择生育的关系，并且有条件希望生育（即在特定的约束条件下希望生育，如忠诚的伴侣、财务稳定等）。此外，这名女性必须充分了解确定妊娠和实现健康活产的可能性的局限性；所涉及的努力、不适和风险；以及获得足够数量的卵母细胞、储存卵母细胞和随后使用卵母细胞的相关成本。此外，她应该免受外界压力（如来自雇主的压力）[42]。在理想的情况下，AGE库应被认为是一个B计划，以防未来在自然受孕的尝试失败：有成功的机会，但这并不能保证成功的B计划。在很年轻的时候询问AGE库的女性，她们将推迟生育以建立一个成功的职业生涯。应该鼓励她们考虑，一旦她们找到了现在正在追求的完美工作，10年或15年后抚养孩子的空间是多还是少，以及她们是否愿意冒险尝试建立一个家庭。最后，在非常接近不孕的时候询问AGE库的女性，也就是目前大多数的候选人，应为她们提供适当的咨询服务[43]。对于其中许多女性来说，AGE库将是一项成功率非常小的绝望措施，而不是一项成功率合理的B计划。重要的是要意识到这样一个事实，即许多女性对自己储存卵子的决定感到高兴，即使她们认为自己使用卵子的可能性很小[44]。对许多女性来说，失去生育能力可能来得非常突然，而卵子库可能给她们时间来适应新的现实，并承受新关系的压力。与此同时，心理学的论点也只能到此为止。如果几年后很少有女性回来使用储存的卵母细胞，心理支持和咨询可能是濒临失去生育能力的女性的优先治疗选择，而不是AGE库。

三、保存男孩和青少年的生育力

冷冻成年男性的精子是一种简单而成熟的技术，几乎不会引发伦理问题。有趣的伦理问题涉及对未成年人（男孩和青少年）的干预。对于未成年男孩来说，知情同意的问题都很棘手。根据未成年人的年龄和发育情况，可采取不同的方法。虽然无法获得法律的同意，但未成年人仍可参与决策[45]。法律同意的道德替代办法是同意：一种较低的能力标准，不需要知情同意中通常假设的理解和推理水平[46]。应该根据孩子的年龄和发育情况，告知他们手术的利弊。这并不等于共享决策：共享决策假设（至少）有 2 个有能力的人。在这种情况下，未成年人应被告知手术的不同方面，但不能决定只同意提议的治疗。当未成年人不同意时，同意的界限就变得清晰起来。

一般的规则是，父母拥有决策权，并作为未成年人的代理人。假设父母提供了替代的判断，即他们应尝试做出患者在能够做出决定的情况下会做出的决定。然而，当没有关于患者的生活计划和价值观的信息时，这种替代的判断标准是不可能适用的。它只适用于满足两个条件：有一个有决策能力的人失去了这种能力（暂时或永久），并且代理人非常了解这个人。第一个条件不满足。父母怎样才能知道他们的孩子将来是否想要子女呢？是否有理由认为父母比其他人更清楚是否会出现这种情况？这两个问题的答案都应该是否定的，因此，替代的判断标准应该被摒弃。

另一种选择是最佳利益标准。由于几个因素，平衡收益和风险是非常复杂的。首先，缺乏关于干预的有效性和安全性的科学和临床证据。这是一个关键点，因为它引入了很大的灰色地带、潜在的偏见和可能不切实际的期望。其次，干预是在未成年人身上进行的。最后，干预经常在高度紧张和情绪化的环境中讨论（即癌症治疗）。所有这些因素都导致了这样一种情况：即当一种制订和提出成本效益比的方式越过了可接受的界限时，人们并不清楚。有一些证据表明，父母对儿童施加压力，而儿童则感受到医务人员的压力[46]。文化规范和对遗传孩子愿望的自然期望无疑也发挥了作用。与此同时，将未成年人与他或她的家庭分离出来，并将他或她塑造为一个自主决策者不一定是好主意。"青少年的决定往往反映了他们父母的价值观和道德，以及他们所接受的医疗保健

系统"[21]。这可解释为父母有权决定的一个很好的理由，因为他们的价值观与青少年的价值观是相同的，因为他或她在那个家庭长大。这也导致了一个结论，青少年，即使他们可以自己做决定，也永远不能真正自主，因为他们无法控制自己所获得和使用的价值观。把父母和孩子的价值观分开似乎是不可能的，甚至是不受欢迎的。教导和传递价值观和原则给他们的孩子是我们认为的良好养育方式的一部分。

冷冻睾丸组织的试验性质仍然是青春期前男孩生育力保存的主要伦理问题。指导儿童试验的基本思想一方面是严格平衡负担和风险，另一方面要严格平衡对儿童的预期收益[47]。由于潜在的好处尚未得到证实，因此只有在保存生育力伦理考虑的风险和负担保持在最低限度时，才应该提供这项技术。因此，与青春期后患者的情况相反，青春期前男孩的睾丸组织冷冻保存可以但不应该提供[48]。有人建议睾丸组织冷冻保存不应局限于试验[49]。然而，此举在很大程度上似乎为时过早。治疗方法可以分为三大类，即试验性治疗、创新性治疗和既定治疗[50]。睾丸组织冷冻保存的三个步骤（收集、冷冻保存和再移植）都不符合被认为是创新性治疗的标准：没有在人类身上的原则证据，因此没有关于安全性、程序可靠性和透明度及有效性的数据。允许应用程序在试验设置之外的建议旨在增加访问。然而，除了改变这项技术的科学地位，还可用其他方法来解决问题[51]。

这项技术的益处是由基因亲子关系的重要性和对科学进步的信念决定的[52]。当父母们相信科学会进步到足以让冷冻保存的材料在未来几十年可用时，他们就会允许他们的孩子进行组织收集[53]。因此，这种信念增加了潜在的好处。然而，这种信念应该如何评估目前还不清楚：对科学进步的信念什么时候会变成治疗上的误解或虚假的希望？在生育力保存领域工作的医务人员可能不是评估这一信念的合适人选，因为他们的个人参与可能会导致偏见。此外，其他机制可能会加强接受提议的倾向，如预期的决定后悔。对这些因

素的了解，再加上关于良好父母关系的规范规则，应促使人们在介绍保存好处时更加谨慎。不过，人们也不应低估其好处。挑战在于找到合适的平衡，以适应试验性质和潜在的治疗益处。睾丸组织冷冻保存可被视为一种中间类别，即一种有望为儿童带来直接个人利益的试验程序[54]。

研究表明，患者生育力证实了保留拥有基因相关子女的可能性的重要性。然而，也有迹象表明，这种最初的信念在以后的生活中不会一直保持下去。其中一个指标是储存材料的利用率。虽然大多数癌症患者表示，有基因相关的孩子很重要，但癌症患者群体中冷冻精子的利用率非常低。据报道，在男性癌症患者中，利用率仅为 8%，而在这 8% 中，只有 49% 的人成功妊娠[55]。虽然这些数字预计会在较长时间的跟踪后增加，但可能会保持相对较低的水平。此外，利用率涉及冷冻精子的使用。当我们考虑到睾丸组织冷冻保存时需要手术及可能的 IVF 联合 ICSI 时，利用率可能会更低。在提供治疗时，应考虑到这些百分比（而不仅仅是技术的效率）。关于提议，可分为两派。有些人认为保存措施应该提供给所有可能的候选人。另一些人认为，只有在孩子预后良好、并处于永久性不孕风险较高的情况下，才应与其父母接触。考虑到我们刚才所说的，后一种立场似乎最合理。

四、结论

生育力保存是生殖医学中一个相对较新的分支学科，旨在为那些有丧失生育力风险的人提供生育机会。特别是在肿瘤学的背景下，这已经成为一种重要的生活质量干预措施，因为年轻癌症幸存者群体正在增长，癌症发病的平均年龄越来越年轻，生存率越来越高。在不孕不育可能先于人们准备生育的其他情况下，越来越多的人提出了生育力保存干预措施。

虽然从生育自由的角度来看，这种可能性是一种积极的演变，但重要的是注意保存生育力的禁忌证，尤其是健康风险和与分配公正相关的问题。有两种情况（经常同时发生）需要格外谨慎，即弱势群体和试验性治疗。例如，对于儿科癌症患者，他们自己权衡生育力保存措施利弊的能力有限，而且他们的选择通常仅限于试验技术，医务人员应谨慎，不要将产前的社会规范强加给这些患者，迫使他们接受有创性手术和风险，以获得不确定的益处。与此同时，有时其他的社会规范，如女性应在生命中某个非常特定的时间段生育，但不能太早也不能太晚，阻碍了知情女性获得生育力保存措施的机会。

理想情况下，应采取共享的决策方法，让生育力保存候选人或他们的父母最彻底地了解不同选择及其风险、收益和不确定性。对于医疗保健专业人员来说，重要的是要意识到，由于一些根深蒂固的社会规范和关于（遗传）父母的偏见，他们自己也容易产生偏见，而这些偏见很可能通过强调生育力保存的重要性而得到强化，而不是严格评估。

定义

- 生育自主/自由：自由决定是否生育、如何生育、与谁生育，以及生育多少次的基本权利。这项权利通常被认为是一种支持生育的权利（除非它与其他更基本的权利相冲突，否则它是有效的）和自由权利（即人们在实现生育目标时不应受到阻碍，但并不一定意味着人们在实现这些目标时应该得到帮助）。

- 同意：被认为没有能力因而不能提供知情同意的患者（通常是儿童）对医疗程序的批准。

- 替代判断：代理决策的标准，代理做出的决定与没有能力提供知情同意的患者在有能力的情况下做出的决定相同。

- 治疗误解：参与研究的人错误地认为他/她接受了治疗，并将治疗意图归因于研究程序。

实用临床技巧

- 医疗团队不应假设所有患者都对保存配子有很大兴趣。
- 为了避免某些学科在认知和决策方面的偏见，强烈建议在咨询和决策过程中多学科团队参与。
- 在试验性干预的情况下，只有当对儿童的风险和负担保持在最低限度的情况下，才应提供技术。

归纳总结

- 医疗专业人员应避免将支持生育的标准强加于患者，并提供非指导性的咨询，平衡保存生育力的利弊。

临床病例

我们是伦理学家，因此不能提供临床病例。

主要阅读材料

[1] Segers S, Pennings G, Mertes H. Getting what you desire: the normative significance of genetic relatedness in parent-child relationships. Med Health Care Philos. 2019;22:487–95.

[2] Ethics Committee of the American Society for Reproductive Medicine. Fertility preservation and reproduction in patients facing gonadotoxic therapies: an Ethics Committee opinion. Fertil Steril. 2018;110(3):380–6.

[3] Wallace WHB, Smith AG, Kelsey TW, Edgar AE, Anderson RA. Fertility preservation for girls and young women with cancer: population-based validation of criteria for ovarian tissue cryopreservation. Lancet Oncol. 2014;15(10):1129–36.

[4] Mertes H, Pennings G. Social egg freezing: for better, not for worse. Reprod BioMed Online. 2011;23:824–9.

[5] McDougall RJ, Gillam L, Delany C, Jayasinghe Y. Ethics of fertility preservation for prepubertal children: should clinicians offer procedures where efficacy is largely unproven? J Med Ethics. 2018;14:27–31.

相 关 图 书 推 荐

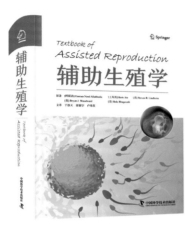

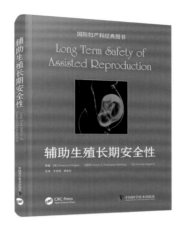

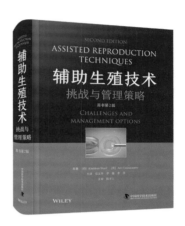

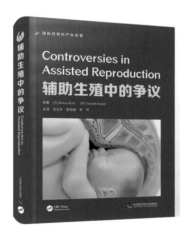

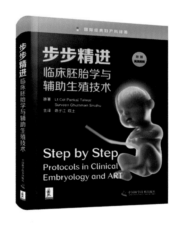

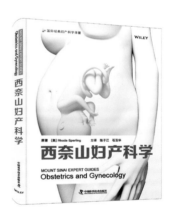

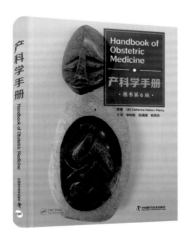

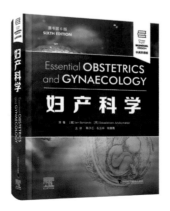

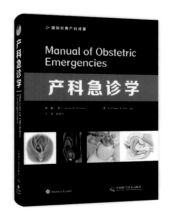